U0654443

中医经典注评丛书

《黄帝内经·灵枢》注评

（典藏版）

中医研究院研究生班　编著

中国中医药出版社
·北　京·

图书在版编目（CIP）数据

《黄帝内经·灵枢》注评：典藏版/中医研究院研究生班编著 .—2 版 .—北京：中国中医药出版社，2018. 1

（中医经典注评丛书）

ISBN 978-7-5132-4433-6

Ⅰ. ①黄…　Ⅱ. ①中…　Ⅲ. ①《灵枢经》-注释 ②《灵枢经》-研究　Ⅳ. ①R221. 2

中国版本图书馆 CIP 数据核字（2017）第 224080 号

中国中医药出版社出版

北京市朝阳区北三环东路 28 号易亨大厦 16 层

邮政编码　100013

传真　010-64405750

山东临沂新华印刷物流集团印刷

各地新华书店经销

开本 787×1092　1/16　印张 30　字数 681 千字

2018 年 1 月第 2 版　2018 年 1 月第 1 次印刷

书号　ISBN 978-7-5132-4433-6

定价　198. 00 元

网址　www. cptcm. com

社 长 热 线　010-64405720

购 书 热 线　010-89535836

维 权 打 假　010-64405753

微信服务号　zgzyycbs

微商城网址　https://kdt. im/LIdUGr

官 方 微 博　http://e. weibo. com/cptcm

天猫旗舰店网址　https://zgzyycbs. tmall. com

如有印装质量问题请与本社出版部联系（**010-64405510**）

典藏版前言

本套《中医经典注评丛书》自2011年出版至今，已经过去6年了，其间多次重印，成为我社学术著作的品牌之一，赢得了良好口碑。更令我们欣慰的，是广大读者客观、中肯的评价："此书大善，乃全国第一届中医研究生班同学几人一组精心编著，其中不乏当今的名医大家，真是令人钦佩!""对难点的把握十分深刻。课堂上老师没有讲清、教材中含糊的疑难之处，在此套书中大半可寻得答案。""注释散而不乱，排版十分宜人，阅读很有快感。""虽无具体病案，却多有临床运用的概括。" "内容详尽易懂，直奔主题，字字珠玑。是一套经典的好书。"

朱熹曰："圣贤所以教人之法，具存于经。有志之士，固当熟读、深思而问辨之。"愿广大读者能典藏此套丛书，作为案头必备，学而时习之。为了便于收藏并时常翻阅，现出版"典藏版"以飨读者。

中国中医药出版社

2017年10月1日

叙　言

1976年，经中央批准，著名中医学家岳美中先生创建了全国中医研究班，并面向全国招收了第一批学员。1978年，国家恢复研究生教育后，又举办了全国第一届中医研究生班（中国中医科学院研究生院前身）。

三十多年来，研究生院在“系统学习、全面掌握、整理提高”方针指引下，始终坚持“以经典为基石、在临证中学习、在学习中研究、在研究中发展”的办学理念，培养了一批又一批中医高层次人才。

为了很好地重现众多名师为研究生授课时留下的宝贵资料，研究生院陆续整理了既往编写的研究生教学讲义和著名中医专家授课的录音、录像资料，供研究生教学以及中医同道参考。此次整理出版的《中医经典注评丛书》包括《〈黄帝内经·素问〉注评》、《〈黄帝内经·灵枢〉注评》、《〈伤寒论〉注评》、《〈金匮要略〉注评》四部，系当年内部印刷的研究生教学参考书。这次整理，将经典原文改为繁体字，统一了体例，并对错印之处进行了修改，其余一概保留原貌。

该丛书的整理工作，由宋春生常务副院长主持，刘艳骄、马晓北、杜新亮负责《〈黄帝内经·素问〉注评》，史欣德、胡春宇负责《〈黄帝内经·灵枢〉注评》，都占陶、苏庆民负责《〈伤寒论〉注评》，杨卫彬、张文彭、徐慧负责《〈金匮要略〉注评》的具体整理工作。相信该书的面世，将为研读中医经典著作提供参考。真诚希望广大读者提出宝贵意见。

中国中医科学院研究生院

2010年10月18日

前　言

继承、发掘、整理、研究中医药经典著作及老中医学术思想、临床经验是我院中医研究生的主要任务。为此，我院一九七八届中医研究生在院党委领导和导师的指导下，对《黄帝内经》的《素问》、《灵枢》凡一百六十二篇，在通读全文、提要钩玄的基础上，按照〔原文〕、〔注释〕、〔提要〕、〔讨论〕的体例进行整理性注评工作。初稿写成后，经我班副主任方药中副教授审阅。由于我们对于这项工作尚属初步尝试，加之水平有限，因此在注释、讨论、文字等各方面，不当之处均在所难免，匆促付印，旨在作为内部资料交流，衷心希望读者多提宝贵意见，以便今后作进一步的修改和提高。

中医研究院研究生班

一九八〇年四月

目　　录

九针十二原第一

本篇主要论述了九种不同形态的针以及人体的十二原穴，故名“九针十二原”。

〔原文〕

黄帝問於岐伯曰：余子萬民，養百姓，而收其租税。余哀其不給，而屬[1]有疾病。余欲勿使被毒藥[2]，無用砭石[3]，欲以微針[4]通其經脉，調其血氣，營其逆順出入之會[5]。令可傳於後世，必明爲之法。令終而不滅，久而不絶，易用難忘，爲之經紀[6]。异其章[7]，别其表里，爲之終始[8]。令各有形[9]，先立針經[10]。願聞其情。

岐伯答曰：臣請推而次之，令有綱紀，始於一，終於九焉[11]。請言其道。小針之要，易陳而難入[12]。粗守形，上守神[13]。神乎神，客在門[14]，未睹其疾，惡知其原？刺之微，在速遲[15]。粗守關，上守機[16]，機之動，不離其空[17]。空中之機，清静而微[18]。其來不可逢，其往不可追[19]。知機之道者，不可挂以髮[20]；不知機道，叩之不發[21]。知其往來，要與之期[22]。粗之暗乎，妙哉工獨有之[23]。往者爲逆，來者爲順[24]，明知逆順，正行無問。逆而奪之，惡得無虚[25]，追而濟之，惡得無實[26]，迎之隨之，以意和之[27]，針道畢矣。

〔注释〕

（1）属：有连续的意思，在此作经常讲。

（2）毒药：具有治疗疾病作用的药物，总称毒药。《素问·五常政大论》将其分为大毒、常毒、小毒、无毒四类。

（3）砭石：我国石器时代制造的一种医疗工具，即用石头打磨而成的石针。

（4）微针：即九针中的毫针。

（5）营其逆顺出入之会：营乃兵营，有修整之意，即调整经脉运行的逆顺，使经脉之气出入会合正常。

（6）经纪：即纲纪、纲领。

（7）异其章：异，分。即分别条理，立其章节。

（8）别其表里，为之终始：分别表里，有始有终。

（9）令各有形：使九针各具形态。

（10）先立针经：首先著一部《针经》，即《灵枢》。

（11）始于一，终于九焉：从一至九，言其顺序。此处谓按顺序解释。

（12）易陈而难入：说起来容易，实践起来很难深入精微。

（13）粗守形，上守神：粗，粗工，指技术低劣的医生而言。守形，即机械地拘守于形体，在病位上针刺。上，上工，即技术高明的医生。守神，即根据患者精神气血各方面的变化，在理论指导下进行针刺，从而达到运用自如的境界。

（14）神乎神，客在门：神有多种含义，此处第一个“神”字指医生聚精会神，仔细思考，第二个“神”字指患者各种外在表现。客，指邪气。门，指邪气侵入人体的门户。全句意思是：医生聚精会神地观察患者的临床表现，从而诊察病邪所在的部位。

（15）刺之微，在速迟：针刺的微妙道理，在于运用疾徐补泻手法。

（16）粗守关，上守机：技术低劣的医生，只能在四肢关节处进行治疗，技术高明的医生，能针对病机予以治疗。

（17）机之动，不离其空：空，同“孔”，即孔穴。言正气的往来离不开孔穴。

（18）空中之机，清静而微：孔穴中经气的机理，是非常微妙的。

（19）其来不可逢，其往不可追：邪气方盛而来时，不可用补法，邪气方去而正虚时，不可用泻法。来和往，指邪气的盛衰。逢和追，指针刺的补泻手法。

（20）知机之道者，不可挂以发：《灵枢·小针解》云：“言气之易失也。”即知道经气运行道理的人，应准确地运用补泻手法，不能差之毫厘。

（21）不知机道，叩之不发：《灵枢·小针解》云：“言不知补泻之意也，血气已尽而气不下也。”即不知经气运行道理的人，不会掌握补泻机宜，如同弓弩扣之不发。

（22）知其往来，要与之期：知道气血往来盛衰的道理，掌握针刺的有利时机。

（23）粗之暗乎，妙哉工独有之：这些道理，技术低劣的医生是不懂的，微妙呀！只有高明的医生才掌握。

（24）往者为逆，来者为顺：正气去为逆，正气来复为顺。

（25）逆而夺之，恶得无虚：即正气已虚，反而用泻法，怎么不会更虚呢？

（26）追而济之，恶得无实：即邪气正盛，反而用补法，怎么不会更实呢？

（27）迎之随之，以意和之：迎即迎其邪而泻，随即随其去而补，即补泻的手法，要用思维去判断。

〔提要〕

本节首先论述了著作《针经》的重要意义，继而论述了技术高明的医生与技术低劣的医生，其区别在于能否精确地掌握察神望色、候气、迎随补泻等方法。最后指出，病有逆顺，如果不能正确判断而逆治，会使虚者愈虚，实者愈实。

〔原文〕

凡用針者，虛則實之，滿則泄之，宛陳則除之[1]，邪勝則虛之[2]。《大要》曰：徐而疾則實，疾而徐則虛[3]。言實與虛，若有若無[4]，察后與先，若存若亡[5]，爲虛爲實，若得若失[6]。

虛實之要，九針最妙，補瀉之時，以針爲之。瀉曰必持内之，放而出之，排陽得針，邪氣得泄[7]。按而引針，是謂内温[8]，血不得散，氣不得出也。補曰隨之，隨之意，若妄之[9]，若行若按，如蚊虻止[10]，如留如還，去如弦絶[11]，令左屬右，其氣故止[12]，外門已閉，中氣乃實，必無留血，急取誅之[13]。

持針之道，堅[14]者爲寶。正指直刺，無針左右[15]。神在秋毫，屬意病者[16]。審視血

脉者[17]，刺之無殆。方刺之時，必在懸陽，及與兩衛[18]。神屬勿去，知病存亡。血脉者，在腧横居[19]，視之獨澄，切之獨堅[20]。

〔注释〕

（1）宛陈则除之：《灵枢·小针解》云："去血脉也。"《素问·针解》篇云："出恶血也。"宛，《史记·扁鹊仓公列传》云："宛与郁通。"此处音义同郁。郁指郁积，陈指陈久，总指废物停积。

（2）邪胜则虚之：《灵枢·小针解》："言诸经有热者，皆泻其邪也。"《素问·针解》篇："邪胜则虚之者，出针勿按。"

（3）徐而疾则实，疾而徐则虚：《灵枢·小针解》："徐而疾则实者，言徐内而疾出也；疾而徐则虚者，言疾内而徐出也。"《素问·针解》篇："徐而疾则实者，徐出针而疾按之；疾而徐则虚者，疾出针而徐按之。"两种说法不同，目前临床中常用的疾徐补泻手法是：慢进针，快出针，按闭针孔为补；快进针，慢出针，不闭针孔为泻。这里的"实"为补法，"虚"为泻法。

（4）言实与虚，若有若无：《素问·针解》篇："言实与虚者，寒温气之多少也。若有若无者，疾不可知也。"针刺后，患者感到针下温热的，即产生了补的作用；感到寒凉的，即产生了泻的作用。不过这种感觉变化很快，有时甚至若有若无。

（5）察后与先，若存若亡：《素问·针解》篇："察后与先者，知病先后也。"即诊察病的先后而施以补泻，使虚者之气若有所存，实者邪气若有所亡。

（6）为虚与实，若得若失：《灵枢·小针解》："言补者佖（bì，音必，满也）然若有所得，泻则怳（与恍同，失意貌）然若有所失也。"

（7）泻曰必持内之，放而出之，排阳得针，邪气得泄："泻曰"之下，《甲乙经》有"迎之，迎之意"五字，"得针"作"出针"。全句即泻法要快速持针刺入，得气后慢慢将针取出，摇大针孔，排开表阳，使邪气有其出路，随针外泄。

（8）按而引针，是谓内温：引针，即出针。温，当读"蕴"。此言泻法出针不应按闭针孔，若按闭针孔，邪气就会蕴积于内而不得泻。

（9）补曰随之，随之意，若妄之：随病者呼气时进针为补法。《甲乙》"妄"作"忘"，谓补法当尽量减少刺激，使患者若无其事。

（10）若行若按，如蚊虻止：谓进针捻转，针下有如蚊虻叮咬皮肤的感觉时，即应停止。

（11）如留如还，去如弦绝：气至以后迅速出针，速度之快，如琴弦之断。

（12）令左属右，其气故止：右手出针，左手紧接着按针孔，使针孔闭，中气内守。

（13）必无留血，急取诛之：补法不应有留血，若皮肉留有瘀血，应迅速刺除。

（14）坚：持针坚定，精神高度集中。

（15）正指直刺，无针左右：持针端正，直刺而下，不可偏左偏右。

（16）神在秋毫，属意病者：医生精神高度集中，明辨秋毫，全神贯注地观察病人。

（17）审视血脉者：观察血脉，针刺时避开。

（18）必在悬阳，及与两卫：《甲乙》"必"作"心"，"卫"作"衡"。张景岳："悬，犹言举也。阳，神气也。凡刺之时，必先举神气为主，故曰悬阳。而卫者，卫气在阳，肌表之卫也。脾气在阴，脏腑之卫也。二者皆神气所居，不可伤犯，凡用针者，首先顾此，故曰两卫。”《灵枢·师传》篇：“脾者主为卫。”一说：在，察也。悬阳，谓日月，在此指两目。两目高居头部，犹天之有日月也。“卫”当从《甲乙》，作“衡”，即眉目之间。意为必察两目及眉目之间。其与《素问·针解》篇“必正其神者，欲瞻病人目，判其神，令气易行也”同义。

(19) 在腧横居：人身浅表之血脉，横布在腧穴周围。

(20) 视之独澄，按之独坚：看起来颜色分明，按之坚硬。

〔提要〕

本节论述了针刺时虚者用补法，实者用泻法。血中有郁积陈久的废物积聚时，用刺血法。补的手法是：慢进针，快出针，按闭针孔。泻的手法是：快进针，慢出针，摇大针孔。针刺的注意事项是：精神高度集中，持针正直刺入，不能歪斜，注意避开血管。

〔原文〕

九針之名，各不同形。一曰鑱針[1]，長一寸六分；二曰員針，長一寸六分；三曰鍉[2]針，長三寸半；四曰鋒針，長一寸六分；五曰鈹針[3]，長四寸，廣二分半；六曰員利針，長一寸六分；七曰毫針，長三寸六分[4]；八曰長針，長七寸；九曰大針，長四寸。鑱針者，頭大末鋭，去瀉陽氣[5]。員針者，針如卵形[6]，揩摩分間，不得傷肌肉，以瀉分氣[7]。鍉針者，鋒如黍粟之鋭[8]，主按脉勿陷，以致其氣[9]。鋒針者，刃三隅以發痼疾[10]。鈹針者，末如劍鋒，以取大膿。員利針者，大如氂[11]，且員且鋭，中身微大，以取暴氣[12]。毫針者，尖如蚊虻喙，静以徐往，微以久留之而養，以取痛痹。長針者，鋒利身薄，可以取遠痹[13]。大針者，尖如梃[14]，其鋒微員，以瀉機關之水也[15]。九針畢矣。

〔注释〕

(1) 镵针：镵（chán，音蝉），《说文》：“镵，锐器也。”镵针即锋利的针。

(2) 鍉：鍉（dī，音滴），镝也，即箭镞。

(3) 铍针：铍（pī，音披），《说文》：“铍，大针也。”

(4) 毫针：本文云“长三寸六分”，《灵枢·九针论》及《甲乙经》均作“长一寸六分”。

(5) 去泻阳气：《灵枢·九针论》：“令无得深入，而阳气出……主热在头身也。”即泻皮肤热病。

(6) 针如卵形：即针尖如卵形。

(7) 揩摩分间，不得伤肌肉，以泻分气：用针按压、摩擦肌肉，以泻分肉间的邪气，而不伤肌肉。

(8) 黍粟之锐：此处指针锋圆，形如黍粟。据《本草纲目》记载：黍即黏小米，粟即小米。

(9) 主按脉勿陷，以致其气：《灵枢·九针论》：“令可以按脉而勿陷，以致其气，令邪气独出。”即按压经脉，不必刺入，使邪去正气来。

（10）刃三隅以发痼疾：谓三棱针可刺血泻火，以去痼疾。

（11）氂：氂（máo，音毛），《说文》："马尾曰氂。"作长毛讲。此处形容针身细长，坚韧有力。

（12）且员且锐，中身微大，以取暴气：又圆又锐利，针身稍粗大，用于治疗急性发作性的疾病。

（13）锋利身薄，可以取远痹：长针针尖锋利，针身细长，可治疗深处的痹证。

（14）梃：梃（tǐng，音挺），杖也，如同棍棒。

（15）以泻机关之水也：治疗水邪淫溢于肌体，壅滞于关节的疾患。

〔提要〕

本段论述了九种针的形态、长度以及适用病症。镵针长一寸六分，针头大，针尖锐利，形如箭头，用之可泻皮肤热病。圆针长一寸六分，针身圆，针尖如卵形，用它揩摩分肉，以泻分肉的邪气。鍉针长三寸半，针锋尖锐如黍粟，用它治疗脉气虚少的疾病。锋针长一寸六分，即三棱针，用它刺血泻火，以去痼疾。铍针长四寸，宽二寸半，针头如剑锋，用于痈疽等疾病，可切开排脓。圆利针长一寸六分，针尖如氂，又圆又锐利，针身稍粗大，用于急性发作性疾病。毫针长三寸六分，针尖如蚊虻咀，用于散寒止痹痛。长针长七寸，针尖锋利，用于治疗深处的痹证。大针长四寸，针体如梃，粗而且巨，其锋稍圆，用于通利关节，治疗水邪淫溢肌体、留滞关节的疾病。

〔原文〕

夫氣之在脉也，邪氣在上[1]，濁氣在中[2]，清氣在下[3]。故針陷脉[4]則邪氣出，針中脉[5]則濁氣出，針太深則邪氣反沉，病益[6]。故曰：皮肉筋脉各有所處，病各有所宜，各不同形，各以任其所宜。無實無虚，損不足而益有餘，是謂甚病。病益甚，取五脉者死[7]，取三脉者恇[8]，奪陰者死，奪陽者狂[9]，針害畢矣。

刺之而氣不至，無問其數。刺之而氣至，乃去之，勿復針。針各有所宜，各不同形，各任其所爲，刺之要。氣至而有效，效之信，若風之吹雲，明乎若見蒼天，刺之道畢矣。

〔注释〕

（1）邪气在上：风雨寒暑之邪在上部。

（2）浊气在中：寒热不适，饮食不节，病生于肠胃。

（3）清气在下：寒湿之邪伤于下部。

（4）陷脉：人体头部孔穴多在骨陷之中。此处可理解为头部穴位。

（5）中脉：中焦足阳明之脉。

（6）病益：《甲乙》"益"下有"甚"字。

（7）取五脉者死：病中气不足而泻五脏之脉则死。

（8）取三脉者恇：恇（kuāng，音匡），怯弱也。虚证而泻三阳之气，则虚弱难复。

（9）夺阴者死，夺阳者狂：泻夺了五脏之阴，可引起死亡；泻夺了六腑之气，可引起发狂。

表 1　　九针对照表（图录自张景岳《类经图翼》）

针名	说明
一曰镵针	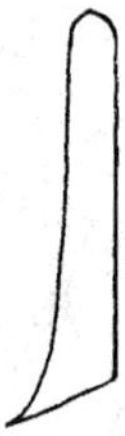 其头大，其末锐取法于巾针，去末寸半渐锐之，长一寸六分，主热在头身用之。
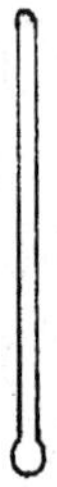 二曰員针	筒其身，卵其锋，取法于絮针，长一寸六分，主治分肉间气满身用之。
三曰鍉针	其身大，其末圆，取法于黍粟之锐，长三寸半，主按脉取气，令邪气出。
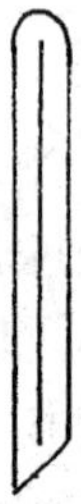 四曰鋒针	筒其身，锋其末，取法于絮针，长一寸六分，主痈热出血用之。《九针十二原》篇曰：刃三隅，以发痼疾。
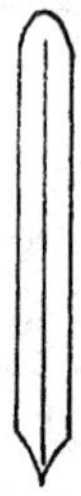 五曰鈹针	其末如剑锋，可以取大脓，广二分半，长四寸，主大痈脓，两热皱者用之。
六曰員利针	尖如氂，且圆且锐，微大其末，反小其身，取法于氂，针长一寸六分，主取痈痹。
七曰毫针	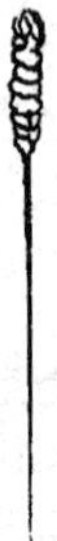 尖如蚊虻喙，取法于毫毛，长一寸六分，主寒热痛痹在络。
八曰長针	长其身，锋其末，取法于綦针，长七寸，主取深邪远痹。
九曰大针	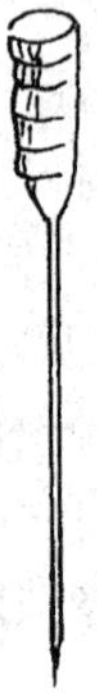 其锋微圆，取法于锋针，长四寸，主取大气不出关节。

〔提要〕

本节论述了针害，指出针刺太深，损不足而益有余，或劫夺了五脏之阴、六腑之气，都可导致病情恶化，甚至死亡。针刺取得疗效的关键在于得气与否。在治疗中，若不得气，应反复针刺捻转，直到得气为止。不同的针适用于不同的疾病，也应该注意。

〔原文〕

黄帝曰：願聞五藏六府所出之處。岐伯曰：五藏五腧，五五二十五腧；六府六腧，六六三十六腧(1)。經脉十二，絡脉十五，凡二十七氣以上下(2)。所出爲井(3)，所溜爲滎(4)，所注爲俞(5)，所行爲經(6)，所入爲合(7)。二十七氣所行，皆在五腧也。

節之交，三百六十五會(8)。知其要者，一言而終，不知其要，流散無窮。所言節者，神氣(9)之所游行出入也，非皮肉筋骨也。

〔注释〕

（1）五藏五腧，五五二十五腧，六府六腧，六六三十六腧：谓五脏的井、荥、俞、经、合五输，五条经脉共二十五腧。六腑有井、荥、俞、原、经、合六输，六条经脉共有三十六腧。

（2）凡二十七气以上下：经脉十二，络脉十五，故云凡二十七气。此二十七气脉通行出入于周身上下手足之间。

（3）所出为井：井穴为经络之气流行的起点，如泉水初出之处，故称所出为井。

（4）所溜为荥：荥穴，为五输穴的一种，位于手足的远端。在经脉流注方面，好像刚流出泉源时的细小水流一样。

（5）所注为俞：五输穴的一种。在经脉流注方面，好像水流逐渐汇集，输注到更大的水渠一样。

（6）所行为经：经，为五输穴的一种。在经脉流注方面，好像较大的河水迅速流行一样。

（7）所入为合：合，为五输穴的一种。在经脉流注方面，好像各处的江河汇合流入大海一样。

（8）节之交，三百六十五会：指人体经络之气聚汇之处，即三百六十五个气穴。

（9）神气：即血气。《素问·八正神明论》："血气者，人之神。"

〔提要〕

本节论述了五脏各有五输之穴，共二十五腧穴；六腑各有六输穴，共三十六腧穴。并以自然界中的水流比喻五输之穴，定名为井、荥、俞、经、合。人体有十二经脉、十五络脉，此二十七脉的气血，都是循行于五输穴而后合于脏腑。人体共有三百六十五个气穴，是血气交会之处。

〔原文〕

睹其色，察其目，知其散復(1)。一其形，聽其動静(2)，知其邪正(3)。右主推之，左持而禦之(4)，氣至而去之(5)。

凡將用針，必先診脉，視氣之劇易，乃可以治也。五藏之氣已絶於内，而用針者反實

其外，是謂重竭[6]。重竭必死，其死也静。治之者輒[7]反其氣，取腋與膺[8]。五藏之氣已絶於外，而用針者反實其内，是謂逆厥[9]。逆厥則必死，其死也躁。治之者，反取四末[10]。

刺之害，中而不去則精泄[11]，不中而去則致氣[12]。精泄則病益甚而恇，致氣則生爲癰瘍。

〔注释〕

（1）知其散复：知邪气的存在与消散。

（2）一其形，听其动静：一，专一也。形，指患者形征。听，指判断。动静，即变化情况。全句意思是：医生专心观察患者的形征，判断其变化情况。

（3）知其邪正：《灵枢·小针解》："知其邪正者，知论虚邪与正邪之风也。"即辨明邪正的盛衰。

（4）右主推之，左持而御之：右手推而进针，左手护持针身，以作进退。

（5）气至而去之：待其得气，然后出针。

（6）重竭：五脏之阴已虚于内，而用针益其阳，使脏阴更损，此为重竭。张景岳："脏气已绝于内，阴虚也。反实其外，误益阳也。益阳则愈损其阴，是重竭也，阴竭必死。"

（7）辄：音义同则。

（8）取腋与膺：张景岳："腋与膺，皆脏脉所出。气绝于内而复取之，则致气于外而阴愈竭矣。"

（9）逆厥：脏气已绝于外，而用针补其脏阴，使阳气愈竭，而生厥逆。

（10）反取四末：四肢为诸阳之本，阳气已虚，刺四末之井荥俞经合，而使阳绝。

（11）中而不去则精泄：中，谓中病。中病当立即出针。若中病而不出针，则反伤其气。气是由精所化生，故曰精泄。

（12）不中而去则致气：针刺未中病，邪气未除而出针，致使邪气滞于针刺之处。

〔提要〕

本节论述了凡进行针刺，必先察目望色，判断邪正虚实的情况，指出针刺时应以右手持针，左手维护。还论述了阴虚证误治而成为重竭，阳虚证误治而成为逆厥之证，针刺中病后不去针引起虚弱，未中病而去针，引起邪聚而生痈疡。

〔原文〕

五藏有六府[1]，六府有十二原[2]，十二原出於四關[3]，四關主治五藏。五藏有疾，當取之十二原，十二原者，五藏之所以稟三百六十五節氣味也[4]。五藏有疾也，應出十二原，而十二原各有所出，明知其原，睹其應，而知五藏之害矣。陽中之少陰，肺也，其原出於太淵[5]，太淵二。陽中之太陽，心也，其原出於大陵[6]，大陵二。陰中之少陽，肝也，其原出於太衝[7]，太衝二。陰中之至陰，脾也，其原出於太白[8]，太白二。陰中之太陰，腎也，其原出於太溪[9]，太溪二。膏[10]之原，出於鳩尾，鳩尾[11]一。肓[10]之原，出於脖胦[12]，脖胦一。凡此十二原者，主治五藏六府之有疾者也。

〔注释〕

(1) 五藏有六府：五脏六腑之气表里相通，五脏之外有六腑。

(2) 六府有十二原：六腑之外有十二经脉的十二原穴。

(3) 四关：两肘两膝。

(4) 十二原者，五藏之所以禀三百六十五节气味也：十二原穴是五脏禀承全身经脉三百六十五气穴经气所输注的地方，即经气集中的地方。

(5) 太渊：手太阴肺经腧穴，阴经无原，以俞代之。

(6) 大陵：手厥阴心主的腧穴。

(7) 太冲：肝经腧穴。

(8) 太白：脾经腧穴。

(9) 太溪：肾经腧穴。

(10) 膏，肓：张隐庵："膏者，脏腑之膏膜，肓者，肠胃之膜原也。"

(11) 鸠尾：任脉之腧穴，在胸骨剑突下，为膏之原。

(12) 脖胦：任脉之气海穴，为肓之原。

〔提要〕

本节论述了十二原穴的部位多在肘膝以外。十二原穴，即太渊、大陵、太冲、太白、太溪，双侧共十穴，鸠尾为膏之原，气海为肓之原。十二原穴是全身气血、经气汇集之处，与五脏六腑相通，五脏六腑有病必然反映到十二原穴上，所以十二原是主治五脏六腑疾病的重要穴位。

〔原文〕

脹取三陽，飧泄取三陰[(1)]。

今夫五藏之有疾也，譬猶刺也，猶污也，猶結也，猶閉也。刺雖久，猶可拔也；污雖久，猶可雪也；結雖久，猶可解也；閉雖久，猶可决也。或言久疾之不可取者，非其説也。夫善用針者，取其疾也，猶拔刺也，猶雪污也，猶解結也，猶决閉也。疾雖久，猶可畢也。言不可治者，未得其術也。

刺諸熱者，如以手探湯[(2)]；刺寒清者，如人不欲行[(3)]。陰有陽疾者，取之下陵三里[(4)]，正往無殆，氣下乃止，不下復始也[(5)]。疾高而内者，取之陰之陵泉[(6)]；疾高而外者，取之陽之陵泉也[(7)]。

〔注释〕

(1) 胀取三阳，飧泄取三阴：病胀者，当取足之三阳经穴；病飧泄者，当取足之三阴经穴。

(2) 如以手探汤：刺热病应浅刺疾刺，如以手探汤。

(3) 如人不欲行：刺寒病应深刺久留，如人之留恋家乡不愿出行。

(4) 阴有阳疾者，取之下陵三里：热在阴分的，取之足三里穴。

(5) 正往无殆，气下乃止，不下复始也：要正确施行针术，不可懈怠。邪气退方可止针，邪气不退应继续针治。

(6) 疾高而内者，取之阴之陵泉：张景岳：“疾高者，在上者也，当下取之。然高而内者属脏，故当取足太阴之阴陵泉。”

(7) 疾高而外者，取之阳之陵泉也：张景岳：“高而外者属腑，故当取足少阳之阳陵泉也。”

〔提要〕

本节论述久病是可以用针刺治愈的。说治不了的人，是没有掌握针刺的技术。胀病应取足三阳的穴位，热病应浅刺疾刺，寒病应深刺久留。病在脏而在上部的，取阴陵泉穴，病在腑而在上部的，应取阳陵泉穴。

〔讨论〕

一、关于九针的长度

《黄帝内经》包括《素问》、《灵枢》，古今学者大多认为其成书于战国时期（公元前403~前221年）。中国度量衡自古至今不断演变，因此战国时期九针的长度与今日大有区别。关于中国度量衡，虽经多人考证，但结论很不一致。据吴承洛所著《中国度量衡史》（修订本）关于古今度量衡变迁表所提供的资料，在公元前1066年~前221年，相当于周代，包括战国时期，1尺约合现在的0.5973尺。以此对九针长度折合如下：镵针、圆针、锋针、圆利针，长一寸六分，合今之九分六厘；鍉针长三寸半，合今之二寸一分；铍针、大针长四寸，约合今之二寸四分；毫针长三寸六分，约合今之二寸一分多；长针七寸，约合今之四寸二分。

二、关于针刺的补泻问题

药物治疗疾病，有寒热温凉四气之分。针刺治疗疾病，亦有寒热补泻之不同手法。《素问》、《灵枢》中有许多针刺补泻手法的记载。如《灵枢·经脉》云：“盛则泻之，虚则补之，热则疾之，寒则留之，陷下则灸之，不盛不虚，以经取之。”关于针刺补泻，大概有以下几种手法。

呼吸补泻：《素问·调经论》：“泻实者气盛乃内针，针与气俱内，以开其门而利其户。针与气俱出，精气不伤，邪气乃下，外门不闭，以出其疾。摇大其道，如利其路，是谓大泻，必切而出，大气乃屈。”以上谈的是泻法。又说：“候呼内针。气出针入，针空四塞，精无从去，方实而疾出针，气入针出，热不得还，闭塞其门，邪气布散，精气乃得存。动气候时，近气不失，远气乃来，是谓追之。”总的精神是：吸气进针，呼气出针，摇大针孔为泻法；呼气进针，吸气出针，按闭针孔为补法。现代医学证明，呼气时人的副交感神经活动占优势，吸气时交感神经活动占优势。呼吸补泻是否依靠人体呼气与吸气时神经系统所处的不同状态，而达到不同的调节作用，是值得研究的。

疾徐补泻：《灵枢·九针十二原》：“徐而疾则实，疾而徐则虚。”《灵枢·小针解》：“徐而疾则实者，言徐内而疾出也，疾而徐则虚者，言疾内而徐出也。”总之，慢进针、快出针为补，快进针、慢出针为泻。根据针灸临床经验，强刺激多为泻法，弱刺激多为补法，正是疾徐补泻的手法，临床上颇有应用价值。

迎随补泻：本篇云："泻曰，(《甲乙》有"迎之，迎之意"五字）必持内之，放而出之，排阳得针，邪气得泻。"又说："补曰随之，随之意，若妄之。若行若按，如蚊虻止，如留如还，去如弦绝，令左属右，其气故止，外门已闭，中气乃实，必无留血，急取诛之。"总之，进针捻转缓慢，手法宜轻，出针迅速，按闭针孔，为补法；进针快，出针慢，摇大针孔，强刺激，为泻法。这种手法与疾徐补泻基本一致，应用时须结合患者的精神而施针，同样具有临床实践意义。

以病人的感觉为补泻：《素问·针解》篇："刺虚则实之者，针下热也，气实乃热也。满而泄之者，针下寒也，气虚乃寒也。"即当病人感觉到针下热时，起到了补法的作用；感觉到针下寒时，起到了泻的作用。医者可结合临床灵活运用。另外，泻法中还有刺血法，如本篇"宛陈则除之"，即是刺血的方法。后世对中暑、发痧一类病，用针十宣放血法，即本源于此。

三、关于行针、留针的时间及得气问题

目前，针灸临床中以留针20分钟或30分钟为常规。据本篇精神，针刺的疗效取决于针刺后得气与否，得气便能得针效，不得气便无效。这是关键性的问题，正如本篇所说："气至而有效，效之信，若风之吹云，明乎若见苍天。"当针刺得气后应将针去除。若针刺之后不得气，应继续针刺，不管捻转次数、进针次数的多少，直至得气为止。正如本篇所说："刺之而气不至，无问其数，刺之而气至，乃去之，勿复针。"目前临床中不管得气与否都留针20分钟，是不正确的，应以此为指导，提高针灸疗效。"刺之害，中而不去则精泄，不中而去则致气，精泄则病益甚而恇，致气则生为痈疡。"若不能正确掌握针刺的时机，甚至会带来危害。如针刺已中病，还不去针，则会损伤正气；不中病而去针，会使邪气滞留，甚至发为痈疡。

四、关于十二原穴

十二原穴既是人体经络与脏腑之间交通的必经之路，又是人体气血、经络之气会集之处。因此，十二原穴与人体五脏六腑、经络有着非常密切的联系。所以本篇云："十二原者，五脏之所以禀三百六十五节气味也。"张景岳说："此十二原者，乃五脏之气所注，三百六十五节气味之所出也。故五脏有疾者，其气必应于十二原，而各有所出。"正因为五脏之气输注于十二原穴，所以当五脏有病时，其经脉之气必然循行紊乱，在十二原穴上有特殊的反应。故本文云："五脏有疾者，应出十二原，十二原各有所出。明知其原，睹其应，而知五脏之害矣。"从经络现象来看，五脏之病在该经原穴处出现压痛点是常见的，如脾经在太白，肝经在太冲，心包经在大陵，肺经在太渊，肾经在太溪，膏肓在鸠尾或气海。六腑亦有原穴，六腑有病亦可反映在相应的原穴上。如大肠经的合谷，小肠经的腕骨，胆经的丘墟，胃经的冲阳，膀胱经的京骨，三焦经的阳池。此外，六腑有病还可以反映到下合穴，如急性阑尾炎，上巨虚穴有压痛感。日本和我国都根据经穴处皮肤电位的变化，制成经络探测仪。通过测定经穴处，特别是原穴处皮肤电位的异常变化，可测知疾病在何脏何腑。这从中医理论来讲，就是出自本篇"五脏有疾者，应出十二原"。当五脏六腑有病时，其经络穴位上出现敏感点或压痛点，治疗时取此点最有效，如阑尾炎之刺上巨虚（阑尾穴）即是。因十二原穴与脏腑关系极为密切，所以取十二原穴治疗五脏六腑之病，是较为敏感的。正如本文所说："凡此十二原者，主治五脏六腑之有疾者也。"

五、关于针刺治疗慢性病

人体患病必有原因，或由外感，或由内伤。疾病也必有一定的部位，或在皮毛，或在经络，或在脏腑。患病也必有一定的机理，或为虚实寒热，或为气滞、血瘀、痰凝。总之，一定有所结之处。就好像木刺刺入手指，污物染脏了东西，又像线之打结，水渠闭塞不流。只要能正确诊断出疾病的原因、病位、病机，抓到疾病的根结，准确地运用各种不同的针刺手法进行治疗，即使是慢性病，也可以治愈。就好像拔刺、雪污、解结、决闭一样，是可以办到的。说慢性病不能治疗，是没有掌握高超的医疗技术。正如本文所说："今夫五脏之有疾也，譬犹刺也，犹污也，犹结也，犹闭也。刺虽久，犹可拔也；污虽久，犹可雪也；结虽久，犹可解也；闭虽久，犹可决也。或言久疾之不可取者，非其说也。夫善用针者，取其疾也，犹拔刺也，犹雪污也，犹解结也，犹决闭也。疾虽久，犹可毕也。言不可治者，未得其术也。"这段话用形象的比喻说明了一个深刻的道理，即任何疾病都是可以治疗的，任何疾病都是可以被认识的，这符合辩证唯物主义的认识论。

（纪晓平）

本输第二

本篇叙述了各经的重要腧穴，并详细地对五输穴作了推本求源的论述，所以篇名为“本输”。

〔原文〕

黄帝問於岐伯曰：凡刺之道[(1)]，必通十二經絡之所終始[(2)]，絡脉之所别處[(3)]，五輸之所留，六府之所與合[(4)]，四時之所出入[(5)]，五藏之所溜處[(6)]，闊數之度，淺深之狀，高下所至，願聞其解。

〔注释〕

（1）凡刺之道：关于针刺治疗疾病的道理。

（2）十二经络之所终始：指十二经及其络脉的终点和起点。张隐庵：“本篇论五脏六腑之脉，皆出于井，溜于荥，注于俞，行于经，入于合。从四肢而通于脏腑，此经脉之终始也。”

（3）络脉之所别处：张景岳：“如十五络脉各有所别也。”张隐庵：“络脉之所别处者，脏腑之经别大络，与经脉缪处，通血脉于孙络，渗出于皮肤者也。”即十五络脉沟通表里所别出的处所。

（4）五输之所留，六府之所与合：五脏经脉的井、荥、俞、经、合各有所留，处于四肢的一定部位，六腑和五脏表里相合。

（5）四时之所出入：经脉气血随四时气候的不同，而有出入盛衰的变化。

（6）五藏之所溜处，阔数之度，深浅之状，高下所至：即五脏之气血在经脉所流行和贯注的状况，经脉与孙络的宽窄情况、分布深浅以及经脉气血上下循行的密切联系。张景岳：“言脏气所流之处，即前篇所出为井，所溜为荥也。阔数以察巨细，浅深以分表里，高下以辨本末，凡此者，皆刺家之要道，不可不分也。”

〔提要〕

本段总的提出本篇重点要论述的五脏五输穴、五输所流、六腑所合及四时经脉气血出入浅深等问题，为全篇的总纲。

〔原文〕

岐伯曰：請言其次也。肺出於少商，少商者，手大指端内側也，爲井[(1)]木[(2)]；溜於魚際，魚際者，手魚也，爲滎；注於太淵，太淵，魚后一寸陷者中也，爲俞；行於經渠，經渠，寸口中也，動而不居，爲經；入於尺澤，尺澤，肘中之動脉也，爲合，手太陰經也。

心[(3)]出於中衝，中衝，手中指之端也，爲井木；溜於勞宫，勞宫，掌中中指本節之内

間也[4]，爲滎；注於大陵，大陵，掌后高骨之間，方下[5]者也，爲俞，行於間使，間使之道，兩筋之間，三寸之中也，有過則至，無過則止[6]，爲經；入於曲澤，曲澤，肘内廉下陷者之中也，屈而得之，爲合，手少陰也。

肝出於大敦，大敦者，足大指之端及三毛[7]之中也，爲井木；溜於行間，行間足大指間也，爲滎；注於太冲，太冲，行間上二寸陷者之中也，爲俞；行於中封，中封，内踝之前一寸半，陷者之中，使逆則宛，使和則通[8]，摇足而得之，爲經；入於曲泉，曲泉，輔骨之下，大筋之上也，屈膝而得之，爲合，足厥陰也。

脾出於隱白，隱白者，足大指之端内側也，爲井木；溜於大都，大都，本節之后，下陷者之中也，爲滎；注於太白，太白，腕骨之下也，爲俞；行於商丘，商丘，内踝之下，陷者之中也，爲經；入於陰之陵泉，陰之陵泉，輔骨之下，陷者之中也，伸而得之，爲合。足太陰也。

腎出於涌泉，涌泉者，足心也，爲井木；溜於然谷，然谷，然骨之下者也，爲滎；注於太溪，太溪，内踝之后，跟骨之上，陷者中也，爲俞；行於復溜，復溜，上内踝二寸，動而不休[9]，爲經；入於陰谷，陰谷，輔骨之后，大筋之下，小筋之上也，按之應手，屈膝而得之，爲合，足少陰也。

膀胱出於至陰，至陰者，足小指端也，爲井金[10]；溜於通谷，通谷，本節之前外側也，爲滎；注於束骨，束骨，本節之后，陷者中也，爲俞；過於京骨，京骨，足外側大骨之下，爲原；行於昆侖，昆侖，在外踝之后，跟骨之上，爲經；入於委中，委中，膕中央，爲合，委而取之[11]，足太陽也。

膽出於竅陰，竅陰者，足小指次指之端也，爲井金；溜於俠溪，俠溪，足小指次指之間也，爲滎；注於臨泣，臨泣，上行一寸半[12]陷者中也，爲俞；過於丘墟，丘墟，外踝之前，下陷者中也，爲原；行於陽輔，陽輔，外踝之上，輔骨之前，及絶骨之端也，爲經；入於陽之陵泉，陽之陵泉，在膝外陷者中也，爲合，伸而得之，足少陽也。

胃出於厲兑，厲兑者，足大指内次指之端也，爲井金；溜於内庭，内庭，次指外間也，爲滎；注於陷谷，陷谷者，上中指内間上行二寸陷者中也，爲俞；過於衝陽，衝陽，足跗上五寸陷者中也，爲原，摇足而得之；行於解溪，解溪，上衝陽一寸半陷者中也，爲經；入於下陵，下陵，膝下三寸，骨外三里也[13]，爲合；復下三里三寸爲巨虚上廉，復下上廉三寸爲巨虚下廉也[14]，大腸屬上，小腸屬下[15]，足陽明胃脉也，大腸小腸，皆屬於胃[16]，是足陽明也。

三焦者，上合[17]手少陽，出於關衝，關衝者，手小指次指之端也，爲井金；溜於液門，液門，小指次指之間也，爲滎；注於中渚，中渚，本節之後陷者中也，爲俞；過於陽池，陽池，在腕上陷者之中也，爲原；行於支溝，支溝，上腕三寸，兩骨之間陷者中也，爲經；入於天井，天井，在肘外大骨之上陷者中也，爲合，屈肘乃得之，三焦下腧，在於足大指之前，少陽之後，出於膕中外廉，名曰委陽，是太陽絡也[18]，手少陽經也，三焦者，足少陽太陰之所將[19]，太陽之别也，上踝五寸，别入貫腨腸，出於委陽，并太陽之正，入絡膀胱，約下焦，實則閉癃，虚則遺溺，遺溺則補之，閉癃則瀉之。

手太陽小腸者，上合手太陽，出於少澤，少澤，小指之端也，爲井金；溜於前谷，前谷，在手外廉本節前陷者中也，爲滎；注於後溪，後溪者，在手外側本節之後也，爲俞；過於腕骨，腕骨，在手外側腕骨之前，爲原；行於陽谷，陽谷，在鋭骨之下陷者中也，爲經；入於小海，小海，在肘内大骨之外，去端半寸陷者中也，伸臂而得之，爲合，手太陽經也。

大腸上合手陽明，出於商陽，商陽，大指次指之端也，爲井金；溜於本節之前二間，爲滎；注於本節之後三間，爲腧；過於合谷，合谷，在大指歧骨之間，爲原；行於陽溪，陽溪，在兩筋間陷者中也，爲經；入於曲池，在肘外輔骨陷者中，屈臂而得之，爲合，手陽明也。是謂五藏六府之腧，五五二十五腧[20]**，六六三十六腧也。六府皆出足之三陽，上合於手者也**[21]**。**

〔注释〕

（1）井：即五输之井。五输指人体五类孔穴，这些孔穴都在四肢。古人以流水比喻人体经脉气血的流行。井穴，指经络之气流行分支的起点，如泉水初出之处，即“所出为井”。荥穴，指经络之气开始分支四布之处，如水从水源流出后在一定的地方分流四布，即“所溜为荥”。俞穴，指经络之气灌注之所，如水之自上而下，细小的水流渐入深处，即“所注为俞”。经穴，在俞穴之后，是脉气所行之处，如水流迅速经过，即“所行为经”。合穴，是经络之气会合衔接之处，如水流入海，会合一处，即“所入为合”。人体经络之气就井荥俞经合而言，其流行情况是：从井穴开始，至合穴会合，由小到大，由浅到深，有如江水的流行一样。

（2）木：十二经之五输穴井荥俞经合，按五行配属，凡阴经（属脏者）均起于木，会于水，次序是木、火、土、金、水。凡阳经（属腑者）均起于金，会于土，其次序是金、水、木、火、土。张景岳：“少商穴，乃肺经脉气所出，为井也。其气属木，此下凡五脏之井，皆属阴木，故六十四难谓之阴井木也。”

（3）心：此处实际讲的是手厥阴心包经的五输穴。

（4）掌中中指本节之内间也：指劳宫穴，在掌中第三、四掌骨之间。

（5）方下：正当两骨之下。

（6）有过则至，无过则止：有病时，经脉就会发生异常变化；无病时，异常变化就会消失。

（7）三毛：指大趾第一节的背面，趾甲根之后的部位。

（8）使逆则宛，使和则通：宛（yū，音瘀），郁结不行的意思。中封穴是肝经的经穴，肝经之气所行也。针刺时若逆其经气，则气血郁而不行为病；若顺和其经气，则其脉气通利。

（9）动而不休：指复溜穴的部位下有动脉跳动不休。

（10）井金：参看注（2）。六腑之经脉的五输穴（不包括原穴）起于金而会于土，即金水木火土之序。

（11）委而取之：即曲而取之。

（12）临泣上行一寸半：临泣穴在侠溪之上（或后）一寸半。

(13) 下陵膝下三寸，骨外三里也：下陵实际就是足三里穴的部位。本句的意思是：下陵在膝眼下三寸，胫骨外缘的足三里穴。

(14) 复下三里三寸，为巨虚上廉，复下上廉三寸，为巨虚下廉也：足三里穴下三寸为上巨虚穴，上巨虚穴之下三寸为下巨虚穴。

(15) 大肠属上，小肠属下：大肠有病可以取上巨虚穴，小肠有病可以取下巨虚穴。因为手阳明大肠和手太阳小肠之经虽然均是自手而行于头，但其脉气寄属于足阳明胃经的上巨虚和下巨虚，上巨虚为手阳明大肠经之合穴，下巨虚为手太阳小肠经之合穴。

(16) 大肠小肠，皆属于胃：大肠传导，小肠受盛，皆在胃之下，其功能密切相关，共为后天水谷之气的来源，而胃为六腑之长，所以说大肠小肠属于胃。

(17) 上合：张景岳：“诸经皆不言上合，而此下三经独言之者，盖以三焦并中下而言，小肠大肠俱在下而经属于手，故皆言上合某经也。”

(18) 三焦下俞，在于足大指之前，少阳之后，出于腘中外廉，名曰委阳，是太阳络也：三焦为决渎之官，与太阳膀胱经关系密切，二者共同制水。其下俞穴在足太阳经的委阳穴。委阳是足太阳膀胱经的络穴。张景岳认为：“足大指当作足小指，盖足小指乃足太阳脉之所行，而三焦下俞，则并足太阳经，出小指之前，上行足少阳之后，上出腘中外廉委阳穴，是足太阳之络也。”附此参考。

(19) 三焦者，足少阳太阴之所将：张隐庵：“夫直行者为经，斜络者为络，此太阳之别络，间于足少阳太阴之间，故曰少阳太阴之所将。”张景岳：“阳阴二字互谬也，当作少阴太阳。盖三焦属肾与膀胱也。”从文义分析，以及联系下文内容看，三焦的制水功能和肾、膀胱的联系极为密切，所以张景岳的解释似更妥帖。

(20) 五五二十五腧：即前所指出的五脏输穴，共二十五。但本篇所言五脏有心包而无心，后世补入心经之五输：少冲（井），少府（荥），神门（俞），灵道（经），少海（合），共为三十穴。

(21) 六府皆出足之三阳，上合于手者也：六腑的经脉为足三阳经，并上合手三阳经，即手足三阳经为六腑的经脉。

〔提要〕

本节详细地论述了脏腑经脉的终始，出于井、溜于荥、注于俞、行于经、入于合，以及五输穴井、荥、俞、经、合的各穴名称和具体部位。

表 2　经脉五输穴表

阴经	井	荥	俞	经	合	阳经	井	荥	俞	原	经	合
	木	火	土	金	水		金	水	木	-	火	土
肺(金)	少商	鱼际	太渊	经渠	尺泽	大肠(金)	商阳	二间	三间	合谷	阳溪	曲池
脾(土)	隐白	大都	太白	商丘	阴陵泉	胃(土)	厉兑	内庭	陷谷	冲阳	解溪	三里
心(火)	少冲	少府	神门	灵道	少海	小肠(火)	少泽	前谷	后溪	腕骨	阳谷	小海
肾(水)	涌泉	然谷	太溪	复溜	阴谷	膀胱(大)	至阴	通谷	束骨	京骨	昆仑	委中
心包(相火)	中冲	劳宫	大陵	间使	曲泽	三焦(相火)	关冲	液门	中渚	阳池	支沟	天井
肝(木)	大敦	行间	太冲	中封	曲泉	胆(木)	窍阴	侠溪	临泣	丘墟	阳辅	阳陵泉

〔原文〕

缺盆之中，任脉也[1]，名曰天突。一次任脉側之動脉，足陽明也，名曰人迎[2]。二次脉手陽明也，名曰扶突[3]。三次脉手太陽也，名曰天窗。四次脉足少陽也，名曰天容[4]。五次脉手少陽也，名曰天牖。六次脉足太陽也，名曰天柱。七次脉頸中央之脉，督脉也，名曰風府。腋内動脉，手太陰也，名曰天府。腋下三寸，手心主也，名曰天池。刺上關者，呿[5]不能欠[6]；刺下關者，欠不能呿；刺犢鼻者，屈不能伸；刺兩關[7]者，伸不能屈。足陽明挾喉之動脉也[8]，其俞在膺中[9]。手陽明次在其俞外，不至曲頰一寸[10]。手太陽當曲頰[11]。足少陽在耳下曲頰之後[12]。手少陽出耳後，上加完骨之上[13]。足太陽挾項，大筋之中髮際陰[14]。尺動脉[15]在五里，五腧之禁也[16]。

〔注释〕

（1）缺盆之中任脉也：两缺盆中间的腹中线是任脉循行的部位。

（2）一次任脉侧之动脉，足阳明也，名曰人迎：次于中行任脉的第一行是足阳明胃经，动脉的部位是人迎穴。

（3）二次脉手阳明也，名曰扶突：次于中行任脉第二行的是手阳明大肠经，动脉的部位是扶突穴。

（4）四次脉足少阳也，名曰天容：次于中行任脉第四行的是足少阳胆经，动脉的部位是天容穴，不是足少阳之穴（天容今为手太阳经之穴）。张景岳认为耳曲颊后是太阳经之天容穴，疑天容穴古代属于足少阳胆经。

（5）呿：呿（qū，音区），张口的样子。

（6）欠：张口复合，打呵欠时的样子。

（7）两关：内关、外关穴。

（8）足阳明挟喉之动脉也：指前面提到的一次动脉人迎。

（9）其俞在膺中：足阳明经脉下行胸膺。

（10）手阳明次在其俞外，不至曲颊一寸：手阳明的动脉扶突穴的行次在人迎之外，横还不到曲颊，纵在曲颊下一寸的部位。曲颊指下颌角的部位。

（11）手太阳当曲颊：手太阳的动脉天窗穴当曲颊下。

（12）足少阳在耳下曲颊之后：张景岳："耳下曲颊后，仍如上文，言手太阳之天容也，此非足少阳之穴，而本篇重言在此，意者古以此穴属足少阳经也。"参看注（4）。

（13）手少阳出耳后，上加完骨之上：手少阳三焦经的动脉天牖穴在耳后，其上部有足少阳胆经的完骨穴。

（14）足太阳挟项，大筋之中发际阴：足太阳经的天柱穴，在项后发际内，大筋外陷中。

（15）尺动脉：尺动脉，指肘上三寸之五里穴。张隐庵："尺动脉，手太阴之两脉口。五里，手阳明之经穴，在肘上三寸。"

（16）五腧之禁也：五里穴古为禁刺之穴，误刺可致五输穴所内通的脏气竭尽。《灵枢·小针解》："夺阴者死，言取尺之五里五往者也。"

〔提要〕

本段按先后排列次序，详尽地叙述了六阳经与督脉在颈项部的动脉要穴（人迎、扶突、天窗、天容、天牖、天柱、风府），以及手太阴经、手厥阴经在腋部的动脉要穴（天府、天池）的具体部位。

〔原文〕

肺合大腸，大腸者，傳道之府。心合小腸，小腸者，受盛之府。肝合膽，膽者中精之府[1]。脾合胃，胃者，五穀之府。腎合膀胱，膀胱者，津液之府也。少陽屬腎，腎上連肺，故將兩藏[2]。三焦者，中瀆之府也，水道出焉，屬膀胱[3]，是孤之府也[4]。是六府之所與合者。

〔注释〕

（1）中精之府：胆藏胆汁，清而不浊，与其他各腑转输浊物不同，故称为中精之府。

（2）少阳属肾，肾上连肺，故将两藏：张景岳："少阳，三焦也，三焦之正天，散于胸中，而肾脉亦上连于肺。三焦之下腧属于膀胱，而膀胱为肾之合，故三焦亦属乎肾也。然三焦为中渎之府，膀胱为津液之府，肾以水脏而领水府，理之当然，故肾得兼将两脏。将，领也。两脏，腑亦可以言脏也。《本藏》篇曰肾合三焦膀胱，其义即此。"从肾、三焦、膀胱的制水功能分析，此解甚是。另《甲乙经》此处少阳为少阴。附此参考。

（3）属膀胱：指三焦疏通水道必须下通膀胱，和膀胱直接联系。

（4）是孤之府也：孤府指三焦，六腑之中唯三焦无脏与之表里相配，故曰孤府。

〔提要〕

本段叙述了六腑的生理功能及其与五脏的阴阳表里配合关系，特别强调了肾、肺、膀胱、三焦等脏腑对体内水液代谢的重要作用。

〔原文〕

春取絡脉諸滎[1]大筋分肉[2]之間，甚者深取之，間[3]者淺取之。夏取諸腧孫絡[4]肌肉皮膚之上。秋取諸合[5]，餘如春法[6]。冬取諸井諸腧之分[7]，故深而留之。此四時之序，氣之所處，病之所舍，藏之所宜[8]。轉筋者，立而取之。可令遂已[9]。痿厥者，張而刺之[10]，可令立快也[11]。

〔注释〕

（1）春取络脉诸荥：络脉指十五络穴，如列缺、支正、公孙、光明之类。诸荥，指各经的荥穴，如鱼际、劳宫、行间、内庭、通谷之类。春天人体经气初发于外，邪气侵及人体之表，所以治疗取穴应该重点取络穴和荥穴。

（2）大筋分肉：指经脉和肌肉的间隙。

（3）间：这里指病轻，与"甚"相对而言。

（4）夏取诸腧孙络：诸腧是指各经的腧穴，如太渊、太白、大陵、太冲、束骨之类。孙络是指细小表浅的支络。夏季阳发于外，人体经气泛于表浅，针刺治疗时取各经的俞穴和表浅的孙络，应其血气，达到治疗的目的。

（5）诸合：指各经的合穴，如尺泽、阴陵泉、阴谷、曲泉、曲池之类。

（6）余如春法：其余的如同春季的刺法一样，也应取大经分肉之间，根据病情轻重，掌握刺之深浅。

（7）冬取诸井诸腧之分：冬天经脉气血趋向于内而深在里，刺时应取五输穴的井穴、俞穴及背俞穴之类。

（8）此四时之序，气之所处，病之所舍，藏之所宜：这些取穴的原则和针刺方法顺应了四时的变化顺序，人体经脉气血在不同季节所处的深浅部位，是和五脏应四时之气所相宜的。

（9）可令遂已：可使症状迅速消除。

（10）张而刺之：使患者张开四肢而刺之。

（11）可令立快也：（通过针刺）可使病人立即有轻快的感觉。

〔提要〕

经脉的气血在四季中浅深出入的状态不同，针刺治疗必须采用不同的穴位和刺法。春季宜取络穴、荥穴及大经分肉之间，病重深刺，病轻浅刺。夏季宜取俞穴、孙络及肌肉皮肤之上的浅表部位。秋季宜取合穴，刺法与春季同。冬季取井穴、俞穴之类，宜深刺留针。

〔讨论〕

一、关于五脏五输、六腑六输的问题

本篇只叙述了肺、脾、肾、肝、心包、大肠、小肠、膀胱、三焦、胆、胃11经五输穴。文中所谓“心出于中冲”，实际指的是心包经的五输穴，因为心为君主之官，心不受邪，以包络代之。后世根据临床实践，又补入了心经的五输穴：少冲为井，少府为荥，神门为俞，灵道为经，少海为合，以成十二经之五输穴。本篇在总结时提到：“是谓五脏六腑之腧，五五二十五腧，六六三十六腧也。”总为61穴，后来加入心经之五输穴，共为66穴。

五输穴是临床针刺治疗的要穴之一，常用的五行配穴法最早来源于本篇。根据五输的五行属性，按五行生克的道理，结合脏腑病症，选配五输穴进行治疗，虚则补其母，实则泻其子，是可以取得很好的临床疗效的。例如肺实证，咳喘胸满，则泻本经的合穴尺泽。因为肺属金，合穴尺泽属水，金生水，水为金子，这是实则泻其子的方法。如肺虚证，少气而喘，多汗，则补本经的俞穴太渊。因为太渊属土，土生金，土为金母，即虚则补其母。总之，本篇提出的五输穴在后世临床治疗中占有一定的地位。

二、四时取穴常法

人体在不断地适应自然界的阴阳变化，其脏腑功能及经脉气血的出入深浅状态，在春夏秋冬四季是有所不同的。春夏趋于向外向表，秋冬趋于向内向里。所以在针刺治疗时，必须根据季节的不同，采取不同的穴位和刺法。这反映出中医学的整体观和因时制宜的思想。

（沙凤桐）

小针解第三

本篇主要是对首篇《九针十二原》中关于小针（微针）的内容摘要地加以解释，并作了进一步的补充说明，所以称为“小针解”。

〔原文〕

所謂易陳者，易言也。難入者，難著於人也[1]。粗守形者，守刺法也[2]。上守神者，守人之血氣有餘不足，可補瀉也。神客者，正邪共會也[3]。神者，正氣也。客者，邪氣也。在門者，邪循正氣之所出入也[4]。未睹[5]其疾者，先知邪正何經之疾也。惡知其原者，先知何經之病，所取之處也。刺之微在數遲者，徐疾之意也。粗守關者，守四肢而不知血氣正邪之往來也。上守機者，知守氣也。機之動不離其空中者，知氣之虛實，用針之徐疾也。空中之機，清静以微者，針以得氣，密意守氣勿失也。其來不可逢者，氣盛不可補也。其往不可追者，氣虛不可瀉也。不可挂以髮者，言氣易失也。扣之不发者，言不知補瀉之意也。血氣已盡而氣不下也。知其往來者，知氣之逆順盛虛也。要與之期者，知氣之可取之時也[6]。粗之暗者，冥冥不知氣之微密也[7]。妙哉！工獨有之者，盡知針意也。往者爲逆者，言氣之虛而小，小者逆也。來者爲順者，言形氣之平，平者順也。明知逆順，正行無問者，言知所取之處也。迎而奪之者，瀉也。追而濟之者，補也。

〔注释〕

（1）难入者，难著于人也：所谓“难入”，就是指它的精微的道理，不容易使一般人明确理解。

（2）粗守形者，守刺法也：全句的意思是说，粗率的医生仅仅是机械地把自己的注意力集中在刺法上，而不去认真辨别病人气血的盛衰虚实情况。

（3）神客者，正邪共会也：指邪气与正气共留处于血脉中，产生各种各样的病变。

（4）在门者，邪循正气之所出入也：邪气循着正气所出入的门户，内外上下，无所不至。

（5）睹：察看的意思。

（6）要与之期者，知气之可取之时也：认识了候气的重要性，就能够及时掌握最适当的时机进行针刺。

（7）粗之暗者，冥冥不知气之微密也：粗率的医生不能明察气行的微妙作用和机密之所在。

〔提要〕

本段主要是解释运用小针的要领和关键，指出运用小针的关键在于守神。所谓守神，就是要密切地观察病人的精神活动以及血气之虚实，邪正之盛衰，而不能把注意力只局限在病人的形体或局部的穴位上。医生治病，必须详细地通过四诊观察病情、症状，分析病史，才能知道病变的原委，了解病变的实质。

在运用补泻手法时，必须注意候气的重要性，要及时地掌握最适当的时机进行针刺。同时，要明确气行的逆顺关系，才能正确地选取穴位，决定治疗的措施。

〔原文〕

所謂虛則實之者，氣口虛而當補之也。滿則泄之者，氣口盛而當瀉之也。宛陳則除之者，去血脉也。邪勝則虛之者，言諸經有盛者，皆瀉其邪也。徐而疾則實者，言徐內而疾出也。疾而徐則虛者，言疾內而徐出也。言實與虛，若有若無者，言實者有氣，虛者無氣也。察后與先，若亡若存者，言氣之虛實，補瀉之先后也，察其氣之已下與常存也[1]。爲虛與實，若得若失者，言補者佖[2]然若有得也，瀉者怳[3]然若有失也。

〔注释〕

（1）察后与先，若亡若存者，言气之虚实，补泻之先后也，察其气之已下与常存也："常"，同"尚"。常存，即尚存。全句是说，必须根据邪气的去留来决定运用补泻手法的先后。

（2）佖：佖（bì，音弼），满的意思。

（3）怳：同恍，恍然，失意貌。形容忽然领悟到，若有所失。

〔提要〕

本段主要讨论针刺如何进行补虚泻实的问题。首先指出，虚证或实证的判定，必须以脉诊为重要依据。寸口脉虚者当用补法，寸口脉满而盛大者当用泻法。接着说明了邪气盛或血脉中有郁积的病邪，要通过泻实法或泻血法来调治。进而又阐述了徐疾补泻的具体手法，强调在进行补泻治疗之前，必须根据邪气的有无来决定运用泻法或补法。最后，形象地描述了进行补虚泻实针刺时的针感问题。

〔原文〕

夫氣之在脉也，邪氣在上者，言邪氣之中人也高，故邪氣在上也。濁氣在中者，言水穀皆入於胃，其精氣上注於肺，濁溜於腸胃，言寒温不適，飲食不節，而病生於腸胃，故命曰濁氣在中也。清氣在下者，言清濕地氣之中人也，必從足始，故曰清氣在下也。針陷脉，則邪氣出者，取之上，針中脉則濁氣出者，取之陽明合也[1]。針太深則邪氣反沉者，言淺浮之病，不欲深刺也。深則邪氣從之入，故曰反沉也。皮肉筋脉各有所處者，言經絡各有所主也。取五脉者死，言病在中，氣不足，但用針盡大瀉其諸陰之脉也。取三陽之脉者，唯言盡瀉三陽之氣，令病人恇然不復也。奪陰者死，言取尺之五里五往者也。奪陽者狂，正言也[2]。

〔注释〕

（1）针陷脉，则邪气出者取之上，针中脉则浊气出者，取之阳明合也：张隐庵："陷脉，额颅之脉，显陷于骨中，故针陷脉则阳气之表邪去矣。"张景岳："阳明合穴，足三里也。刺之可以清肠胃，故能取浊气之在中者。"就是指邪气在上、在头部时，根据外邪所侵入的经脉，适宜在头部取穴，使邪气随针外出。若欲使在肠胃中的浊气外出，宜取中土足阳明胃经的合穴三里。

(2) 夺阴者死，言取尺之五里五往者也。夺阳者狂，正言也：张景岳："夺阴者死，夺脏气也。尺之五里，尺泽后之五里也，手阳明经穴，禁刺者也。正言，即如上文取三阳之谓。"五往，五次也。指在五里穴刺五次。

〔提要〕

本段主要解释《灵枢·九针十二原》中有关针害的论述。由于人感受邪气致病因素不同，故邪气留滞于经脉有上、中、下部位的不同。正因为受邪的部位不同，所以针刺治疗取穴亦不同，邪气在上则取上部的穴位，邪气在中则取阳明胃经的穴位。同时还指出，针刺的深浅必须由病邪中人的深浅来决定。病邪深者宜深刺，病邪浅者宜浅刺。如病邪浅而反深刺之，则会使邪气随之深入。最后指出，在病属虚的情况下，必须慎用泻法，否则就会造成"夺阴者死，夺阳者狂"的不良后果。

〔原文〕

睹其色，察其目，知其散復[(1)]，一其形，聽其動静者[(2)]，言上工知相五色於目。有知調尺寸大小緩急滑澀，以言所病也。知其邪正者，知論虚邪與正邪之風也。右主推之，左持而御之者，言持針而出入也[(3)]。氣至而去之者，言補瀉氣調而去之也[(4)]。調氣在於終始一者，持心也[(5)]。節之交三百六十五會者，絡脉之滲灌諸節者也[(6)]。所謂五藏之氣已絶於内者，脉口氣内絶不至[(7)]，反取其外之病處與陽經之合，有留針以致陽氣，陽氣至則内重竭[(8)]，重竭則死矣。其死也無氣以動，故静。所謂五藏之氣已絶於外者，脉口氣外絶不至[(9)]，反取其四末之輸，有留針以致其陰氣，陰氣至則陽氣反入，入則逆[(10)]，逆則死矣。其死也陰氣有餘，故躁。所以察其目者，五藏使五色循明。循明則聲章。聲章者，則言聲與平生异也[(11)]。

〔注释〕

(1) 知其散复：张景岳："神完则气复，神失则气散。故察其目色，即可知病之存亡也。"

(2) 一其形，听其动静者：一，专心致志。形，指患者之形征。听，判断也。动静，犹言情况。

(3) 右主推之，左持而御之者，言持针而出入也：马莳："右手主于推之，所以入此针也；左手持针而御之，然后可以出此针也。"

(4) 气至而去之者，言补泻气调而去之也：马莳："候其补泻已调，气之已至，始去其针也。"

(5) 调气在于终始一者，持心也：调气的关键在于本末、根结、开合等终始两个方面，持针时要专心致志。

(6) 节之交三百六十五会者，络脉之渗灌诸节者也：节，骨节也。节之交，即关节间隙。会，腧穴也。全句意为：周身关节间隙三百六十五穴，都是络脉将气血渗灌到全身诸节的部位。

(7) 脉口气内绝不至：气口的脉象取之浮虚，按之则无，是五脏之气已虚于内，为阴气竭绝的重证。

(8) 重竭：张景岳："脏气已绝于内，阴虚也。反实其外，误益阳也。益阳则愈损其阴，是重竭也。阴竭必死。"

(9) 脉口气外绝不至：气口的脉象沉微，轻取即无，是五脏之气已绝于外，为阳气衰绝的重证。

(10) 阴气至则阳气反入，入则逆：补其在内之阴，则使已虚之阳气内入而愈竭，阳气内陷，就会发生厥逆。张景岳："脏气已绝于外，阳虚也。反实其内，误补阴也。助阴则阳气愈竭，故致四逆而厥。"

(11) 所谓察其目者，五脏使五色循明。循明则声章。声章者，则言声与平生异也：所以察其目的原因，是因为五脏的精气都上注于目，能反映出五色明润。五脏的精气旺盛，则目色必然清明，所发的声音也必然正常。如果五脏发生病变，则目睛之色泽就要发生变化，所发的声音也必然和平常不同。

〔提要〕

本段主要解释《灵枢·九针十二原》有关色诊、脉诊的论述，反复强调色诊、脉诊的重要性，认为只有详细地"睹其色，察其目"，并诊脉以"调尺寸大小缓急滑涩"，才能知道邪气之盛衰，正气之虚实。并指出当五脏之气绝于内或绝于外时，在脉象上能直接反映出来。如果作医生的不细致体察，深入了解，则会误诊。本来阴气内虚的病人反而去补其外在的阳气，则在内的阴气更虚而竭绝于内；本来阳气外虚的病人反而去补其内在的阴气，则外在的阳气更虚，必致四肢厥逆而死。同时，文中还强调了调气的方法和注意事项。

〔讨论〕

一、关于针害

本篇对于因误治所造成的针害问题，作了较详细的论述，具体地说明了在治疗中必须根据病情虚实和深浅情况，灵活运用针法，才能达到治疗的目的。

文中指出："针太深则邪气反沉者，言浅浮之病，不欲深刺也。深则邪气从之入，故曰反沉也。"这就是说，针刺的深浅必须根据邪气中人之深浅情况而定。邪深者宜深刺，邪浅者宜浅刺。如病邪本来浅在，反深刺之，则会使邪气随之深入。

文中还强调，在病属虚或辨证不十分清楚的情况下，特别要慎用泻法，否则就会造成不良的后果。如"取五脉者死，言病在中气不足，但用针尽大泻其诸阴之脉也。取三阳之脉者，唯言尽泻三阳之气，令病人恇然不复也。夺阴者死，言取尺之五里五往者也。夺阳者狂，正言也。"这就是说，病在内脏而元气不足，反用泻法刺其五脏所属的各阴经经脉，则使虚者愈虚，虚极而死，也就是所谓"夺阴者死"。不管证之虚实，滥用针大泻三阳经的经脉，则会使患者形体衰败，不易恢复，甚而形成"夺阳者狂"的局面。

总之，本文提示我们：凡进行治疗，不论用针用药，必须进行辨证论治，必须在治疗之前认真辨析病情，分清病证之虚实阴阳，病性之寒热温凉，病位之深浅高下，病因之所属，并结合藏象经络学说，确定其证之阴阳、虚实、表里、寒热。在明确诊断，辨清证候之后，再确定治疗原则，才能达到治疗目的。

二、关于五脏之气绝于内外的证治

本篇对于五脏之气绝于内和绝于外的脉证以及误诊后所造成的一系列不良后果进行了讨论。

从脉象来看，“所谓五脏之气已绝于内者，脉口气内绝不至……所谓五脏之气已绝于外者，脉口气外绝不至。”这里的脉口指寸口脉。“脉口气内绝不至”，是说寸口出现虚浮、濡浮、极细而软或浮而无力，轻取即得，按之即无的脉象。“脉口气外绝不至”，是说寸口出现沉而微弱、极细，轻取即无的脉象。一般诊脉，浮以候阳候表，沉以候阴候里。今脉见浮虚无力，说明阴气内竭，正如《景岳全书·脉神章》所言：“若浮而无力空豁者，为阴不足。阴不足则水亏之候，或血不营心，或精不化气，中虚可知也。若以此等为表证，则害莫大也。”脉见沉而微弱，说明阳气虚衰，张景岳指出：“脉沉而虚者，因阳不达，因气不舒，阳虚气陷者，宜温宜补。”所以脉象的浮沉、虚实对于诊断五脏之气绝于内外有很大意义。

从治疗上来看，误治会给五脏之气绝于内外之证带来严重后果。本属阴气竭于内，反而去补外在的阳气，则会使内在的阴气更加竭绝，而造成所谓的“重竭”证。正如张景岳所言：“脏气已绝于内，阴虚也。反实其外，误益阳也。益阳则愈损其阴，是重竭也。阴竭必死。”本属阳虚，反而去补其内在的阴气，则会使外在的阳气更加衰绝，而造成所谓的“逆厥”证。正如张景岳所言：“脏气已绝于外，阳虚也。反实其内，误补阴也。助阴则阳气愈竭，故致四逆而厥。”

所有这些旨在告诉我们：凡临证用针用药，必须首先详细诊察病情，辨证论治，分清虚实，对证用药，才能避免因误治而造成的种种不良后果，取得较好的效果。

（白兆芝）

邪气藏府病形第四

本篇重点讨论了邪气伤人的原因、部位和五脏六腑受邪后出现的疾病形态及其诊断方法，所以篇名就叫“邪气脏腑病形”。

〔原文〕

黄帝問於岐伯曰：邪氣[1]之中人也奈何？岐伯答曰：邪氣之中人也高。

黄帝曰：高下有度乎？岐伯曰：身半以上者，邪中之也；身半以下者，濕中之也。故曰：邪之中人也，無有常，中於陰則溜於府，中於陽則溜於經[2]。

黄帝曰：陰之與陽也，异名同類[3]，上下相會，經絡之相貫，如環無端。邪之中人，或中於陰，或中於陽，上下左右，無有恒常，其故何也？

岐伯曰：諸陽之會[4]，皆在於面。中人也，方乘虚時及新用力，若飲食汗出腠理開，而中於邪。中於面則下陽明[5]，中於項則下太陽，中於頰則下少陽，其中於膺背兩脅[6]亦中其經。

黄帝曰：其中於陰奈何？岐伯答曰：中於陰者，常從臂胻[7]始。夫臂與胻，其陰[8]皮薄，其肉淖澤[9]，故俱受於風，獨傷其陰。

黄帝曰：此故傷其藏乎？岐伯答曰：身之中於風也，不必動藏。故邪入於陰經，則其藏氣實，邪氣入而不能客，故還之於府。故中陽則溜於經，中陰則溜於府。

黄帝曰：邪之中人藏奈何？岐伯曰：愁憂恐懼則傷心。形寒寒飲則傷肺，以其兩寒相感，中外皆傷，故氣逆而上行。有所墮墜，惡血留内，若有所大怒，氣上而不下，積於脅下，則傷肝。有所擊仆[10]，若醉入房，汗出當風，則傷脾。有所用力舉重，若入房過度，汗出浴水，則傷腎。

黄帝曰：五藏之中風奈何？岐伯曰：陰陽俱感，邪乃得往[11]。黄帝曰：善哉。

黄帝問於岐伯曰：首面與身形也，屬骨連筋，同血合於氣耳。天寒則裂地凌冰，其卒[12]寒或手足懈惰，然而其面不衣，何也？岐伯答曰：十二經脉，三百六十五絡，其血氣皆上於面而走空竅，其精陽氣[13]上走於目而爲睛，其别氣走於耳而爲聽，其宗氣[14]上出於鼻而爲臭[15]，其濁氣[16]出於胃，走唇舌而爲味。其氣之津液皆上熏於面，而皮又厚，其肉堅，故天氣甚寒，不能勝之也。

〔注释〕

（1）邪气：本指六淫外邪，这里指的是风雨寒暑等天之邪气。

（2）中于阴则溜于府，中于阳则溜于经：溜，同流。这句话的意思是说，五脏的阴经受邪，则可能流传于六腑；六腑的阳经受邪，则流于本经循行通路而发病。

（3）阴之与阳也，异名同类：张景岳：“经脉相贯合一，本同类也，然上下左右部位各有所属，则阴阳之名异矣。”

（4）诸阳之会：诸阳，指手足三阳经。会，交会。

（5）中于面，则下阳明：邪侵入面部，就由此下行至足阴阳胃经。因为面部属足阳明胃经。足三阳经经脉皆由头到足，中于阳则溜于经。以下太阳、少阳同。

（6）膺背两胁：膺，胸部，足阳明所经过之处；背是足太阳经经过之处；两胁是足少阳所过之处。这是说，如外邪不是中于头面，也可能从这几个部位侵入足三阳经。

（7）胻：胻（háng，音杭），足胫。

（8）阴：内侧为阴。

（9）淖泽：作柔润讲。

（10）击仆：被打击而跌倒。

（11）阴阳俱感，邪乃得往：阴指五脏，阳指六腑。全句意思是，如果五脏内有所伤，六腑外有所感，内外皆虚，风邪就得以乘虚袭入了。往，作侵入讲。

（12）卒：同猝，突然。

（13）精阳气：张景岳："阳气之精华也。"

（14）宗气：张景岳："宗气，大气也。宗气积于胸中，上通于鼻而行呼吸，所以能臭。"

（15）臭：同嗅，指能辨别香臭的嗅觉。

（16）浊气：张景岳："浊气，谷气也。谷入于胃，气达于唇舌，所以知味。"

〔提要〕

由于病邪的性质不同，致病部位各异，所以就有高下之分，阴阳之别。致病的原因，除了"风雨寒暑"等在天之邪和"湿"这个在地之邪外，举凡忧愁恐惧、大怒、房室不节、坠堕、强力举重皆能影响脏腑气血而发病。同时，本段指出，邪之中人是因为"方乘虚时及新用力，饮食汗出，腠理开"，"两寒相感，中外皆伤"，"阴阳俱感，邪乃得往"，说明脏腑气血充实，则邪不能入，即入亦不能客，并以人的头面与臂对举说明了这个道理。

〔原文〕

黄帝曰：邪之中人，其病形何如？岐伯曰：虚邪[(1)]之中身也，灑淅動形。正邪[(2)]之中人也微，先見於色，不知於身，若有若無，若亡若存，有形無形，莫知其情。黄帝曰：善哉。

黄帝問於岐伯曰：余聞之，見其色，知其病，命曰明；按其脉，知其病，命曰神；問其病，知其處，命曰工。余願聞見而知之，按而得之，問而極[(3)]之，爲之奈何？岐伯答曰：夫色脉與尺之相應也，如桴[(4)]鼓影響之相應也，不得相失也。此亦本末根葉之出候[(5)]也，故根死則葉枯矣。色脉形肉[(6)]不得相失也。故知一則爲工，知二則爲神，知三則神且明矣。

黄帝曰：願卒聞之。岐伯曰：色青者，其脉弦也；赤者，其脉鈎也；黄者，其脉代[(7)]也；白者，其脉毛；黑者，其脉石。見其色而不得其脉，反得其相勝之脉[(8)]，則死矣；得其相生之脉[(9)]，則病已矣。

黄帝問於岐伯曰：五藏之所生，變化之病形何如？岐伯答曰：先定其五色五脉之應，其病乃可别也。黄帝曰：色脉已定，别之奈何？岐伯曰：調其脉之緩急小大滑澀[10]，而病變定矣。

黄帝曰：調之奈何？岐伯答曰：脉急者，尺之皮膚亦急；脉緩者，尺之皮膚亦緩；脉小者，尺之皮膚亦減[11]而少氣；脉大者，尺之皮膚亦賁[12]而起；脉滑者，尺之皮膚亦滑；脉澀者，尺之皮膚亦澀。凡此變者，有微有甚。故善調[13]尺者，不待於寸，善調脉者，不待於色。能參合而行之者，可以爲上工，上工十全九；行二者爲中工，中工十全七；行一者爲下工，下工十全六。

〔注释〕

（1）虚邪：指四时不正常的风，中人病多重。

（2）正邪：指四时正常的风，乘汗出腠开袭于人体，发病轻。

（3）极：详尽。

（4）桴：鼓槌。桴鼓相应，即以槌击鼓，马上就发出响声。

（5）出候：往外为出，表现为候，这里用以说明色脉与尺的相应关系。

（6）形肉：此处系指尺肤。

（7）代：脾不主时，分旺于四季。季与季交替的时间由脾主治，脉见舒缓，即谓之代，不同于后世所说的“动而中止，不能复还，因而复动”的代脉。

（8）相胜之脉：相胜即相克，如肝主春季当得弦脉，如见到属肺的毛脉，为金来克木，即为相胜之脉。余类推。

（9）相生之脉：相生即相扶助，如肝主春季而见石脉，石脉属肾，即为水能生木，称作相生之脉。余类推。

（10）缓急小大滑涩：缓急指脉的至数，小大滑涩指脉的形态。

（11）减：瘦而且薄之谓。

（12）贲：突起。

（13）调：观察、辨别之意。

〔提要〕

致病原因不同，病形也就不同，如虚邪、正邪虽同为外邪，性质不同，病形就有微甚之别。辨别病形的诊断方法，色诊、脉诊和尺肤诊尤为重要。色脉尺诊，三者是相应的，应当参合而行。

本节还介绍了四时正常脉象和相胜、相生脉象，并提出辨别脉的缓、急、小、大、滑、涩，就可以判别病情。

〔原文〕

黄帝曰：請問脉之緩急小大滑澀之病形何如？

岐伯曰：臣請言五藏之病變也。心脉急甚者爲瘈瘲[1]；微急爲心痛引背，食不下。緩甚爲狂笑；微緩爲伏梁[2]，在心下，上下行，時唾血。大甚爲喉吤[3]；微大爲心痹引背[4]，善泪出。小甚爲善噦，微小爲消癉[5]。滑甚爲善渴；微滑爲心疝[6]引臍，小腹鳴。

澀甚爲喑[7]；微澀爲血溢，維厥[8]，耳鳴，顛疾[9]。

肺脉急甚爲癲疾；微急爲肺寒熱，怠惰，咳唾血，引腰背胸，若[10]鼻息肉不通。緩甚爲多汗；微緩爲痿[11]瘻[12]，偏風[13]，頭以下汗出不可止。大甚爲脛腫；微大爲肺痹，引胸背，起惡見日光。小甚爲泄，微小爲消癉。滑甚爲息賁[14]上氣，微滑爲上下出血。澀甚爲嘔血；微澀爲鼠瘻，在頸支腋之間，下不勝其上[15]，其應善痠[16]矣。

肝脉急甚者爲惡言[17]；微急爲肥氣[18]，在脅下，若覆杯。緩甚爲善嘔，微緩爲水瘕痹[19]也。大甚爲内癰，善嘔衄；微大爲肝痹[20]，陰縮，咳引小腹。小甚爲多飲；微小爲消癉。滑甚爲㿗疝[21]；微滑爲遺溺。澀甚爲溢飲；微澀爲瘈瘲筋痹[22]。

脾脉急甚爲瘈瘲；微急爲膈中，食飲入而還出，后[23]沃沫。緩甚爲痿厥；微緩爲風痿，四肢不用，心慧然[24]若無病。大甚爲擊仆；微大爲疝氣，腹裏大[25]膿血，在腸胃之外。小甚爲寒熱，微小爲消癉。滑甚爲㿗癃[26]，微滑爲蟲毒蛕蝎[27]腹熱。澀甚爲腸㿗[28]；微澀爲内㿗，多下膿血。

腎脉急甚爲骨癲疾[29]；微急爲沉厥奔豚[30]，足不收，不得前後[31]。緩甚爲折脊[32]；微緩爲洞[33]，洞者，食不化，下嗌還出。大甚爲陰痿；微大爲石水[34]，起臍以下至小腹腄腄然[35]，上至胃脘，死不治。小甚爲洞泄，微小爲消癉。滑甚爲癃㿗；微滑爲骨痿，坐不能起，起則目無所見。澀甚爲大癰；微澀爲不月[36]，沉痔[37]。

〔注释〕

（1）瘈疭：筋脉引急叫瘈，弛长叫疭。

（2）伏梁：五脏积之一，在腹部，突起大如臂。

（3）喉吤：吤，同芥。喉中如有物作梗。

（4）心痹引背：心痹属五脏痹之一，见《素问·痹论》。引，牵引。

（5）消瘅：即热瘅，阴虚内热，津液消耗，日渐消瘦，谓之消瘅。一说即消渴。

（6）心疝：寒邪侵犯心经所致的一种急性痛证，症见心暴痛，气上冲胸等。

（7）喑：语声不出。

（8）维厥：维，四维，指四肢；厥，冷。

（9）颠疾：泛指头顶部疾患。

（10）若：疑为“苦”字之误。

（11）痿：指肺痿、痿躄等证。

（12）瘘：指鼠瘘一类疾患。

（13）偏风：《脉经》作漏风，从之。

（14）息贲：喘息气急，五积病之一。

（15）下不胜其上：下肢无力，身半以上沉重，犹言头重脚轻。

（16）其应善痠：应，相应；善，很容易。意即与下不胜其上相应的是全身酸软乏力。

（17）恶言：说出很愤怒的语言。肝脉急甚，多为肝的实证，因肝主怒。

（18）肥气：肝之积，亦五积病之一，在左胁下，如覆杯。

（19）水瘕痹：瘕，假物成形。痹，闭。水瘕痹就是水积胸下，结聚成形，可能指水瘕、癖饮一类疾病。

（20）肝痹：《素问·痹论》："肝痹者，夜卧则惊，多饮，数小便。"

（21）㿗疝：疝气之一种。㿗，同癞，阴囊肿大。

（22）瘈疭筋痹：筋脉抽搐拘挛。

（23）后：大便。

（24）慧然：明明白白。

（25）腹里大：据《脉经》，里字当作裹。

（26）㿗癃：阴囊肿大为㿗，小便点滴全无为癃。一说指腹腔内有脓性包块，兼见小便不通。

（27）虫毒蛕蝎：蛕，蛔的异体字。泛指肠内各种寄生虫。

（28）肠㿗：此"㿗"字当同"溃"，其症下脓血。

（29）骨癫疾：谓病之深也。《甲乙经》作"骨痿癫疾"。

（30）奔豚：五积病之一，起自少腹，上至心下，若小猪之奔突，发作欲死。

（31）不得前后：前指小便，后指大便。一说前后即俯仰，亦通。

（32）折脊：脊背疼痛如折。

（33）洞：洞泄。

（34）石水：水肿病之一，症见水肿，腹满，脉沉。

（35）腄腄然：腄，同垂，重坠下垂。

（36）不月：即月经闭止。

（37）沉痔：经久难愈的痔疾。

〔提要〕

本节承接"调其脉之缓、急、小、大、滑、涩，而病变定矣"，以五脏的病变为具体的例子，说明不同脉象反映不同的病形。

〔原文〕

黄帝曰：病之六變[(1)]者，刺之奈何？岐伯答曰：諸急者多寒；緩者多熱；大者多氣少血；小者血氣皆少；滑者陽氣盛，微有熱；澀者多血少氣[(2)]，微有寒。是故刺急者，深内[(3)]而久留之；刺緩者，淺内而疾發針，以去其熱；刺大者，微瀉其氣，無出其血；刺滑者，疾發針而淺内之，以瀉其陽氣而去其熱；刺澀者，必中其脉，隨其逆順而久留之，必先按而循之[(4)]，已發針，疾按其痏[(5)]，無令其血出，以和其脉；諸小者，陰陽形氣俱不足，勿取以針，而調以甘藥也。

〔注释〕

（1）六变：指五脏出现病变后的急、缓、小、大、滑、涩六种病脉。

（2）涩者多血少气：根据涩脉的性质，当为少血。

（3）内：同纳。进针入内。

（4）按而循之：顺着经脉循行通路按摩，使其气血流通。

（5）痏：扎针后留下的针瘢，这里指针孔。

〔提要〕

本段就六种脉象反映的不同病变，讨论了针刺方法。由于寒热虚实的不同，而有浅刺、深刺、留针、迅速出针等不同的手法。各种小脉的病变是由于阴阳俱虚，内外形气不足，气血衰少，则不宜用针刺，而应以甘药缓缓调理。

〔原文〕

黄帝曰：余聞五藏六府之氣，滎俞所入爲合，令何道從入，入安連過[1]，願聞其故。岐伯答曰：此陽脉之别[2]入於内，屬於府者也。

黄帝曰：滎俞與合，各有名乎？岐伯答曰：滎俞治外經，合治内府。黄帝曰：治内府奈何？岐伯曰：取之於合。黄帝曰：合各有名乎？岐伯答曰：胃合入於三里，大腸合入於巨虚上廉，小腸合入於巨虚下廉，三焦合入於委陽，膀胱合入於委中央，膽合入於陽陵泉。

黄帝曰：取之奈何？岐伯答曰：取之三里者，低跗；取之巨虚者，舉足；取之委陽者，屈伸而索之；委中者，屈而取之；陽陵泉者，正竪膝予之齊下，至委陽之陽取之；取諸外經者，揄申而從之[3]。

〔注释〕

(1) 令何道从入，入安连过：意即从哪一条道路进入合穴，进入后又从何处行过而相连属呢？

(2) 别：别络。

(3) 揄申而从之：揄，是引的意思。申，是明了的意思。意为取外经者在荥俞，但是必须引证详明，正确判断穴位之所在。

〔提要〕

本节讨论荥俞各穴与合穴的不同作用。由于合穴在较深的地方，所以适用于治疗体内脏腑病变。本节还介绍了合穴的名称及取穴方法。

〔原文〕

黄帝曰：願聞六府之病。岐伯答曰：面熱者足陽明病，魚絡血[1]者手陽明病，兩跗上脉竪陷者[2]，足陽明病，此胃脉也。

大腸病者，腸中切痛而鳴濯濯[3]，冬日重感於寒即泄，當臍而痛，不能久立，與胃同候，取巨虚上廉。

胃病者，腹䐜脹[4]，胃脘當心而痛，上支兩脅，膈咽不通，食飲不下，取之三里也。

小腸病者，小腹痛，腰脊控睾而痛，時窘之後[5]，當耳前熱，若寒甚，若獨肩上熱甚，及手小指次指之間熱，若脉陷者[6]，此其候也。手太陽病也，取之巨虚下廉。

三焦病者，腹氣滿，小腹尤堅，不得小便，窘急，溢則水留，即爲脹。候在足太陽之外大絡，大絡在太陽少陽之間，亦見於脉，取委陽。

膀胱病者，小腹偏腫而痛，以手按之，即欲小便而不得，肩上熱，若脉陷，及足小趾外廉及脛踝后皆熱，若脉陷，取委中央。

膽病者，善太息，口苦，嘔宿汁，心下澹澹[7]，恐人將捕之，嗌中吤吤然，數唾[8]，在足少陽之本末[9]，亦視其脉之陷下者灸之，其寒熱者，取陽陵泉。

黄帝曰：刺之有道乎？岐伯答曰：刺此者，必中氣穴[10]，無中肉節[11]。中氣穴，即針游於巷[12]；中肉節，即皮膚痛。補瀉反則病益篤[13]。中筋則筋緩，邪氣不出，與其真[14]相搏，亂而不去，反還内著[15]，用針不審，以順爲逆也。

〔注释〕

（1）鱼络血：指掌上手鱼部瘀滞不通之血络。

（2）竖陷：竖是高起，陷为陷下。一说竖为坚之误。坚是脉坚实，陷是脉虚弱。

（3）濯濯：水气冲激而发出的响声。

（4）旗胀：旗（chēn，音嗔），饱胀之意，即上腹胀满。

（5）时窘之后：窘，窘迫；后，指大便。

（6）若脉陷者：指络脉下陷。

（7）淡淡：同憺憺，动而不安之意。

（8）吤吤然数唾：喉中如有物作梗，时时想把它吐出来，咯吐不舒。

（9）在足少阳之本末：指在足少阳胆经从开始到终了的循行道路上取穴。

（10）气穴：穴位是气血所注之处，故名气穴。

（11）肉节：指肌肉之有节界。

（12）针游于巷：巷，通路；游，行也。比喻经脉的通路在扎针后逐渐出现酸、麻、胀的针感。

（13）笃：重。

（14）真：真气。

（15）反还内著：著，同着。是说针刺不当，不仅未能祛邪外出，反而把病邪留着在内。

〔提要〕

本节讨论六腑的病变及其脉诊方法，介绍治疗的针刺穴位，强调针刺必须刺中穴位，不可误伤筋肉，更不可误施补泻，否则都会导致不良的后果。

〔讨论〕

《灵枢·邪气脏腑病形》篇内容很多，涉及病因、诊断方法、五脏六腑受邪后出现的症状和针刺治疗方法。

一、邪气中人的原因

本篇指出，引起疾病的原因有天之邪气（风雨寒暑）、地之邪气（湿），有精神因素（如大怒、忧愁恐惧），也有内外合邪（如形寒寒饮），以及击仆、房室过度、用力举重、坠堕等等。这就是后世张仲景“千般疢难，不越三条”和陈无择“三因”说的依据。

但是，正如本篇强调指出的，邪之中人，是“方乘虚时及新用力，若饮食汗出，腠理开而中于邪”，“阴阳俱感，邪乃得往”。并且即使感邪，亦不可能直接影响于脏，如其脏气实，气血充足，则已入之邪亦不能久留。这就说明，发生疾病的根本原因在于脏腑气血功能正常与否，这与《内经》全书对于病因的认识是一致的。这是古人在朴素的辩证法指导下，通过长期临床实践得到的很宝贵的经验。

二、人面能耐寒出现在本篇的用意

本篇提出这个问题，引起了后世许多医家的重视，较《内经》稍后的《难经·四十七难》就专门作了讨论。古人为了讲明一些生理现象，在《内经》一书中用了一些篇幅。但是，几乎都不是为解释而解释，而是分别放在适当的篇幅里，旨在说明所认识的问题。如男女从生长到壮老的生理过程，放在摄生的《素问·上古天真论》里；女性不长胡须的生理现象，放在冲任二脉的功能上去讨论。因此个人认为，“首面不衣，独能耐寒”这个问题，讨论的目的在于说明气血充足，则寒不能胜，邪不能侵。因为十二经脉、三百六十五络皆上于面，气之津液亦上熏于面，而且“皮厚”、“肉坚”，而臂胻“皮薄”，“其肉淖泽”，故易为外邪所伤。这就有助于理解邪气中人的原因。《难经》的作者饶有兴致地把它作为一难来讨论，徐灵胎、张山雷甚至赞赏《难经》，贬低本篇，其实皆未明白作者的用意。如果专就人面不衣而能胜寒来加以讨论，意义就不大了。

三、强调色、脉、尺诊合参的诊法

中医学的诊法是建立在直觉基础上的。本篇值得注意之处，是同时提出了望、问、切诊，谓“见其色，知其病，命曰明；按其脉，知其病，命曰神；问其病，知共处，命曰工。”（闻诊在《内经》其他有关诊法的篇章中提到，这里没有提到）。后世《难经》就根据这些命名，作了修改和补充，明确提出望闻问切四诊。两千多年来，中医学的诊断学知识经过无数医家在实践中验证、观察、总结，得以极大地丰富，终于成为我国独特的诊断学体系，但基本上仍不出四诊范围。本篇强调色脉尺合参，也是《内经》的基本思想之一。各种诊法合参，较之单一的诊法更为全面，所以后世强调四诊合参，至少说是有文献学依据的。如本篇说：“知一则为工，知二则为神，知三则神且明矣。”“能参合而行者，可以为上工。”

关于诊尺肤，古人很重视，强调“善调尺者，不待于寸”，“色脉与尺相应也”，说明它与色脉诊同等重要，是值得重视和研究的，可惜现在很少使用这种诊法了。

四、关于本篇提到的病症

本篇一共提到几十种病症，但是，和其他篇章一样，亦属列举而言。有的是当时使用的病名，如“肥气”、“伏梁”、“息贲”等，现在已经不用；有的沿用至今，如“疝”、“痿”、“哕”、“瘘”等；也有一些是不好解释，莫衷一是，难成定论的。

现在，有的同志为了说明某一观点，往往在古代医籍中寻章摘句，砍头去尾，各取所需，在病名上往往把古代病名和现代医学病名生硬地“对号入座”，其实，肠痈所能概括的比阑尾炎应该更广泛，胸痹、心痛也不能和冠心病画等号。

（何绍奇）

根结第五

根，根本，脉气所起为根；结，终结，脉气所归为结。本篇论述了三阴三阳经根结的部位和穴名，开阖枢的不同作用和所主疾病；列举了手足三阳经根、溜、注、入的主穴，讨论了以脉搏动止多少来测定脏气受损的原理；提出了体质不同，病变不同，针刺手法应有区别的治则。其重点内容是经络的根结本末与治疗的关系，所以篇名称为“根结”。

〔原文〕

岐伯曰：天地相感[1]，寒暖相移，陰陽之道[2]，孰少孰多？陰道偶，陽道奇[3]，發於春夏，陰氣少，陽氣多，陰陽不調，何補何瀉[4]？發於秋冬，陽氣少，陰氣多，陰氣盛而陽氣衰，故莖葉枯槁，濕雨下歸，陰陽相移，何瀉何補？奇邪離經[5]，不可勝數，不知根結，五藏六府，折關敗樞，開闔而走[6]，陰陽大失，不可復取。九針之玄，要在終始[7]，故能知終始，一言而畢，不知終始，針道咸絕。

〔注释〕

(1) 天地相感：天气和地气相互感应。指自然界气候时令变化。

(2) 阴阳之道：指阴阳变化的规律。

(3) 偶，奇：偶，双数；奇，单数。

(4) 发于春夏，阴气少，阳气多，阴阳不调，何补何泻：发，谓发病。春夏夜短昼长，气候暖，所以说阴气少，阳气多。人气随之，治病以此定补泻。

(5) 奇邪离经：奇邪，不正的邪气。离经，指失去正常。

(6) 折关败枢，开阖而走：即机关折损，枢纽败坏，表里开阖失职，精气走泄不藏。

(7) 终始：张景岳：“终始，本末也，即下文根结开阖之义。又本经有终始篇，所载者皆针道，故不知终始，针道咸绝。”

〔提要〕

本段论述了四时阴阳各有盛衰，人与自然相应，治病当适四时气候之变化，审经脉根结之本末，察脏腑阴阳之盛衰，明开阖枢之作用。如果不懂得这些知识，治疗不当，走失精气，则病难治。

〔原文〕

太陽根於至陰，結於命門[1]。命門者，目也。陽明根於厲兑，結於顙大[2]。顙大者，鉗耳也。少陽根於竅陰，結於窗籠[3]。窗籠者，耳中也。太陽爲開，陽明爲闔，少陽爲樞[4]。故開折則肉節瀆[5]而暴病起矣，故暴病者取之太陽，視有餘不足，瀆者，皮肉宛膲[6]而弱也。闔折則氣無所止息而痿疾起矣，故痿疾者，取之陽明，視有餘不足。無所止

息者，真氣稽留，邪氣居之也。樞折，即骨繇[7]而不安於地，故骨繇者，取之少陽，視有餘不足。骨繇者，節緩而不收也。所謂骨繇者，摇故也。當窮其本也。

太陰根於隱白，結於太倉[8]。少陰根於涌泉，結於廉泉[9]。厥陰根於大敦，結於玉英[10]，絡於膻中。太陰爲開，厥陰爲闔，少陰爲樞[11]。故開折則倉廩[12]無所輸，膈洞[13]。膈洞者取之太陰，視有餘不足，故開折者，氣不足而生病也。闔折，即氣厥而喜悲。悲者取之厥陰，視有餘不足。樞折則脉有所結而不通，不通者，取之少陰，視有餘不足。有結者，皆取之不足。

〔注释〕

（1）命门：睛明穴。

（2）颡大：张景岳："颡大者，意谓项颡之上，大迎穴也。大迎在颊下两耳之旁，故曰钳耳。"

（3）窗笼：听宫穴。

（4）太阳为开，阳明为阖，少阳为枢：张景岳："此总三阳为言也。太阳为开，为阳气发于外，为三阳之表；阳明为阖，为阳气蓄于内，为三阳之里；少阳为枢，谓阳气在表里之间，可出可入如枢机也……所谓开阖枢者，不过欲明内外，而分其辨治之法也。"

（5）肉节渎：皮肤干枯的意思。

（6）宛膲：宛，意义与郁通；膲，肌肉消瘦干枯。

（7）骨繇：繇（yáo，音摇），骨节纵缓而不收，摇动不安。

（8）太仓：中脘穴。《甲乙经》："中脘一名太仓。"

（9）廉泉：即颈下结喉上中央陷中的廉泉穴，属任脉。

（10）玉英：玉堂穴。《甲乙经》："玉堂一名玉英。"

（11）太阴为开，厥阴为阖，少阴为枢：张景岳："此总三阴为言，亦有内外之分也。太阴为开，为阴分之表也；厥阴为阖，居阴分之里也；少阴为枢，居阴分之中也。开者主出，阖者主入，枢者主出入之间。"

（12）仓廪：这里指脾胃的贮藏和消化饮食物的功能而言。

（13）膈洞：张隐庵云："膈者，上不开而不受纳。洞者，下关折而飧泄也。"

〔提要〕

此两段记述了三阴三阳经的根穴和结穴。其根多在足趾端（少阴在足心），其结分别在头颈胸腹各部。三阳经中太阳为开，阳明为阖，少阳为枢；三阴经中太阴为开，厥阴为阖，少阴为枢。经文分别论述了六经开阖枢失职所引起的病变与治则。

表 3　**三阴三阳经根结表**

经名	根部	穴名	结部	穴名
太阳	足小趾	至阴	命门（目）	睛明
阳明	足次趾	厉兑	颡大（钳耳）	大迎
少阳	足四趾	窍阴	窗笼（耳中）	听宫
太阴	足大趾内端	隐白	太仓（上腹）	中脘
少阴	足心	涌泉	廉泉（颈喉）	廉泉
厥阴	足大趾外端	大敦	玉英（胸）	玉堂

〔原文〕

足太陽根於至陰，溜[(1)]於京骨，注於昆侖，入於天柱、飛揚也。足少陽根於竅陰，溜於丘墟，注於陽輔，入於天容、光明也。足陽明根於厲兑，溜於衝陽，注於下陵[(2)]，入於人迎、豐隆也。手太陽根於少澤，溜於陽谷，注於小海，入於天窗、支正也。手少陽根於關衝，溜於陽池，注於支溝，入於天牖、外關也。手陽明根於商陽，溜於合谷，注於陽溪，入於扶突、偏歷也。此所謂十二經者[(3)]，盛絡[(4)]皆當取之。

〔注释〕

（1）溜：同流。

（2）下陵：即解溪穴。

（3）此所谓十二经者：六阳经左右共十二经。

（4）盛络：指经络中血气盛满。

〔提要〕

本段列举了六阳经根溜注入的穴位，其根皆在指趾端井穴，其溜皆在跗上或手背部原穴（手太阳小肠经在经穴），其注皆在腕膝或腕肘部经穴（手太阳小肠经在合穴），其上入皆在颈项部，其下入皆在肘膝以下络穴。兹归纳如下：

表 4　六阳经根溜注入表

经名	根穴	溜穴	注穴	入穴
足太阳	至阴	京骨	昆仑	天柱　飞扬
足少阳	窍阴	丘墟	阳辅	天容　光明
足阳明	厉兑	冲阳	下陵（解溪）	人迎　丰隆
手太阳	少泽	阳谷	小海	天窗　支正
手少阳	关冲	阳池	支沟	天牖　外关
手阳明	商阳	合谷	阳溪	扶突　偏历

〔原文〕

一日一夜五十營，以營五藏之精，不應數者，名曰狂生[(1)]。所謂五十營者，五藏皆受氣。持其脉口，數其至也，五十動而不一代[(2)]者，五藏皆受氣；四十動一代者，一藏無氣；三十動一代者，二藏無氣；二十動一代者，三藏無氣；十動一代者，四藏無氣；不滿十動一代者，五藏無氣。予之短期[(3)]，要在終始。所謂五十動而不一代者，以爲常也，以知五藏之期[(4)]。予之短期者，乍數乍疏也。

〔注释〕

（1）狂生：失常为狂，狂生指生理机能不正常。

（2）代：更代的意思。脉来中止不能自还为代，或平脉中忽见乍数乍疏，也叫做代。

（3）短期：这里指的就是死期。李中梓：“若乍数乍疏，则阴阳乘乱，死期近矣。短者，近也。”

（4）以知五藏之期：可以估计出五脏之气还能够支持多久。

〔提要〕

本段论述了经脉之气一昼夜于体内运行五十周，脉搏五十跳中没有歇止的为正常，有歇止的为失常。根据脉搏的歇止多少，可以推测脏气盛衰。脉来乍数乍疏者，预后不良。

〔原文〕

黄帝曰：逆順五體[1]者，言人骨節之大小，肉之堅脆，皮之厚薄，血之清濁，氣之滑澀，脉之長短，血之多少，經絡之數，余已知之矣。此皆布衣匹夫之士也。夫王公大人，血食之君，身體柔脆，肌肉軟弱，血氣慓悍[2]滑利，其刺之徐疾淺深多少，可得同之乎？岐伯答曰：膏粱菽藿[3]之味，何可同也。氣滑即出疾，其氣澀則出遲，氣悍則針小而入淺，氣澀則針大而入深，深則欲留，淺則欲疾。以此觀之，刺布衣者深而留之，刺大人者微以徐之，此皆因氣慓悍滑利也。

〔注释〕

（1）逆顺五体：逆，异常；顺，正常。五体，指五种不同类型的人。详见《灵枢·通天》。

（2）血气慓悍：血气运行急疾而勇猛。

（3）膏粱菽藿：膏，肥肉；粱，细粮。膏粱，指肉食美味。菽，豆类总称，统指粗粮；藿，统指蔬菜。菽藿，指粗食淡菜。

〔提要〕

本段指出人的体质各不相同，治疗当因人制宜。针刺气血壮实之人，当深刺留针；针刺娇柔脆弱之人，当浅刺缓刺。

〔原文〕

黄帝曰：形氣之逆順奈何？岐伯曰：形氣[1]不足，病氣[2]有餘，是邪勝也，急瀉之。形氣有餘，病氣不足，急補之。形氣不足，病氣不足，此陰陽氣俱不足也，不可刺之，刺之則重不足，重不足則陰陽俱竭。血氣皆盡，五藏空虛，筋骨髓枯，老者絶滅，壯者不復矣。形氣有餘，病氣有餘，此謂陰陽俱有餘也，急瀉其邪，調其虛實。故曰有餘者瀉之，不足者補之，此之謂也。故曰刺不知逆順，真邪相搏。滿而補之，則陰陽四溢，腸胃充郭[3]，肝肺内䐜[4]，陰陽相錯。虛而瀉之，則經脉空虛，血氣竭枯，腸胃㒀辟[5]，皮膚薄著[6]，毛腠夭膲[7]，予之死期。故曰：用針之要，在於知調陰與陽，調陰與陽，精氣乃光[8]，合形與氣，使神内藏。故曰：上工平氣，中工亂脉，下工絶氣危生。故曰：下工不可不慎也。必審五藏變化之病，五脉之應，經絡之實虛，皮之柔粗，而后取之也。

〔注释〕

（1）形气：指形体的外貌。

（2）病气：指邪气。

（3）肠胃充郭：肠胃之气壅滞不通，充满于胸腹部位。

（4）肝肺内䐜：肝肺之气不得宣通，胀于内。

（5）㒀辟：㒀与慑同，作畏怯讲；辟，邪偏不正。㒀辟即松弛无力。

（6）薄著：瘦而枯涩。

（7）毛腠夭膲：毛短发折，腠理憔悴。

（8）光：《甲乙经》作“充”，充沛的意思。

〔提要〕

本段论述了形体表现与病气程度有时是一致的，有时是不一致的。外似虚而内实，当用泻法；外似实而内虚，当用补法；内外皆虚，不可针刺；体壮病实，急泻其邪。针刺的关键在于调阴阳虚实，有余者泻之，不足者补之。如果刺不知逆顺，犯虚虚实实之戒，则病变丛生。医者不可不慎也。

〔讨论〕

一、经气流注是人体的生理现象

篇中三阴三阳的根结部位说明，十二经的经气皆出自四肢末端，而分别向头面、躯干、内脏渐行渐深，渐行渐大。井、荥、俞、经、合五输穴的名称就是基于根结理论而来的。这一学说在经络、腧穴、治疗等方面都有很重要的意义。

二、阴阳各经之开阖枢亦可理解为关阖枢

1. 从太阳和太阴经所具有的作用来看，太阳主三阳之表，为阳之门关，太阴主三阴之表，为阴之门关，所以当以“关”为妥。

2. 本篇首段文字：“不知根结，五脏六腑，折关败枢，开阖而走，阴阳大失，不可复取。”文中折、败、失都是损伤的意思，关、枢、阖指经脉的作用，所以也当以“关”为妥。

3.《黄帝内经太素》云：“太阳为关，阳明为阖，少阳为枢。”“太阴为关，厥阴为阖，少阴为枢。”

三、治病当因时制宜，因人制宜

篇中指出：春夏“阴气少，阳气多”，秋冬“阳气少，阴气多”。这告诉我们，春夏当补阴泻阳，秋冬当补阳泻阴，这是临床用药的重要依据之一。篇中关于不同体质采用不同治法的理论，为中医学的精华之一，有待于进一步发掘。

四、代脉之义，《内经》各篇不同

本篇之“代”，谓脉有歇止，乃至数之代。《素问·平人气象论》云：“长夏胃微耎弱曰平，弱多胃少曰脾病，但代无胃曰死。”谓脉大小相间，忽强忽弱，是就脉象形体而言。《素问·宣明五气》篇云：“脾脉代”，谓脾脉和软而主四季，脉随时更代，如春当和软而兼弦，夏当和软而兼钩，秋当和软而兼毛，冬当和软而兼石。

（赵戢谷）

寿夭刚柔第六

寿夭，是指人生命的长寿及夭折。刚柔，是指人的性格刚暴及柔和，以及体质的强弱。

本篇主要论述如何通过观察人体形态的缓急、气血的盛衰、性格的刚柔、体质的强弱，以及它们之间的关系是否平衡协调，进一步推定其生命的寿夭。病人体质不同，病情不同，病程长短不同，在刺法上亦应有“刺法三变”和火针、药熨等不同。因其重点是论述体质形态的刚柔与寿夭的关系，故篇名“寿夭刚柔”。

〔原文〕

黄帝問於少師[(1)]曰：余聞人之生也，有剛有柔[(2)]，有弱有强[(3)]，有短有長[(4)]，有陰有陽[(5)]，願聞其方。少師答曰：陰中有陰，陽中有陽，審知陰陽，刺之有方，得病所始，刺之有理[(6)]，謹度病端，與時相應[(7)]，内合於五藏六府，外合於筋骨皮膚。是故内有陰陽，外亦有陰陽。在内者，五藏爲陰，六府爲陽；在外者，筋骨爲陰，皮膚爲陽。故曰病在陰之陰者[(8)]，刺陰之滎輸；病在陽之陽者[(9)]，刺陽之合；病在陽之陰者[(10)]，刺陰之經；病在陰之陽者[(11)]，刺絡脉。故曰病在陽者命曰風，病在陰者命曰痹，陰陽俱病命曰風痹。病有形而不痛者，陽之類也[(12)]；無形而痛者，陰之類也[(13)]。無形而痛者，其陽完[(14)]而陰傷之也，急治其陰，無攻其陽；有形而不痛者，其陰完[(15)]而陽傷之也，急治其陽，無攻其陰。陰陽俱動，乍有形，乍無形，加以煩心，命曰陰勝其陽，此謂不表不里，其形不久[(16)]。

〔注释〕

（1）少师：古代的医生。

（2）有刚有柔：指人的性格有刚直有柔和的不同。

（3）有弱有强：指人的体质有强有弱的不同。

（4）有短有长：指人的身长有高有矮的不同。

（5）有阴有阳：指人的生理、病理变化有阴阳属性的不同。

（6）得病所始，刺之有理：了解疾病的发病情况，运用针刺时才会有理可循。

（7）谨度病端，与时相应：认真探索发病情况与四时气候变化的关系。

（8）病在阴之阴者：即病变部位在脏。因内为阴，五脏属阴，为内中之阴，故病在脏亦称病在阴之阴。

（9）病在阳之阳者：即病变部位在皮肤。因外为阳，皮肤为外之阳，故皮肤有病亦称病在阳之阳。

（10）病在阳之阴者：即病变部位在筋骨。因外为阳，筋骨为外之阴，故筋骨有病亦称病在阳之阴。

（11）病在阴之阳者：即病变部位在腑。因内为阴，六腑为内之阳，故病在腑亦称病在阴之阳。

（12）病有形而不痛者，阳之类也：指体表可见但无疼痛的病，如皮肤发斑疹等，属于阳病。

（13）无形而痛者，阴之类也：指体内筋骨血脉的气血不通而致疼痛的病，如关节筋骨疼痛，在体表并无病形表现，所以称为阴病。

（14）阳完：指阳分未受病。

（15）阴完：指阴分未受病。

（16）其形不久：由于病在半表半里，且阴病偏盛，病渐入里，故在外的有形的表现不会长久，随病邪入里而消失。以后即出现无形而痛的阴之类的病变。

〔提要〕

本段主要从以下几个方面说明怎样审别病之阴阳，为正确进行针刺治疗提供依据。①审别病人体质形态的阴阳。即从病人性格刚柔、体质强弱、身材长短等以明辨病人属于阴性体态还是阳性体态。②审别病位的阴阳。病在外为阳，在内为阴。病在五脏为阴中之阴，在六腑为阴中之阳，病在筋骨为阳中之阴，病在皮肤为阳中之阳。③审别病邪的阴阳属性。风邪中人多在上在外，其性属阳；寒湿之邪中人多在下在内，其性属阴。④审别病状的阴阳属性。有形而不痛，是病在外尚浅，属阳病；无形而痛，是病在内且深，属阴病。若病乍有形，乍无形，是病在半表半里的表现。

〔原文〕

黄帝問於伯高曰：余聞形氣病[1]之先後，外内之應奈何？伯高答曰：風寒傷形，憂恐忿怒傷氣。氣傷藏，乃病藏；寒傷形，乃應形；風傷筋脉，筋脉乃應。此形氣外内之相應也。黄帝曰：刺之奈何？伯高答曰：病九日者，三刺而已。病一月者，十刺而已。多少遠近，以此衰之[2]。久痹不去身者，視其血絡，盡出其血。黄帝曰：外内之病，難易之治奈何？伯高答曰：形先病而未入藏者，刺之半其日[3]；藏先病而形乃應者，刺之倍其日[4]。此外内難易之應也。

〔注释〕

（1）形气病：指形病、气病。所谓形病指体表形态发生疾病，如皮肤筋骨的病变。气病指五脏六腑的精气与功能发生紊乱而出现的疾病。

（2）多少远近，以此衰之：据病程的长短决定针刺次数的多少，以此达到病邪衰、正气复的目的。

（3）形先病而未入藏者，刺之半其日：皮肤筋骨先病，尚未传入脏腑者，病情轻而且浅，针刺时间只需要一般标准的一半就可以痊愈。

（4）藏先病而形乃应者，刺之倍其日：脏腑先发病而影响到皮肉筋骨者，病情重而且深，针刺时间需要比一般标准多一倍才可以痊愈。

〔提要〕

本段主要说明以下三个问题：①风寒外邪中人多先伤皮肉筋骨，故容易先发生形病。情志因素则容易影响脏腑的功能，使之发生紊乱，产生气病。②病程长短不同，针刺次数亦有不同。③形先病的病情较轻，治疗较为容易。藏先病的病情较重，治疗比较困难。

〔原文〕

黄帝問於伯高曰：余聞形有緩急，氣有盛衰，骨有大小，肉有堅脆，皮有厚薄，其以立壽夭奈何？伯高答曰：形與氣相任(1)則壽，不相任則夭。皮與肉相果(2)則壽，不相果則夭。血氣經絡勝形則壽(3)，不勝形則夭。黄帝曰：何謂形之緩急？伯高答曰：形充(4)而皮膚緩(5)者則壽，形充而皮膚急(6)者則夭。形充而脉堅大者順也，形充而脉小以弱者氣衰，衰則危矣。若形充而顴不起(7)者骨小，骨小則夭矣。形充而大肉䐃堅而有分者(8)肉堅，肉堅則壽矣；形充而大肉無分理不堅者(9)肉脆，肉脆則夭矣。此天之生命，所以立形定氣(10)而視壽夭者。必明乎此立形定氣，而后以臨病人，决死生。黄帝曰：余聞壽夭，無以度之。伯高答曰：墻基卑(11)，高不及其地(12)者，不滿三十而死；其有因加疾者，不及二十而死也。黄帝曰：形氣之相勝，以立壽夭奈何？伯高答曰：平人而氣勝形(13)者壽，病而形肉脱，氣勝形者死，形勝氣者危矣。

〔注释〕

（1）相任：互相适应的意思。

（2）相果：果即裹。张景岳云："肉居皮之里，皮为肉之表，肉坚皮固者是为相裹，肉脆皮疏者是为不相裹。相裹者气必蓄，故寿；不相裹者气易失，故夭。"

（3）血气经络胜形则寿：胜即盛。血气经络充盛于形体则形充，形体充盛则生命力强，故能长寿。反之，如血气经络不能充盛于形体则生命力弱，故易早夭。

（4）形充：指形体气血充盛。

（5）皮肤缓：皮肤和缓柔软，富有弹性。

（6）皮肤急：皮肤拘急而少弹性。

（7）颧不起：颧即面部颧骨。颧不起是指面部颧骨小，其突起不显见。

（8）大肉䐃坚而有分者：大肉指臀、臂、腿部肌肉而言。䐃，即肌肉结聚之处。此句指肌肉发达而且条块分明的人。

（9）大肉无分理不坚者：肌肉不发达，条块不明显的人。

（10）立形定气：通过观察以确立形体的刚柔强弱，审定气血的阴阳盛衰，并以此推断其人的生死寿夭。

（11）墙基卑：墙基，指耳廓；卑，即小的意思。墙基卑指耳廓单薄瘦小。

（12）地：耳前的肉叫地。

（13）气胜形：气血充盛于形体。对正常人来讲，这是精力充沛，容光焕发的表现，是健康的征象。如果病情重，形肉脱的人出现类似气血充盛，精神突然好转的表现，是一种回光返照的假象，是危重病人临死前的征兆。所以后文说："病而形肉脱，气胜形者死，形胜气者危矣。"

〔提要〕

本段主要论述通过观察病人形体的刚柔强弱和气血的阴阳盛衰，以推定病人的生死寿夭。具体观察方法如下：①形气与精神活动相适应者寿，不相适应者夭。皮固肉坚者寿，皮疏肉脆者夭。血气能充盛形体者寿，不能充盛形体者夭。②形体充盛且皮肤和缓柔软，脉坚大，肌肉发达者寿；反之，形体似乎充盛但皮肤紧迫拘急无弹性，脉反弱小，肌肉不发达，颧骨矮小者夭。③耳廓薄小，寿命较短，若又受病害侵扰，则寿命更短。此外，应注意区别健康人精神焕发与危重病人回光表现返照的表现。

〔原文〕

黄帝曰：余聞刺有三變(1)，何謂三變？伯高答曰：有刺營者，有刺衛者，有刺寒痹之留經者。黄帝曰：刺三變者奈何？伯高答曰：刺營者出血(2)，刺衛者出氣(3)，刺寒痹者内熱(4)。黄帝曰：營衛寒痹之爲病奈何？伯高答曰：營之生病也，寒熱少氣，血上下行。衛之生病也，氣痛時來時去，怫愾賁響(5)，風寒客於腸胃之中。寒痹之爲病也，留而不去，時痛而皮不仁(6)。黄帝曰：刺寒痹内熱奈何？伯高答曰：刺布衣者，以火焠(7)之。刺大人者，以藥熨(8)之。黄帝曰：藥熨奈何？伯高答曰：用淳酒二十升，蜀椒一升，干薑一斤，桂心一斤，凡四種，皆㕮咀(9)，漬酒中。用棉絮一斤，細白布四丈，並内酒中，置酒馬矢熅中(10)，蓋封塗，勿使泄。五日五夜，出布棉絮，曝乾之，乾復漬，以盡其汁，每漬必晬其日(11)，乃出乾。乾，并用滓與棉絮，複布爲複巾(12)，長六七尺，爲六七巾。則用之生桑炭炙巾，以熨寒痹所刺之處，令熱入至於病所，寒復炙巾以熨之，三十遍而止。汗出以巾拭身，亦三十遍而止。起步内中(13)，無見風，每刺必熨，如此病已矣，此所謂内熱也。

〔注释〕

（1）刺有三变：针刺方法有三种不同的变化。此处是指刺营、刺卫、刺寒痹的三种具体方法。

（2）刺营者出血：刺营分的病变，要使其出血。

（3）刺卫者出气：刺卫分的病变，要使其出气。

（4）刺寒痹者内热：刺寒痹病变，必须要使针下出现热感，使热气入内以温经散寒。

（5）怫忾贲响：怫（fú，音扶）忾（kài，音欬），忿怒之意。在此形容气机急剧聚集冲动。怫忾贲响，指气失调和，郁结体内，在腹中鼓动作响。

（6）皮不仁：皮肉麻木而不知痛痒。

（7）火粹：即火针法。将针用火烧后，迅速刺入体内，即行拔出。

（8）药熨：外治法之一。将药物粗末炒热，布包外熨，以疗风寒湿痹，脘腹冷痛等。

（9）㕮咀：古人将药咬成粗块叫㕮咀。

（10）马矢煴中：煴（yùn，音孕），微火，没有火苗。燃烧干马屎而煨之，取其火微。

（11）晬其日：晬是一周的意思。一日一夜为晬日。

（12）复布为复巾：复布就是双层布。复巾即用双层布制成夹袋，如热水袋之类。

（13）起步内中：在室内起床散步。

〔提要〕

本段主要论述以下几个问题：①指出刺营、刺卫、刺寒痹的三种不同刺法。说明刺营病要出其血，刺卫病要疏其气，刺寒痹要使针下有热感。②叙述营病、卫病、寒痹的主要症状。营病症状是寒热发作，呼吸急促，血上下妄行。卫病症状是气郁作痛，气无定形，时来时去，时聚时散，并有郁满腹胀，甚至腹中鼓动作响。此皆由于风寒之邪入于胃肠所致。寒痹则主要表现在肢体时常作痛和肌肤麻木不仁。③指出刺“布衣”和刺“大人”应分别采用火焠与药熨的方法。④对药熨治疗方法作了较为详细的说明：即用蜀椒一升，干姜一斤，桂心一斤，共为粗末，入渍酒中。用棉絮一斤，与白布四丈一并加入酒中，将酒在马屎火上微微加热，五昼夜后，将棉絮布取出，曝干，干后又渍，以酒尽为度。每次渍必须有一昼夜之久，取出晒干。将药滓与棉絮一并装入用药酒渍成的布所做的布袋之中，用桑炭火来烤布袋。针刺后用这种布袋熨患处或针刺处。这种方法，叫做刺寒痹内热。

〔讨论〕

一、针刺疗法的一个重要原则：“审别阴阳，刺之有方”

刺法有一定原则可以依循，才能使治疗成功。从各个方面对病症的阴阳属性审别清楚，第一要审别病人的体质、形态，对病人体质的强弱，形态的缓急肥瘦，性格的刚柔，身长的高矮要明辨清楚，并根据以上的情况判明病人体态的阴阳属性。如是阴虚之体，刺时要照顾其阴；阳虚之体，又当照顾到阳。第二要审别病变部位的阴阳。要分辨病在外，还是在内，在脏还是在腑，在筋骨还是在皮肤。根据病位的不同阴阳属性，采用适当的刺法。如病在阴之阴者，刺阴经的荥穴、俞穴；病在阳之阳者，刺阳经的合穴等。第三要审别病邪的阴阳属性。如“病在阳者命曰风，病在阴者命曰痹，病阴阳俱病命曰风痹。”第四要审别临床症状的阴阳。“有形而不痛者，阳之类也；无形而痛者，阴之类也。”根据不同临床表现，应分别采用适当的刺法。如“无形而痛者……急治其阴，无攻其阳；有形而不痛者……急治其阳，无攻其阴。”总之，使用刺法治病必须综合上述材料，辨明病人疾病的阴阳属性，并以此为据，才能做到刺之有方，提高疗效。

二、针刺疗法的另一法则：因人因病而异

疾病的发生有急有缓，病情有轻有重，病程有长有短，病人有“布衣”有“大人”。刺法必须因病因人而异，如文中指出：“病九日者，三刺而已。病一月者，十刺而已。”“刺布衣者，以火焠之。刺大人者，以药熨之。”这些原则，至今仍有重要意义。

三、生命寿夭的观察方法：立形定气

通过对病人体质、形态、气血、经络等的观察和分析，以推定其生命的寿夭，这种方法叫做“立形定气”。即从人体各个方面进行分析综合，看他们之间关系是否彼此协调。假如各方面很完善，而且相互之间配合协调，这是身体健康、生命长寿的征象。反之，如果这些方面配合不协调，如病而形肉脱，出现气胜形，就是回光返照的危象。

（彭荣琛）

官针第七

官，即法定之意。官针，即以法定的形式确立九针的治疗范围以及各种刺法的适应证。

本篇经文以讨论正确使用九针和阐述针刺的方式方法为主要内容。在病不同针、针不同法的基础上，临床上用针的长、短、大、小，刺法的深、浅、补、泻，应根据不同的疾病而适当地选择应用。必使针有专用，任其所长，刺有定法，得其所宜，故以“官针”名篇。

〔原文〕

凡刺之要，官針[(1)]最妙。九針之宜，各有所爲，長短大小，各有所施也，不得其用，病弗能移。疾淺針深，内傷良肉，皮膚爲癰；病深針淺，病氣不瀉，支[(2)]爲大膿。病小針大，氣瀉太甚[(3)]，疾必爲害；病大針小，氣不泄瀉[(4)]，亦復爲敗。失針之宜，大者瀉，小者不移。已言其過，請言其所施[(5)]。

病在皮膚無常處者，取以鑱針於病所，膚白勿取[(6)]；病在分肉間，取以員針於病所；病在經絡痼痹者，取以鋒針；病在脉，氣少當補之者，取之鍉針於井滎分輸[(7)]；病爲大膿者，取以鈹針[(8)]；病痹氣暴發者，取以員利針；病痹氣痛而不去者，取以毫針；病在中者，取以長針；病水腫不能通關節者[(9)]，取以大針；病在五藏固居[(10)]者，取以鋒針，瀉於井滎分輸，取以四時[(11)]。

〔注释〕

（1）官针：马莳云：“任九针之所宜也。”

（2）支：《甲乙经》作“反”，当从之。

（3）气泻太甚：马莳云：“病小而针反大，则正气过泻。”

（4）气不泄泻：马莳云：“病大而针反小，则邪反不泻。”

（5）其所施：指合理施用九针的方法。

（6）肤白勿取：马莳云：“肤白勿取者，凡皮肤太白，其气必少故也。”按：皮肤苍白而不红肿，是气虚无火，不宜采用镵针和泻法。

（7）病在脉气少当补之者，取之锓针于井荥分输：病属脉气不足的虚证，要用补法治疗，当用不刺入皮肤的锓针，分别按压在各经的井、荥、俞、经、合等穴，以促使其脉气来复。

（8）取以铍针：谓用铍针放脓。

（9）病水肿不能通关节者：指因水肿引起关节间气滞不通的疾患。

（10）病在五藏固居者：指顽固地盘踞五脏留着不去的疾患。

（11）井荥分输，取以四时：分输，是各经的意思。井荥分输，指四肢肘膝以下各经的井、荥、俞、经、合等特定腧穴。取以四时，指取用这些腧穴时，当根据四季时令的不同，分别使用。例如《灵枢·本输》篇“春取络脉诸荥”、“夏取诸腧孙络”、“秋取诸合”、“冬取诸井诸腧之分”等等，即指此而言。

〔提要〕

本节经文指出九针有长短大小，其性能与效用各不相同，应当合理地使用。如果用针不当，不但难以取效，反而为害。文中首先列举一些用针不当的情况，说明其不良后果。然后叙述了遇到部位、性质、深浅、轻重不同的各种疾病，应怎样分别选用九针治疗，从而阐明了病不同针、针不同法的意义。

〔原文〕

凡刺有九，以應九變[(1)]。一曰輸刺，輸刺者，刺諸經滎輸藏腧[(2)]也。二曰遠道刺，遠道刺者，病在上，取之下，刺府腧也[(3)]。三曰經刺，經刺者，刺大經之結絡經分也[(4)]。四曰絡刺，絡刺者，刺小絡之血脉也[(5)]。五曰分刺，分刺者，刺分肉之間也[(6)]。六曰大瀉刺，大瀉刺者，刺大膿以鈹針也[(7)]。七曰毛刺，毛刺者，刺浮痹皮膚也[(8)]。八曰巨刺，巨刺者，左取右，右取左[(9)]。九曰焠刺，焠刺者，刺燔針則取痹也[(10)]。

〔注释〕

（1）九变：指九种病变。

（2）荥输藏腧：荥输，指十二经在四肢的井、荥、俞、经、合特定腧穴；脏腧，指足太阳在背部的脏腑腧穴。

（3）病在上取之下，刺府腧也：身体上部有病，刺足三阳经下肢的腧穴，病所与取穴有上下之殊远，故称远道刺。

（4）刺大经之结络经分也：谓刺患病的本经，视经与络之间有结聚不通之处而施针。

（5）刺小络之血脉也：谓刺皮肤上的小络脉，以泻其瘀血。

（6）刺分肉之间也：谓刺皮肤下层的分肉、溪谷。

（7）刺大脓以铍针也：谓针刺脓疡，用铍针切开排脓，放出恶血。

（8）刺浮痹皮肤也：浮痹，指皮肤表层的痹症。刺浮痹宜浅刺皮毛，无伤肌肉，故曰毛刺。

（9）巨刺者，左取右，右取左：谓身体左面有病，针右面的穴位，右面有病，针左面的穴位，是交叉针刺法，称为巨刺。据《素问·缪刺论》所述，巨刺与缪刺同为交叉刺法，但前者刺经，后者刺络，有深浅之别。

（10）焠刺者，刺燔针则取痹也：谓用烧热的火针治疗痹症，故称焠刺。

〔提要〕

本段经文分别叙述了九种不同的针刺方法，说明其取穴和主治病症，从而阐发刺法必须因病而设的意义。

〔原文〕

凡刺有十二節[1]，以應十二經。一曰偶刺[2]，偶刺者，以手直心若背[3]，直痛所，一刺前，一刺後，以治心痹[4]。刺此者，傍針之也[5]。二曰報刺[6]，報刺者，刺痛無常處也。上下行者，直内無拔針，以左手隨病所按之，乃出針復刺之也[7]。三曰恢刺[8]，恢刺者，直刺傍之，舉之前後[9]，恢筋急，以治筋痹[10]也。四曰齊刺[11]，齊刺者，直入一，傍入二[12]，以治寒氣小深[13]者，或曰三刺，三刺者，治痹氣[14]小深者也。五曰揚刺[15]，揚刺者，正内一，傍内四而浮之[16]，以治寒氣之博大[17]者也。六曰直針刺[18]，直針刺者，引皮[19]乃刺之，以治寒氣之淺者也。七曰輸刺[20]，輸刺者，直入直出，稀發針而深之[21]，以治氣盛而熱者也。八曰短刺[22]，短刺者，刺骨痹[23]，稍摇而深之，致針骨所，以上下摩骨也[24]。九曰浮刺[25]，浮刺者，傍入而浮之，以治肌急而寒者也。十曰陰刺[26]，陰刺者，左右率[27]刺之，以治寒厥，中寒厥，足踝后少陰[28]也。十一曰傍針刺[29]，傍針刺者，直刺旁刺各一，以治留痹久居者也。十二曰贊刺[30]，贊刺者，直入直出，數發針而淺之出血[31]，是謂治癰腫也。

〔注释〕

（1）十二节：张隐庵："节，制也。言针有十二节制以应十二经也。"

（2）偶刺：偶，即偶合。因是胸腹与后背前后阴阳相配取穴针刺，故称偶刺。

（3）以手直心若背：即以持针之手直对前胸和后背之意。

（4）心痹：指心气闭塞的心胸疼痛一类的疾病。

（5）傍针之也：指斜针刺入，不可直刺。

（6）报刺：报，报应、相应之意。指随着痛处所在，重复施术的一种刺法，即一般取阿是穴的刺法。

（7）上下行者，直内无拔针，以左手随病所按之，乃出针复刺之也：马莳云："凡痛时上时下者，当直纳其针，无拔出之，以左手随其痛处而按之，然后出针，俟其相应，又复刺之。"

（8）恢刺：《灵枢经白话解》云："恢，恢廓、宽畅的意思，也就是针刺在筋脉附近，前后撚捻，扩大刺入的部位，以舒解筋急的现象。"

（9）直刺傍之举之前后：即直刺在筋的旁边，或前或后地提插捻转。

（10）筋痹：谓筋痹急挛痛之病。

（11）齐刺：是正中刺一针，两旁各刺一针的刺法。三针齐下，故下文又称三刺。

（12）直入一，傍入二：即当中刺一针，两旁各刺一针。

（13）寒气小深：指寒邪稽留部位较小而深在的寒痹证。

（14）痹气：即指寒痹。

（15）扬刺：当中一针，旁加四针，分散布针。又用浅刺法，仅浮刺于表，有散发轻扬之意，故称扬刺。

（16）浮之：指浅刺法，针不深入。

（17）寒气之博大：指寒邪稽留面积大而浅。

（18）直针刺：《灵枢经白话解》云："这里的直针，是指沿皮刺入后，针向不再转动的意思。”张隐庵云：“直刺者，以毫针刺在皮毛，得气而直竖也。”古时常一字多义，直，有植之义。先用手捏起皮肤，然后将针刺入，先开后纳，有如植木，故称直针刺。

（19）引皮：即用手捏起皮肤。

（20）输刺：输，输泻之意。因其法能输泻邪热，故称输刺。

（21）稀发针而深之：指输刺法取穴少，刺得深而久留针。

（22）短刺：是渐渐深入其针，至骨后，再作小幅度的上下提插，较之直刺入其针，大幅度提插，自有短的意思，故称短刺。

（23）骨痹：指寒气在骨，骨节肿痛不能举动的疾病。

（24）上下摩骨也：即将针上下提插，摩擦骨部。

（25）浮刺：马莳云：“浮刺，旁入其针而浮举之，所以治肌之急而寒者也。浮刺似前扬刺，但彼有正纳旁纳，而此则止有旁入之针耳。”

（26）阴刺：《灵枢经白话解》云：“阴，是指股内侧。阴刺，适用于寒厥证。寒厥与少阴肾经有关，因此取用足少阴肾经的原穴太溪，左右并刺。”

（27）率：并，皆。

（28）足踝后少阴：即取足少阴肾经的太溪穴，在足内踝后大筋前。

（29）傍针刺：谓在直刺一针之后再旁加一针的刺法。

（30）赞刺：张隐庵云：“赞，助也。数发针而浅之出血，助痈肿之外散也。”

（31）数发针而浅之出血：谓进针出针都较快，在患处快而浅地刺几针，并使其出血。

〔提要〕

本段列举偶刺、报刺、恢刺、齐刺、扬刺、直针刺、输刺、短刺、浮刺、阴刺、傍针刺、赞刺十二种刺法，以适应十二经的各种病症，并分别叙述了其配穴和操作方法，说明各种刺法的不同用途。

〔原文〕

脉之所居深不見者，刺之微内針而久留之，以致其空脉氣[1]也。脉淺者勿刺[2]，按絶其脉乃刺之[3]，無令精出，獨出其邪氣耳[4]。所謂三刺[5]則穀氣出[6]者，先淺刺絶皮[7]，以出陽邪[8]；再刺則陰邪[9]出者，少益深，絶皮致肌肉，未入分肉間也[10]；已入分肉之間，則穀氣出。故《刺法》曰：始刺淺之，以逐邪氣而來血氣[11]；后刺深之，以致陰氣之邪[12]；最后刺極深之，以下穀氣[13]。此之謂也。

〔注释〕

（1）致其空脉气：谓导致其孔穴中的脉气上行，产生感应。

（2）脉浅者勿刺：脉在浅部，有血络显现的，不要急刺。

（3）按绝其脉乃刺之：谓先将穴中之脉络扪按隔绝，避开血管，然后才可刺入其针。

（4）无令精出，独出其邪气耳：按绝其脉，然后入针，这样就不会出血，不使精气外泄，而仅将邪气驱除。

（5）三刺：指以针刺的先后深浅分为三个步骤的刺法。

（6）谷气出：谷气，即水谷之气，一般指胃气。此处为借代词，形容针刺达到应有的效果时所出现的感应。谷气出，即针下产生了针感，人体的生理机能得以恢复，如《灵枢·终始》篇云："所谓谷气至者，已补而实，已泻而虚。"

(7) 绝皮：绝，透过。绝皮，言浅刺仅透过皮肤。

(8) 阳邪：即卫分的邪气，亦即表邪。

(9) 阴邪：即营分的邪气，亦即在里的邪气。

(10) 少益深绝皮，致肌肉，未入分肉间也：少益深绝皮，言较前浅刺绝皮稍深。分肉，马莳云："分肉有二，各部在外之肉曰分肉，其在内近骨之肉与骨相分，亦曰分肉。"此处当指后者。致肌肉，未入分肉间也，系指三刺的第二步只刺入肌肉，而未至肉与骨的分间。

(11) 来血气：谓使血气流通。

(12) 以致阴气之邪：谓宣散阴分（即在里）的邪气。

(13) 下谷气：指使谷气得至，达到补虚泻实的效果。

〔提要〕

本段论述了根据经脉的分布深浅而采用不同的针刺方法。脉深者要轻微进针而久留针，脉浅者先按扪隔开其脉络，然后进针，以收到"致其空脉气"和"无令精出，独出其邪气"的效果。还论述了以针刺的深浅分为先后三个步骤的"三刺"法：先浅刺出阳邪，继深刺出阴邪，后更深刺"下谷气"，使针下产生感应，达到补虚泻实的目的。通过两方面的论述，清楚地提示了这样的道理：尽管针刺治疗的方式方法多种多样，但总以扶正祛邪，逐邪而不伤正，恢复人体正常机能为根本宗旨。从这一思想出发，就可以正确地理解各种刺法的意义，并能灵活地运用各种刺法治疗疾病。

〔原文〕

故用針者，不知年之所加[1]，氣之盛衰[2]，虛實之所起[3]，不可以爲工也。

〔注释〕

(1) 年之所加：是五运六气的演变规律，在每一年中，各有风、寒、暑、湿、燥、火六气的加临之期。

(2) 气之盛衰：张隐庵："气之盛衰者，五运之气有太过不及也。"

(3) 虚实之所起：指因一年中气候的变化而引起的疾病虚实情况。

〔提要〕

本段提示人们，作为一个针灸医生，不仅要掌握针刺方法，而且必须懂得天时气候的变化，运气的盛衰，以及因气候而引起的疾病情况。

〔原文〕

凡刺有五，以應五藏[1]。一曰半刺，半刺者，淺内而疾發針，無針傷肉，如拔毛狀，以取皮氣[2]，此肺之應也。二曰豹文刺[3]，豹文刺者，左右前後針之，中脉爲故，以取經絡之血者[4]，此心之應也。三曰關刺[5]，關刺者，直刺左右盡筋上[6]，以取筋痹，慎勿出血，此肝之應也，或曰淵刺，一曰豈刺[7]。四曰合谷刺[8]，合谷刺者，左右鷄足[9]，針於

分肉之間，以取肌痹[10]，此脾之應也。五曰輸刺[11]，輸刺者，直入直出，深内之至骨，以取骨痹，此腎之應也。

〔注释〕

（1）凡刺有五，以应五藏：谓又有刺法五种，以与五脏相应，治疗与脏相关的疾病。前言刺有九，应九变，刺有十二节，应十二经，此又言刺有五，应五脏，可见刺法之多。这些仅是举例而已。

（2）半刺……取皮气：半刺，指浅刺而且疾刺疾出的刺法。马莳云：“浅内其针，而又速发之，似非全刺，故曰半刺。”取皮气，指治疗皮肤表层的邪气。

（3）豹文刺：马莳云：“因多其针，左右前后刺之，故曰豹文。”用针较多，刺点分布像豹的斑纹，故名豹文刺。

（4）中脉为故，以取经络之血者：就是说以刺中经脉为标准，使之出血，以消散经络中的瘀血。

（5）关刺：关指关节。关刺是直刺四肢关节部分的刺法。

（6）尽筋上：即筋之尽端，因筋是附着于关节的，故亦指四肢关节附近。

（7）或曰渊刺，一曰岂刺：《甲乙经》此句接在“四曰合谷刺”之下。录之供参考。

（8）合谷刺：合谷，非指合谷穴，而是泛指分肉之间、肌肉会合之处。《素问·气穴论》：“肉之大会为谷。”合谷刺是刺在人体分肉部分的刺法。

（9）左右鸡足：是形容合谷刺的方法，因先将针刺入分肉之间，然后提到皮下，向左右各刺一针，三次针迹形若鸡足，故称左右鸡足。

（10）肌痹：是感受了寒湿之邪，皮肤肌肉发生疼痛的一种痹症。

（11）输刺：与上文十二节中的输刺意义相同，但此处输刺专以输泄骨节间的病邪。

〔提要〕

本段论述了对应于五脏的五种刺法。肺主皮毛，半刺法刺浅在皮，除皮毛邪气，故以应肺；心主血脉，豹文刺法刺脉而出血，故以应心；肝主筋，关刺法刺筋端，治筋痹，故以应肝；脾主肌肉，合谷刺法刺在分肉间，治肌痹，故以应脾；肾主骨，输刺法刺深至骨，治骨痹，故以应肾。由此说明用针须知脏腑的道理。

〔讨论〕

关于刺法

《内经》一书，特别是《灵枢》部分，对于针刺方法的论述可谓巨细备至。通过本篇的学习，可以略见一斑。

疾病是千变万化的，刺法也要随之而变。刺法不同，对针具的要求也各不相同。因此，要掌握和运用好刺法，就必须明了各种针具的规格和作用，合理地选择针具。这是学习刺法的首要问题，所以，本篇开首就说：“凡刺之要，官针最妙。”文中还逐一论述了九针的临床应用。其中镵针应用于浅刺放血，圆针、鍉针用于体表的揩摩与按压，锋针用于刺络放血，铍针用于排脓，大针用于逐水，圆利针用治暴痛，毫针用于需要较长时间留针者，长针用于深刺。九种针具可随法而选，随病而施，在当时是颇为实用的。目前临床上较多应用的有毫针、锋针（即三棱针）及梅花针等。通过本篇学习，我们可以在古代九针的启发下，创新出一些有效的针刺工具来，以便扩大针刺治疗的范围。

关于具体刺法，本篇介绍了二十余种，各具专用：有为应九变而设的输刺、远道刺、经刺、络刺、分刺、大泻刺、毛刺、巨刺、焠刺，有相应十二经各种病症而设的偶刺、报刺、恢刺、齐刺、扬刺、直针刺、输刺、短刺、浮刺、阴刺、旁针刺、赞刺，还有相应于五脏有关疾病而设的半刺、豹文刺、关刺、合谷刺、输刺。另外，还从强调针感和效果的意义上提出了分先后三个步骤的“三刺”法。而对刺法的要求，古人强调必须达到驱邪气、导“谷气”、“无令精出，独出其邪气”的效果。从经文的具体叙述中我们可以看出，刺法是很多的。上述刺法都是举例而言，旨在说明设制不同针刺方法的目的，是为了适应各种疾病，并无让人墨守成法之意。因而学习针刺方法的要妙，莫过于熟悉脏腑经络的生理病理，明了人体的气血多少、邪正的虚实情况以及自然气候的变化对人的影响等。只要通晓了这些道理，自然可以灵活地掌握和运用各种刺法而不受其局限；不明此理，只知凿分穷究刺法的名目，必致徒劳无功。这就是说，在针刺治疗中，必须讲求辨证论治的方法。所以，我们学习古人的刺法，不但要了解其具体内容，而且要学习古人创立刺法的指导思想和辨证论治的观点。只有这样，才能使针刺疗法不断发展提高，达到古为今用的目的。

（周铭心）

本神第八

本，推求之意。本篇详细地论述了神的生成、基本概念以及生理病理变化等内容，故称为“本神”。

〔原文〕

黄帝問於岐伯曰：凡刺之法，必先本於神。血、脉、營、氣、精神，此五藏之所藏也[(1)]。至其淫泆[(2)]，離藏則精失[(3)]，魂魄飛揚，志意恍[(4)]亂，智慮去身者，何因而然乎？天之罪歟？人之過乎？何謂德、氣、生、精、神、魂、魄、心、意、志、思、慮、智？請問其故。岐伯答曰：天之在我者德也，地之在我者氣也，德流氣薄而生者也[(5)]。故生之來謂之精[(6)]，兩精相搏謂之神[(7)]，隨神往來者謂之魂[(8)]，并精而出入者謂之魄[(9)]，所以任[(10)]物者謂之心，心有所憶[(11)]謂之意，意之所存謂之志，因志而存變謂之思，因思而遠慕[(12)]謂之慮，因慮而處物謂之智。故智者之養生也，必順四時而適寒暑，和喜怒而安居處，節陰陽而調剛柔，如是則僻邪不至[(13)]，長生久視。

〔注释〕

（1）五藏之所藏：肝藏血，心藏神，脾藏营，肺藏气，肾藏精，此五脏之所藏也。

（2）淫泆：泆（yì，音益），同溢。五脏精气散失的意思。

（3）离藏则精失：脏精以藏神，神为阳，精为阴，阳去则阴散，神去则精失。

（4）恍：不清晰。

（5）德流气薄而生者也：德，指天气正常的变化规律。《素问·气交变大论》：“是以察其动也，有德有化，有政有令……而物由之，而人应之也。”气，指六气。德流气薄而生，即天地之气化生万物而养人之意。《素问·六节藏象论》说：“天食人以五气，地食人以五味，气和而生，津液相成，神乃自生。”即是此意。

（6）生之来谓之精：张景岳：“《易》曰：男女媾精，万物化生，此之谓也。”

（7）两精相搏谓之神：搏，搏结之意。两精相合则形成而神俱。此神指生命活动的表现，是广义之神。

（8）魂：是神的一种。《左传》疏：“附气之神曰魂，附气之神者，谓精神性识，渐有所知，则附气之神也。”张景岳：“魂之为言，如梦寐恍惚，变幻游行之类皆是也。”

（9）魄：张景岳：“魄之为用，能动能作，痛痒由之而觉也。”

（10）任：担任，主管的意思。

（11）忆：思忆。

（12）慕：思念。

（13）僻：偏远也。

〔提要〕

本段论述了神来源于精，而精血营气等藏于五脏，因此，五脏精气不藏则神无所主，而七情淫乱也可影响五脏的藏精。所以，善养生者，必“顺四时而适寒暑”，“和喜怒而安居处”，“节阴阳而调柔刚”，只有这样，才可长寿。

本段还论述了神的概念和分类。

〔原文〕

是故怵惕思慮者則傷神[(1)]，神傷則恐懼流淫[(2)]而不止。因悲哀動中者，竭絶而失生[(3)]。喜樂者，神憚散而不藏[(4)]。愁憂者，氣閉塞而不行。盛怒者，迷惑而不治[(5)]。恐懼者，神蕩憚[(6)]而不收。

心怵惕思慮則傷神，神傷則恐懼自失[(7)]，破䐃脱肉[(8)]，毛悴色夭[(9)]，死於冬。

脾憂愁而不解則傷意，意傷則悗[(10)]亂，四肢不舉，毛悴色夭，死於春。

肝悲哀動中則傷魂，魂傷則狂忘不精[(11)]，不精則不正[(12)]，當人陰縮而攣筋，兩脅骨不舉，毛悴色夭，死於秋。

肺喜樂無極則傷魄，魄傷則狂，狂者意不存人，皮革[(13)]焦，毛悴色夭，死於夏。

腎盛怒而不止則傷志，志傷則喜忘其前言，腰脊不可以俛仰屈伸[(14)]，毛悴色夭，死於季夏。

恐懼而不解則傷精，精傷則骨痠痿厥[(15)]，精時自下，是故五藏主藏精者也，不可傷，傷則失守而陰虚，陰虚則無氣，無氣則死矣。是故用針者，察觀病人之態，以知精神魂魄之存亡得失之意，五者已傷，針不可以治之也。

〔注释〕

（1）怵惕思虑则伤神：怵，恐也。惕，惊也。张景岳：“思虑而怵惕，则伤神而心怯。”

（2）流淫：淫，溢也。即流泄淫溢之义。

（3）因悲哀动中者，竭绝而失生：动中，体内脏气发生变动。张景岳：“竭者绝之渐，绝则尽绝无余矣。”“悲哀太甚则胞络绝，故致失生。”

（4）惮散而不藏：惮散即惮漫，为喜乐貌。指神因过喜而不藏。

（5）不治：乱也。

（6）荡惮：荡散的意思。

（7）恐惧自失：因恐惧而不能自主。

（8）破䐃脱肉：肉厚处曰䐃。破䐃脱肉，即肌肉消减。

（9）毛悴色夭：夫精明五色者，气之华也。毛者，精血之余。毛悴色夭，是脏伤于内，毛色外现的征象。

（10）悗：烦闷也。

（11）不精：张隐庵：“不能处事精详。”

（12）不正：胆失决断之能而不能行中正之令。

（13）革：老枯。

(14) 俛：同俯，前曲也。

(15) 痿厥：张景岳："痿者阳之痿，厥者阳之衰。"

〔提要〕

本节分述了七情内伤五脏的病机和病症，因五脏功能不同，所以七情伤五脏，其症亦异。如肝藏魂，主筋，故肝伤则狂妄不精，阴缩而筋挛；肾藏精，主骨，故恐伤肾则精下骨痠等。若病著不已，脏精伤于内，必外见色夭毛悴，甚或至死。所以说："五脏主藏精者也，不可伤。"既伤之后，要通过病人的外在表现，分析观察"以知精神魂魄之存亡得失"，从而予以适当的治疗。

〔原文〕

肝藏血，血舍魂，肝氣虚則恐，實則怒。脾藏營，營舍意，脾氣虚則四肢不用，五藏不安；實則腹脹，經溲不利[1]。心藏脉，脉舍神，心氣虚則悲；實則笑不休。肺藏氣，氣舍魄，肺氣虚則鼻塞不利，少氣；實則喘喝，胸盈[2]仰息。腎藏精，精舍志，腎氣虚則厥；實則脹，五藏不安。必審五藏之病形，以知其氣之虚實，謹而調之也。

〔注释〕

(1) 经溲不利：即小便不利。张景岳："经当作泾。"溲，小便。

(2) 盈：满也。

〔提要〕

前段讲情志变化可影响五脏，此则言五脏虚实亦可影响情志的变化，并列举了五脏虚实的症状诊断和调治原则，与前段相参可相得益彰。

〔讨论〕

一、神的概念

《内经》中讲到神的地方很多，其概念大致有三：

第一是用神来代表自然界的规律。比如《素问·天元纪大论》中"物之生谓之化……阴阳不测谓之神"。"神用无方谓之圣"。说明自然界千变万化，好像不可预测一样。但是，它们都各自有着自己的运动规律，这种左右自然界一切事物变化的规律，古人称之为神。在人也是如此，因"人与天地相参也"。所以人的生长壮老已，脏腑功能，气血运行，也有一定的规律，这种规律亦称之为神，故《素问·玉机真脏论》中说："神转不回，回则不转，乃失其机。"

第二是指整个人体的生命活动。它从生命活动开始，即存在于人体，故本篇中说："生之来谓之精，两精相搏谓之神。"但是，"两精相搏"之神，只是神（即生命活动）的开始，而其神的完善和消亡，则随人体的生长壮老已而发展变化。如人目之明，耳之聪，手之握，足之行，精神意志，喜怒悲恐等等，这些都是神的具体表现。如果人五脏安和，气血调匀，就耳聪目明，面色红润，步履稳健，称之为有神；反之，则称为失神。所以《素问·移精变气论》说："得神者昌，失神者亡。"这就是我们平时所说的广义之神。它包括人的精神、意识、知觉、运动等，是人体生命活动的主宰和高度概括。

神的第三种概念是指人的整个精神思维活动，具体包括神、魂、魄、意、志、思虑、智慧等，其中“心藏神，肺藏魄，肝藏魂，脾藏意，肾藏志”。

神，为心所藏，是魂魄意志等其他精神活动的主宰，统领和协调全身脏腑功能和人的活动，使人能对外界事物做出正确判断和反应以适应之。故《素问·灵兰秘典论》说：“心者，君主之官，神明出焉……主明则下安，主不明则十二官危。”这里心藏之神，除主要指人的精神活动外，还应包括其协调人体正常机能的一面。

魂，为肝所藏。《灵枢·本神》篇谓：“肝藏血，血舍魂。”“随神往来者谓之魂。”所谓随神往来，即指魂随神生，随神而灭。因为魂是指“梦寐恍惚，变幻游行”之类，所以必先有神而后有魂。血舍魂，魂亦神之类，故主血者藏神，藏血者舍魂。

魄，指人体的本能感觉和动作，如耳之听，目之视，皮肤痛痒等都属魄的范畴。张景岳说：“魄之为用，能动能作，痛痒由之而觉也。”《灵枢·本神》篇说：“并精出入者谓之魄。”所谓并精出入者，即指魄随精而生灭。由于魄包括一些本能感觉和动作，所以魄与精的关系，较之其他五志更为密切，而且产生也早，是与生俱来的。《素问·五脏别论》说：“所谓五脏者，藏精而不泄也。”魄既并精出入，其健全与否，自然与五藏皆有关系，故《灵枢·脉度》说：“肺气通于鼻，肺和则鼻能知香臭矣。”“心气通于舌，心和则舌能知五味矣。”“肝气通于目，肝和则目能辨五色矣……”而经言“肺藏魄”者，只说明肺在魄的生成中占有重要位置，而体魄的真正健全，则当求之于五脏。因此，我们在临床上若见目不明，或耳不聪，或肉痿肢废等，则当辨其在肝在肾，随五脏之异而治之。

至于思、虑、智等，则多由神而生，不再论及。

人之神虽然都生于精（先后天之精），但其生成的早晚是有区别的。广义之神，两精相搏而生，随人体发育而渐成。狭义之神，即人的精神思维活动，却是在人的发育过程中逐渐形成的。其顺序应是：魄先生，神后成，而后再有思、虑、智等。人既然在胚胎发育过程中重演了个体发育的基本过程，那么人出生后精神思维活动的发展，也就应该符合思维活动发生发展的规律。

总之，《内经》有关神的概念，不管是那一种，都绝不是虚无缥缈的玄学，而是有其物质基础的。它是自然界运动变化和人类生命活动的高度概括。

二、关于治神的问题

神是人体生命活动的主宰和综合，所以治神的问题，不管在养生还是治疗上，都是非常重要的。本篇谈到：“凡刺之法，必先本于神。”《素问·宝命全形论》中列举宝命全形之五法时，第一就是治神，可见治神之重要。

《灵枢·本神》篇云：“两精相搏谓之神”，又说“血脉营气精神，此五脏之所藏也。”“肝藏血，血舍魂；脾藏营，营舍意……心藏脉，脉舍神……肺藏气，气舍魄……肾藏精，精舍志。”可见神来于先天之精而养于后天之精，先后天之精又皆藏于五脏，故《素问·六节藏象论》说：“五味入口，藏于肠胃，味有所藏，以养五气。”《灵枢·平人绝谷》说：“神者，水谷之精气也。”

神是五脏六腑、四肢百骸功能的综合表现，所以神有所变（一般称为七情），必然要伤及相应的脏气，如《素问·阴阳应象大论》中说：“怒伤肝，喜伤心，思伤脾，忧伤肺，恐伤肾。”一般来讲，七情所伤，始则伤脏之气，表现为本脏的功能失调和情志变化，如本篇中所谓“心怵惕思虑则伤神，神伤则恐惧自失”，“肝悲哀动中则伤魂，魂伤则狂妄不精”等，同时兼见该脏相应的症状，如脾伤则“四肢不举”，肝伤则“阴缩而筋挛”，肾伤则“腰脊不可以俯仰”等。如果疾病进一步发展，必然伤及五脏之精，所以皆能出现脏精亏耗的症状，即“毛悴色夭”，故本篇中说：“五脏主藏精者也，不可伤，伤则失守而阴虚，阴虚则无气，无气则死矣。”

因此，治神之法，除察色按脉全面检查之外，尤当察其七情之因，知其七情之变，以定伤于何脏而治之。始而轻者，调其神而已，医者可“告之以其败，语之以其善，导之以其所便，开之以其所苦”，药如逍遥散、甘麦大枣汤之类，微调其气则可。重伤精者，则因所伤不同而分用天王补心、左归、六味之类以分填五脏之精为治。

当然，七情可伤五脏，五脏六腑之病也可引起情志上的失常，如“肝气虚则恐，实则怒”，“心气虚则悲，实则笑不休”之类，如此则当“审五脏之病形，以知气之虚实，谨而调之也”。

（花金方）

终始第九

终始，是古代研究经脉的文献。本篇发挥了《终始》这篇古代文献中有关经脉为病的论述，列举了三阴三阳经生理、病理、诊断、治疗等方面，从开始到终了，各有不同的因素、性质、作用等，强调只有掌握这些自始至终的变化规律，才能熟练运用针法，所以篇名为“终始”。

〔原文〕

凡刺之道，畢於終始(1)，明知終始，五藏爲紀，陰陽定矣。陰者主藏，陽者主府，陽受氣於四末，陰受氣於五藏。故瀉者迎之，補者隨之(2)，知迎知隨，氣可令和。和氣之方，必通陰陽，五藏爲陰，六府爲陽，傳之後世，以血爲盟(3)，敬之者昌，慢之者亡，無道行私(4)，必得夭殃。謹奉天道，請言終始，終始者，經脉爲紀(5)，持其脉口、人迎(6)，以知陰陽有餘不足，平與不平，天道畢矣。所謂平人者不病，不病者，脉口、人迎應四時也，上下相應而俱往來也，六經之脉不結動也(7)，本末之寒温之相守司也(8)，形肉血氣必相稱也，是謂平人。少氣(9)者，脉口人迎俱少而不稱尺寸也。如是者，則陰陽俱不足，補陽則陰竭，瀉陰則陽脱。如是者，可將以甘藥，不可飲以至劑(10)。如此者弗灸，不已者因而瀉之，則五藏氣壞矣。

〔注释〕

（1）凡刺之道，毕于终始：是说针刺的法则，在古代文献《终始》中已详尽明了了。

（2）泻者迎之，补者随之：泻法是迎着经脉循行方向转针，补法是随着经脉循行方向转针。

（3）以血为盟：就是歃血为盟。

（4）无道行私：是指不遵循阴阳规律，而按自己意志一意孤行。

（5）经脉为纪：纪，纲纪、纲领的意思。经脉为纪，就是以十二经脉为纲纪的意思。

（6）脉口、人迎：脉口、人迎都是切脉部位。脉口亦称气口或寸口，在手腕部（桡动脉处），属手太阴经。人迎在颈部两侧（颈动脉处），属足阳明经。

（7）六经之脉不结动也：是指六经的脉搏既没有结涩不足的病象，也没有动疾有余的病象。

（8）本末之寒温之相守司也：相守司，可理解为互相管理约束或协调的意思。本末之寒温之相守司也，是说属于内在脏气的本，与外在肌肤的脉，在寒温不同的气候中，能保持正常的功能活动。

（9）少气：是指元气虚弱而言。

（10）至剂：药力猛烈而量大的意思。

〔提要〕

本段从总的方面叙述五脏的脏气“阴阳有余不足”、“平与不平”的问题，以及“泻者迎之”、“补者随之”的针刺补泻原则，强调要谨守自然界演变规律，掌握气血终而复始、以十二经脉为纲纪的重要意义。同时，简述了平人和元气虚弱之人脉口、人迎的脉象变化，提出阴阳俱不足，可将以甘药，不可饮以至剂的治疗原则。

〔原文〕

人迎一盛，病在足少陽，一盛而躁，病在手少陽(1)。人迎二盛，病在足太陽，二盛而躁，病在手太陽。人迎三盛，病在足陽明，三盛而躁，病在手陽明。人迎四盛，且大且數，名曰溢陽，溢陽爲外格(2)。脉口一盛，病在足厥陰，厥陰一盛而躁，在手心主。脉口二盛，病在足少陰，二盛而躁，在手少陰。脉口三盛，病在足太陰，三盛而躁，在手太陰。脉口四盛，且大且數者，名曰溢陰，溢陰爲内關，内關不通死不治(3)。人迎與太陰脉口俱盛四倍以上，命曰關格，關格者，與之短期(4)。

人迎一盛，瀉足少陽而補足厥陰，二瀉一補(5)，日一取之，必切而驗之，疏取之上，氣和乃止(6)。人迎二盛，瀉足太陽，補足少陰，二瀉一補，二日一取之，必切而驗之，疏取之上，氣和乃止。人迎三盛，瀉足陽明而補足太陰，二瀉一補，日二取之，必切而驗之，疏取之上，氣和乃止。脉口一盛，瀉足厥陰而補足少陽，二補一瀉，日一取之，必切而驗之，疏而取之上，氣和乃止。脉口二盛，瀉足少陰而補足太陽，二補一瀉，二日一取之，必切而驗之，疏取之上，氣和乃止。脉口三盛，瀉足太陰而補足陽明，二補一瀉，日二取之，必切而驗之，疏而取之上，氣和乃止。所以日二取之者，太陰主胃，大富於穀氣，故可日二取之也(7)。人迎與脉口俱盛三倍以上，命曰陰陽俱溢(8)，如是者不開(9)，則血脉閉塞，氣無所行，流淫於中，五藏内傷(10)。如此者，因而灸之，則變易而爲他病矣。

〔注释〕

(1) 人迎一盛，病在足少阳，一盛而躁，病在手少阳：盛，是旺盛而大的意思。一盛，就是大一倍。下文的二盛、三盛、四盛就是大二倍、三倍、四倍的意思。人迎大于寸口一倍，病在足少阳胆经，大一倍而再加躁动，病在手少阳三焦经。

(2) 人迎四盛，且大且数，名曰溢阳，溢阳为外格：数，是加快的意思。溢，是满而外流的意思。溢阳，即六阳偏盛盈溢之意。格，是格拒的意思。外格，指六阳偏盛，与阴格拒，阴阳脱节。人迎脉大于寸口四倍，大而且快，六阳偏盛到了极点，盈溢于六腑，叫溢阳。因为溢阳不能与阴气相交，所以称为外格。

(3) 脉口四盛，且大且数者，名曰溢阴。溢阴为内关，内关不通死不治：溢阴，六阴偏盛盈溢的意思。内关，关是关闭之意。六阴偏盛，拒六阳于外，有表里隔绝的意思。寸口脉大于人迎四倍，大而且快，六阴偏盛到极点，盈溢于五脏，叫溢阴。溢阴则阳气不能与阴气相交，所以称内关。内关则表里隔绝不通，这是不治的死证。

(4) 关格者与之短期：关格，指阴阳两气都盛到极点，阴阳隔绝，互不相交。有这种关格的脉象，示病情重笃，危在旦夕了。

(5) 二泻一补：泻法取二穴，补法取一穴，即以泻倍补作为取穴的标准。

（6）疏取之上，气和乃止：历代注家对此句标点及“疏”字解释见解不一致。《黄帝内经太素》作“疏取之上，气和乃止”；张氏《类经》作“疏取之，上气和乃止”，并注释说：“疏取之者，欲其从容，不宜急也。上气，言气之至也。气至而和，谷气至矣，故可止针。”

（7）太阳主胃，大富于谷气，故可日二取之也：是说由于足太阴脾、足阳明胃都是主中焦消化与吸收，受纳水谷的精气最为丰富，也是供养五脏六腑的源泉，所以在脾胃二经上每天可以针刺两次。《灵枢经合纂》中是“阳明主胃”，张隐庵注云：“阳明主胃，大富于谷气，故可日二取之。盖三阴三阳之气乃阴阳水谷之所生也。”

（8）阴阳俱溢：是说阴阳两气都盛极而盈溢于脏腑。

（9）不开：内外不能开通之意。

（10）五藏内伤：指五脏的真阴内伤。

〔提要〕

本段列举了三阴三阳经人迎、寸口有余的脉证以及虚实补泻、取穴多少和间隔时间等，用以说明针刺的方法问题。

〔原文〕

凡刺之道，氣調而止，補陰瀉陽[1]，音氣益彰，耳目聰明，反此者血氣不行。所謂氣至而有效者，瀉則益虚[2]，虚者脉大如其故而不堅也。堅如其故者，適雖言故，病未去也[3]。補則益實，實者脉大如其故而益堅也。夫如其故而不堅者，適雖言快，病未去也。故補則實，瀉則虚，痛雖不隨針[4]，病必衰去，必先通十二經脉之所生病，而后可得傳於終始矣。故陰陽不相移[5]，虚實不相傾[6]，取之其經。凡刺之屬，三刺至穀氣[7]，邪僻妄合[8]，陰陽易居[9]，逆順相反，沉浮异處[10]，四時不得，稽留淫泆[11]，須針而去。故一刺則陽邪出，再刺則陰邪出，三刺則穀氣至[12]，穀氣至而止。所謂穀氣至者，已補而實，已瀉而虚[13]，故以知穀氣至也。邪氣獨去者，陰與陽未能調，而病知愈也。故曰補則實，瀉則虚，痛雖不隨針，病必衰去矣。

〔注释〕

（1）补阴泻阳：阴主内，阳主外。补阴泻阳，就是补其内在正气，泻其外来病邪。

（2）所谓气至而有效者，泻则益虚：所谓针下产生感应而得到疗效的，是说实证用了泻法，就会使亢进的现象由实转虚。

（3）虚者脉大如其故而不坚也。坚如其故者，适虽言故，病未去也：坚，形容脉象充实有力。意思是说泻之使虚，即使脉象仍旧大，也会出现和软不坚现象。假使坚实如故，凭主观的臆断说病情好转，其实病情并没减轻。适，当“仅”字讲。

（4）痛虽不随针：是说疼痛虽未曾随针治而减轻。

（5）不相移：移，当“易”字讲。就是不会改变的意思。

（6）不相倾：倾，当“乱”字讲。就是不错乱的意思。

（7）凡刺之属，三刺至谷气：凡针刺所属的治疗范围，采用三刺法可以出现由谷气产生针感，达到补泻的目的。三刺法，就是以针刺的深浅分为三个步骤的刺法。

（8）邪僻妄合：指致病的邪僻不正之气妄与气血混合。

（9）阴阳易居：指内居的阴僭越于外，外居的阳沉陷于内。

（10）沉浮异处：指经络浮或沉的显现处改变了原来部位。

（11）四时不得，稽留淫泆：淫泆，浸淫、满溢的意思。四时不得，稽留淫泆，是指脉气不能与四季时令相适应，外邪稽留体内，邪气满溢于脏腑、经脉之中。

（12）故一刺则阳邪出，再刺则阴邪出，三刺则谷气至：就是说初刺入浅表，可将阳分的病邪排出；再刺到较深的部位，可将阴分的病邪排出；第三刺更是深入，到了规定的深度，就会出现由谷气所产生的针刺感应。

（13）已补而实，已泻而虚：是说用了补法，正气已有充实的表现；用了泻法，病邪已有衰退的表现。从这些表现可知，谷气已至。

〔提要〕

本段说明针刺的原则，并指出针刺是以达到调和脏腑阴阳之气为目的，即补其内在的正气，泻其外来的邪气。正气充实，内脏功能就会健全，表现出耳聪目明的健康状态。只有准确施以补泻针法，产生“得气”感应，才能取得疗效。

〔原文〕

陰盛而陽虚，先補其陽，后瀉其陰而和之。陰虚而陽盛，先補其陰，后瀉其陽而和之。三脉[(1)]動於足大指之間，必審其虚實。虚而瀉之，是謂重虚[(2)]，重虚病益甚。凡刺此者，以指按之，脉動而實且疾者疾瀉之，虚而徐者則補之[(3)]，反此者病益甚。其動也，陽明在上，厥陰在中，少陰在下。膺腧中膺[(4)]，背腧中背[(5)]。肩膊虚者，取之上[(6)]。重舌，刺舌柱以鈹針也[(7)]。手屈而不伸者，其病在筋，伸而不屈者，其病在骨，在骨守[(8)]骨，在筋守筋。補須一方實，深取之，稀按其痏，以極出其邪氣；一方虚，淺刺之，以養其脉，疾按其痏，無使邪氣得入[(9)]。邪氣來也緊而疾，穀氣來也徐而和。脉實者，深刺之，以泄其氣；脉虚者，淺刺之，使精氣無得出，以養其脉，獨出其邪氣[(10)]。

〔注释〕

（1）三脉：足阳明胃经在足跗之上（冲阳脉），足厥阴肝经在足跗之内（太冲脉），足少阴肾经在足跗之下（太溪脉）。三者均散布于足大趾的周围。

（2）重虚：虚证误用泻法，引起虚上加虚，就是重虚。

（3）脉动而实且疾者疾泻之，虚而徐者则补之：脉的搏动实而快的，就采用疾速进针的泻法，脉的搏动虚而徐缓的，当采用补法。

（4）膺腧中膺：膺腧，即分布于胸旁两侧高处的腧穴。如手太阴肺经的中府、云门，手厥阴心包经的天池等。膺腧中膺，是说治阴病当取膺部腧穴而必中其膺。

（5）背腧中背：背腧，即分布在背部的腧穴。如手少阳三焦经的肩髎、天髎，手太阳小肠经的天宗、曲垣、肩外俞等。背腧中背，是说治阳病当取背部腧穴而必中其背。

（6）肩膊虚者，取之上：膊，即上肢部，包括肱部（上膊）和臂部（下膊），又名臂膊。肩膊，就是指肩部和臂膊。肩膊虚者，取之上，是说肩膊部出现酸胀麻木等属虚的症状，都可以取与上肢经脉相通的膺背各穴进行治疗。

（7）重舌，刺舌柱以铍针也：重舌，舌下肿胀高起，形如小舌，故称重舌。舌柱，即舌下的大筋，其形如柱，故称舌柱。铍针，九针之一。就是说治重舌的疾患，取用剑形的铍针，在舌下根柱部分刺出恶血。

（8）守：当“治”字讲。

（9）补须一方实，深取之，稀按其痏，以极出其邪气；一方虚，浅刺之，以养其脉，疾按其痏，无使邪气得入：痏（wěi，音委），指针孔。针刺补泻必须根据脉气虚实。一方面，在脉气方实时用深刺法，出针后少按针孔，使邪得尽泄。另一方面，在脉气方虚时用浅刺法，以保养脉气，出针后快按闭针孔，不使邪气再行侵入。

（10）独出其邪气：使邪气单独排出，精气不致外泄。

〔提要〕

本段论述阴阳虚实补泻先后的针法。阴盛而阳虚，先补其阳，后泻其阴而和之；阴虚而阳盛，先补其阴，后泻其阳而和之。同时指出，针刺还必须根据脉气的虚实，决定宜补宜泻的手法。

〔原文〕

刺諸痛者，其脉皆實[(1)]。故曰：從腰以上者，手太陰陽明皆主之；從腰以下者，足太陰陽明皆主之。病在上者下取之，病在下者高取之，病在頭者取之足，病在足者取之膕。病生於頭者頭重，生於手者臂重，生於足者足重，治病者先刺其病所從生者也[(2)]，春氣在毛，夏氣在皮膚，秋氣在分肉，冬氣在筋骨。刺此病者，各以其時爲齊[(3)]。故刺肥人者，以秋冬之齊；刺瘦人者，以春夏之齊[(4)]。病痛者，陰也[(5)]，痛而以手按之不得者，陰也，深刺之。病在上者，陽也，病在下者，陰也。癢者，陽也，淺刺之。病先起陰者，先治其陰，而后治其陽；病先起陽者，先治其陽，而后治其陰。刺熱厥者，留針反爲寒[(6)]；刺寒厥者，留針反爲熱[(7)]。刺熱厥者，二陰一陽[(8)]；刺寒厥者，二陽一陰[(9)]。所謂二陰者，二刺陰也；一陽者，一刺陽也。久病者，邪氣入深。刺此病者，深内[(10)]而久留之，間日[(11)]而復刺之，必先調其左右，去其血脉，刺道畢矣[(12)]。

〔注释〕

（1）刺诸痛者，其脉皆实：针刺各种疼痛疾患当采用泻法，因它的脉气都是盛实的。

（2）治病者，先刺其病所从生者也：治病的时候，先要刺本病最初发生的部位，以治其本。

（3）各以其时为齐：齐与剂通，古人以针为砭剂，齐是指针刺的次数和深浅的程度而言。各以其时为齐，就是指根据季节的转移和发病部位的深浅，分别选用针刺的次数和深浅度。

（4）故刺肥人者，以秋冬为齐；刺瘦人者，以春夏为齐：对于肌肉肥厚的人，不论在哪个季节，都要采用在秋冬时采用的深刺法；对于肌肉瘦薄之人，不论在哪个季节，都要采用在春夏时采用的浅刺法。

（5）病痛者，阴也：病有疼痛现象，如有寒邪深入筋骨之间，凝聚不散，属于阴证。

（6）刺热厥者，留针反为寒：针刺热厥病变，采用留针法，可由热而转寒，以退热邪。

（7）刺寒厥者，留针反为热：针刺寒厥病变，采用留针法，可由寒转热，以退寒邪。

（8）二阴一阳：是指针刺阴经二次，用补法，刺阳经一次，用泻法。

（9）二阳一阴：是指刺阳经二次，用补法，刺阴经一次，用泻法。

（10）内："内"与"纳"通。在此当"刺入"讲。

（11）间日：就是隔日的意思。

（12）必先调其左右，去其血脉，刺道毕矣：是说必须先审察病邪在左在右的偏盛现象，使其调和，或用泻血法，以去除其血脉中的郁结。针刺的道理尽在其中了。

〔提要〕

本段阐明了循经近刺、循经远刺、治本疗法的取穴原则，并指出针刺的深浅先后，主要根据阴阳的属性、四季时令、病人体质、针刺部位等各方面的具体情况，灵活运用。

〔原文〕

凡刺之法，必察其形氣。形肉未脱，少氣而脉又躁，躁厥者(1)，必爲繆刺之(2)，散氣可收，聚氣可布(3)。深居静處，占神往來(4)，閉户塞牖，魂魄不散，專意一神，精氣之分，毋聞人聲(5)，以收其精，必一其神，令志在針，淺而留之，微而浮之，以移其神，氣至乃休(6)。男内女外，堅拒勿出，謹守勿内，是謂得氣(7)。凡刺之禁：新内勿刺，新刺勿内(8)。已醉勿刺，已刺勿醉。新怒勿刺，已刺勿怒。新勞勿刺，已刺勿勞(9)。已飽勿刺，已刺勿飽。已饑勿刺，已刺勿饑。已渴勿刺，已刺勿渴。大驚大恐，必定其氣，乃刺之。乘車來者，卧而休之，如食頃(10)乃刺之。出行來者(11)，坐而休之，如十里頃(12)乃刺之。凡此十二禁者，其脉亂氣散，逆其營衛，經氣不次，因而刺之，則陽病入於陰，陰病出爲陽，則邪氣復生(13)。粗工勿察，是謂伐身(14)，形體淫泆(15)，乃消腦髓(16)，津液不化(17)，脱其五味(18)，是謂失氣(19)也。

〔注释〕

（1）躁厥者：就是躁动而厥逆。

（2）缪刺：是左病刺右、右病刺左的刺络法。

（3）散气可收，聚气可布：收住耗散的精气，聚积的邪气可以布散。

（4）占神往来：指细心体察病人的精神活动情况。

（5）精气之分，毋闻人声：是说清静地内养其精，外调其气，不听旁人声音。

（6）浅而留之，微而浮之，以移其神，气至乃休：是指对于初针或有畏惧心理者，浅刺而留针治之。更须轻微捻转或将针提至皮下，以转移患者精神，直至有针感为止。

（7）男内女外，坚拒勿出，谨守勿内，是谓得气：就是指男子忌入内室，女子忌出外房，勿失其真气，就易于得气了。

（8）新内勿刺，新刺勿内：是说行房不久者不可刺，针刺不久者不可行房。

（9）新劳勿刺，新刺勿劳：劳，指过度疲劳而言。就是说疲劳之后不可刺，针刺后不宜过度疲劳。

（10）食顷：就是吃一顿饭的工夫。

（11）出行来者：从远处步行来的病人。

（12）十里顷：就是相当于走十里路的时间。

（13）阳病入于阴，阴病出为阳，则邪气复生：浅表阳经的病深入到内脏，内脏阴经的病由里出表，内外皆病，阴阳错乱，助长了邪气。

（14）伐身：就是戕伐身体。

（15）形体淫泆：形体过分消耗的意思。

（16）乃消脑髓：消耗脑髓之意。脑为精髓之海，津液能补益脑髓，犯此禁者则津液不化，脑髓消铄。

（17）津液不化：化，运化的意思。指津液不能运化。

（18）脱其五味：五味，指饮食物中所含的营养成分。脱其五味，形容身体衰弱，难以接受营养物质补给。

（19）失气：就是指真气消亡，丧失谷气。

〔提要〕

本段论述针刺时必须诊察患者形体的强弱与元气的盛衰，要心意专一，耐心谨慎操作，直到产生针感为止。同时指出，一定要注意针刺的禁忌，若妄加违反，必定造成病人“伐身”、“失气”的恶果。

〔原文〕

太陽之脉，其終也，戴眼[(1)]，反折[(2)]，瘈瘲[(3)]，其色白，絶皮乃絶汗[(4)]，絶汗則終矣。少陽終者，耳聾，百節盡縱[(5)]，目系絶[(6)]，目系絶一日半則死矣。其死也，色青白，乃死。陽明終者，口目動作，喜驚妄言，色黄，其上下之經盛而不行[(7)]，則終矣。少陰終者，面黑，齒長而垢，腹脹閉塞，上下不通而終矣。厥陰終者，中熱[(8)]嗌[(9)]乾，喜溺心煩，甚則舌卷，卵上縮而終矣。太陰終者，腹脹閉不得息，氣噫[(10)]，善嘔，嘔則逆，逆則面赤，不逆則上下不通，上下不通則面黑，皮毛焦而終矣。

〔注释〕

（1）戴眼：眼睛上视而不转动。

（2）反折：就是角弓反张。

（3）瘈瘲：手足牵引拘急，一伸一缩，搐搦不已。

（4）绝皮乃绝汗：绝皮，指皮肤绝无血色。绝汗，汗出如珠，着身不流，乃人临死时出的汗。

（5）纵：缓的意思，松弛无力。

（6）目系绝：目系是眼球深部入脑的脉络。目系绝，就是目系与脑相通之气已绝。

（7）其上下之经盛而不行：是说手足阳明经脉躁动而盛，胃气已绝而不行。

（8）中热：指胸中发热。

（9）嗌：即咽喉。

（10）气噫：胃气郁阻不畅，而上逆有声。

〔提要〕

本段讨论了十二经终的病症，并指出出现经终证候凶多吉少。

〔讨论〕

一、关于刺禁的问题

《内经》中关于针刺的禁忌论述很多。归纳一下，可分为四个方面：

1. 医生必须端正针刺的态度，不能玩忽职守

《灵枢·终始》说："深居静处，占神往来，闭户塞牖，魂魄不散，专意一神，精气之分，毋闻人声，以收其精，必一其神，令志在针。"

《素问·针解》说："如临深渊者，不敢堕也。手如握虎者，欲其壮也。神无营于众物者，静志观病人，无左右视也。义无邪下者，欲端以正也。必正其神者，欲瞻病人目制其神，令气易行也。"

《灵枢·官能》说："语徐而安静，手巧而审谛者，可使行针艾，理血气而调诸逆顺。"

《灵枢·九针十二原》说："持针之道，坚者为宝。正指直刺，无针左右。神在秋毫，属意病者。审视血脉者，刺之无殆。"

《灵枢·邪客》说："持针之道，欲端以正，安以静，先知虚实而行疾徐。左手执骨，右手循之。无与肉果。泻欲端以正，补必闭肤。辅针导气，邪得淫泆，真气得居。"

《素问·诊要经终论》说："刺针必肃，刺肿摇针，经刺勿摇，此刺之道也。"

《素问·宝命全形论》说："经气已至，慎守勿失，深浅在志，远近若一，如临深渊，手如握虎，神无营于众物。"

《灵枢·官针》说："用针者，不知年之所加，气之盛衰，虚实之所起，不可以为工也。"

2. 针刺中的晕针问题

《灵枢·小针解》说："五脏之气已绝于内者，脉口气内绝不至，反取其外之病痛处，与阳经之合，有留针以致阳气，阳气至则内重竭。重竭则死矣。其死也，无气以动，故静。所谓五脏之气已绝于外者，脉口气外绝不至，反取其四末之腧，有留针以致其阴气，阴气至则阳气反入，入则逆，逆则死矣。其死也，阴气有余，故躁。"

《灵枢·小针解》又说："取五脉者死，言病在中气不足，但用针尽大泻其诸阴之脉也。取三阳之脉者，唯言尽泻三阳之气，令病人恇然不复也。"

《灵枢·血络》说："脉气盛而血虚者，刺之则脱气，脱气则仆。阴气积于阳，其气因于络，故刺之血未出而气先行，故肿。刺之血出多，色不变而烦悗者，刺络而虚经，虚经之属于阴者，阴脱，故烦悗。"

3. 刺伤重要脏器组织的问题

《素问·刺禁论》说："刺头中脑户，入脑立死。"又说："刺中肝，五日死，其动为语。刺中肾，六日死，其动为嚏。刺中肺，三日死，其动为咳。刺中脾，十日死，其动为吞。刺中胆，一日半死，其动为呕。""刺少腹中膀胱溺出，令人少腹满。""刺脊间中髓，

为伛。”“刺关节中液出，不得屈伸。”“刺足下布络中脉，血不出为肿。”

《素问·诊要经终论》说：“凡刺胸腹者，必避五脏。中心者环死，中脾者五日死，中肾者七日死，中肺者五日死，中膈者，皆为伤中，其病虽愈，不过一岁必死。”

4. 针刺中的注意事项

《素问·疟论》说：“无刺熇熇之热，无刺漉漉之汗，无刺浑浑之脉。”

《灵枢·逆顺》说：“无刺熇熇之热，无刺漉漉之汗，无刺浑浑之脉，无刺病与脉相逆者。”

《素问·刺禁论》说：“无刺大醉，令人气乱；无刺大怒，令人气逆。无刺大劳人，无刺新饱人，无刺大饥人，无刺大渴人，无刺大惊人。”

本篇说：“凡刺之禁：新内勿刺，新刺勿内。已醉勿刺，已刺勿醉。新怒勿刺，已刺勿怒。新劳勿刺，已刺勿劳。已饱勿刺，已刺勿饱。已饥勿刺，已刺勿饥。已渴勿刺，已刺勿渴。大惊大恐，必定其气，乃刺之。乘车来者，卧而休之，如食顷乃刺之。出行来者，坐而休之，如行十里顷乃刺之。”

二、关于十二经终

经终，就是经气终绝。十二经终证候，是由于脏腑精气衰竭，经脉经气终绝而出现的临死症状。其各经终绝的证候，一是表现出经脉所系脏腑精气衰竭的证候，二是表现出与其经脉循行路线相关联的证候。举太阳经脉为例。太阳经脉包括手太阳小肠和足太阳膀胱经。足太阳膀胱经起于目内眦，挟脊抵腰。手太阳小肠经循臂上肩，至目外眦。太阳经气终绝，则出现与其循行路线相关联的证候。如戴眼、反折、瘈疭等。同时，太阳为诸阳，主气。膀胱为津液之府，所以出现阳气外亡，津液内竭，绝汗出而死。临床上，急性病或慢性病到临死时，阴阳离绝，正气相脱，往往出现这些危候。既见之后，属凶多吉少，不可救治。

其他各经的经终表现、病理机制可依此类推，不一一赘述。经终证候的表现，每每可以作为我们临床判断死亡的依据。

关于十二经终的问题，《素问·诊要经终论》也有详细论述。在学习本篇时可与该篇互参。

三、关于“阴阳俱不足，补阳则阴竭，泻阴则阳脱。可将以甘药，不可饮以至剂”

这是一个极为重要的立法、施治原则，在临床上有很深刻的指导意义。

历代医家对此句经文的含义有过不同的注释。张隐庵注云：“甘药者，调胃之药，谓三阴三阳之气本于中焦胃腑所主，宜补其生气之源，道以流行，故不可饮以至剂，谓甘味太过反留中也。”马莳注云：“可将理以甘和之药，不可饮以至补至泻之剂。”张景岳注云：“凡阴阳俱不足者，不可刺。若刺，而补阳则阴竭，泻阴则阳脱。如是者，但可将以甘药。甘药之谓，最有深意。盖欲补虚羸，非甘纯不可也。至剂，刚毒之剂也。正气衰者不可攻，故不宜用也。非唯不可攻，而灸之亦不可，以火能伤阴也。临此证者，不可忘此节之义。”综各家见解之长，本段经文意思是说：凡阴阳两虚的病患，若治时单补其阳气，会使属阴的五脏之气更趋衰竭；若泻其病邪，就会使属阳的六腑之气更趋虚脱。对于这类阴阳俱虚的情况，只有服甘药以调和之，切不可给以大补大泻的药物，更损其虚弱的阴阳。

阴阳两者是互根的，是相互维系的。如果阴阳俱不足，就会出现一些津血亏损或机体机能不足的表现。如形体消瘦、目眩耳鸣、口燥舌干、腰腿酸软、手足烦热、午后潮热、颧红盗汗、疲乏无力、少气懒言、蜷卧嗜睡、畏寒肢冷等。这种寒热错杂症状的产生，究其原因，关键在于脾胃。《内经》曰：脾为中央土，以灌四旁，故能生万物，法天地，失其职则不能为胃引其津液，五脏亦失所养。阳气虽然根于肾，但必须赖中焦脾胃化生之水谷精微不断充养。因此，脾胃若病，营养之源不继，气血亏损，治疗就应选用甘药。甘能入脾，中气健，化源足，阴阳不足自能渐而恢复。后世医家根据《内经》这一精神，发展了中医学立方遣药施治的原则。汉代张仲景立小建中汤，为治阴阳俱不足，调以甘之始祖。尤在泾云："此和阴阳、调荣卫之法也。夫人生之道曰阴曰阳，阴阳和平，百疾不生。若阳病不能与阴和，故阴以其寒独行……阴病不能与阳和，则阳以其热独行。建中者何也，曰：中者，脾胃也，营卫生成于水谷，而水谷转输于脾胃，故中气立，营卫流行，而不失其和。又中者四运之轴，而阴阳之机也。故中气立则阴阳相循，如环无端，而不极于偏，是方甘与辛合而生阳，酸得甘助而生阴，阴阳相生，中气自立。故求阴阳之和者，必于中气，求中气之立者，必以建中也。"

由此可知，在阴阳两虚的病情下，补阴则碍阳，补阳必损阴，即"补阳则阴竭，泻阴则阳脱，可将以甘药，不可饮以至剂"。用甘温之剂恢复脾胃的健运功能，脾胃复健则营养增加，气血自生，营卫和调，而偏寒偏热症状自然消失。《灵枢·终始》此段条文为后世"阴阳俱虚"立法处方之所本，经后世多年临床实践所验证，至今仍不失其指导意义。

（胡荫奇）

经脉第十

经脉是人体内运行气血、联系体内各部分的主要干线。经脉可分为正经和奇经两大类。正经，指十二经脉；奇经，指奇经八脉。本篇指出了经脉具有“决死生、处百病、调虚实”的重要作用，从生理、病理、诊断和治疗等方面系统地讨论了有关经脉的问题，故以“经脉”名篇。其主要内容包括：详述了十二经脉的循行径路，列举了各经的“是动病”、“所生病”、虚实证候及其脉象，提出了治疗原则，叙述了五阴经气绝时的证候，说明了十五络脉的名称、径路和虚实证候。

〔原文〕

雷公問於黄帝曰：禁脉之言[(1)]，凡刺之理，經脉爲始，營其所行[(2)]，制其度量，内次五藏，外别六府[(3)]，願盡聞其道。

黄帝曰：人始生，先成精[(4)]，精成而腦髓生[(5)]，骨爲幹，脉爲營，筋爲綱，肉爲墻，皮膚堅而毛髮長[(6)]，穀入於胃，脉道以通，血氣乃行[(7)]。

雷公曰：願卒[(8)]聞經脉之始生。黄帝曰：經脉者，所以能决死生，處百病，調虚實[(9)]，不可不通。

〔注释〕

(1) 禁脉之言：“禁脉”应为“禁服”，指《灵枢·禁服》篇。因所言六句详载于《灵枢·禁服》篇，为黄帝授书于雷公时的一段训言：“慎之慎之，吾为子言之。凡刺之理，经脉为始，营其所行，知其度量，内刺五脏，外刺六腑……”本篇首雷公即以此发问。此说为马莳、张景岳、张隐庵等注家所公认。

(2) 营其所行：张景岳：“言经络之营行也。”丹波元简：“营与制对言，疑非营行之义。营，度也。”张景岳笼统解释了全句的意思，丹波元简解释了“营”的含义。营，有“求”的意思。“营其所行，制其度量”可解释为：寻求经脉的循行径路，度量经脉的长短大小。

(3) 内次五藏，外别六府：经脉在内依一定次序与五脏相属，在外分别与六腑相联络。

(4) 人始生，先成精：生，指生命的开始。精，指构成生命的基本物质。《素问·金匮真言论》：“夫精者，身之本也。”《灵枢·本神》：“生之来谓之精。”《灵枢·决气》：“两神相搏，合而成形，常先身生，是谓精。”男女之精相合，便是生命现象的开始，所以说：“人之生，先成精。”这反映了中医学对人生命起源的朴素的唯物主义观点。

(5) 精成而脑髓生：张景岳：“精藏于肾，肾通于脑，脑者阴也，髓者骨之充也，诸髓皆属于脑，故精成而后脑髓生。”

（6）骨为干，脉为营，筋为刚，肉为墙，皮肤坚而毛发长：骨骼好比树木的枝干来支撑人体，脉道是血气运行的通路，筋来约束骨骼，使人刚劲有力，伸屈自如，肉好比墙垣护卫于外，毛发覆盖固护于体表，这样人的形体就形成了。这一段讲述了在精成脑髓生的基础上，形体形成的过程，说明了骨、脉、筋、肉、皮毛五体的作用。

（7）谷入于胃，脉道以通，血气乃行：张景岳：“前言成形始于精，此言养形在于谷。如《营卫生会》篇曰，人受气于谷，谷入于胃，以传于肺，五脏六腑皆以受气，其清者为营，浊者为卫，故脉道通，血气行。”这里说明人脱离母体之后，有赖于水谷的营养。血气行于脉以营养全身。

（8）卒：在此作“尽”讲。

（9）决死生，处百病，调虚实：决断死生，诊断百病，调和虚实。

〔提要〕

本节说明经脉具有运行血气以营养全身的生理功能，在诊断和治疗上具有决死生、处百病、调虚实的重要作用。因此，必须通晓经脉理论。

〔原文〕

肺手太陰之脉[1]，起[2]於中焦[3]，下絡[2]大腸，還循[2]胃口[4]，上膈[5]屬[2]肺，從肺系[6]横出[2]腋下，下循臑内[7]，行[2]少陰心主之前[8]，下肘中，循臂内上骨下廉[9]，入[2]寸口，上魚，循魚際[10]，出大指之端[11]；其支者[12]，從腕後直出次指内廉，出其端。

是動[13]則病肺脹滿，膨膨而喘咳，缺盆中痛，甚則交兩手而瞀[14]，此爲臂厥[15]。是主肺所生病[16]者，咳，上氣，喘渴[17]，煩心胸滿，臑臂内前廉痛厥，掌中熱。氣盛有餘則肩背痛，風寒，汗出中風，小便數而欠[18]。氣虚則肩背痛，寒，少氣不足以息，溺色變。爲此諸病，盛則瀉之，虚則補之，熱則疾之，寒則留之，陷下則灸之[19]，不盛不虚，以經取之[20]。盛者，寸口大三倍於人迎[21]；虚者，則寸口反小於人迎也。

〔注释〕

（1）肺手太阴之脉：张景岳：“此十二经者，即营气也。营行脉中，而序必始于肺经者，以脉气流经，经气归于肺。肺朝百脉以行阴阳，而五脏六腑皆以受气，故十二经以肺经为首，循序相传，尽于足厥阴肝经而又传于肺。终而复始，是为一周。”

（2）起、络、还、循、属、横、出、行、上、下、入：经脉的开始叫“起”。经脉绕行于其相表里的脏腑叫“络”。经脉去而复回叫“还”。沿着走叫“循”。经脉行于本脏腑叫“属”。平行叫“横”。由深部而出浅部叫“出”。走过它经的周围叫“行”。自下而上行叫“上”。自上而下行叫“下”。由外向里行叫“入”。以下相同。

（3）中焦：即膈下脐上的部位，约当胃脘的中脘穴。

（4）胃口：指胃的上、下口。

（5）膈：指横膈膜。

（6）肺系：一指喉咙。张景岳：“肺系，喉咙也。”二指喉头气管（承淡安《校注十四经发挥》)。三指肺与喉咙相联系的部位(南京中医学院《针灸学讲义》)。

(7)臑内:臑(nào,音闹)。臑内,指肩部以下,肘部以上的部分,即肱部。

(8)行少阴心主之前:少阴心主,指手厥阴心包经。手三阴经在上肢屈侧的分布是:太阴在前,厥阴在中,少阴在后。所以说手太阴肺经在厥阴心包经之前。

(9)廉:边、面或侧的意思。

(10)鱼际:手大指本节后,掌侧隆起的肌肉,如鱼的形状,叫鱼。鱼部的边缘叫鱼际。

(11)端:指尖。

(12)其支者:正经之外的支脉。

(13)是动:张景岳:"动言变也。变则变常而为病也。"

(14)瞀:瞀(mào,音冒),目眩,眼花迷乱。

(15)臂厥:臂,指肘以下、腕以上的部分。厥,气逆。臂部经脉之气厥逆上行,叫做臂厥。张景岳:"手太阴肺脉由中府出腋下,行肘臂间,故为臂厥。"

(16)所生病:指本经脏腑所发生的病变。

(17)喘渴:张景岳:"渴,当作喝,声粗急也。"

(18)小便数而欠:张景岳:"肺为肾母,邪伤其气,故小便数而欠。"《素问·宣明五气》篇:五气所病,在肾"为欠为嚏"。

(19)陷下则灸之:王冰:"脉虚气少,故陷下也。"阳气内衰,脉陷下而不起的用灸法。

(20)不盛不虚,以经取之:如果不是因血气的虚实而发病的,而是由于经气不和顺引起的,就取所在之经而调之。

(21)寸口大三倍于人迎:寸口、人迎,都是诊脉的部位。寸口,又称气口或脉口,在两手桡骨头内侧桡动脉处。人迎,在结喉旁两侧颈总动脉搏动处。张景岳:"脉口在手,太阴脉也,可候五脏之阴。人迎在颈,阳明脉也,可候六腑之阳。"《灵枢·禁服》:"寸口主中,人迎主外。两者相应,俱往俱来,着引绳大小齐等。"《灵枢·终始》:"人迎一盛,病在足少阳,一盛而躁,病在手少阳。人迎二盛,病在足太阳,二盛而躁,病在手太阳。人迎三盛,病在足阳明,三盛而躁,病在手阳明。""脉口一盛,病在足厥阴,厥阴一盛而躁,在手心主。脉口二盛,病在足少阴,二盛而躁,在手少阴。脉口三盛,病在足太阴,三盛而躁,在手太阴。"寸口大三倍于人迎,故病在太阴。何梦瑶《医碥》认为,人迎脉恒大于两手寸口数倍,从无寸口反大于人迎者。录此供参考。

〔原文〕

大腸手陽明之脉,起於大指次指之端[1],循指上廉,出合谷兩骨之間[2],上入兩筋[3]之中,循臂上廉,入肘外廉,上臑外前廉,上肩,出髃骨[4]之前廉,上出於柱骨之會上[5],下入缺盆,絡肺,下膈,屬大腸;其支者,從缺盆上頸,貫[6]頰,入下齒中,還出挾口,交[6]人中,左之右,右之左,上挾[6]鼻孔。

是動則病齒痛,頸腫。是主津液所生病者[7],目黄口乾,鼽衄[8],喉痹[9],肩前臑

痛，大指次指痛不用。氣有餘則當脉所過者熱腫，虚則寒慄不復[10]。爲此諸病，盛則瀉之，虚則補之，熱則疾之，寒則留之，陷下則灸之，不盛不虚，以經取之。盛者，人迎大三倍於寸口；虚者，人迎反小於寸口也。

〔注释〕

（1）大指次指之端：大指，拇指；次指，食指。即拇指侧的食指指尖部。

（2）合谷两骨之间：合谷，穴名，在拇指、食指的歧骨间。两骨，即第一掌骨与第二掌骨。

（3）两筋：即拇短伸肌腱和拇长伸肌腱。

（4）髃骨：即肩胛骨与锁骨关节相连的肩峰处。

（5）柱骨之会上：即大椎处，为六阳经会合的地方。

（6）贯、交、挟：经脉在中间穿过叫“贯”，经脉彼此交叉叫“交”，经脉并行于两旁叫“挟”。以下相同。

（7）主津液所生病者：津液，泛指体内的一切水液，均由水谷化生。其清而稀者为津，随气出入于肌肤腠理之间，以温养肌肉，充润皮肤；其浊而稠者为液，亦随气流行于关节、脑髓、孔窍，以滑润关节，补益脑髓，溉濡耳目口鼻。主津液所生病者，张隐庵认为：大肠传导水谷，变化精微，故主所生津液。病则津液竭而火热盛，故为目黄、口干、鼽衄、喉痹诸症。张景岳认为：“大肠与肺为表里，肺主气而津液由于气化，故凡大肠之或泄或秘，皆津液所生之病，而主在大肠也。”以张隐庵的解释较直接。

（8）鼽衄：鼻流清涕为鼽（qiú，音求），鼻出血为衄。

（9）喉痹：喉中肿闭，言语、呼吸均感困难的一种证候。

（10）寒慄不复：寒冷颤抖，不易恢复温暖。

〔原文〕

胃足陽明之脉，起於鼻之交頞[1]中，旁納太陽之脉[2]，下循鼻外，入上齒中，還出挾口環[3]唇，下交承漿[4]，却[3]循頤[5]后下廉，出大迎[6]，循頰車[7]，上耳前，過[3]客主人[8]，循髮際[9]，至額顱[10]；其支者，從大迎前下人迎，循喉嚨，入缺盆，下膈，屬胃，絡脾；其直[3]者，從缺盆下乳内廉[11]，下挾臍，入氣衝[12]中；其支者，起於胃口，下循腹裏，下至氣衝中而合[3]，以下髀關[13]，抵[3]伏兔[14]，下膝臏[15]中，下循脛外廉，下足跗[16]，入中指内間；其支者，下廉三寸而别，下入中趾外間；其支者，别[3]跗上，入大趾間，出其端。

是動則病灑灑振寒[17]，善呻，數欠，顔黑[18]，病至則惡人與火[19]，聞木聲則惕然而驚[20]，心欲動，獨閉户塞牖[21]而處，甚則欲上高而歌，棄衣而走[22]，賁響[23]，腹脹，是爲骭厥[24]。是主血所生病者[25]，狂瘧温淫汗出[26]，鼽衄，口喎[27]唇胗[28]，頸腫喉痹，大腹水腫，膝臏腫痛，循膺[29]、乳、氣街、股、伏兔、骭外廉、足跗上皆痛，中指不用。氣盛則身以前皆熱，其有餘於胃，則消穀善饑，溺色黄。氣不足則身以前皆寒慄，胃中寒則脹滿。爲此諸病，盛則瀉之，虚則補之，熱則疾之，寒則留之，陷下則灸之，不盛不虚，以經取之。盛者，人迎大三倍於寸口；虚者，人迎反小於寸口也。

〔注释〕

（1）鼻之交頞：頞（è，音饿），又名山根，指鼻梁凹陷处，左右目内眦之间的部位。胃足阳明之脉，起于鼻孔两旁手阳明经的终穴迎香，上行，左右相交于頞部。

（2）旁纳太阳之脉：纳，《甲乙经》、《铜人经》、《十四经发挥》及马莳、张隐庵等注本均作“约”。约，缠束的意思。足太阳膀胱经起于目内眦（睛明穴），足阳明胃经从旁缠束太阳经脉之睛明穴，叫做旁纳太阳之脉。张景岳：“纳，入也。足太阳起于目内眦，睛明穴与頞相近，阳明由此下行，故入之也。”

（3）环、却、过、直、合、抵、别：经脉环绕于四周叫“环”。经脉进而退转叫“却”。经脉通过肢节的旁边叫“过”。经脉一直走的叫“直”。两支相并叫“合”。到达叫“抵”。另出一分支叫“别”。以下同此。

（4）承浆：位于下唇中央下方的凹陷处；亦为穴名，位于承浆部的正中央，属任脉。

（5）颐：颐（yí，音宜），位于腮的下方，口角外下方，颏部的外上方。

（6）大迎：穴名，属足阳明胃经。

（7）颊车：指下颌骨；亦为穴名，属足阳明胃经，位于下颌骨角的前上方。

（8）客主人：穴名，属足少阳胆经。

（9）发际：头发的边际处。

（10）额颅：前额骨部，发下眉上处。

（11）乳内廉：乳房的内侧。

（12）气冲：又名气街，位于小腹下方、股部上方交界处的鼠蹊部（腹股沟部）；亦为穴名，属足阳明胃经。

（13）髀关：指股部的前上方部分；亦为穴名，属足阳明胃经。

（14）伏兔：位于大腿前方肌肉隆起部；亦为穴名，属足阳明胃经，位于膑骨上缘上方 6 寸。

（15）膝膑：膝盖骨。

（16）足跗：足背部。

（17）洒洒振寒：形容寒冷发抖的样子。张景岳：“胃属土，土病而洒洒振寒者，风之胜也。”

（18）善呻，数欠，颜黑：肾在声为呻，五气所病为欠，在色为黑。胃属土，土病则水侮土，所以出现呻吟、呵欠、额部发黑。

（19）恶人与火：足阳明经主肌肉，其经脉多血多气，外邪侵袭，血气壅滞而易发热，热甚所以恶火。足阳明经气厥逆而不下行，就会呼吸喘促，心中郁闷，不喜欢人来烦扰。

（20）惕然而惊：惊慌失措的样子。

（21）闭户塞牖：关闭门窗。张景岳：“欲闭户而处者，阴阳相薄而阴胜阳也。”牖（yǒu，音有），窗户。

（22）上高而歌，弃衣而走：《素问·阳明脉解》篇：“四肢者诸阳之本也，阳盛则四肢实。实则能登高也。”“热盛于身，故弃衣欲走也。”

（23）贲响：肠鸣。

（24）骭厥：骭（gàn，音干），胫骨，位于小腿部的内侧。贲响腹胀，是由于足部之气上逆所致，所以叫骭厥。张景岳："阳明之脉自膝膑下胫骨外廉，故为胫骭厥逆。"

（25）是主血所生病者：张景岳："中焦受谷，变化而赤为血，故阳明为多气多血之经，而主血所生病者。

（26）狂疟温淫，汗出：张景岳："阳明热胜则狂，风胜则疟，温气淫泆则汗出。"

（27）口㖞：㖞，歪；口㖞，口角歪斜。

（28）唇胗：胗（zhěn，音枕），同疹。唇胗，口唇部的疮疹。

（29）膺：在前胸部两侧的肌肉隆起处，相当于胸大肌的部位。

〔原文〕

脾足太陰之脉，起於大趾之端，循指内側白肉際[1]，過核骨[2]後，上内踝[3]前廉，上腨[4]内，循脛骨后，交出厥陰之前，上膝股内前廉，入腹，屬脾，絡胃，上膈，挾咽，連舌本[5]，散舌下；其支者，復從胃，别上膈，注心中。

是動則病舌本强，食則嘔，胃脘痛，腹脹善噫，得後與氣[6]，則快然如衰，身體皆重。是主脾所生病者，舌本痛，體不能動摇，食不下，煩心，心下急痛，溏瘕泄，水閉，黄疸，不能卧[7]，强立[8]之，股膝内腫厥，足大趾不用。爲此諸病，盛則瀉之，虚則補之，熱則疾之，寒則留之，陷下則灸之，不盛不虚，以經取之。盛者，寸口大三倍於人迎；虚者，寸口反小於人迎也。

〔注释〕

（1）白肉际：即赤白肉际。手足的掌（或跖）与指（或趾）皆有赤白肉际。其阳面生毫毛部分为赤肉，阴面为白肉，赤白肉交界处，称为赤白肉际。

（2）核骨：即踇趾的第一趾骨与跖骨关节后下方的圆形籽骨。

（3）内踝：即内踝骨，在胫骨下端。

（4）腨：小腿部隆起的腓肠肌。

（5）舌本：即舌根。

（6）得后与气：后，指大便；气，矢气。

（7）溏瘕泄，水闭，黄疸，不能卧：李士材："溏者，水泄也。瘕者，痢疾也。水闭者，上病不能治水也。水闭则湿热壅而为疸，为不卧。"

（8）强立：丹波元简："盖为勉强而起立。"

〔原文〕

心手少陰之脉，起於心中，出屬心系[1]，下膈，絡小腸；其支者，從心系上挾咽，繫目系[2]；其直者，復從心系却上肺，下出腋下，下循臑内後廉，行太陰心主之後[3]，下肘内，循臂内後廉，抵掌後鋭骨[4]之端，入掌内後廉，循小指之内，出其端。

是動則病嗌乾[5]，心痛，渴而欲飲，是爲臂厥。是主心所生病者，目黄，脅痛，臑臂内後廉痛厥，掌中熱痛。爲此諸病，盛則瀉之，虚則補之，熱則疾之，寒則留之，陷下則灸之，不盛不虚，以經取之。盛者，寸口大再倍於人迎；虚者，寸口反小於人迎也。

〔注释〕

（1）心系：指心脏与其他脏器相联系的脉络。滑伯仁指出："五脏系皆通于心，而心通五脏系也。"张景岳进一步指出："心当五椎之下，其系有五：上系连肺，肺下系心，心下三系连脾、肝、肾，故心通五脏之气而为之主也。"《中医名词术语选释》认为："指直接与心脏联系的大血管，包括主动脉、肺动脉、肺静脉及上、下腔静脉。"

（2）目系：指眼球内连于脑的脉络。

（3）行太阴心主之后：太阴，指手太阴肺经；心主，指手厥阴心包经。手三阴经在上肢屈侧的分布是：太阴在前，厥阴居中，少阴在后。

（4）锐骨：又称兑骨。指掌后小指侧的高骨，即尺骨茎突。

（5）嗌干：咽部干燥感。张景岳："本经支者从心系上挟咽，故为嗌干心痛。心火炎则心液耗，故渴而欲饮。"《甲乙经》："嗌作咽。"

〔原文〕

小腸手太陽之脉，起於小指之端，循手外側上腕，出踝[1]中，直上循臂骨下廉，出肘内側兩筋之間[2]，上循臑外後廉，出肩解[3]，繞肩胛，交肩上，入缺盆，絡心，循咽下膈，抵胃，屬小腸；其支者，從缺盆循頸上頰[4]，至目鋭眦[5]，却入耳中；其支者，别頰上䪼[6]，抵鼻，至目内眦[7]，斜絡於顴[8]。

是動則病嗌痛，頷[9]腫，不可以顧，肩似拔，臑似折。是主液所生病者[10]，耳聾，目黄，頰腫，頸、頷、肩、臑、肘、臂外后廉痛。爲此諸病，盛則瀉之，虚則補之，熱則疾之，寒則留之，陷下則灸之，不盛不虚，以經取之。盛者，人迎大再倍於寸口；虚者，人迎反小於寸口也。

〔注释〕

（1）踝：此指锐骨，即尺骨茎突。

（2）出肘内侧两筋之间：张景岳："出肘内侧两骨尖陷中，小海穴也。此处捺之，应于小指之上。"

（3）肩解：即肩后肩缝，肩胛棘端与上臂骨交会之处。

（4）颊：在耳的前方，颧骨外方的部分。

（5）目锐眦：即外眼角，指上、下眼睑在颞侧连结的部位。

（6）䪼：䪼（zhuō，音拙），指眼眶下缘的骨，即上颌骨和颧骨构成眼眶的部分。

（7）目内眦：即内眼角。指上、下眼睑在鼻侧连结的部位。

（8）颧：位于眼的外下方，在颜面部隆起的部分，即颧骨部。

（9）颔：颔（hàn，音汗），位于颈的前上方，相当于颏部的下方，结喉的上方软肉处。

（10）是主液所生病者：《灵枢经白话解》："小肠为受盛之官，它的主要功能是承接胃中腐熟的水谷，经过消化和分别清浊，使精华部分营养全身，糟粕归于大肠，水液归于膀胱，所以认为小肠能产生液体。本经是主治由液所生的病症。"张景岳："小肠主泌别清浊，病则水谷不分，而流衍无制，是主液所生病也。"

〔原文〕

膀胱足太陽之脉，起於目内眦，上額交巔[1]；其支者，從巔至耳上角；其直者，從巔入絡腦，還出别下項，循肩髆内，挾脊[2]，抵腰中，入循膂[3]，絡腎，屬膀胱；其支者，從腰中下挾脊，貫臀，入膕中；其支者，從髆内左右，别下貫胛，挾脊内，過髀樞[4]，循髀[5]外從後廉下合膕中，以下貫腨内，出外踝[6]之後，循京骨[7]，至小指外側。

是動則病衝頭痛[8]，目似脱，項如拔，脊痛，腰似折，髀不可以曲，膕如結，腨如裂，是爲踝厥[9]。是主筋所生病者[10]，痔，瘧，狂，癲疾[11]，頭顖[12]項痛，目黄，泪出，鼽衄，項、背、腰、尻[13]、膕踹（腨）、脚皆痛，小指不用。爲此諸病，盛則瀉之，虚則補之，熱則疾之，寒則留之，陷下則灸之，不盛不虚，以經取之。盛者，人迎大再倍於寸口；虚者，人迎反小於寸口也。

〔注释〕

（1）巅：即头顶正中最高处，当百会穴。

（2）脊：指脊椎骨。

（3）膂：膂（lǚ，音旅），指脊椎骨左右侧背部的肌肉。

（4）髀枢：髀（bì，音毕），即股骨大转子部位。

（5）髀：股部的代称。

（6）外踝：即腓骨下端之外踝骨。

（7）京骨：相当于足外侧第五跖骨底的部分；穴名，属足太阳膀胱经。

（8）冲头痛：张景岳："本经脉上额交巅入络脑，故邪气上冲而为头痛。"

（9）踝厥：指腘如结等症状，是因本经经脉之气有所变动，从外踝部向上厥逆所致，故称为踝厥。

（10）是主筋所生病者：张景岳："周身筋脉，惟足太阳为多为巨。其下者结于腨，结于腘，结于胸，结于臀。其上者挟腰脊，络肩项，上头为目上纲，下结于頄。故凡为挛为弛为反张戴眼之类，皆足太阳之水亏，而主筋所生病者。"

（11）痔，疟，狂，癫疾：张景岳："脉入肛，故为痔。经属表，故为疟。邪入于阳，故为狂，癫疾。"

（12）头囟：即囟（xìn，音信）门。位于头顶部的前方正中，相当于额骨与左右顶骨的联结处。婴幼儿因颅骨尚未完全长成合缝，可触到血管的搏动。

（13）尻：自骶骨以下至尾骨部分的通称。

〔原文〕

腎足少陰之脉，起於小指之下，邪走足心[1]，出於然骨[2]之下，循内踝之後，别入跟中，以上腨内，出膕内廉，上股内後廉，貫脊，屬腎，絡膀胱；其直者，從腎上貫肝膈，入肺中，循喉嚨，挾舌本；其支者，從肺出絡心，注胸中。

是動則病饑不欲食[3]，面如漆柴[4]，咳唾則有血，喝喝而喘[5]，坐而欲起[6]，目䀮䀮如無所見[7]，心如懸，若饑狀[8]。氣不足則善恐，心惕惕如人將捕之[9]，是爲骨厥[10]。

是主腎所生病者，口熱，舌乾，咽腫，上氣，嗌乾及痛，煩心，心痛，黄疸，腸澼[11]，脊股内後廉痛，痿厥，嗜卧[12]，足下熱而痛。爲此諸病，盛則瀉之，虛則補之，熱則疾之，寒則留之，陷下則灸之，不盛不虛，以經取之。灸則强食生肉，緩帶披髮，大杖重履而步[13]。盛者，寸口大再倍於人迎；虛者，寸口反小於人迎也。

〔注释〕

（1）邪走足心：邪同斜。足少阴肾经起于小趾之下，斜着走向足心的涌泉穴。

（2）然骨：位于内踝前的舟状骨部分；穴名，属足少阴肾经。

（3）饥不欲食：马莳："盖虚火盛则饥，而不欲食者，脾气弱也。"张景岳："肾虽阴脏，元阳所居，水中有火，为脾胃之母。阴动则阳衰，阳衰则脾困，故病虽饥而不欲食。"

（4）面如漆柴：形容面黑如漆，骨瘦如柴。马莳："漆则肾之色黑者，形于外而如漆柴，则肾主骨者瘦矣。"

（5）咳唾则有血，喝喝而喘：肾足少阴之脉，其直者入肺中，循喉咙，病则发为咳喘。肺为肾之母，真阴损伤而及母，故咳唾有血。

（6）坐而欲起：马莳："阴虚不能宁静。"

（7）目䀮䀮如无所见：目䀮䀮（huāng，音荒），眼睛昏花。张景岳："目之明在瞳子，瞳子者肾之精也。肾气内夺则目䀮䀮如无所见，故凡多昏黑者，必真水亏于肾也。"

（8）心如悬，若饥状：心肾不交则精神离散，心浮荡不宁，似饥非饥。

（9）气不足则善恐，心惕惕如人将捕之：肾在志为恐，肾之经气不足则容易恐惧，心中惕惕而动，如有人来捕捉。

（10）骨厥：肾主骨，因肾经脉气上逆而出现的病症，称为骨厥。

（11）肠澼：痢疾的古名。肾开窍于前后二阴，故病肠澼（pì，音辟）。

（12）嗜卧：《素问·逆调论》："肾者水脏，主津液，主卧与喘也。"

（13）灸则强食生肉，缓带披发，大杖重履而步：强食生肉，即强令其吃生肉的一种食疗法。张景岳："生肉厚味也，味厚所以补精。"缓带披发，即把紧束的衣带和头发放松宽。大杖重履而步，即手持粗大的拐杖，足穿重鞋而行走。《素问·上古天真论》："肾者主水，受五脏六腑之精而藏之。"对肾精亏耗，肾气虚衰的虚弱症，除了用灸法以外，还要配合饮食治疗，以滋其生化之源，养其五脏之精。又要缓舒、活动肢体来强其筋骨，复其形体，养其精神。张景岳："诸经不言此法，而惟肾经言之者，以真阴所在。精为元气之根也。"对"强食生肉"，也有人认为不作实解，即增强饮食，以促使肌肉生长的意思。

〔原文〕

心主手厥陰心包絡之脉[1]，起於胸中，出屬心包絡[2]，下膈，歷絡三焦[3]；其支者，循胸出脅，下腋三寸，上抵腋下，循臑内，行太陰、少陰之間，入肘中，下臂，行兩筋之間，入掌中，循中指，出其端；其支者，别掌中，循小指次指[4]，出其端。

是動則病手心熱，臂肘攣急，腋腫，甚則胸脅支滿，心中憺憺大動[5]，面赤，目黄[6]，喜笑不休[7]。是主脉所生病者[8]，煩心，心痛，掌中熱。爲此諸病，盛則瀉之，虛則補之，熱則疾之，寒則留之，陷下則灸之，不盛不虛，以經取之。盛者，寸口大一倍於

人迎；虚者，寸口反小於人迎也。

〔注释〕

（1）心主手厥阴心包络之脉：在“手厥阴心包络之脉”的前面，为何冠以“心主”二字，张景岳解释说：“心主者，心之所主也。心本手少阴，而复有手厥阴者，心包络之经也。如《邪客篇》曰：心者，五脏六腑之大主也。诸邪之在心者，皆在心之包络。包络者，心主之脉也……其脉之出入屈折，行之疾徐，皆如手少阴心主之脉行也。故曰心主手厥阴心包络之脉。”

（2）心包络：“心包是心的外膜，络附于膜，是通行气血的道路，合称心包络。心包络是心的外围组织，有保护心脏的作用。邪气侵犯人体，一般都是由外至内，从表入里的。包络既是心的外卫，故邪气犯心，常会侵犯心之包络。”（北京中医学院主编《内经讲义》）

（3）历络三焦：历，经过的意思。三焦，指上焦、中焦、下焦。包络为心主之外卫，三焦为脏腑之外卫，构成表里而相络。历络三焦，指自胸至腹，依次经过三焦而与之相联络。

（4）小指次指：从小指逆数之第二指，即无名指。

（5）心中憺憺大动：憺（dàn，音淡），畏惧、震动。憺憺大动，形容心脏剧烈跳动而动悸不宁。

（6）面赤，目黄：张景岳：“心之华在面，目者心之使，故病则面赤目黄。”

（7）喜笑不休：心在志为喜，在声为笑。心藏神。《素问·调经论》：“神有余则笑不休。”

（8）是主脉所生病者：心主脉，心包络为心主之脉，代心受邪，故主脉所生病。《甲乙经》作“是主心包络生病者”。

〔原文〕

三焦手少陽之脉，起於小指次指之端，上出兩指之間[1]，循手表腕[2]，出臂外兩骨之間[3]，上貫肘，循臑外上肩，而交出足少陽之後，入缺盆，布膻中，散絡心包，下膈，循屬三焦；其支者，從膻中上出缺盆，上項，繫耳後，直上，出耳上角，以屈下頰至䪼[4]；其支者，從耳後入耳中，出走耳前，過客主人前，交頰，至目鋭眦。

是動則病耳聾渾渾焞焞[5]，嗌腫，喉痹。是主氣所生病者[6]，汗出，目鋭眦痛，頰痛，耳後、肩、臑、肘、臂外皆痛，小指次指不用。爲此諸病，盛則瀉之，虚則補之，熱則疾之，寒則留之，陷下則灸之，不盛不虚，以經取之。盛者，人迎大一倍於寸口；虚者，人迎反小於寸口也。

〔注释〕

（1）两指之间：指小指无名指之间。

（2）手表腕：指手腕的背面，也就是手背到腕部的阳池穴。

（3）两骨之间：指尺桡骨之间。

（4）以屈下颊至䪼：从耳上角屈折下行至颊，由颊至眼眶下部。

（5）浑浑焞焞：焞焞（tūn，音吞），不明亮，无光耀。浑浑焞焞，听觉模糊，听不清楚的意思。

（6）是主气所生病者：《难经》："三焦者，水谷之道路，气之所始终。"三焦，"原气之别使，主持诸气。"三焦总司人身的气化作用，所以主气所生病。

〔原文〕

膽足少陽之脉，起於目鋭眦，上抵頭角[1]，下耳後，循頸行手少陽之前，至肩上，却交出手少陽之後，入缺盆；其支者，從耳後入耳中，出走耳前，至目鋭眦后；其支者，别鋭眦，下大迎，合於手少陽，抵於䪼，下加頰車，下頸，合缺盆，以下胸中，貫膈，絡肝，屬膽，循脅里，出氣衝，繞毛際[2]，横入髀厭[3]中；其直者，從缺盆下腋，循胸，過季脅[4]，下合髀厭中，以下循髀陽[5]，出膝外廉，下外輔骨[6]之前，直下抵絶骨[7]之端，下出外踝之前，循足跗上，入小指次指之間；其支者，别跗上，入大指之間，循大指歧骨[8]内，出其端，還貫爪甲，出三毛[9]。

是動則病口苦[10]，善太息[11]，心脅痛不能轉側，甚則面微有塵，體無膏澤[12]，足外反熱，是爲陽厥[13]。是主骨所生病者[14]，頭痛頷痛，目鋭眦痛，缺盆中腫痛，腋下腫，馬刀俠瘻[15]，汗出振寒，瘧[16]，胸、脅、肋、髀、膝外至脛、絶骨、外踝前及諸節皆痛，小指次指不用。爲此諸病，盛則瀉之，虚則補之，熱則疾之，寒則留之，陷下則灸之，不盛不虚，以經取之。盛者，人迎大一倍於寸口；虚者，人迎反小於寸口也。

〔注释〕

（1）头角：即额角，指前发际左右两端弯曲下垂所呈的角度。

（2）毛际：指耻骨部的阴毛际。

（3）髀厌：即髀枢部，在股骨大转子的部位，位于股部外侧的最上方，股骨向外方显著隆起的部分。

（4）季胁：即胸胁下两侧的肋软骨部分。

（5）髀阳：阳为外，阴为内，髀阳指髀关节的外侧部分。

（6）外辅骨：即腓骨，在小腿部的外侧。

（7）绝骨：指绝骨穴的部位，在腓骨下端，内踝上端；穴名，足外踝直上三寸，属少阳胆经。

（8）歧骨：指两骨末端互相交叉的部分。

（9）三毛：足大趾爪甲后方，相当于足大趾趾骨第二节部分。

（10）口苦：《素问·奇病论》认为，口苦是由于"胆虚气上溢而口为之苦"，病名为"胆瘅"。

（11）善太息：胆郁气不舒则善太息。

（12）面微有尘，体无膏泽：张景岳："足少阳之别散于面，胆木为病，燥金胜之，故面微有尘，体无膏泽。"膏，脂膏；泽，润泽。膏泽，即油润的意思。

（13）阳厥：由少阳之气上逆所致。胆内寄相火，胆经脉气变动出现火逆冲上的病症，称为阳厥。

(14) 是主骨所生病者：全元起认为，少阳者肝之表，肝候筋，筋会于骨，足少阳之经气所荣，故云主于骨。张景岳："胆味苦，苦走骨，故胆主骨所生病。又骨为干，其质刚，胆为中正之官，其气亦刚，胆病则失其刚，故病及于骨。凡惊伤胆者骨必软，即其明证。"以全元起说较妥。

(15) 马刀侠瘿：瘰疬，即颈腋部淋巴结结核。其生于腋下，形如马刀的名为马刀，生于颈旁如贯珠的名为侠瘿。两处病变常相关联。

(16) 汗出振寒，疟：张景岳："少阳居三阳之中，半表半里者也。故阳胜则汗出，风胜则振寒为疟。"

〔原文〕

肝足厥陰之脉，起於大指叢毛[(1)]之際，上循足跗上廉，去内踝一寸，上踝八寸，交出太陰之後，上膕内廉，循股陰，入毛中，過陰器，抵小腹，挾胃，屬肝，絡膽，上貫膈，布脅肋，循喉嚨之後，上入頏顙[(2)]，連目系，上出額，與督脉會於巔；其支者，從目系下頰里，環唇内；其支者，復從肝，别貫膈，上注肺。

是動則病腰痛不可以俛仰[(3)]，丈夫㿗疝[(4)]，婦人少腹腫，甚則嗌干，面塵，脱色。是主肝所生病者，胸滿，嘔逆，飧泄，狐疝[(5)]，遺溺，閉癃[(6)(7)]。爲此諸病，盛則瀉之，虚則補之，熱則疾之，寒則留之，陷下則灸之，不盛不虚，以經取之。盛者，寸口大一倍於人迎；虚者，寸口反小於人迎也。

〔注释〕

(1) 丛毛：指足大趾趾骨第一节后方的皮肤横纹部（在三毛的后方）。

(2) 颃颡：颃（háng，音航）颡（sǎng，音嗓），指咽上腭与鼻相通的部位，亦即软口盖的后部。

(3) 腰痛不可以俯仰：《素问·刺腰痛》篇："厥阴之脉令人腰痛，腰中如张弓弩弦。"张景岳："足厥阴支别者，与太阴少阳之脉同结于腰髁下中髎下髎之间，故为腰痛。"

(4) 㿗疝：㿗，睾丸肿大。㿗疝，病名，疝气的一种。

(5) 狐疝：病名。小肠坠入阴囊，平卧或用手推时肿物可缩入腹腔，站立时又坠入阴囊，时上时下，如狐之出入无常，故名狐疝。类似于腹股沟疝。

(6) 闭癃：闭是小便不通，点滴不出；癃是小便不畅，点滴而出。一般对尿闭或排尿困难、下腹胀满的证候，统称为癃闭。

(7) 胸满，呕逆，飧泄，狐疝，遗溺，闭癃：张隐庵："肝气厥逆，不能行散谷精，故胸满呕逆也。肝主疏泄，肝气虚则飧泄，遗溺，实则闭癃、狐疝。"

〔提要〕

本节依次说明十二经脉的名称、循行路径，每经的是动病、所生病、虚实病症及其脉象和治疗原则。

〔原文〕

手太陰氣絶則皮毛焦[1]。太陰者，行氣温於皮毛者也，故氣不榮則皮毛焦，皮毛焦則津液去皮節[2]；津液去皮節者，則爪枯毛折，毛折者則毛先死，丙篤丁死，火勝金也[3]。

手少陰氣絶則脉不通[4]，脉不通則血不流；血不流則髦[5]色不澤，故其面黑如漆柴者，血先死，壬篤癸死，水勝火也。

足太陰氣絶者，則脉不榮肌肉[6]。唇舌者肌肉之本也，脉不榮則肌肉軟，肌肉軟則舌痿人中滿，人中滿則唇反[7]，唇反者肉先死，甲篤乙死，木勝土也。

足少陰氣絶則骨枯[8]。少陰者冬脉也，伏行而濡骨髓者也[9]，故骨不濡則肉不能著[10]也，骨肉不相親則肉軟却，肉軟却故齒長而垢[11]，髮無澤；髮無澤者骨先死，戊篤己死，土勝水也。

足厥陰氣絶則筋絶[12]。厥陰者肝脉也，肝者筋之合也，筋者聚於陰氣，而脉絡於舌本也[13]，故脉弗榮，則筋急，筋急則引舌與卵，故唇青舌卷卵縮，則筋先死，庚篤辛死，金勝木也。

五陰氣俱絶則目系轉，轉則目運，目運者爲志先死[14]，志先死則遠一日半死矣。六陽氣絶，則陰與陽相離，離則腠理[15]發泄，絶汗乃出[16]，故旦占夕死，夕占旦死。

〔注释〕

（1）手太阴气绝，则皮毛焦：气绝，经气损伤到竭绝的阶段。《素问·五脏生成论》："肺之合皮也，其荣毛也。"手太阴肺经的脉气竭绝，就会使皮毛焦枯。

（2）津液去皮节：肺主一身之气，津液温养肌肤腠理，流行于关节髓窍，都要靠气的运行。肺气绝，则津液不能温润皮节。滑伯仁："肺绝，则皮毛焦而津液去，皮节伤，以诸液皆会于节也。"

（3）丙笃丁死，火胜金也：古人用甲、乙、丙、丁、戊、己、庚、辛、壬、癸十天干来记日。十干与五行相配属。甲乙属木，丙丁属火，戊己属土，庚辛属金，壬癸属水。甲乙属木，木分阴阳，甲为阳木，乙为阴木，阳木内应足少阳胆经，阴木内属足厥阴肝经，故胆旺于甲日，肝旺于乙日。金胜木，庚辛属金，故肝病逢庚辛日则加重。火胜金，丙丁属火，故太阴肺经之病逢丙丁日加重或死。余可类推。笃，深重的意思。

（4）手少阴气绝，则脉不通：《素问·五脏生成》篇："心之合脉也，其荣色也。"心主血脉，其华在面，手少阴心经的脉气竭绝，则脉不通，血不流。

（5）髦：《说文》"髦，发也。"《甲乙经》作"发"字。

（6）足太阴气绝者，则脉不荣肌肉：《素问·五脏生成》篇："脾之合肉也，其荣唇也。"脾主肌肉，其华在唇四白，足太阴脾经脉气竭绝，就不能输布水谷精微以营养肌肉。

（7）舌痿人中满；人中满，则唇反：张景岳："痿，音威，色蔫枯也。"足太阴经连舌本，散舌下，足太阴气绝，则舌枯萎。脾之华在唇四白，气绝则人中部皮肤肌肉不滑泽而紧急，口唇外翻，是为肉已先死的征象。

（8）足少阴气绝，则骨枯：《素问·五脏生成》篇："肾之合骨也，其荣发也。"肾主骨，其华在发。足少阴肾经脉气竭绝，不能生髓以充养骨骼，则骨枯，发无泽。

（9）少阴者，冬脉也，伏行而濡骨髓者也：《素问·玉机真脏论》："冬脉者肾也，北方水也，万物之所生合脏也，故其气来沉以搏。”少阴脉沉而搏，深伏而行，所以能濡养骨髓。

（10）肉不能著：著，附着。肉不能附着于骨。

（11）肉软却，故齿长而垢：肾主骨，肾之精气竭绝，则骨枯而肉不能附。齿为骨之余，齿龈之肉萎缩，齿显得长，齿枯槁而燥，易积垢。

（12）足厥阴气绝，则筋绝：《素问·五脏生成》篇：“肝之合筋也，其荣爪也。”《素问·经脉别论》：“食气入胃，散精于肝，淫气于筋。”足厥阴肝经脉气竭绝，则筋失所养而丧失其功能。

（13）筋者，聚于阴气，而脉络于舌本也：阴气，《难经》作“阴器”。王冰注《素问·诊要经终》篇引本篇亦作“阴器”，各注家同。滑伯仁：“肝者筋之合，其华在爪，其充在筋。筋者聚于阴器，而络于舌本。肝绝则筋缩引卵与舌也。”

（14）目运者，为志先死：张景岳：“五脏之精皆上注于目，故五阴气绝则目转而运，志先死矣。盖志藏于肾，阴之神也。真阴已竭，死在周日间耳。”

（15）腠理：吴崑：“腠，汗孔也；理，肉纹也。”

（16）绝汗乃出：张景岳：“汗本阴精，固于阳气，阳气绝则阴阳相离而腠理不闭，脱汗乃出，其死在顷刻间也。”

〔提要〕

本节列举五阴经脉气竭绝时的一些证候，并预言死亡日期。在叙述五阴经气绝的证候时，主要是从皮、筋、脉、骨、肉五体的变化和毛发、面、唇、齿、舌、目等五脏之外应来说明；在预后危亡日期时，则是根据脏气和疾病合于五行的生克规律。

〔原文〕

經脉十二者，伏行於分肉之間，深而不見；其常見者，足太陰過於外踝之上(1)**，無所隱故也。諸脉之浮而常見者，皆絡脉**(2)**也。六經絡**(3)**手陽明少陽之大絡，起於五指間，上合肘中。飲酒者，衛氣先行皮膚，先充絡脉，絡脉先盛。故衛氣已平，營氣乃滿，而經脉大盛**(4)**。脉之卒然動者，皆邪氣居之，留於本末，不動則熱，不堅則陷且空，不與衆同，是以知其何脉之動也**(5)**。**

雷公曰：何以知經脉與絡脉异也？黄帝曰：經脉者，常不可見也，其虚實也以氣口知之。脉之見者，皆絡脉也。

雷公曰：細子無以明其然也。黄帝曰：諸絡脉皆不能經大節之間，必行絶道而出入，復合於皮中，其會皆見於外(6)**。故諸刺絡脉者，必刺其結上**(7)**甚血者。雖無結，急取之，以瀉其邪而出其血**(8)**，留之發爲痹也。凡診絡脉，脉色青則寒且痛，赤則有熱。胃中寒，手魚之絡多青矣；胃中有熱，魚際絡赤**(9)**。其暴黑者，留久痹也。其有赤有黑有青者，寒熱氣也**(10)**；其青短者，少氣也**(11)**。凡刺寒熱者皆多血絡**(12)**，必間日而一取之，血盡而止，乃調其虚實。其小而短者少氣，甚者瀉之則悶，悶甚則仆，不得言，悶者急坐之也**(13)**。**

〔注释〕

(1) 足太阴过于外踝之上：马莳认为，足太阴即足太阴脾经。张景岳则认为："足太阴当作手太阴，经脉深而直行，故手足十二经脉皆伏行分肉之间，不可得见，其有见者，唯手太阴一经。过于手外踝之上，因其骨露皮浅，故不能隐。下文云经脉者，常不可见也，其虚实也，以气口知之，正谓此耳。此外诸脉凡浮露于外而可见者，皆络脉也。分肉，言肉中之分理也。"至于"外踝"一词，有时不指足踝，如本篇小肠手太阳之脉的循行一段："起于小指之端，循手外侧，上腕，出踝中，直上循臂骨下廉"，踝即指尺骨茎突。此处指桡侧寸口部分。两说以张景岳见解为妥。

(2) 络脉：络脉是由经脉分出来的，呈网状的大小分支。络脉又可分为别络、浮络和孙络。别络较大，全身最大的络脉有十五条，即十四经各有一条络脉，再加上脾之大络，合称十五别络。比十五络脉小的络脉，浮行于全身浅表部位的称为浮络。比浮络更细小的分支称为孙络。络脉的主要作用是配合经脉，网络全身组织，运行营卫气血。

(3) 六经络：指手足六经之络脉。

(4) 饮酒者，卫气先行皮肤，先充络脉，络脉先盛，故卫气已平，营气乃满，而经脉大盛：张景岳："卫气者，水谷之悍气也。其气慓疾滑利，不入于经。酒亦水谷之悍气，其慓疾之性亦然。故饮酒者必随卫气，先达皮肤，先充络脉，络脉先盛，则卫气已平，而后营气满，经脉乃盛矣。平，犹潮平也，即盛满之谓。"

(5) 脉之卒然动者，皆邪气居之，留于本末，不动则热，不坚则陷且空，不与众同，是以知其何脉之动也：前言外邪侵袭，先络后经。如经脉突然变动而充盛，是邪气已从络脉侵入经脉而留居于经络的表现。如经脉虽未充盛而有发热，那是邪尚在络脉而未入于经脉。如经脉不现坚实，那是由于经气空虚，病邪已深陷经脉，而不同于其他经脉。根据这一规律，可以诊断是哪一条经脉受邪而发生了异常变动。

(6) 诸络脉皆不能经大节之间，必行绝道而出入，复合于皮中，其会皆见于外：张景岳："大节，大关节也。绝道，间道也。凡经脉所行，必由其溪谷大节之间。络脉所行，乃不经大节，而于经脉不到之处，出入联络以为流通之用。然络有大小，大者曰大络，小者曰孙络。大络犹木之干，行有出入。孙络犹木之枝，散于肤腠，故其会皆见于外。"

(7) 必刺其结上：凡刺络脉，一定要刺中血集聚为结的地方。

(8) 虽无结，急取之，以泻其邪而出其血：虽未集聚为结，也要急刺出血，以泻其邪血。

(9) 胃中寒，手鱼之络多青矣；胃中有热，鱼际络赤：张景岳："此诊络脉之色可以察病，而手鱼之络尤为浅显易见也。寒则气血凝涩，凝涩则青黑，故青则寒且痛。热刚气血淖泽，淖泽则黄赤，故赤则有热。手鱼者，大指本节间之丰肉也。鱼虽手太阴之部，而胃气至于手太阴，故可以候胃气。"

(10) 其有赤、有黑、有青者，寒热气也：张景岳："其赤黑青色不常者，寒热气之往来也。"

(11) 其青短者，少气也：张景岳："青为阴胜，短为阳不足，故为少气也。"

(12) 凡刺寒热者，皆多血络：张景岳："凡邪气客于皮毛，未入于经而为寒热者，其病在血络。”

(13) 其小而短者，少气，甚者，泻之则闷，闷甚则仆，不得言，闷则急坐之也：张景岳：“视其络脉之小而短者，气少故也。不可刺之。虚甚而泻，其气重虚，必致昏闷，甚则运仆暴脱不能出言。急扶坐之，使得气转以渐而苏。若偃卧则气滞，恐致不救也。”

〔提要〕

本节说明经脉和络脉的不同，络脉的色诊与刺法。

〔原文〕

手太陰之别[1]，名曰列缺[2]。起於腕上分間[3]，并太陰之經[4]直入掌中，散入於魚際。其病實則手鋭[5]掌熱，虛則欠故[6]，小便遺數。取之去腕半寸，别走陽明[7]也。

手少陰之别，名曰通里[8]。去腕一寸半，别而上行，循經入於心中，繫舌本，屬目系。其實則支膈[9]，虛則不能言[10]。取之掌後一寸，别走太陽也。

手心主之别，名曰内關[11]，去腕二寸，出於兩筋之間，循經以上，繫於心包絡。心系實則心痛，虛則爲頭强。取之兩筋間也。

手太陽之别，名曰支正。上腕五寸，内注少陰；其别者，上走肘，絡肩髃[12]。實則節弛肘廢[13]；虛則生肬[14]，小者如指痂疥[15]。取之所别也。

手陽明之别，名曰偏歷。去腕三寸，别入太陰；其别者，上循臂，乘肩髃，上曲頰偏齒[16]；其别者，入耳，合於宗脉[17]。實則齲[18]聾，虛則齒寒痹隔[19]。取之所别也。

手少陽之别，名曰外關。去腕二寸，外繞臂，注胸中，合心主。病實則肘攣，虛則不收[20]。取之所别也。

足太陽之别，名曰飛揚。去踝七寸，别走少陰。實則鼽窒[21]，頭背痛，虛則鼽衄。取之所别也。

足少陽之别，名曰光明。去踝五寸，别走厥陰，下絡足跗。實則厥，虛則痿躄[22]，坐不能起。取之所别也。

足陽明之别，名曰豐隆。去踝八寸，别走太陰；其别者，循脛骨外廉，上絡頭項，合諸經之氣，下絡喉嗌[23]。其病氣逆則喉痹瘁喑[24]。實則狂癲，虛則足不收，脛枯[25]。取之所别也。

足太陰之别，名曰公孫。去本節之後一寸，别走陽明；其别者，入絡腸胃。厥氣上逆則霍亂[26]。實則腸中切痛，虛則鼓脹。取之所别也。

足少陰之别，名曰大鐘。當踝後繞跟，别走太陽；其别者，并經上走於心包下，外貫腰脊。其病氣逆則煩悶。實則閉癃，虛則腰痛。取之所别者也。

足厥陰之别，名曰蠡溝[27]。去内踝五寸，别走少陽；其别者，經脛上睾，結於莖[28]。其病氣逆則睾腫卒疝。實則挺長[29]，虛則暴癢。取之所别也。

任脉之别，名曰尾翳。下鳩尾，散於腹。實則腹皮痛，虛則癢搔。取之所别也。

督脉之别，名曰長强。挾膂上項，散頭上，下當肩胛左右，别走太陽，入貫膂。實則脊强，虛則頭重，高摇之[30]，挾脊之有過者[31]。取之所别也。

脾之大絡[32]，名曰大包。出淵腋[33]下三寸，布胸脅。實則身盡痛，虛則百節盡皆縱。

此脉若羅絡之血者，皆取之脾之大絡脉也。

凡此十五絡者，實則必見，虚則必下。視之不見，求之上下。人經不同，絡脉异所别也[34]。

〔注释〕

（1）手太阴之别：手太阴肺经别出的络脉。张景岳：“不曰络而曰别者，以本经由此穴而别走邻经也。”

（2）列缺：穴名，去腕关节一寸五分处。本文谓“去腕半寸”，应予更正。

（3）分间：指近骨的分肉之间。

（4）并太阴之经：与手太阴经脉并行。

（5）手锐：手的锐骨部。指尺骨茎突。

（6）虚则欠㰦：欠，呵欠；㰦（qū，音驱），同呿，张口的样子。虚则欠㰦，肺气不足所致。

（7）别走阳明：由此别走，联络手阳明大肠经。手阳明之络入太阴，表里阴阳互为注络而相通。它经同此。

（8）通里：穴名，在腕横纹之上一寸处。本文谓“去腕一寸半”，应予更正。

（9）支膈：胸膈间支撑不舒的感觉。

（10）虚则不能言：其支者上系舌本，故虚则不能言。

（11）内关：手心主之络穴，当与其他经络穴的表里配合一样，由此别走，与手少阳三焦经相联络，但本条与手少阳之别络外关一条，均无别走之句，疑为脱漏。张景岳《类经》在注释中均补出。

（12）肩髃：穴名，属手阳明大肠经，在肩端两骨间陷中。

（13）节弛肘废：指肩肘部关节弛缓，不能运动。张景岳：“此经走肘络肩，故邪实则脉络壅滞而节弛肘废。”

（14）肬：同疣，赘肉。

（15）小者如指痂疥：丹波元简：“此指肬之多生，如指间痂疥之状。”

（16）上曲颊偏齿：曲颊，颊骨所钩着处，曲如环形，故名。上行到曲颊，偏络于齿根。

（17）宗脉：张景岳：“宗脉者，聚于耳目之间者也。”马莳：“玩各节皆腑合于脏，脏合于腑，则此宗脉宜是肺经之大脉，犹言大气为宗气也，本经《口问》篇有云：目者宗脉之所聚。”

（18）齲：齲齿。

（19）痹隔：膈间闭塞不畅。

（20）实则肘挛，虚则不收：属实者，肘关节拘挛；属虚者，肘关节弛缓而不能收。

（21）鼽窒：鼻流清涕和鼻塞不通。《甲乙经》作“窒鼻”。

（22）痿躄：痿，痿软无力；躄（bì，音辟），足不能行。痿躄，指下肢萎软不能行走的一种病症。

（23）合诸经之气，下络喉嗌：张景岳：“胃为五脏六腑之海，而喉嗌缺盆为诸经之孔道，故合诸经之气下络喉嗌。"

（24）瘁喑：马莳："瘁，当作猝，突然；喑，失音。"瘁喑，指突然失音。

（25）虚则足不收，胫枯：属虚者，因气血两亏而足缓不收，胫部肌肉枯萎。

（26）霍乱：病名。古代把上吐下泻并作的病统称为霍乱，即胃肠挥霍缭乱之意。

（27）蠡沟：穴名。

（28）径胫上睾，结于茎：经过胫部上至睾丸部，归结于阴茎。

（29）实则挺长：实则阴茎挺长不收。《灵枢·经筋》篇："足厥阴之筋……伤于寒则阴缩入，伤于热则纵挺不收。"

（30）虚则头重，高摇之：张景岳："谓力弱不胜而颤掉也。"

（31）挟脊之有过者：过，此指发生病变，即挟脊之脉发生变化而引起的疾病。

（32）脾之大络：张景岳："脾之大络名大包，在渊液下三寸，布胸胁，出九肋间，总统阴阳诸络，由脾灌溉五脏者也，故其为病如此。罗络之血者，言此大络包罗诸络之血，故皆取脾之大络以去之。"

（33）渊腋：穴名，在腋下三寸，属足少阳胆经，因大包穴在腋下六寸处，所以以"渊液下三寸"作为取大包穴的标准。

（34）视之不见，求之上下。人经不同，络脉异所别也：如果在诊察的穴位上没有发现异常变化，就应在该穴位的上下仔细寻找。因为人的经脉因人体不同而有差异，经脉所别出的部位也会有差异，应当灵活掌握，不要执一而求。"人经不同，络脉异所别也"一句，还可断句为："人经不同络，脉异所别也。"

〔提要〕

本节说明十五络脉的名称、部位、循行路径和虚实病症。

〔讨论〕

本篇是《内经》中论述经脉最完整、最系统的一篇。它依次详细地说明了十二经脉的名称、循行路径，列举了每经的"是动病"、"所生病"和虚实证候及其脉象，提出了治疗原则，还讲述了五阴经气绝时的证候，说明了十五络脉的名称、循行路径和虚实证候。本篇指出，经脉具有"决死生、处百病、调虚实"的重要作用。并从生理、病理、诊断、治疗四个方面全面讨论了有关经脉的问题，因此，比较完整地提出了经络辨证的纲领，具有重要的指导意义。

一、经络辨证的依据

经络是人体内气血运行的通路。人体的五脏六腑、四肢百骸、五官九窍、皮肉脉筋骨所以能够发挥正常的生理功能，都要依靠水谷精微化生的血气来濡养灌溉，而血气布达全身，必须通过经络才能运行不息。关于经脉、血气和全身生理功能的关系，本篇说："谷入于胃，脉道以通，血气乃行。"《灵枢·九针》说："人之所以生成者，血脉也。"《灵枢·官能》说："人之血气精神者，所以奉生而周于性命者也；经脉者，所以行血气而营阴阳，濡筋骨，利关节者也。"

经络又是联系脏腑肢节，沟通表里上下的独特系统。人体不但依靠经脉和络脉运行气血，而且依靠经络网络交错，循行全身，把人体的上下内外、五脏六腑联系起来。《灵枢·海论》说："夫十二经脉者，内属于脏腑，外络于肢节。"本篇指出，经脉"内次五脏，外别六腑"。《难经·二十三难》说："经脉者，行血气，通阴阳，以荣于身者也……别络十五，皆因其原，如环无端，转相灌溉。"这些论述都说明，经络是人体各部分的联络通路。

经脉运行血气、联系沟通全身是有一定部位和顺序的，这就是经脉的循行路径和走向规律。每一条经脉，都通过其循行把所属的脏腑和构成表里关系的脏腑联系起来。如手太阴肺经起于中焦，止于大指次指之端，中间经过并联络所主的肺和与肺相表里的大肠。十二经脉之间的承接也是有一定顺序的，总是表里相接，阴阳相承。它的顺序是：手太阴肺经→手阳明大肠经→足阳明胃经→足太阴脾经→手少阴心经→手太阳小肠经→足太阳膀胱经→足少阴肾经→手厥阴心包经→手少阳三焦经→足少阳胆经→足厥阴肝经。周而复始。手经足经、阴经阳经的走向也是有一定规律的，即手之三阴从脏走手，手之三阳从手走头，足之三阳从头走足，足之三阴从足走腹。手三阴经分布在手臂臑部的内侧：太阴在前，厥阴居中，少阴在后。手三阳经分布在手臂臑部的外侧：阳明在前，少阳居中，太阳在后。足三阳经从头面部下行，在躯干部的分布是：太阳行身之背，阳明行身之前，少阳行身之侧。至下肢部则循行于股胫外侧：阳明在前，少阳在中，太阳在后。足三阴经在下肢部循行于胫股内侧，上行于胸腹。在内踝八寸以下，厥阴在前，太阴在中，少阴在后；在内踝八寸以上，太阴在前，厥阴在中，少阴在后。本篇对每一经脉的循行和走向，都作了详细、完整的叙述。

在生理状态下，经脉依照循行路径和走向运载气血而流行不息。脉道通，血气和，则全身脏腑肢节维持正常的生理功能。但是，在致病因素的作用下，经脉运行气血和沟通联系功能就会出现异常变化，而发生病变。由于经络内属脏腑，外络肢节，因此，不但经络本身可以受邪，而且可以成为病邪由表及里、由里出表的传变途径。《素问·缪刺论》说："夫邪之客于形也，必先舍于皮毛，留而不去，入舍于孙脉，留而不去，入舍于络脉，留而不去，入舍于经脉，内连五脏，散于肠胃，阴阳俱感，五脏乃伤。此邪之从皮毛而入，极于五脏之次也。"同时，内部脏腑的病变也可以循经络反映于体表。如《素问·藏气法时》篇说："肝病者，两胁下痛引少腹。"其疼痛部位，正是足厥阴肝经循行之处。又如《灵枢·邪客》说："肺心有邪，其气流于两肘；肝有邪，其气流于两腋；脾有邪，其气流于两髀；肾有邪，共气流于两腘。"肘、腋、髀、腘正是该脏所属经络在肢体上必经之处。从中可以看出，脏腑发病可以表现于经脉，正是由于经络内属脏腑，外络肢节，循行有序，在病理状态下，成为病邪传变的途径。因此，它所出现的证候，就表现出一定的规律性，即每一经脉的生理活动范围与病理反应部位基本上是一致的。经络系统能够有规律地表现出若干证候，据此可总结出经络辨证的方法。根据病证和部位，就可诊断病邪所在的部位和浅深程度，如在何经络，在何脏腑，还可以辨别疾病的性质属虚或属实，从而确定治疗原则。如出现下齿痛，颈肿，大指次指不用等证候，其部位恰好是在手阳明大肠经的循行路径上，可以诊断病位是在手阳明大肠经。如经脉所过之处发热而肿，还可以进一步诊断病的性质属于该经经气有余的实证。根据这一诊断，可依经选穴或按经用药。如果病变到了严重阶段，还可以根据各经经绝时出现的证候判断预后。这就是本篇所说“经脉者，所以能决死生、处百病、调虚实”的道理，也是经络辨证的依据。

二、关于是动病，所生病

十二经脉内属脏腑，外络肢节，循行有序。因此，在病因作用下，受累的经脉以及所络属的脏腑必然会产生相应的病理变化。本篇在详述十二经脉循行路径的基础上，列举了每一经脉在病因作用下产生的一系列证候，提出了“是动病”、“所生病”的问题。

关于是动病、所生病的含义，历代注家从不同的角度作了许多有益的探讨和解释。其中代表性的观点，有以下几种：

1. 是动在气，所生在血

《难经·二十二难》说：“经言脉有是动，有所生病。一脉辄变为二病者，何也？然经言是动者，气也；所生病者，血也。邪在气，气为是动；邪在血，血为所生病。气主呴（即煦）之，血主濡之。气留而不行者，为气病也；血壅而不濡者，为血后病也。故先为是动，后所生病也。”这一观点，后世注家多认为是不符合经文本意的。如马莳说：“《难经·二十二难》以是动为气，所生为血，即动生二字分为气血，乃《难经》之臆说耳。”张景岳说：“观此以是动为气，所生为血，先病为气，后病为血，若乎近理，然细察本篇之义，凡在五脏，则各言脏所生病，凡在六腑，则或言气或言血，或脉或筋，或骨或津液。其所生病，本各有所主，非以血气二字统言十二经者也。《难经》之言，似非经旨。”

2. 是动在经络，所生在脏腑

张景岳认为：是动病，“则变常而为病”；所生病，即脏腑所生病。如在肺，即为肺所生病，在心，即为心所生病。其对是动、所生病并没有严格的区分。但是，对足阳明胃经的虚实证候所作的两条注释却值得注意。一条是在“气盛则身以前皆热，其有余于胃则消谷善饥，溺色黄”文下，张注：“此阳明实热，在经在脏之辨也。”另一条在“气不足则身以前皆寒慄，胃中寒则胀满”文下，张注：“此阳明虚寒，在经在脏之辨也。”这两条注释本身是无可非议的，提出了一个辨别病位在经在脏的问题。但是，后人加以延伸扩大，推论出是动病在经络，所生病在脏腑的观点，就难以自圆其说了。试以手太阴肺经的病变为例：“是动则病肺胀满，膨膨而喘咳，缺盆中痛，甚则交两手而瞀，此为臂厥。是主肺所生病者，咳上气，喘渴，烦心，胸满，臑臂内前廉痛厥，掌中热。”在是动病中，既有“喘咳”、“肺胀满”这样一些在脏的证候，也有“缺盆中痛”、“臂厥”这样一些在经络的证候。在所生病中，既有“喘渴”、“胸满”这样一些在脏的证候，也有“臑臂内前廉痛”、“掌中热”这样一些在经络的证候。其他各经均有此类情况。因此，很难以是动在经络，所生在脏腑的观点来统论十二经之是动病、所生病。

3. 是动因于外，所生因于内

张隐庵认为：“是动者病因于外，所生者病因于内。凡病有因于外者，有因于内者。有因于外而及于内者，有因于内而及于外者。有外内之兼病者。本篇统论脏腑经气，故曰肺手太阴之脉，曰是动，曰所生。治病者，当随其所见之证，以别内外之因，又不必先为是动，后及所生，而病证毕具也。”张隐庵虽然提出了从病因不同来区别是动病、所生病，但是，在临床上他又主张不必拘执。实际上也无法拘执，因为，从经文本身看不出是动病因于外，所生病因于内。

4. 其他

《灵枢经白话解》（陈璧琉、郑卓人合编）认为：是动病，就是“指本经经脉因外邪的引动而发生的疾病”；所生病，“指与本经相连属的脏腑所发生的疾病。张隐庵说：‘所生者，病因于内。’就是说明因‘内因’内发的意思。”简言之，是动病，病因是外邪，病位在经脉；所生病，病因是内伤，病位在脏腑。可以看出，这实际上是前述两种观点的综合。

综观各家之说，大致是从病位和病因两个方面来解释和区分是动病、所生病。如《难经》的在气在血之说，后世的在经在脏之说，都是从病位上来解释的。张隐庵则是从病因上来解释的。但是，不论从病因还是从病位上，都没有能够圆满地解释或区分是动病和所生病，正如丹波元简所说：“盖是动所生，其义不明晰，亦未知孰是。”

学习本篇后，我的一点粗浅看法是，列举十二经脉是动病、所生病和虚实证候的意义在于，提出经络辨证的诊断方法和纲领。古人根据丰富的临床经验和当时的人体知识，把大量的、常见的证候与经脉的循行规律、脏腑的生理病理特点以及经气的逆顺和调作了广泛的联系，进行了粗略的定位归类，分属于十二经脉，又结合人迎、气口脉象的变化进一步诊断疾病的虚实。这一归类，对临床的指导意义是很大的。因为，这样基本上就能够通过经络辨证诊断出疾病的部位和性质，为治疗提供依据，如选择针刺的穴位和手法，还可以根据药物的归经规律，按经选药。这样，就有效地指导了临床。如出现“身以前皆热”的证候，就可判断病位在阳明胃经，性质为实热证，应治以阳明胃经的穴位，用泻法。至于是动病和所生病的定义，由于当时对人体实际知识的不足，还不大可能从病位或病因上作出严格的区分和严密的定义。同时，由于经络和脏腑在生理病理上密切相关，因此，在是动病中，既有在经络的证侯，又有在脏腑的证候。在所生病中，也是如此。学习这一部分，我想，应该着重理解和掌握本篇所揭示的经络辨证方法和纲领，并注意把经络辨证和脏腑辨证结合起来。至于所列举的是动病、所生病的证候，仍属举例性质。如果我们用现代的观点，给是动病、所生病下一个严密的定义，勉强去区分是动病、所生病，往往会脱离经文本义。

三、学习经络学说的重要意义

经络学说是中医基础理论的重要组成部分，它和藏象学说相辅相成，构成了中医生理病理学的主要内容。就《内经》而论，不但《灵枢》专论经络，在《素问》八十一篇中，论及经络的就有六十余篇之多，其中还有不少是专论，可见其重要地位。从生理方面来看，五脏六腑、四肢百骸都要依靠经脉运行气血来营养溉濡。《素问·调经论》说：“人之所有者，血与气耳。”《灵枢·本脏》说：“血和则经脉流行，营复阴阳，筋骨劲强，关节清利矣。”脉道通，血气和，是维持人体正常生理功能的基本条件之一。从病理方面来看，血气运行的障碍，必然会影响脏腑和全身的功能而发生一系列病变。所以，《素问·

调经论》说："五脏之道，皆出于经隧，以行血气，血气不和，百病乃变化而生。"在诊断和治疗方面，经络学说的运用和指导意义就更加广泛和重要。由于经脉在正常状况下进行有规律的生理活动，在发生病变的情况下，能够系统、规律地反映出若干病理现象，因此，可以作为诊断的依据，而且形成了经络辨证的诊断方法。本篇一开始就强调："经脉者，所以能决死生、处百病、调虚实，不可不通。"《灵枢·卫气》说："能别阴阳十二经者，知病之所以生；候虚实之所在者，能得病之高下；知六腑之气街者，能知解结契绍于门户；能知虚实之坚软者，知补泻之所在；能知六经标本者，可以无惑于天下。"这充分说明了通晓经脉的重要性。关于经络辨证和脏腑辨证的关系，二者是相互补充、相辅相成的。因为经络和脏腑在生理上相互连络，相互为用，在病理变化上相互影响。本篇每一经脉的是动病、所生病，都是把经络辨证和脏腑辨证结合起来运用的。从中医学的发展历史来看，在相当长的时间内，是以针灸作为主要治疗手段的，并形成了我国独特的一门治疗学：针灸学。而针灸学则是以经络学说作为其理论指导的。这种特殊的历史条件，大大促进了经络学说的形成和发展，使其在生理、病理、诊断和治疗各方面都具有相当的完整性和系统性，成为中医理论中最完整、丰富和独具特点的一部分，必须努力继承和发扬。《灵枢·经别》指出："夫十二经脉者，人之所以生，病之所以成，人之所以治，病之所以起，学之所始，工之所止也。"后世医家更有"凡治病不明脏腑经络，开口动手便错"的告诫。学习和研究经络学说，对研究中医理论，指导各科临床和中西医结合都具有重要意义。

经络学说对临床的指导意义，已越来越被实践所证实和被人们所重视。既然实践证明经络系统是确实存在的，用以指导临床又是行之有效的，那么，在人体中就必然能够找到它的物质基础。经络的实质是什么？它的物质基础又是什么？国内外研究者进行了许多实验研究和经络敏感人的观察。但是，直到目前，从神经、血管、体液等不同角度都还不能圆满地解释经络实质及其物质基础。一个值得注意的问题是，研究经络实质，不能脱离经络学说形成的社会历史条件和中医理论的特点。经络学说是几千年前，在农业手工业这样的经济基础上形成和发展起来的。它对人体的了解，是在直观的条件下，从整体和活体进行观察的。这就形成了中医理论包括经络和藏象学说在内的许多优点和不足之处。这一问题，这里不作更多的阐述。不可忽视的是，中医关于脏腑经络等组织器官的概念，是从其表现出来的整体功能上进行观察和归纳的。因此，它和从解剖实体入手建立起来的关于组织器官的概念有很大的差异。这样，我们很难用单一的物质结构来探讨经络的物质基础，不好用中西医对照和对号的简单方法来说明经络的实质。我想，把握了这个特点，也许会有助于加快经络研究的步伐。相信在探讨经络实质的研究过程中，必然会促进中西医理论的发展、提高和结合，而经络实质的揭示，也必将使古老的经络学说绽放出新的光彩。

（许家松）

经别第十一

十二经别是十二经脉另行分出的部分，它的作用是加强互为表里的手足三阴三阳经脉的联系，并作为正经循行的补充。由于本篇主要内容是叙述经别的循行，所以就用“经别”作为篇名。

〔原文〕

黄帝問於岐伯曰：余聞人之合於天道[(1)]也。內有五藏，以應五音、五色、五時、五味、五位也；外有六府，以應六律[(2)]。六律建陰陽諸經而合之十二月、十二辰[(3)]、十二節[(4)]、十二經水[(5)]、十二時[(3)]、十二經脉者，此五藏六府之所以應天道。夫十二經脉者，人之所以生，病之所以成，人之所以治，病之所以起，學之所始，工之所止也，粗之所易，上之所難[(6)]也。請問其離合出入[(7)]奈何？岐伯稽首再拜曰：明乎哉問也！此粗之所過，上之所息[(6)]也，請卒言之。

〔注释〕

(1) 天道：天，泛指整个自然界；道，在古代哲学思想里，是指从具体事物中抽象出来的规律或法则。

(2) 六律：古乐分十二律吕，即六律六吕，六律属阳，六吕属阴。这里用以说明属阳的六腑与六律相应。下面说“六律建阴阳诸经”，是以六律概括了十二律吕。十二律吕由阳六律、阴六吕组成，而十二经脉是由手足六阳经、六阴经组成，所以说六律建阴阳诸经，并与十二月、十二辰、十二节等相合。这是古人用音律来比拟经脉的出入离合，循环往复。

(3) 十二辰、十二时：古人以十二地支纪月或纪日。纪月则为：正月建寅，二月建卯，三月建辰，四月建巳，五月建午，六月建未，七月建申，八月建酉，九月建戌，十月建亥，十一月建子，十二月建丑。纪日就是把一天分作十二时辰，每个时辰合今两小时。夜半子时，鸡鸣丑时，平旦寅时，日出卯时，食时辰时，隅中巳时，日中午时，日昳未时，晡时申时，日入酉时，黄昏戌时，人定亥时。

(4) 十二节：全年分二十四个节气，一年十二个月，每月一节一气，如三月就以清明为节，谷雨为气。

(5) 十二经水：以清、渭、海、湖等十二条大河来比喻十二经脉在人身的分布流通。详见《灵枢·经水》。

(6) 粗之所易，上之所难；粗之所过，上之所息：这两句的意思是：粗庸的医者认为经脉学说简单，不肯在上面下工夫，一览而过；高明的医者却认为经脉理论高深玄妙，内容丰富，难以熟练掌握，所以愿意多下工夫，悉心研究。

(7) 离合出入：经别是由经脉分出来的，一般从四肢开始，阴阳两经并行，深入于内脏，外出于颈项，最后，阳经归于本经，阴经归于阳经。从经脉分出来，就叫离和出，两经后来相合，就叫合和入。

〔提要〕

本段着重强调了经脉在人身的重要性。生理状态的维持，疾病的产生，都与经脉功能正常与否直接相关。经脉在诊断上、治疗上也占重要地位。因此，学习中医学必须认真研究经脉，除了《灵枢·经脉》篇讲过的内容要熟练掌握外，还要了解经脉的离合出入，即经别的循行道路。

〔原文〕

足太陽之正(1)，别(2)入於膕(3)中，其一道下尻五寸，别入於肛，屬於膀胱，散之腎，循膂，當心入散；直者，從膂上出於項，復屬於太陽，此爲一經也。足少陰之正，至膕中，别走太陽而合，上至腎，當十四椎，出屬帶脉；直者，繫舌本，復出於項，合於太陽。此爲一合(4)。成以諸陰之别，皆爲正也(5)。

〔注释〕

(1) 足太阳之正：张隐庵："正者，经脉之外，别有正经，非支络也。"以下各经同。

(2) 别：经别是十二经脉循行道路之外的另一条通路，别道行走，故称为别。《灵枢·经脉》篇所说诸经之别，是指从本经所属的络穴和络脉别走表里，作为互相联络的枢纽，与经别虽别出而仍属正经者意义是不同的。

(3) 腘：即膝弯，其正中处为膀胱经之委中穴。

(4) 一合：十二经表里相互配合，是为六对，称作六合。此为一合。

(5) 成以诸阴之别，皆为正也：张景岳："然有表必有里，有阳必有阴，故诸阳之正，必成于诸阴之别，此皆正脉相为离合，非旁通交会之谓也。"余仿此。

〔提要〕

本段叙述足太阳膀胱经与足少阴肾经经别的循行部位及其出入离合。"成以诸阴之别，皆为正也"，这一句概括各段，说明每条阳经都要与其相为表里的阴经经别上行结成配偶，二者都是正经，不过是别出的而已。

〔原文〕

足少陽之正，繞髀(1)入毛際，合於厥陰；别者，入季脅(2)之間，循胸里屬膽，散之上肝，貫心，以上挾咽，出頤(3)頷(4)中，散於面，繫目系，合少陽於外眦也。足厥陰之正，别跗(5)上，上至毛際，合於少陽，與别俱行(6)。此爲二合也。

〔注释〕

(1) 髀：即股部（大腿部）。

(2) 季胁：相当于侧胸第十一、十二肋软骨部分，俗称软肋。

(3) 颐：位于面部下颌骨的上方，口角外下方，腮部下方。

（4）颔：下颌骨，相当于耳下的一部分。

（5）跗：足背。

（6）与别俱行：互为表里的二经，阴经经别与阳经经别向上偕行。

〔提要〕

本段叙述足少阳胆经与足厥阴肝经经别的循行部位及其出入离合。

〔原文〕

足陽明之正，上至髀，入於腹裏[1]，屬胃，散之脾，上通於心，上循咽，出於口，上頞[2]䪼[3]，還繫目系[4]，合於陽明也。足太陰之正，上至髀，合於陽明，與别俱行，上結於咽，貫舌中[5]。此爲三合也。

〔注释〕

（1）腹里：腹腔内面。

（2）頞：鼻根。

（3）䪼：眼眶下缘。

（4）系目系：目系是眼球内连于脑的脉络，系目系是说绕系（或联系、联络）目系，第一个系作动词讲。

（5）贯舌中：贯穿于舌体之中。

〔提要〕

本段叙述足阳明胃经与足太阴脾经经别的循行部位及其出入离合。

〔原文〕

手太陽之正，指地[1]，别於肩解[2]，入腋走心，繫小腸也。手少陰之正，别入於淵腋[3]兩筋之間，屬於心，上走喉嚨，出於面，合目内眦。此爲四合也。

〔注释〕

（1）指地：地在下，自上而下谓之指地。这里指手太阳少肠经别是从上到下的。

（2）肩解：即肩关节。

（3）渊腋：手少阴心经穴位名，在腋下三寸处。

〔提要〕

本段叙述手太阳小肠经与手少阴心经经别的循行部位及其出入离合。

〔原文〕

手少陽之正，指天[1]，别於巔[2]，入缺盆，下走三焦，散於胸中也。手心主之正，别下淵腋三寸，入胸中，别屬三焦，出循喉嚨，出耳後，合少陽完骨[3]之下。此爲五合也。

〔注释〕

（1）指天：天在上，这里指的是手少阳三焦经别始于头顶部。

（2）巅：头顶。

（3）完骨：耳后高骨，即乳突部。

〔提要〕

本段叙述手少阳三焦经与手厥阴心包经经别的循行部位及其出入离合。

〔原文〕

手陽明之正，從手循膺乳[1]，别於肩髃[2]，入柱骨[3]下，走大腸，屬於肺，上循喉嚨，出缺盆，合於陽明也。手太陰之正，别入淵腋少陰之前，入走肺，散之太陽，上出缺盆，循喉嚨，復合陽明。此六合也。

〔注释〕

（1）膺乳：侧胸和乳部之间。

（2）肩髃：穴位名，属手阳明大肠经。

（3）柱骨：即今之锁骨。

〔提要〕

本段叙述手阳明大肠经与手太阴肺经经别的循行部位及其出入离合。

〔讨论〕

一、经别的循行

经别的循行与经脉不同之处，主要表现在离合出入关系上。离、出，是指经别从经脉分出来；合、入，是指阳经经别循行体内后又归于本经，而阴经经别循行体内后却不再回入本经，迳与其相为表里的阳经相合。这样，经别的循行路线便与经脉有显著的不同，如足三阳经脉都是从头到足，足三阳经别则相反，都是从足到头。还有一点，六阳经别都经过相表里的脏，如足太阳之别散于肾，足阳明之别散于脾等等。六阴经别则只过本脏，最后上行与阳经相合。

此外，经别循行一个尤其显著的特点是：阳经与阴经按脏腑的表里关系结成六对，配偶偕行，即所谓“六合”。这些都是与经脉循行大相径庭的。

当然，经别也并非脱离经脉而存在，如足厥阴肝经“循股阴，入毛中”，足厥阴经别也“上至毛际”，与足厥阴经别相表里的足少阳胆经经别亦“绕髀入毛际”，这说明经脉与经别之间还是有联系的。

二、经别的生理功能及其在临床上的意义

从经别的循行部位可以看出，经别一般起于四肢肘膝，然后深入循行于内脏，最后再出于体表，其路线既长且深。特别是十二经别配偶成为六合，这样，经别就起到了沟通十二经表里，联络脏腑和体表的作用。应该指出的是：经脉循行未到达的地方，经别却到达了。如《灵枢·经脉》篇足太阳膀胱经的疾病中提到“痔”，足太阳膀胱经脉并未到达肛门，足太阳膀胱经别“下尻五寸，别入于肛”，正因为如此，临床上用足太阳膀胱经的腧穴承山来治疗痔疮能取得疗效。又如取手厥阴经的大陵穴治疗喉痹，而该经经脉循行并不到咽喉，同样是因为手厥阴经别“别属三焦，出循喉咙”的缘故。这就说明，经别的生理功能除了上述加强脏腑经脉的联系外，还辅助了经脉在体内外循环的不足，把气血渗灌到经脉所未曾到达的地方。经别的循行及其出入离合，对于我们在生理病理诸方面更全面地认识经络系统，以及指导针灸临床选穴，都具有重要意义。

（何绍奇）

经水第十二

本篇以十二经水的川流不息比喻人体十二经脉的营周不休，以十二经水的流域、深浅、广狭的不同比喻人体十二经脉循行部位、深浅、长短、气血多少等方面的差别，从而提出病变所在的经脉不同，治疗时应有针刺的深浅、艾灸的壮数、留针的久暂等方面的差异，所以命名为“经水”。

〔原文〕

黄帝問於岐伯曰：經脉十二[(1)]者，外合[(2)]於十二經水[(3)]，而内屬[(4)]於五藏六府。夫十二經水者，其有大小、深淺、廣狭、遠近各不同，五藏六府之高下、大小，受穀之多少亦不等，相應奈何？夫經水者，受水而行之；五藏者，合神氣魂魄而藏之[(5)]；六府者，受穀而行之，受氣而揚之[(6)]；經脉者，受血而榮之[(7)]。合而以治奈何？刺之深淺，灸之壯數，可得聞乎？岐伯答曰：善哉問也！天至高，不可度，地至廣，不可量，此之謂也。且夫人生於天地之間，六合[(8)]之内，此天之高、地之廣也，非人力之所能度量而至也。若夫八尺之士[(9)]，皮肉在此，外可度量切循[(10)]而得之，其死可解剖而視之。其藏之堅脆[(11)]，府之大小[(12)]，穀之多少[(13)]，脉之長短[(14)]，血之清濁[(15)]，氣之多少[(16)]，十二經之多血少氣[(17)]，與其少血多氣，與其皆多血氣，與其皆少血氣，皆有大數[(18)]。其治以針艾，各調其經氣，固其常有舍乎？

〔注释〕

（1）经脉十二：指手足三阴三阳十二条正经。它们分别是：手阳明大肠经，手太阳小肠经，手少阳三焦经，手太阴肺经，手少阴心经，手厥阴心包经，足阳明胃经，足太阳膀胱经，足少阳胆经，足太阴脾经，足少阴肾经，足厥阴肝经。

（2）合：配合，相应的意思。

（3）十二经水：即《灵枢》成书时，我国版图上的清、渭、海、湖、汝、渑、淮、漯、江、河、济、漳十二条河流。本篇以援物比象的方法，用十二经水川流不息、纵横交错的自然形势比喻人体脏腑、经脉、营卫气血的营周不休，离合出入的生理活动。

（4）属：归属，联系的意思。

（5）五藏者，合神气魂魄而藏之：《素问·宣明五气》篇说：“心藏神，肺藏魄，肝藏魂，脾藏意，肾藏志，是谓五脏所藏。”全句总的说明，五脏的生理功能是藏精气而主宰人体的精神活动。

（6）六府者，受谷而行之，受气而扬之：《素问·五脏别论》：“六腑者，传化物而不藏。”说明六腑的功能主要是受纳水谷、传化糟粕、渗行津液，布散水谷精微之气。

（7）经脉者，受血而荣之：经脉的功能在于营运气血，濡养全身。内在的五脏六腑，外在的筋骨皮毛，都必须在气血营运不息的情况下，才能维持正常的生理活动，以及与外在环境的统一。故《灵枢·本脏》说："经脉者，所以行气血而营阴阳，濡筋骨而利关节者也。"

（8）六合：东、西、南、北四方和上、下总称六合。

（9）八尺之士：指以当时的度量标准所测量出来的一般成年人的高度。

（10）度量切循：即按照一定的部位或路线切按、测量人体各个部分的长短、广狭和大小。

（11）藏之坚脆：五脏器质的坚韧与脆弱。

（12）府之大小：六腑之形态、容量的大小。

（13）谷之多少：受盛水谷的多少。

（14）脉之长短：指各条经脉的不同长度。《灵枢·脉度》中有详细的论述，可以参阅。

（15）血之清浊：人体血气有轻清与稠浊的区别。

（16）气之多少：泛指脏腑、经脉之气的强弱。

（17）十二经之多血少气：《素问·血气形志》篇中有具体的描述："夫人之常数，太阳常多血少气，少阳常少血多气，阳明常多气多血，少阴常少血多气，厥阴常多血少气，太阴常多气少血，此天之常数。"这里所提出的十二经气血多少的常数，是古人在长期实践中总结出来的概念性结论，并非实质性的定量分析，但在临床上借以阐述病机、指导治疗、确定宜忌等方面，还是有一定实际意义的。

（18）皆有大数：都有大概的标准。

〔提要〕

本段叙述了五脏六腑、十二经脉的生理功能。五脏藏精气而舍魂魄；六腑传化物而布精微；十二经脉内属五脏六腑，外合十二经水，交通内外，营运气血。并提出运用解剖实验的方法探求人体结构和功能方面的各种特异性。

〔原文〕

黄帝曰：余聞之，快於耳，不解於心[1]，願卒[2]聞之。岐伯答曰：此人之所以參天地而應陰陽[3]也，不可不察。足太陽外合於清水，内屬於膀胱而通水道焉。足少陽外合於渭水，内屬於膽。足陽明外合於海水，内屬於胃。足太陰外合於湖水，内屬於脾。足少陰外合於汝水，内屬於腎。足厥陰外合於澠[4]水，内屬於肝。手太陽外合於淮水，内屬於小腸，而水道出焉。手少陽外合於漯水，内屬於三焦。手陽明外合於江水，内屬於大腸。手太陰外合於河水，内屬於肺。手少陰外合於濟水，内屬於心。手心主外合於漳水，内屬於心包。

凡此五藏六府十二經水者，外有源泉而内有所禀[5]，此皆内外相貫，如環無端，人經亦然。故天爲陽，地爲陰，腰以上爲天，腰以下爲地。故海以北者爲陰，湖以北者爲陰中之陰，漳以南者爲陽，河以北至漳者爲陽中之陰，漯以南至江者爲陽中之太陽，此一隅之陰陽也。所以人與天地相參也。

〔注释〕

（1）快于耳不解于心：听起来感到很明快，但没有真正理解其精神实质。

（2）卒：详尽。

（3）参天地而应阴阳：参，互相参合的意思。天地，泛指整个自然界。应，互相感应，交通的意思。说明人体脏腑、经脉之生理活动都和自然界的阴阳变化是息息相关的。

（4）渑：渑（miǎn，音免），经水名。

（5）禀：禀受的意思。

〔提要〕

本节具体论述了人与自然界的密切关系。十二经脉外合于十二经水，内属于五脏六腑。人体各部分也类比于自然界的地理位置，划分出阴阳属性。

〔原文〕

黄帝曰：夫經水之應經脉也，其遠近淺深，水血之多少各不同，合而以刺之奈何？岐伯答曰：足陽明，五藏六府之海也，其脉大血多，氣盛熱壯，刺此者不深弗散，不留不瀉也。足陽明刺深六分，留十呼(1)**。足太陽深五分，留七呼。足少陽深四分，留五呼。足太陰深三分，留四呼。足少陰深二分，留三呼。足厥陰深一分，留二呼。手之陰陽，其受氣之道近，其氣之來疾，其刺深者皆無過二分，其留皆無過一呼，其少長大小肥瘦，以心撩之**(2)**，命曰法天之常**(3)**，灸之亦然。灸而過此者得惡火**(4)**，則骨枯脉澀；刺而過此者，則脱氣**(5)**。**

黄帝曰：夫經脉之大小，血之多少，膚之厚薄，肉之堅脆，及膕之大小，可爲量度乎？岐伯答曰：其可爲度量者，取其中度(6)**也。不甚脱肉而血氣不衰也。若失度之人，消瘦而形肉脱者，惡可以度量刺乎**(7)**？審切循捫按**(8)**，視其寒温盛衰**(9)**而調之，是謂因適而爲之真也**(10)**。**

〔注释〕

（1）呼：呼吸。应作“一息”理解。

（2）以心撩之：撩与料通，斟酌的意思。在施行灸刺治疗时，应根据十二经脉的特点及病人的体质状况确定治疗方法，做到心中有数。

（3）法天之常：法，遵循、取法的意思。天之常，自然规律。法天之常，即要遵循客观的自然规律。

（4）恶火：艾灸太过，则成为伤害人体的火气，称为恶火。

（5）脱气：脱，虚脱、衰败的意思。说明针刺太过则损伤人体正气。

（6）中度：即一般标准，适中的意思。

（7）恶可以度量刺乎：恶作岂能、何以解。全句是说：岂能以此为标准去度量而确定针刺的深浅呢？

（8）审切循扪按：几种不同的诊断方法。指出诊察疾病要详细全面。审，即审察。切循按扪，都属触诊范畴，即沿着经脉的循行路线，抚摸、按压皮肤肌肉，以辨别经脉的大小，血之多少，肤之厚薄，肉之坚脆及腘之大小等，做到“视其寒温盛衰而调之”。

（9）寒温盛衰：寒热虚实。

（10）因适而为之真也：因适，即恰到好处。真，精髓。全句说明，只有具体情况具体分析，因时、因地、因人制宜，使治疗恰到好处，才是掌握了辨证施治的精髓。

〔提要〕

本节详细地论述了灸刺治疗应根据病变所在经脉的长短、大小、深浅、气血多少，以及患者年龄的少长、形体的肥瘦来确定针刺的深浅，艾灸的壮数，留针的久暂，以达到“因适而为之真”的目的。否则，针之太过则“脱气”，灸之太过则“骨枯脉涩”。

〔讨论〕

一、对以经水喻经脉，以部位分阴阳的理解

《管子·水地》篇说：“水者，地之血气，为经脉流通者也。”篇中提到的十二经水，都是当时我国版图上的名川。由于历史和地理状况的变迁，其中河流的名称、流域等有关水文情况也发生了巨大的变化。因此，我们对十二经水的具体内容，也就不必拘泥了。本篇的主要精神是借用十二条水系的纵横交错、川流不息的概况，比喻人体脏腑经脉的气血运行，也和自然界的江河湖海一样，有着各自的源流、交会、出入、离合等运行规律。所以说：“凡此五脏十二经水者，外有源泉而内有所禀，皆内外相贯，如环无端，人经亦然。”

本篇还以十二经水的流域位置为依据，运用取类比象的方法，说明人体各部分以及十二经脉和其内属脏腑的阴阳属性。张隐庵说：“腰以上为天，腰以下为地，天地上下之皆有水也。海以北者，谓胃居中央，以中胃以下为阴，肝肾之所居也。湖以北者，乃脾土所居之分，故为阴中之阴，脾为阴中之至阴也。漳以南为阳者，乃心主包络之上，心肺之所居也。盖以上为天为阳为南，下为地为阴为北也……此以人之面南而背北也。盖人生于天地之间，六合之内，以此身一隅之阴阳应天地上下四旁，所以与天地参也。”由以上论述可以看出，本篇以经水喻经脉，以部位分阴阳的精神实质，在于通过取类比象、推理演绎的方法，论述人体脏腑、经脉、组织器官之间，以及人体与自然界之间的阴阳表里关系。所以《素问·阴阳应象大论》说：“上古圣人，论理人形，列别脏腑，端络经脉，会通六合，各从其经，气穴所发，各有处名，溪谷属骨，皆有所起，分部逆从，各有条理，四时阴阳，尽有经纪，内外之应，皆有表里。”

表5　十二经脉合十二经水表（《灵枢经白话解》）

经脉	足太阳	足少阳	足阳明	足太阴	足少阴	足厥阴	手太阳	手少阳	手阳明	手太阴	手少阴	手厥阴
内属	膀胱	胆	胃	脾	肾	肝	小肠	三焦	大肠	肺	心	心包
外合	清水	渭水	海水	湖水	汝水	渑水	淮水	漯水	江水	河水	济水	漳水
针刺深度，留针时间	刺五分，留七呼	刺四分，留五呼	刺六分，留十呼	刺三分，留四呼	刺二分，留三呼	刺一分，留二呼	刺二分，留一呼	刺二分，留一呼	刺二分，留一呼	刺二分，留一呼	刺二分，留一呼	刺二分，留一呼

二、对灸刺治疗"因适而为之真"的认识

本篇在讨论人体脏腑、经络生理特点的基础上，论述了有关灸刺治疗的基本原则。中医学对人体脏腑、经络、组织、器官的生理功能和病理变化的认识，除了长期的生活观察、医疗实践以外，在《内经》时代已有了初步解剖实验的记载。"八尺之士，皮肉在此，外可度量切循而得之，其死可解剖而视之，其脏之坚脆，腑之大小，谷之多少，脉之长短，血之清浊，气之多少……皆有大数。"在《灵枢·肠胃》篇中也有关于消化道各部分的大小、重量、长短等的记载，且与现代解剖学测量的结果非常近似。这足以说明，中医学的藏象学说是有其解剖实验基础的。但是由于历史条件的限制，这种解剖实验是很粗糙的。因而，中医学侧重于从宏观的功能表现方面认识人体，形成了独特的理论体系。本篇对脏腑、经络的生理功能作了提纲挈领地论述："夫经水者，受水而行之，五脏者，合神气魂魄而藏之，六腑者，受谷而行之，受气而扬之，经脉者，受血而营之。"在阐述脏腑、经脉一般活动规律的基础上，还强调了个体特异性。如同一个体，有着脏之坚脆、腑之大小、谷之多少、血之清浊、气之多少以及年岁少长、身形肥瘦等方面的差异。即使同一个体中，十二经脉也存在着大小、深浅、远近、气血多少的差异。因此，在临床应用灸刺治疗疾病时，必先通过审、切、循、按、扪的方法，全面、详细地进行诊察，并结合上述各种特异性进行综合分析。"以心撩之"，"视其寒温虚实而调之"，使针之深浅、灸之壮数、留针之久暂具有严格的针对性。如文中指出："足阳明五脏六腑之海也，其脉大血多，气盛热壮，刺此者不深勿散，不留不泻也。""手之阴阳，其受气之道近，其气之来疾，其刺深者，皆无过二分，其留皆无过一呼。"并强调"灸法亦然"，启迪后人在临证灸刺时，必须具体情况具体分析，因时、因地、因人制宜，分清病变所在的脏腑、经脉，实行恰如其分的治疗，达到"因适而为之真"的境界。

（李炳文）

经筋第十三

十二经筋是附属于十二经脉的筋膜系统。本篇主要讨论十二经筋的循行、病变及治疗方法等问题，故以“经筋”名篇。经筋即经之筋。

〔原文〕

足太陽之筋，起於足小指[(1)]，上結於踝，邪[(2)]上結於膝，其下循足外踝，結於踵[(3)]，上循根結於膕[(4)]，其别者，結於腨[(5)]外，上膕中内廉，與膕中并上結於臀，上挾脊上項；其支者，别入結於舌本；其直者，結於枕骨[(6)]，上頭下顔[(7)]，結於鼻；其支者，爲目上網[(8)]，下結於頄[(9)]；其支者，從腋後外廉，結於肩髃；其支者，入腋下，上出缺盆，上結於完骨[(10)]；其支者，出缺盆，邪上出於頄。

其病小指支，跟腫痛，膕攣，脊反折，項筋急，肩不舉，腋支，缺盆中紐痛，不可左右摇。治在燔針劫刺[(11)]，以知爲數，以痛爲俞[(12)]，名曰仲春痹也[(13)]。

〔注释〕

(1) 小指：小趾。

(2) 邪：同斜。

(3) 踵：足跟的突出部位。

(4) 腘：腘窝处。与膝盖前后相对的部位。

(5) 腨：俗称小腿肚，即腓肠肌隆起处。

(6) 枕骨：同解剖学上的枕骨，位于颅骨的后下方。

(7) 颜：指额部的中央部位。

(8) 目上网：网有约束的意思，即约束目上睫以司开合。

(9) 頄：目下为頄，即颧骨处。

(10) 完骨：指耳廓后面隆起的骨。

(11) 燔针劫刺：燔针即火针。劫是夺的意思，刺之即出针，不用迎随补泻的手法叫劫刺。

(12) 以知为数，以痛为俞：张隐庵：“知者，血气和而知其伸舒也。以痛为俞者，随其痛处而即为所取之腧穴也。”

(13) 仲春痹：马莳：“此证当发于二月之时，故名之曰仲春痹也。”

〔提要〕

本节经文叙述了足太阳经筋的循行部位、发生病变的症状及刺法，指出足太阳经筋病名曰仲春痹。

〔原文〕

足少陽之筋，起於小指次指[1]，上結外踝，上循脛外廉，結於膝外廉；其支者，別起外輔骨[2]，上走髀，前者結於伏兔[3]之上，後者結於尻[4]；其直者，上乘䏚[5]季脅，上走腋前廉，繫於膺乳，結於缺盆；直者，上出腋，貫缺盆，出太陽之前，循耳後，上額角，交巔上，下走頷[6]，上結於頄；支者，結於目眦，爲外維[7]。

其病小指次指支轉筋，引膝外轉筋，膝不可屈伸，膕筋急，前引髀，后引尻，即上乘䏚季脅痛，上引缺盆、膺、乳、頸，維筋急，從左之右，右目不開[8]，上過右角[9]，並蹻脉而行，左絡於右，故傷左角，右足不用，命曰維筋相交[10]。治在燔針劫刺，以知爲數，以痛爲俞，名曰孟春痹也。

〔注释〕

（1）小指次指：第四趾。

（2）辅骨：即腓骨。

（3）伏兔：伸腿时大腿前部肌肉隆起部。

（4）尻：尾骶骨部。

（5）䏚：季胁下两旁之空软处。

（6）颔：颏部下颈上之软肉处。

（7）外维：维系目外眦之筋，使目能左右盼视。

（8）从左之右，右目不开：若从左发生病变，必影响右目不能张开。

（9）角：额角。

（10）命曰维筋相交：筋之维络相交就是这样的。

〔提要〕

本节介绍足少阳经筋的循行、病症及针刺治疗方法。足少阳经筋病名曰孟春痹。

〔原文〕

足陽明之筋，起於中三指，結於跗上，邪外上加於輔骨，上結於膝外廉，直上結於髀樞[1]，上循脅，屬脊；其直者，上循骭，結於膝[2]；其支者，結於外輔骨，合少陽；其直者，上循伏兔，上結於髀，聚於陰器，上腹而布，至缺盆而結，上頸，上挾口，合於頄，下結於鼻，上合於太陽，太陽爲目上網，陽明爲目下網。其支者，從頰結於耳前。

其病足中指支，脛轉筋，脚跳堅[3]，伏兔轉筋，髀前腫，㿗疝[4]，腹筋急，引缺盆及頰，卒口僻[5]，急者目不合，熱則筋縱，目不開。頰筋有寒，則急引頰移口；有熱則筋弛縱，緩不勝收，故僻。治之以馬膏[6]，膏其急者，以白酒和桂，以塗其緩者[7]，以桑鉤鉤之[8]，即以生桑灰置之坎中[9]，高下以坐等[10]，以膏熨急頰，且飲美酒，啖美炙肉，不飲酒者，自强也，爲之三拊[11]而已。治在燔針劫刺，以知爲數，以痛爲俞，名曰季春痹也。

〔注释〕

（1）髀枢：俗称大转子，即股骨上端隆起之处。

（2）上循骭，结于膝：骭，足胫骨。膝，原文本缺，今据《类经》补入。

（3）脚跳坚：跳跃时腿显强硬。

（4）㿗疝：《医宗必读》："㿗疝，足阳明筋病，内有脓血，即巢氏之府疝，子和之血疝也。"

（5）口僻：与下文"移口"同义，即口歪斜。

（6）马膏：张景岳："马脂也，其性味甘平柔润，能养筋治痹，故可以膏其急者。"

（7）以白酒和桂，以涂其缓者：张景岳："白酒辣桂，性味辛温，能通经络，行血脉，故可以涂其缓者。"

（8）以桑钩钩之：张景岳："桑之性平，能利关节，除风寒湿痹诸痛，故以桑钩钩之者，钩其正其口也。"

（9）坎中：《辞海》："酒樽也。"《尔雅释器》："小罍谓之坎。"

（10）高下以坐等：（将坎置于患者之侧）高度与座相等。

（11）拊：按摩。

〔提要〕

本节介绍了足阳明经筋的循行、病症与治疗。在治疗上除介绍燔针劫刺之外，还介绍了用马膏、桂酒等药物温熨，以桑钩牵正，及以按摩治疗口僻的方法。

〔原文〕

足太陰之筋，起於大指之端内側，上結於内踝；其直者，絡於膝内輔骨，上循陰股，結於髀，聚於陰器，上腹，結於齊[1]，循腹里，結於肋，散於胸中；其内者，著於脊。

其病足大指支，内踝痛，轉筋痛，膝内輔骨痛，陰股引髀而痛，陰器紐痛，下引齊兩脅痛，引膺中脊内痛。治在燔針劫刺，以知爲數，以痛爲俞，名曰孟秋痹也。

〔注释〕

（1）齐：古之脐字。

〔提要〕

本节介绍了足太阴经筋的循行、病症及刺法。足太阴经筋病名曰孟秋痹。

〔原文〕

足少陰之筋，起於小指之下，并足太陰之筋，邪走内踝之下，結於踵，與太陽之筋合，而上結於内輔之下，并太陰之筋而上循陰股，結於陰器，循脊内，挾膂[1]，上至項，結於枕骨，與足太陽之筋合。

其病足下轉筋，及所過而結者皆痛及轉筋。病在此者，主癇瘈及痙，在外者不能俛[2]，在内者不能仰。故陽病者腰反折不能俛，陰病者不能仰。治在燔針劫刺，以知爲數，以痛爲俞。在内者熨引飲藥。此筋折紐，紐發數甚者，死不治，名曰仲秋痹也。

〔注释〕

（1）膂：脊椎骨。

（2）俛：同俯。

〔提要〕

本节经文介绍足少阴经筋的循行、病症及治疗方法，并指出筋折纽发数甚者（转筋甚且多发为阴亏之极）死不治。足少阴经筋病名曰仲秋痹。

〔原文〕

足厥陰之筋，起於大指之上，上結於内踝之前，上循脛，上結内輔之下，上循陰股，結於陰器，絡諸筋。

其病足大指支，内踝之前痛，内輔痛，陰股痛轉筋，陰器不用，傷於内則不起[(1)]，傷於寒則陰縮入，傷於熱則縱挺不收。治在行水清陰氣[(2)]。其病轉筋者，治在燔針劫刺，以知爲數，以痛爲俞，名曰季秋痹也。

〔注释〕

（1）不起：阳痿不起。

（2）治在行水清阴气：张景岳："清，理也。此言当以药治之，在通行水脏而调阴气，盖水则肝之母也。"

〔提要〕

本节经文介绍了足厥阴经筋的循行、病症及治疗方法。足厥阴经筋病名曰季秋痹。

〔原文〕

手太陽之筋，起於小指之上，結於腕，上循臂内廉，結於肘内鋭骨[(1)]之後，彈之應小指之上，入結於腋下；其支者，後走腋後廉，上繞肩胛，循頸出走太陽之前，結於耳後完骨；其支者，入耳中；直者，出耳上，下結於頷，上屬目外眦。

其病小指支，肘内鋭骨後廉痛，循臂陰入腋下，腋下痛，腋後廉痛，繞肩胛引頸而痛，應耳中鳴痛引頷，目瞑，良久乃得視，頸筋急則爲筋瘻頸腫[(2)]。寒熱在頸者，治在燔針劫刺之，以知爲數，以痛爲俞，其爲腫者，復而鋭之[(3)]。本支者，上曲牙，循耳前，屬目外眦，上頷，結於角。其痛當[(4)]所過者支轉筋。治在燔針劫刺，以知爲數，以痛爲俞，名曰仲夏痹也。

〔注释〕

（1）肘内锐骨：肘内骨突之处。

（2）筋瘘颈肿：张景岳："即鼠瘰之属。"

（3）复而锐之：再用锐针（镵针）刺之。

（4）本支者上曲牙，循耳前，属目外眦，上颔，结于角。其痛当：《灵枢经语释》按："本支者以下十八字，与前后文义不属，并与下文手少阳经筋循行原文相同，疑系衍文。"

〔提要〕

本节经文介绍手太阳经筋的循行、病症与刺法。手太阳经筋病名曰仲夏痹。

〔原文〕

手少陽之筋，起於小指次指之端，結於腕，上循臂，結於肘，上繞臑外廉，上肩走頸，合手太陽；其支者，當曲頰入繫舌本；其支者，上曲牙，循耳前，屬目外眦，上乘頷[1]，結於角[2]。

其病當所過者即支轉筋，舌卷。治在燔針劫刺，以知爲數，以痛爲俞，名曰季夏痹也。

〔注释〕

（1）上乘颔：张景岳："颔当作额。"

（2）结于角：张景岳："额之上角也。"

〔提要〕

本节经文介绍手少阳经筋的循行部位、病症及刺法。手少阳经筋病名曰季夏痹。

〔原文〕

手陽明之筋，起於大指次指之端，結於腕，上循臂，上結於肘外，上臑，結於髃；其支者，繞肩胛，挾脊；直者，從肩髃上頸；其支者，上頰，結於頄；直者，上出手太陽之前，上左角，絡頭，下右頷。

其病當所過者支痛及轉筋，肩不舉，頸不可左右視。治在燔針劫刺，以知爲數，以痛爲俞，名曰孟夏痹也。

〔提要〕

本节经文介绍手阳明经筋的循行部位、病症及刺法。手阳明经筋病曰孟夏痹。

〔原文〕

手太陰之筋，起於大指之上，循指上行，結於魚後[1]，行寸口外側，上循臂，結肘中，上臑内廉，入腋下，出缺盆，結肩前髃，上結缺盆，下結胸里，散貫賁[2]，合賁下，抵季脅。

其病當所過者支轉筋，痛甚成息賁，脅急吐血。治在燔針劫刺，以知爲數，以痛爲俞，名曰仲冬痹也。

〔注释〕

（1）鱼后：鱼际的后边。

（2）散贯贲：散布于贲门。

〔提要〕

本节经文介绍手太阴经筋的循行、病症及刺法。手太阴经筋病名曰仲冬痹。

〔原文〕

手心主之筋，起於中指，與太陰之筋并行，結於肘内廉，上臂陰，結腋下，下散前後挾脅；其支者，入腋，散胸中，結於臂[1]。

其病當所過者支轉筋，前及胸痛息賁。治在燔針劫刺，以知爲數，以痛爲俞，名曰孟

冬痹也。

〔注释〕

(1) 结于臂：张景岳："臂当作贲。盖此支并太阴之筋入散胸中，故同结于贲。"

〔提要〕

本节经文介绍手心主经筋的循行、病症及刺法。手心主经筋病名曰孟冬痹。

〔原文〕

手少陰之筋，起於小指之内側，結於鋭骨，上結肘内廉，上入腋，交太陰，挾乳里，結於胸中，循臂，下繫於臍。

其病内急，心承伏梁(1)，下爲肘網(2)，其病當所過者支轉筋，筋痛。治在燔針劫刺，以知爲數，以痛爲俞。其成伏梁唾血膿者，死不治。名曰季冬痹也(3)。

〔注释〕

(1) 心承伏梁：张景岳："承，承于下也。伏梁，坚伏之积也。"

(2) 肘网：张景岳："网，如罗网之牵急也。"

(3) 名曰季冬痹也：张景岳："此节旧在后'无用燔针'之下，盖误次也，今移正于此。"

〔提要〕

本节经文介绍手少阴经筋的循行、病症及刺法。若成伏梁唾血脓者，预后不佳。手少阴经筋病名季冬痹。

〔原文〕

經筋之病，寒則反折筋急，熱則筋弛縱不收，陰痿不用。陽急則反折(1)，陰急則俛不伸。焠刺(2)者，刺寒急也，熱則筋縱不收，無用燔針。足之陽明，手之太陽，筋急則口目爲僻，眦急不能卒視(3)，治皆如右方也。

〔注释〕

(1) 反折：腰脊强直反折。

(2) 焠刺：以火烧针而刺。

(3) 不能卒视：眼睛运转不灵活。

〔提要〕

本段总结经筋病症之特点：寒则筋急反折，热则弛纵阴痿，阳急则反折，阴急则俯不伸。同时指出，在刺法上燔针只能用于寒急，不能用于热纵不收者。

〔讨论〕

一、经脉与经筋的关系及区别

十二经筋是附属于十二经脉的筋膜系统。十二经筋与十二经脉循行的部位大致相似。

但十二经脉是人体内运行气血的道路，它们的功能是沟通表里、上下，联系脏腑器官，使人体各部功能活动形成一个统一的整体。十二经脉循行方向为“手之三阴从脏走手，手之三阳从手走头，足之三阳从头走足，足之三阴从足走腹”，顺序为起于手太阴，终于足厥阴，依次相传，如环无端。而十二经筋维系骨骼、肌肉，司周身四肢百骸运动。因此十二经筋皆起于四肢爪甲之端，多结聚于四肢关节处，与内脏关系不大，其病变以运动障碍和疼痛为主。

马莳曰：“各经皆有筋。”故经筋即经脉之筋。筋与肝的关系最为密切。肝主筋，故足厥阴肝经之筋络诸筋。筋连缀百骸，维络周身，主人体运动，但筋荣养来自肝，《素问·经脉别论》说：“食气入胃，散精于肝，淫气于筋。”《素问·阴阳应象大论》说：“肝生筋。”所以称肝为“罢极之本”。足三阴与阳明之经筋皆会于前阴，所以前阴为宗筋之所聚，亦有“宗筋”之称。根据以上肝与筋的密切关系，我们可以知道，经筋为病在诊断上，应注意爪甲、关节、前阴等各部的异常。在治疗上，应首先考虑与肝的密切关系。

二、关于十二痹

古人根据阴阳盛衰的道理，以一年十二月各分主十二经。本篇经文就是据此，以十二月分名十二经筋病。筋之病多系气血留闭而痛，故名之为痹。如足少阳经筋病合正月，名孟春痹，足太阳经筋病合二月，名曰仲春痹，等等。所以合某月者，是以此类推，其意义无非是在考虑治疗时，应注意该经的阴阳气血盛衰情况。

本篇的意义与《灵枢·阴阳系日月》篇相同，其不同点是：彼篇只言足经，以左右足经各六而分十二经，合十二月；本篇是言手足各六经，亦十二经，分主十二月。虽然十二经所指不尽相同，但两者的主要精神是一致的。其根据就是经脉的阴阳盛衰情况。

（魏子孝）

骨度第十四

度即长短、大小、广狭的数据。因本篇经文系统地介绍人体各部骨骼的度数，故名“骨度”。

〔原文〕

黄帝問於伯高曰：脉度[1]言經脉之長短，何以立之？伯高曰：先度其骨節之大小、廣狹、長短，而脉度定矣。

〔注释〕

(1) 度：《辞海》：“度，目分寸尺丈引也，所以度长短也。见《汉书·律历志》。”

〔提要〕

本段说明，研究骨度的意义在于用骨度定脉度。

〔原文〕

黄帝曰：願聞衆人之度，人長七尺五寸者[1]，其骨節之大小長短各幾何？伯高曰：頭之大骨圍[2]二尺六寸，胸圍[3]四尺五寸，腰圍[4]四尺二寸。髮所覆者，顱至項[5]尺二寸；髮以下至頤[6]長一尺，君子終折[7]。

〔注释〕

(1) 人长七尺五寸者：马莳：“上古适中之人也。”

(2) 头之大骨围：即头围，前平眉后平枕骨一周。

(3) 胸围：与两乳平，胸之一周。

(4) 腰围：与脐相平，腰之一周。

(5) 发所复者颅至项：指额上发际至项部发际。

(6) 发以下至颐：颐指腮部之外下方。此指前额之发际至颐。

(7) 君子终折：终同中，意思是根据每个人高矮不同，折中计算。

〔提要〕

本段介绍头围、胸围、腰围的度数，并说明这些数据是根据身高七尺五寸的比例而来，每人的骨度应因各人高度不同而折中计算。

〔原文〕

結喉[1]以下至缺盆中長四寸，缺盆以下至䯏骬[2]長九寸，過則肺大，不滿則肺小，䯏骬以下至天樞長八寸，過則胃大，不及則胃小。天樞[3]以下至横骨[4]長六寸半，過則回腸廣長，不滿則狹短。横骨長六寸半，横骨上廉以下至内輔[5]之上廉，長一尺八寸，内輔之上廉以下至下廉長三寸半，内輔下廉下至内踝長一尺三寸，内踝以下至地長三寸，膝膕以

下至跗[6]屬長一尺六寸，跗屬以下至地長三寸，故骨圍大則太過，小則不及。

角以下至柱骨[7]長一尺。行腋中不見者長四寸。腋以下至季脅長一尺二寸，季脅以下至髀樞長六寸，髀樞以下至膝中長一尺九寸，膝以下至外踝長一尺六寸，外踝以下至京骨[8]長三寸，京骨以下至地長一寸。

〔注释〕

(1) 结喉：相当于喉头的甲状软骨处。

(2) 髑骬：髑骬（héyú，音合于），即胸骨的剑突部分，又名鸠尾，蔽心骨。骬也可写作衔，音义同。

(3) 天枢：穴位在脐旁开二寸，左右各一。此处指平脐的部位。

(4) 横骨：即耻骨。

(5) 内辅：《类经图翼》："辅骨，膝下内外侧大骨也。"据此内辅骨当为胫骨。此处指膝之内侧大骨隆起处。

(6) 跗：足之背部，俗称脚面。

(7) 柱骨：锁骨。在前胸部上方，又称锁子骨、巨骨、缺盆骨。

(8) 京骨：足外侧第五跖骨底的部分。

〔提要〕

本节经文从正面和侧面介绍了人体躯干至足下各部骨骼的长短度数，并举例说明，以骨度可以测内脏之大小。

〔原文〕

耳後當完骨者廣九寸[1]，耳前當耳門[2]者廣一尺三寸，兩顴之間相去七寸，兩乳之間廣九寸半，兩髀之間[3]廣六寸半。

足長一尺二寸，廣四寸半。

〔注释〕

(1) 耳后当完骨者广九寸：耳后两完骨之间宽九寸。

(2) 耳门：穴名，在耳屏前凹陷处。在此指部位而言。

(3) 两髀之间：《类经图翼》："此当两股之中，横骨两头之处。"

〔提要〕

本节介绍头之前后、两颧之间、两乳之间及横骨、足的宽度。

〔原文〕

肩至肘長一尺七寸，肘至腕長一尺二寸半，腕至中指本節[1]長四寸，本節至其末長四寸半。

項髮[2]以下至背骨[3]長二寸半，膂骨[4]以下至尾骶二十一節長三尺，上節長一寸四分分之一[5]，奇分在下[6]，故上七節至於膂骨九寸八分分之七。

〔注释〕

(1) 中指本节：即掌指关节。

（2）项发：项后发际。

（3）背骨：指第一节大椎骨而言。

（4）膂骨：脊骨。

（5）一寸四分分之一：一寸四分一厘。

（6）奇分在下：奇是余下的意思。余下的分数在下部诸节计算。

〔提要〕

本节介绍了人体背部椎骨及两臂各部的骨度。

〔原文〕

此衆人骨之度也，所以立經脉之長短(1)也。是故視其經脉之在於身也，其見浮而堅，其見明而大者，多血；細而沈(2)者，多氣也。

〔注释〕

（1）立经脉之长短也：定经脉之长短。

（2）细而沈：细而沉。

〔提要〕

通过骨度可以定脉度，通过观察经脉而能了解气血的盛衰。若经脉明显浮大而坚，即是多血；细小而沉，就是多气。

〔讨论〕

一、关于经文中之“度”

对经文中所述尺寸，折合今之尺寸如何，是个值得探讨的问题。首先，《灵枢》所用度制不知取于何时。从成书年代看，多数学者认为《灵枢》和《素问》一样，基本上是成书于战国时代，只是个别的篇卷掺入了汉代的东西，因而它并不是成于某一人之手。那么经文中度制可能源于战国，但从秦统一度量衡来分析，战国时各国度量衡的标准是很不一致的，不一定尊周制，更何况还有取秦汉之度制的可能。其次，《灵枢》托黄帝之名，是否会仿古制而采用黍尺（轩辕之度）呢？张景岳就认为，经文中之尺即是黍尺，《类经图翼·黄钟生度》中说：“众人身度当以黍尺七尺五寸……纵黍之尺，黄帝尺也，宋尺也；横黍之尺，夏尺也；斜黍之尺，汉尺也。”其实，根据《中国度量衡史》的历代尺度折算，他所说的“古之一尺，得今之八寸”所指古尺，既非宋尺又非汉尺。从临床实践看，即使得出准确数据，也没有太大的实用意义，关键是掌握骨骼、经脉在人身上的比例，故后人有“同身寸”之说。张景岳在解释骨度时说：“下文皆《骨度》篇古数，骨之大者则太过，小者则不及。此亦言其则耳。”正是强调其则，而不泥于数。

现将历代尺度有关部分附录于下（摘自《中医名词术语解释》中“历代尺度比较表”）：

周（公元前1066年~前221年）每尺合市尺0.5973尺

秦（公元前221年~前206年）每尺合市尺0.8295尺

西汉（公元前 206 年~23 年）每尺合市尺 0.8295 尺

东汉（25 年~220 年）每尺合市尺 0.6912 尺

宋（960 年~1279 年）每尺合市尺 0.9216 尺

明（1368 年~1644 年）每尺合市尺 0.9330 尺

二、骨度的意义

骨度的意义，如经文中所述，“先度其骨节之大小、广狭、长短，而脉度定矣。”“缺盆以下至髑骬长九寸，过则肺大，不满则肺小。髑骬以下至天枢长八寸，过则胃大，不及则胃小。天枢以下至横骨长六寸半，过则回肠广长，不满则狭短。”说明通过骨度的测定，可测知经脉的长短和脏腑的大小，这在临床上是有实用价值的。现在的针刺就是以骨度为依据取穴的。

此外，通过学习《灵枢·骨度》篇，我们了解到，在两千多年以前，我国就有人体解剖这门学科。尽管因为当时条件所限，解剖是比较粗糙的，不够完善的，但古代医家治学的态度是非常严谨的。中医学是在客观的物质基础之上不断发展的。

（魏子孝）

五十营第十五

营，是营行的意思。本篇主要是通过计算的方法，阐发营气在人体经脉中一昼夜运行五十周次的道理。所以篇名叫做“五十营”。

〔原文〕

黄帝曰：余願聞五十營[1]奈何？岐伯答曰：天周二十八宿[2]，宿三十六分，人氣行一周，千八分。日行[3]二十八宿，人經脉上下、左右、前后二十八脉[4]，周身十六丈二尺，以應二十八宿。

〔注释〕

(1) 五十营：就是经脉之气在人体中一昼夜运行五十周次的意思。

(2) 二十八宿：古代天文学星座的名称。周天四方各有七宿，分别是：

东方苍龙七宿：角、亢、氐、房、心、尾、箕。

北方玄武七宿：斗、牛、女、虚、危、室、壁。

西方白虎七宿：奎、娄、胃、昴、毕、觜、参。

南方朱雀七宿：井、鬼、柳、星、张、翼、轸。

上述合计二十八宿。天体的运行环周于二十八宿之间，自房至毕十四宿，为阳，主昼；自昴至心十四宿，为阴，主夜。如《灵枢·卫气行》曰：“天周二十八宿，而一面七星，四七二十八星，房昴为纬，虚张为经。是故房至毕为阳，昴至心为阴，阳主昼，阴主夜。”

(3) 日行：指地球绕日运转的现象。古代天文学中的“地球中心说”认为，太阳是绕地球运转的，故一般通称“日行”。

(4) 二十八脉：指手足三阴三阳十二经脉，左右各一，共二十四脉，再加上任、督二脉及二跻脉，合之为二十八脉。这里需要说明的是：跻脉本有阴跻、阳跻，左右各一，共四条脉。本文将跻脉仅算作两条，其理由是《灵枢·脉度》篇曰：“跻脉有阴阳……男子数其阳，女子数其阴，当数者为经，其不当数者为络也。”由此可知，在男子阳跻脉为经脉，阴跻脉为络脉，在女子则阴跻脉为经脉，阳跻脉为络脉。因此，跻脉虽四，实只作二。

〔提要〕

本段叙述了天体运行一周，历经二十八宿，一千零八分，经脉之气运行一周，历经二十八脉，全长十六丈二尺。

〔原文〕

漏水下百刻[1]，以分晝夜，故人一呼，脉再動，氣行三寸，一吸，脉亦再動，氣行三

寸，呼吸定息，氣行六寸。十息，氣行六尺，日行二分[(2)]。二百七十息，氣行十六丈二尺，氣行交通於中，一周於身，下水二刻，日行二十五分[(3)]。五百四十息，氣行再周於身，下水四刻，日行四十分[(4)]。二千七百息，氣行十周於身，下水二十刻，日行五宿二十分[(5)]。一萬三千五百息[(6)]，氣行五十營於身，水下百刻，日行二十八宿，漏水皆盡，脉終矣。

〔注释〕

(1) 漏水下百刻：即铜壶滴漏，是一种古代计算时间的器具。《说文》云："漏，以铜受水刻节，昼夜百刻。"就是用铜壶贮水，水滴下漏于受水壶，壶上有箭，标明时刻，作为计时器。古代的计时标准是以一百刻作为一昼夜。

(2) 十息，气行六尺，日行二分：据《灵枢经白话解》（陈璧琉、郑卓人合编）注云："此段文义不能衔接，若非误写，恐有脱简。"似应补加"二十七息，气行一丈六尺二寸"等句，即"十息，气行六尺，二十七息，气行一丈六尺二寸，日行二分。"根据气行五十周为日行一千零八分，则每一周日行二十分一厘六毫（1008÷50＝20.16），气行十六丈二尺。所以，若气行一丈六尺二寸，正为每一周的十分之一，则相应的日行也当为二分一毫六丝。由此可见，日行二分，正是指"二十七息，气行一丈六尺二寸"而言。

(3) 日行二十五分：这是气每行一周所相应的日行分数。据一千零八分除以五十来计算，当为二十分一厘六毫，所以原载二十五分恐系传写之误。《甲乙经》作"二十分有奇"是正确的。

(4) 日行四十分：应为"四十分三厘二毫"。《甲乙经》作"四十分有奇"。

(5) 日行五宿二十分：这是指气行十周所相应的日行分数。每宿三十六分，五宿是一百八十分，加上二十分，合计只有二百分。但因每周的日行分数是二十分一厘六毫，所以气行十周，日行分数应该是二百零一分六厘，合五宿二十一分六厘。《甲乙经》作"五宿二十分有奇"。

(6) 一万三千五百息：这是气行五十周时，人的呼吸总息数。因人呼吸二百七十息，气行一周于身，故气行五十周于身，人的呼吸总数即为一万三千五百息。

〔提要〕

本节通过脉搏至数和呼吸息数同气行的长度、周次以及日行分数之间的关系，推算出一昼夜水下百刻，经脉之气五十营于周身，人的呼吸总数为一万三千五百息。

〔原文〕

所謂交通者，并行一數也[(1)]，故五十營備，得盡天地之壽矣[(2)]，凡行八百一十丈[(3)]也。

〔注释〕

(1) 所谓交通者，并行一数也：指气行上下交通，内外贯通，并行于二十八脉之中，在全身循行一周之数。

(2) 得尽天地之寿矣：指经脉之气经常保持一昼夜五十营于周身的正常规律而不紊乱，则人体健康无病而能活到应享的寿数。

(3) 凡行八百一十丈：指气行五十周所经历的经脉总长度。气行一周是十六丈二尺，五十周则是八百一十丈。

〔提要〕

本段进一步说明气行于身，上下交通，内外贯通，并行于二十八脉为一周，以及一昼夜运行五十周次的规律，并指出保持经脉之气的正常运行，与人体的健康和寿命有密切的关系。

〔讨论〕

一、关于日行分度的推算

本篇系古人根据脉搏的至数和呼吸的息数而推算出来的经脉之气在人体中运行的情况。原文所载的日行分数，其余零尾数皆未详述。为了便于理解，现参考《灵枢经白话解》，将有关日行分度和漏水下注的计算问题分述如下：

1. 每宿的距离是三十六分，周天共二十八宿。36×28＝1008。所以日行周天二十八宿则为一千零八分。

2. 每昼夜日行一千零八分，气行五十周于身。1008÷50＝20. 16。所以气行一周则为二十分一厘六毫；气行十周则为二百零一分六厘。因每宿是三十六分，201. 6÷36＝5……余21. 6，所以，也就是五宿二十一分六厘。余可类推。

3. 古代计时用铜壶滴漏，以一昼夜分为100刻，每刻60分，100刻共6000分。如以现代时计，每小时3600秒，24小时共86400秒。以此数去折算铜壶滴漏的分数，则86400÷6000＝14. 4，即漏水下注一分，等于14. 4秒。86400÷100＝864。漏水下注一刻合现代864秒，也就是14分24秒。气行一周为漏水下注2刻，14分24秒×2＝28分48秒。这就是气行一周所需要的时间。

4. 气行一周计270息，行16丈2尺，需时2刻，合现代1728秒。1728÷270＝6. 4，则每息所需要的时间为6. 4秒。现代人的呼吸频率为每分钟18次左右，折合每息则为60÷18≈3. 33，大约3. 33秒。至于文中所载每息脉搏搏动的至数，与今人的实际情况无大出入。古人一呼脉再动，一吸脉亦再动，呼吸定息，闰以太息，为一息四至到五至，是为平脉。今人亦然。由此可见，今人的呼吸频率比古人要快近一倍。这个差距产生的原因，究竟是由于古人当时的呼吸本来就比今人深长呢，还是由于《内经》文字传抄有误呢？这个问题有待进一步考证。不过，《难经·一难》也说："人一呼脉行三寸，一吸脉行三寸，呼吸定息，脉行六寸。人一日一夜，凡一万三千五百息，脉行五十度，周于身。"与本篇所载一致。似可认为，古人当时的呼吸频率比今人要慢得多，这可能与两千多年以前人的体质发育状况同今人有差异有关，也可能是古医者以"呼吸精气"练功调息时的呼吸频率作计算的，因练功调息时的呼吸频率是相当缓慢的。

二、"五十营"与诊脉独取寸口的关系

本篇重点讨论了"五十营"的推算方法，但是，"五十营"不仅仅是经脉之气在人体中循环运行的一般概念性问题，还是中医学"诊脉独取寸口"以及诊脉判断预后等问题的重要理论根据。《灵枢·营卫生会》说："人受气于谷，谷入于胃，以传于肺，五脏六腑皆以受气，其清者为营，浊者为卫，营在脉中，卫在脉外，营周不休，五十而复大会。阴阳相贯，如环无端。"又说："故五十度而复大会于手太阴矣。"《难经·一难》也说："寸口者，脉之大会，手太阴之脉动也。人一呼脉行三寸，一吸脉行三寸，呼吸定息，脉行六寸。人一日一夜，凡一万三千五百息，脉行五十度，周于身。漏水下百刻，荣卫行阳二十五度，行阴亦二十五度，为一周也。故五十度复会于手太阴寸口者，五脏六腑之所终始，故法取于寸口也。"从《灵枢》和《难经》的记载中可以看出，营卫之气的生成，虽然是由水谷于中焦所化，然其在经脉中的运行则是起自手太阴肺经，循十四经二十八脉，一昼夜环行五十周次，复会于手太阴肺经。因此手太阴肺经便成为五脏六腑经脉之气循环运行的起止点、汇聚处。当五脏六腑及其经脉发生病变时，就会影响到经气的运行，反应于肺经，而在寸口部位出现相应的变化，故独取寸口也就成为诊察疾病的重要方法之一。

又《灵枢·根结》篇说："一日一夜五十营，以营五脏之精……所谓五十营者，五脏皆受气。持其脉口，数其至也。五十动而不一代者，五脏皆受气；四十动一代者，一脏无气；三十动一代者，二脏无气；二十动一代者，三脏无气；十动一代者，四脏无气；不满十动一代者，五脏无气，予之短期，要在终始。所谓五十动而不一代者，以为常也，以知五脏之期。予之短期者，乍数乍疏也。"由此可见，五脏健全，精气充足，经脉之气营运正常，则寸口部位脉搏跳动五十次内没有歇止。如果脉跳四十次而有一次歇止的，便是一脏气衰。以此类推，脉跳不满十次而有一次歇止的，则为五脏之气皆衰的危殆现象。这就说明，内脏有病而经脉之气不能正常运行，致使脉气不相接续。因此，诊脉独取寸口，还可以作为决断五脏死生吉凶和判断预后的方法。

（张士卿）

营气第十六

本篇系统地讨论了营气的来源、特性、作用和在人体中循行的规律，所以叫做“营气”篇。

〔原文〕

黄帝曰：營氣之道，内穀爲寶[1]，穀入於胃，乃傳之肺[2]，流溢於中，布散於外，精專[3]者行於經隧[4]，常營無已，終而復始，是謂天地之紀[5]。

〔注释〕

（1）营气之道，内谷为宝：道，此处指营气生化、运行的规律。内（nà 纳），即受纳。宝，宝贵，重要。营气所以能够生化不息，营周不止，都是由于饮食入胃，化生精微，不断补充的结果。谷不入则营气衰，故“内谷为宝”。

（2）谷入于胃，乃传之肺：说明营气的生化过程。《素问·经脉别论》说：“食气入胃，浊气归心，淫精于脉，脉气流经，经气归于肺，肺朝百脉，输精皮毛，毛脉合精，行气于腑，腑精神明，留于四脏，气归于权衡。”

（3）精专：精纯专一的意思。说明营气是水谷精微化生的。其性精专和顺，行于脉中，循十四经常道运行周身。故《素问·痹论》中说：“营者，水谷之精气也，和调于五脏，洒陈于六腑，乃能入于脉也，故循脉上下，贯五脏，络六腑也……卫者，水谷之悍气也，其气慓疾滑利，不能入于脉也。”

（4）经隧：泛指人体气血流行的通道。

（5）纪：规律。说明营气在人体中的运行，也和宇宙间的日月星辰一样，有着特定的出入交会等规律。

〔提要〕

本段指出，营为水谷精微所化，其性精专柔顺，行于脉中，流溢、布散于全身内外，灌濡五脏六腑、四肢百骸。

〔原文〕

故氣從太陰出[1]，注[2]手陽明，上[3]行注足陽明，下[4]行至跗上，注大趾間，與太陰合，上行抵[5]髀[6]，從脾注心中；循[7]手少陰，出腋下臂，注小指，合[8]手太陽，上行乘[9]腋，出䪼[10]内，注目内眦，上巔[11]下項，合足太陽，循脊[12]下尻[13]，下行注小趾之端，循足心，注足少陰，上行注腎，從腎注心，外散[14]於胸中；循心主脉出腋下臂，出兩筋之間，入[15]掌中，出中指之端，還注小指次指之端，合手少陽，上行注膻中，散於三焦，從三焦注膽，出脅，注足少陽，下行至跗[16]上，復從跗注大趾間，合足厥陰，上行至肝，從肝上注肺。上循喉嚨，入頏顙[17]之竅，究[18]於畜門[19]；其支別者，上額循

巔下項中，循脊入骶[20]，是督脉也，絡陰器，上過[21]毛中，入臍中，上循腹裏，入缺盆，下注肺中，復出太陰。此營氣之所行也，逆順[22]之常也。

〔注释〕

（1）出：经脉由内向外，由里至表循行。

（2）注：经脉之气灌注、流入脏腑器官之中。

（3）上：经脉由下往上，由低到高地循行。

（4）下：经脉由上往下，由高到低地循行。

（5）抵：经脉直达。

（6）髀：股部的外上部分。

（7）循：经脉沿行某一部位。

（8）合：经脉互相交合。

（9）乘：经脉传行。

（10）颇：指面部目下颧上部位。

（11）巅：头顶。

（12）脊：脊背部。

（13）尻：骶尾部位的统称。

（14）散：经脉布散。

（15）入：经脉由外向内，由表至里循行。

（16）跗：跗（fū，音夫）指足背部，俗称脚面。

（17）颃颡：口腔深部，鼻腔之后，食管以上部分。

（18）究：终止。

（19）畜门：畜，音嗅。嗅门，即外鼻道。

（20）骶：相当于现代解剖学的骶尾部分。

（21）过：经脉贯穿、通过的地方。

（22）逆顺：此属古汉语中的双义仄取文法，逆顺，实指正常而言。

〔提要〕

本段简明叙述了营气在人体中循脉运行的规律：从手太阴肺开始，顺序流注于手阳明大肠经、足阳明胃经、足太阴脾经、手少阴心经、手太阳小肠经、足太阳膀胱经、足少阴肾经、手厥阴心包经、手少阳三焦经、足少阳胆经、足厥阴肝经，再由肝注肺。其支别者又行于督任二脉，下注肺中。再由肺开始，按照以上顺序营于诸脉，终而复始，常营无已。

〔讨论〕

关于营气

营的含义有二：一指具有濡养全身作用的精微物质。这种物质是构成人体和维持人体生命活动的基本物质之一。一指这种物质的特性精专柔顺，独行于经隧，营运不已，终而复始。

营气来源于水谷，化生于中焦脾胃。故本篇提出："营气之道，内谷为宝。"《灵枢·营卫生会》也说："中焦亦并胃中，出上焦之后，此所受气者，泌糟粕，蒸津液，化其精微，上注于肺脉，乃化而为血，以奉生身，莫贵于此，故独得行于经隧，命曰营气。"该文明确地指出，营气的生化是由水谷入胃，经人体的气化作用，脾胃的吸收转输，上注于肺脉，成为血脉的组成部分，并按照十四经常道运行于经脉之中。

营气在人体生命活动过程中，具有特殊的功能。《素问·痹论》说："营者，水谷之精气也，和调于五脏，洒陈于六腑，乃能入于脉也，故循脉上下，贯五脏络六腑也。"营气具有内养五脏六腑，外濡皮毛筋骨的生理作用。只有血脉调和，营卫通利，人体的脏腑活动才能维持正常，全身的肌肉、筋骨、关节才能健壮有力，活动自如。营之与血可分而不可离，《灵枢·邪客》说："营气者，泌其津液，注之于脉，化以为血，以荣四末，内注五脏六腑"，说明营可化血，血中有营，营血俱行脉中，以行濡养全身的功能。故营气衰则血必不足，血虚者营必受损，营和血无论在生化过程、循行规律、生理功能、病理变化诸方面，都有着休戚与共的密切关系，所以，统常将营血并称。但是，营和血还是有一定区别的，可概括为：血言营之体，营言血之用。

营气的特性精专柔顺，其循行有严格的规律性。营气出于中焦，注手太阴肺经，循十四经常道运行于全身，一昼夜共行五十周，终而复始，如环无端。其循行路径可用以下简图示意：

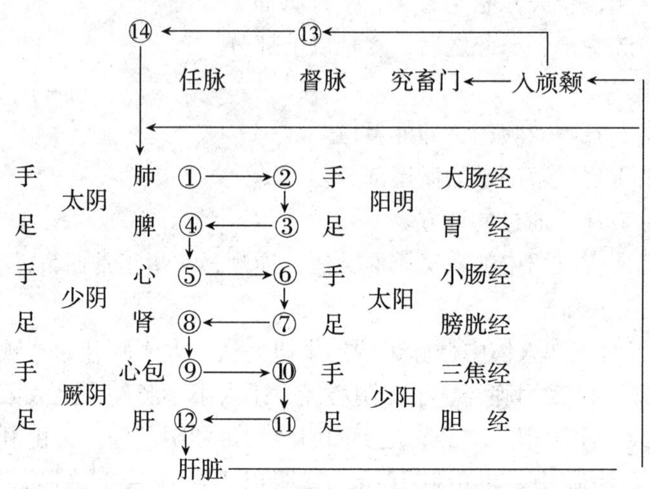

图1　营气循行路线图

营气和卫气同源异流，关系非常密切。《灵枢·营卫生会》篇说："人受气于谷，谷入于胃，以传于肺，五脏六腑皆以受气，其清者为营，浊者为卫。"由此可知，营卫都是水谷精微所化，但由于二者特性有别，故在人体中的生理作用也不相同。《素问·痹论》说："卫气者，水谷之悍气也，其气慓疾滑利，不能入于脉也，故循皮肤之中，分肉之间，熏于肓膜，散于胸腹。”卫主气，营主血，卫属阳而营属阴，卫有捍卫于外的保卫作用，营有充养于内的营养功能。一般来说，营卫主要体现在功能方面，气血主要体现在物质基础方面，即在人体的生理过程中，营卫通过气血的运行而发挥作用。这些阴阳、内外、物质、功能等对偶概念，提示了营卫气血之间的相互依存关系。故《难经·三十难》说：“荣行脉中，卫行脉外，营周不息，五十度而复大会，阴阳相贯，如环无端，故知营卫相随也。”

（李炳文）

脉度第十七

本篇重点讨论二十八脉的长度及测量方法，故名“脉度”。

〔原文〕

黄帝曰：願聞脉度。岐伯答曰：手之六陽[1]，從手至頭，長五尺，五六三丈。手之六陰，從手至胸中，三尺五寸，三六一丈八尺，五六三尺，合二丈一尺。足之六陽，從足上至頭，八尺，六八四丈八尺。足之六陰，從足至胸中，六尺五寸，六六三丈六尺，五六三尺，合三丈九尺。蹻脉從足至目，七尺五寸，二七一丈四尺，二五一尺，合一丈五尺。督脉、任脉各四尺五寸，二四八尺，二五一尺，合九尺。凡都合一十六丈二尺，此氣之大經隧也[2]。

經脉爲里，支而横者爲絡[3]，絡之别者爲孫[4]，盛而血者疾誅之[5]。盛者瀉之，虛者飲藥以補之[6]。

〔注释〕

（1）手之六阳：手三阳经，左右各一，共计六条经脉，故称手之六阳。手之六阴、足之六阳、足之六阴皆同。

（2）此气之大经隧也：气，指脉气、血气而言。说明二十八脉是人体气血运行的大通道。

（3）支而横者为络：经脉在里而直行。在表而横行的经脉分支，叫做络脉。

（4）络之别者为孙：孙，小的意思。从络脉别出的细小分支，叫做孙络。

（5）盛而血者疾诛之：盛，指脉络盛满怒张。血，指郁血留滞。疾，指立即、迅速处理。诛，此指放血。全句是说：如果络脉发生瘀血盛满的病变，应该尽快地用放血疗法消除它。

（6）虚者饮药补之：即《灵枢·邪气脏腑病形》所说“阴阳形气俱不足，勿取以针，而调以甘药也。”

〔提要〕

经脉是气血运行的通道。本段分别叙述了二十八脉的脉度及其测量方法，指出了经脉、络脉、孙络之间的关系及区别，说明所谓脉度是指经脉的长度，络脉和孙络不在其中。

〔原文〕

五藏常内閲於上七竅也[1]：故肺氣通於鼻，肺和則鼻能知香臭矣；心氣通於舌，心和則舌能知五味矣；肝氣通於目，肝和則目能辨五色矣；脾氣通於口，脾和則口能知五穀矣；腎氣通於耳，腎和則耳能聞五音矣。五藏不和，則七竅不通；六府不和，則留爲

癰[2]。故邪在府則陽脉不和，陽脉不和則氣留之，氣留之則陽氣盛矣。陽氣太盛則陰脉不利，陰脉不利則血留之，血留之，則陰氣盛矣。陰氣太盛則陽氣不能榮也，故曰關。陽氣太盛，則陰氣弗能榮也，故曰格。陰陽俱盛，不得相榮，故曰關格[3]。關格者，不得盡期而死[4]也。

〔**注释**〕

（1）五藏常内阅于上七窍：阅，历也，相通的意思。上七窍，即颜面部的两目、两耳、鼻、口、舌。五脏藏于内，而其精气通过所属的经脉上通于七窍，使有诸内而形诸外，所以说五脏常内阅于上七窍。

（2）六府不和，则留为痈：六腑属阳主表，六腑不和则气留滞，气留滞则阳盛发热，热胜则气血留滞于肌腠，大热肉腐，发生痈肿疮疡。

（3）关格：本篇指出："阴脉荣其脏，阳脉荣其腑"，邪犯六腑，则阳脉不和，阳胜伤阴，阴伤不能正常营运而为格；相反，五脏不和则阴脉不利，阴胜则阳气不能敷布而为关。阴阳俱盛则脏腑同病，表里、内外、阴阳之间失去了相互依存的正常关系，所以称为关格。

（4）不得尽期而死：即不能活到应该活到的年龄而夭亡。

〔**提要**〕

本段在讨论脉度的基础上，进一步论述了经脉在人体生理活动、病理变化过程中的重要作用。"阴脉荣其脏，阳脉荣其腑"，气血津液"内溉脏腑，外濡腠理"。经脉输送五脏精气上阅于七窍，五脏之气和调则七窍和利。反之，"五脏不和则七窍不通，六腑不和则留为痈"，脏腑阴阳阻格不通，则形成关格。

〔**原文**〕

黄帝曰：蹻脉安起安止？何氣榮水[1]？岐伯答曰：蹻脉者，少陰之别，起於然骨之后[2]，上内踝之上，直上循陰股[3]入陰[4]，上循胸里，入缺盆，上出人迎之前，入頄[5]，屬目内眦，合於太陽陽蹻而上行，氣并相還則爲濡目[6]，氣不榮則目不合[7]。

黄帝曰：氣獨行五藏，不榮六府，何也？岐伯答曰：氣之不得無行也，如水之流，如日月之行不休，故陰脉榮其藏，陽脉榮其府，如環之無端，莫知其紀，終而復始，其流溢之氣，内溉藏府，外濡腠理。

黄帝曰：蹻脉有陰陽[8]，何脉當其數[9]？岐伯答曰：男子數其陽，女子數其陰[10]，當數者爲經，不當數者爲絡也。

〔**注释**〕

（1）何气荣水：《甲乙经》作"何气荣也"，今从之。本句乃黄帝发问：跻脉借何经之气而营运不休？气指脉气。荣水，是指脉气象水流一样的营运上下、灌注全身。

（2）然骨之后：然骨，即内踝前的舟状骨。然骨之后即照海穴。

（3）阴股：大腿内侧。

（4）入阴：即进入前阴，深走腹里。

（5）頄：颧以内，鼻翼两旁部位。

(6) 气并相还则为濡目：指阴、阳二跻脉交合于目内眦，并行环绕于目，行使濡润眼目的作用。

(7) 目气不荣则目不合：目气即跻脉之气。跻脉之气不能濡润眼目，则两目开合不利。

(8) 跻脉有阴阳：《难经·二十八难》说："阳跻者，起于跟中，循外踝上行入风池；阴跻亦起于跟中，循内踝上至咽喉，交贯冲脉。"故阴跻为少阴之别，起于照海；阳跻为太阳之别，起于申脉。阴阳出入交会，如环无端，内溉脏腑，外濡腠理。阴出阳则交于足太阳，阳入阴则交于足少阴。阳盛则目张，阴盛则目瞑。

(9) 何脉当其数：数，指二十八脉的总度数（十六丈二尺）。当其数，即计算在总数以内。何脉当其数？是问阴跻、阳跻何者计算在总数内。因为跻脉分阴阳，左右共有四脉，各脉等长七尺五寸，总长当为三丈，然总脉度中跻脉只计一丈五尺，故有此问。

(10) 男子数其阳，女子数其阴，当数者为经，不当数者为络：是回答前句提出的问题，说明在计算脉度的时候，男子是取左右二阳跻脉，女子取左右二阴跻脉。所以跻脉虽有四条，计数者只有两条，合一丈五尺。男子以阳跻当其数，故阳跻为经，阴跻为络；相反，女子以阴跻为经，阳跻为络。

〔提要〕

本节集中讨论了跻脉的起止及循行路线、生理功能和病理变化，指出男子以阳跻为经，阴跻为络，女子以阴跻为经，阳跻为络。

〔讨论〕

一、经络系统与脉度

经络系统主要由经脉和络脉两大部分组成。经有径路的意思，指纵行深伏于里的干线；络有网络的含义，指横行于浅表的分支。故本篇说："经脉为里，支而横者为络。"经脉分正经和奇经两类，正经即手足三阴三阳经脉，合称十二经脉。奇经有八，统称奇经八脉。络脉也有别络、浮络、孙络之别。其他尚有十二经筋、十二经别、十二皮部等，共同组成一个沟通表里上下，联系脏腑器官的独特系统。故《灵枢·海论》说："夫十二经脉者，内属于脏腑，外络于肢节。"

本篇具体地论述了脉度问题，说明古人对经络的研究已经较深入细致。所谓脉度，指经脉的长度。本篇规定脉度的计算范围为二十八脉，并在分别叙述各条经脉的起止点及各自脉度的基础上，得出二十八脉的总长度为十六丈二尺。为了便于理解、记忆，特制下表以示意（见下页）。

二、经络系统的重要作用

在中医学的理论体系中，从基础理论到临证实践的各个环节，无不贯穿着经络学说。故《灵枢·经别》篇说："夫十二经脉者，人之所以生，病之所以成，人之所以治，病之所以起，学之所始，工之所止也。"

经络是气血运行的通道，"故阴脉荣其脏，阳脉荣其腑，如环之无端……终而复始，其流溢之气，内溉五脏，外濡腠理。”人体的五脏六腑，四肢百骸，五官九窍，皮肉筋脉，只有依赖经脉的灌溉濡养，才能维持各自的生理功能和相互间的整体联系。正如本文所说：“五脏常内阅于上七窍也，故肺气通于鼻，肺和则鼻能知香臭矣；心气通于舌，心和则舌能知五味矣；肝气通于目，肝和则目能辨五色矣；脾气通于口，脾和则口能知五谷矣；肾气通于耳，肾和则耳能闻五音矣。”同时，在病理变化过程中，这种内外交通的联系，也有重要作用。病邪侵袭在外的器官组织，可循经内传所属的脏腑；脏腑功能失调，也可通过经脉影响所属器官组织的正常活动。所以说：“五脏不和，则七窍不通；六腑不和，则留为痈。”“故邪在腑则阳脉不通，阳脉不通则气留之。”甚而“阴阳俱盛，不得相荣，故曰关格。”

因此，在临证时，我们可以根据这种整体关系，推断疾病发生在何脏，何腑，何经，以确定疾病的性质及发展趋势。《灵枢·卫气》说：“能别阴阳十二经者，知病之所生，候虚实之所在者，能得病之高下。”经络学说在治疗学上也有普遍的指导意义。药物的归经，灸刺的腧穴，以及气功、推拿等诸种治疗方法，无不以经络学说为基础。故《灵枢·经脉》说：“经脉者，所以决生死，处百病，调虚实，不可不通。”

表6　经脉循行与脉度比较表

经脉				循行部位及起止点	各自的脉度	合计脉度
脉度	正经	手六阳经	手少阳三焦经 手阳明大肠经 手太阳小肠经	从手循臂外侧至头部	五尺	三丈
		手六阴经	手少阴心经 手太阴肺经 手厥阴心包经	从手循臂内侧至胸中	三尺五寸	二丈一尺
		足六阳经	足少阳胆经 足阳明胃经 足太阳膀胱经	从足循身体外侧至头部	八尺	四丈九尺
		足六阴经	足少阴肾经 足太阴脾经 足厥阴肝经	从足循身体内侧至头部	六尺五寸	三丈九尺
	奇经	督、任二脉		循行于背腹正中线	四尺五寸	九尺
		阴、阳跻脉		由足至目（当数者两条）	七尺五寸	一丈五尺
总计	二十八脉					十六丈二尺

三、脉度与五十营

经脉的联属交通、溉濡全身的功能，是通过营卫气血的环周不休实现的。《灵枢·根结》说：“一日一夜五十营，以营五脏之精……所谓五十营者，五脏皆受气。”说明营卫气血在人体中的运行是有严格规律性的，这种规律性又是以脉度为基础的。如《灵枢·五十营》指出：“人经脉上下左右前后二十八脉，周身十六丈二尺……故人一呼脉再动，气行三寸，一吸脉亦再动，气行三寸，呼吸定息气行六寸，十息气行六尺……二百七十息，气行十六丈二尺，气行交于中，一周于身……一万三千五百息，气行五十营于身……故五十营备……凡行八百一十丈也。”以上关于五十营的论述，各项数字的计算结果都是相互吻合的。至于人体一昼夜中的呼吸次数，一万三千五百息，与实际数字相差约一倍，原因何在?《灵枢·五十营》篇中已有讨论，可互参。

（李炳文）

营卫生会第十八

本篇主要论述营气和卫气的生成与会合，故篇名“营卫生会”。营卫同出一源，皆为水谷精气所化。营行脉内，具有营养作用；卫行脉外，具有捍卫之功。然营卫之行，虽表里异途，惟于夜半大会，皆归于脏，故名曰合阴。同时，营卫之生成与分布与三焦有密切关系，所以本篇最后又着重讨论了三焦的部位和作用。

〔原文〕

黄帝問於岐伯曰：人焉受氣？陰陽焉會？何氣爲營？何氣爲衛？營安從生？衛於焉會？老壯不同氣，陰陽异位，願聞其會。岐伯答曰：人受氣於穀，穀入於胃，以傳於肺，五藏六府，皆以受氣，其清者爲營，濁者爲衛，營在脉中，衛在脉外，營周不休。五十而復大會。陰陽相貫，如環無端。衛氣行於陰二十五度，行於陽二十五度，分爲晝夜，故氣至陽而起，至陰而止[(1)]。故曰：日中而陽隴[(2)]爲重陽，夜半而陰隴爲重陰。故太陰主内，太陽主外[(3)]，各行二十五度，分爲晝夜[(4)]。夜半爲陰隴，夜半後而爲陰衰，平旦陰盡而陽受氣矣。日中爲陽隴，日西而陽衰，日入陽盡而陰受氣矣。夜半而大會，萬民皆卧，命曰合陰[(5)]。平旦陰盡而陽受氣，如是無已[(6)]，與天地同紀。

〔注释〕

(1) 气至阳而起，至阴而止：止谓睡眠，起谓醒寤。张隐庵：“气至阳，则卧起而目张，至阴则休止而目瞑。”

(2) 陇：与隆同，盛的意思。

(3) 太阴主内，太阳主外：张景岳：“太阴，手太阴也。太阳，足太阳也。内言营气，外言卫气。营气始于手太阴，而复会太阴，故太阴主内。卫气始于足太阳，而复会于太阳，故太阳主外。”

(4) 各行二十五度，分为昼夜：一昼一夜卫气行阴行阳各二十五度。昼行于阳，夜行于阴。行于阳是指表和腑而言，行于阴是指里和脏而言。

(5) 夜半而大会，万民皆卧，命曰合阴：张景岳：“大会，言营卫阴阳之会也。营卫之行，表里异度，故尝不相值。惟于夜半子时，阴气已极，阳气将生，营气在阴，卫气亦在阴，故万民皆瞑而卧，命曰合阴。”

(6) 如是无已：指人体阴阳、营卫的运行，总是这样永无休止。

〔提要〕

本段主要论述了营卫的生成、分布及其运行规律。

气的主要来源是五谷，五谷入胃，经过消化以后，其精微部分从中焦上注于肺，肺朝百脉，因而五脏六腑皆以受气。其清者称为营，浊者称为卫。营循行在脉内，卫循行在脉外，一日一夜循行五十周，至夜则营卫都会于阴。营卫相会的时候，人均入睡，叫做“合阴”。营卫的运行就是这样终而复始，如环无端。

〔原文〕

黄帝曰：老人之不夜瞑[(1)]者，何氣使然？少壯之人不晝瞑者，何氣使然？岐伯答曰：壯者之氣血盛，其肌肉滑，氣道[(2)]通，營衛之行，不失其常，故晝精[(3)]而夜瞑。老者之氣血衰，其肌肉枯，氣道澀，五藏之氣相搏，其營氣衰少而衛氣内伐[(4)]，故晝不精，夜不瞑。

〔注释〕

（1）瞑：与眠同意。

（2）气道：气的通行道路。

（3）精：精神清爽的意思。

（4）卫气内伐：谓卫气经常需要体内营气补给，故曰“内伐”。

〔提要〕

本段讨论了老年人白天精神不足，夜间睡眠少，少壮之人白天精神好，夜间睡眠也好的原因。少壮之人气血旺盛，肌肉滑利，气道通畅，营卫循行不失其正常规律，故昼精而夜瞑。老年人气血衰退，肌肉干枯，气道滞涩，五脏之气互相搏结，不能调于内外，其营气和卫气都因此而衰少，不能按正常规律循行，故昼不精而夜不瞑。

〔原文〕

黄帝曰：願聞營衛之所行，皆何道從來？岐伯答曰：營出於中焦，衛出於下焦[(1)]。黄帝曰：願聞三焦之所出。岐伯答曰：上焦出於胃上口，并咽[(2)]以上，貫膈，而布胸中，走腋，循太陰之分而行，還至陽明，上至舌，下足陽明，常與營俱行[(3)]於陽二十五度，行於陰亦二十五度，一周也。故五十度而復大會於手太陰[(4)]矣。黄帝曰：人有熱，飲食下胃，其氣未定[(5)]，汗則出，或出於面，或出於背，或出於身半，其不循衛氣之道而出，何也？岐伯曰：此外傷於風，内開腠理，毛蒸理泄[(6)]，衛氣走之，固不得循其道。此氣慓悍滑疾[(7)]，見開而出，故不得從其道，故命曰漏泄[(8)]。黄帝曰：願聞中焦之所出。岐伯答曰：中焦亦并胃中，出上焦之後，此所受氣者，泌糟粕，蒸津液，化其精微，上注於肺脉乃化而爲血，以奉生身，莫貴於此，故獨得行於經隧[(9)]，命曰營氣。黄帝曰：夫血之與氣，异名同類。何謂也？岐伯答曰：營衛者，精氣也[(10)]。血者，神氣也[(11)]。故血之與氣，异名同類焉。故奪血者無汗，奪汗者無血。故人生有兩死而無兩生[(12)]。黄帝曰：願聞下焦之所出。岐伯答曰：下焦者，别回腸，注於膀胱而滲入焉。故水穀者，常并居於胃中，成糟粕，而俱下於大腸，而成下焦，滲而俱下。濟泌别汁[(13)]，循下焦而滲入膀胱焉。黄帝曰：人飲酒，酒亦入胃，穀未熟而小便獨先下，何也？岐伯答曰：酒者熟穀之液也[(14)]。其氣悍以清[(15)]，故后穀而入，先穀而液出焉[(16)]。黄帝曰：善。余聞上焦如霧[(17)]，中焦如漚[(18)]，下焦如瀆[(19)]，此之謂也。

〔注释〕

(1) 营出于中焦，卫出于下焦：张景岳："营气者，由谷入于胃，中焦受气取汁，化其精微而上注于肺，乃自手太阴始，周行于经隧之中，故营气出于中焦。卫气者，出其悍气之慓疾，而先四肢分肉皮肤之间，不入于脉，故于平旦阴尽阳气出于目，循头项下行，始于足太阳膀胱经而行于阳分，日西阳尽，则始于足少阴肾经而行于阴分，其气自膀胱与肾，由下而出，故卫气出于下焦。"又说："卫气属阳，乃出于下焦，下者必升，故其气自下而上，亦犹地气上为云也。营本属阴，乃有中焦而出于上焦，上者必降，故营气自上而下，亦犹天气降为雨也。"《太素》、《千金》并作"卫出上焦"，疑"下"字为"上"字之误。然《类经》之注，于理亦通。

(2) 咽：此处指食道。

(3) 与营俱行：言上焦之气与营气并行于周身。

(4) 故五十度而复大会于手太阴：上焦之气与营气俱行于阳二十五度，行于阴亦二十五度，昼夜周行五十度，至次日寅时复会于手太阴肺经。

(5) 其气未定：言饮食入胃，还未化出精华之气。

(6) 毛蒸理泄：毛蒸，指皮毛被风热之邪所蒸；理泄，即腠理开泄。

(7) 此气慓悍滑疾：言卫气的性质强悍快速。

(8) 漏泄：此言皮腠为风邪所伤，卫气不能卫护皮肤而汗出。马莳："此热饮食之气，慓悍滑疾，见腠理之开而遂为汗，不得从卫气之道也。名曰漏泄耳。"

(9) 经隧：指经脉。

(10) 营卫者，精气也：营卫是水谷的精气所化生。

(11) 血者，神气也：血为营气所化生，但必须通过心气作用变赤而成血。心主神，故曰："血者，神气也。"

(12) 人生有两死而无两生：两，指夺血、夺汗两者而言。如血汗耗伤过度而致脱阳脱阴，故为两死。无两生，但不可能死而再生。

(13) 济泌别汁：言小肠有分别清浊的功能。清者则吸收而营养周身，浊者则归于大肠或渗入膀胱。

(14) 酒者熟谷之液也：酒是水谷经过腐熟以后酿成的液体。

(15) 其气悍以清：指酒质清，其气慓悍滑疾。《太素》、《甲乙经》、《千金》中"清"均作"滑"。

(16) 先谷而液出焉：在食物腐熟以前就排出了。

(17) 上焦如雾：上焦敷布水谷精微之气至全身，其升化蒸腾，像天空的雾一样弥漫。

(18) 中焦如沤：中焦腐熟谷物，泌糟粕，蒸津液，像水之腐物一样泡沫浮游。

(19) 下焦如渎：下焦泌别清浊，排泄废料，决渎流通，像沟道排水一样奔流下注。

〔提要〕

本段主要论述了营卫和三焦的关系以及三焦的部位和功能。

营卫之所行有一定的道路。营气出于中焦，卫气出于下焦。三焦之气所出亦有一定的道路。上焦出于胃上口，循食道上行贯膈而布于胸中，沿手太阴经的部位循行至手，还至手阳明经，上行到舌，再沿足阳明经向下，与营气并行于阳二十五度，行于阴亦二十五度，昼夜循行五十度而复大会于手太阴经。中焦亦出于胃，在上焦的后面。下焦在胃下口，别走回肠，下注于大肠、膀胱。其功能，上焦主敷布水谷之气至全身；中焦主腐熟水谷，泌糟粕，蒸津液，化生精微，上注于肺脉；下焦主泌别清浊，排泄废料。所以论中说："上焦如雾，中焦如沤，下焦如渎。"

〔讨论〕

一、营卫的生成和循行

人身之气，从其来源说，有先天与后天之分。禀于先天的，称为先天之气，又叫原气；得之于呼吸饮食者，称为后天之气。而营卫之气，同源于水谷精气。五谷入胃，经过消化以后，其精微部分从中焦上注于肺，再通过肺的宣发敷布而奉养周身，五脏六腑皆通过肺而得到营养。但这种精微有清和浊的不同，清者称为营，浊者称为卫。

营卫之气在体内运行是有区别的。营气循于脉内，和经脉是并行的。营气出于中焦，注手太阴肺经，循十四经之道，昼夜不息，营运于周身上下内外各部分。卫气慓疾滑利，行于脉外。在内熏于肓膜，散于胸腹，在外则循皮肤之中，分肉之间。卫气虽行脉外，但仍依傍脉道而运行。昼行于阳，夜行于阴。行于阳，是行于体表，行于阴，是行于内在五脏。卫气行于阴，是从足少阴经注于肾，而后至心、肺、肝、脾，复还于肾。故《灵枢·卫气行》说："阳尽于阴，阴受气矣。其始入于阴，常从足少阴注于肾，肾注于心，心注于肺，肺注于肝，肝注于脾，脾复注于肾为周。"

营卫之气一日一夜循行五十周，至夜则都会于阴。卫气昼行于阳二十五度，夜行于阴亦二十五度，行于阳则人起，行于阴则人卧。夜半营卫相会的时候，人人都要入睡，叫做"合阴"。人体营卫之气的循行，就是这样永无休止，和天地阴阳的运转一样。

营卫的运行和营卫之气的功能有密切的关系。营气的运行正常，则营养五脏六腑，布散于外，润泽筋骨皮毛。如《灵枢·邪客》说："营气者，泌其津液，注之于脉，化以为血，以荣四末，内注五脏六腑。"卫气的运行正常，熏于肓膜，散于胸腹，则五脏六腑得到温养；外循皮肤之中，分肉之间，则能温养肌肉、皮肤。如《灵枢·本脏》说："卫气者，所以温分肉，充皮肤，肥腠理，司开阖者也。"又说："卫气和，则分肉解利，皮肤调柔，腠理致密矣。"

营卫运行失常，则其功能失调，可出现一系列的病变。如《素问·气穴论》说："营卫稽留，卫散营溢，气竭血著，外为发热，内为少气。"《素问·热论》："营卫不行，五脏不通。"后世医家更深入探讨了热病与卫气营血之间的病理关系，为温病学说的形成提供了理论依据。

二、关于"营出于中焦，卫出于下焦"

营气者，水谷精微之清者，乃营运于脉中之精气。谷入于胃，经胃的消化吸收，脾的运化转输，其精微经中焦上注于肺，乃自手太阴始，周行于经隧之中，故营气出于中焦。《灵枢·营气》说："营气之道，内谷为宝，谷入于胃乃传于肺，流溢于中，布散于外，精专者行于经隧，常营无已，终而复始。”本篇也说：“中焦亦并胃中，出上焦之后，此所受气者，泌糟粕，蒸津液，化其精微，上注于肺脉，乃化而为血，以奉生身，莫贵于此，故强得行于经隧，命曰营气。”

关于“卫出于下焦”，有几种不同的观点，有主张“卫出于上焦”，亦有主张“卫出于中焦”者。如《太素》、《千金》并作“卫出上焦”，疑“下”字为“上”字之误。然本篇所论，乃指营卫循行之起始，并非营卫之生成及施化。正如论中所述：“黄帝曰：愿闻营卫之所行，皆何道从来，岐伯答曰：营出于中焦，卫出于下焦。”营卫皆生于水谷，源于脾胃，施化于上焦，但其循行异途。“太阴主内，太阳主外”，营气始于手太阴，而复会太阴，卫气始于足太阳，而复会于太阳。肺手太阴之脉，起于中焦，下络大肠，还循胃口，上膈属肺，故曰“营出于中焦”。卫气者，昼始于足太阳膀胱经而行于阳分，夜始于足少阴肾经而行于阴分，正如张景岳所说：“其气自膀胱与肾，由下而出，故卫气出于下焦。”

营出中焦，卫出下焦，亦符合阴阳升降运行之规律。如张景岳说：“卫气属阳．乃出于下焦，下者必升，故其气自下而上，亦犹地气上为云也。营本属阴，乃有中焦而出于上焦，上者必降，故营气自上而下，亦犹天气降为雨也。”

三、三焦的部位和作用

三焦为六腑之一，《内经》中扼要叙述了它的生理功能，而对其形态结构未作详细描述，因此三焦便成为中医学术上的一大悬题。历代医家对三焦的认识各有不同，并把三焦与临床医学密切联系起来，赋予三焦学说以新的生命。《温病条辨》以三焦辨证作为温病辨证纲领就是一个突出的例子。我们仅就本篇所涉及内容进行扼要的讨论。

本篇虽未详细描述三焦的具体形态，但已明确指出了三焦部位的分界应以胃为标准。“上焦出于胃上口，并咽以上，贯膈而布胸中。”上焦当在膈上胸中，为心、肺之所居，宗气之所聚。上焦之气“循太阴之分而行，常与营俱行于阳二十五度，行于阴亦二十五度，五十度而复大会于手太阴。”“中焦亦并胃中，出上焦之后。”“下焦者，别回肠，注于膀胱”。可见，中焦应在脾、胃所居之中脘，其下相当于大小肠、膀胱所在之处，为下焦。

由此可知，三焦分属胸腹，贯穿人体上下。《灵枢·本输》说：“三焦者……是弧之府也，是六腑之所与合者。”三焦总司人体的气化功能，和其他脏腑有着密切的联系。《素问·灵兰秘典论》说：“三焦者，决渎之官，水道出焉。”《难经》说：“三焦也，有原气之别焉，主持诸气。”又说：“三焦者，水谷之道路，气之所终始也。”因此，主持诸气，疏通水道，是三焦总的功用。但三焦分上、中、下，上、中、下三焦又各有其特点，本篇说：“上焦如雾，中焦如沤，下焦如渎。”

上焦接受来自中、下焦的水谷精微，经肺的宣发输布，如雾露弥漫灌溉脏腑，充养全身，于是水精四布，水道通调，推动整个机体的功能活动。《灵枢·决气》说：“上焦开发，宣五谷味，熏肤、充身、泽毛，若雾露之溉，是谓气。”上焦所以有这样的功能，除了协同心肺宣发水谷精微之外，还在于上焦之气“循太阴之分而行，常与营俱行于阳二十五度，行于阴亦二十五度，一周也。”可见，上焦之气推动营气在人体循行不已，从而完成其滋润人体的作用。

中焦主腐熟水谷，泌糟粕，蒸津液，使营养物质通过肺气的散精化生营气。“中焦如沤”是指中焦腐熟水谷的功能。

下焦主泌别清浊，排泄废料。“下焦如渎”正是描述了下焦主宰水液排出的功能。

综上所述，三焦贯穿人体上下内外，联属五脏六腑、十二经脉，总司人身气化活动，具有疏通水道、维持水液代谢平衡等作用。所以《中脏经》说：“三焦者，人之三元之气也。三焦通则内外左右上下皆通也。其于周身灌体，和内调外，营左养右，导上宣下，莫大于此。”

（傅景华）

四时气第十九

本篇主要论述了四时气候变化对人体的影响，指出针刺治疗必须结合季节时令，运用不同的刺法，以取得相应的疗效，所以称为“四时气”篇。

〔原文〕

黄帝問於岐伯曰：夫四時之氣，各不同形(1)，百病之起，皆有所生(2)，灸刺之道，何者爲定？岐伯答曰：四時之氣，各有所在，灸刺之道，得氣穴爲定。故春取經、血脉、分肉之間(3)，甚者深刺之，間者(4)淺刺之。夏取盛經孫絡(5)，取分間絶皮膚(6)。秋取經腧，邪在府，取之合(7)。冬取井滎，必深以留之。

〔注释〕

(1) 各不同形：各有不同的表现。

(2) 皆有所生：言发病与四时有关，四时各有所发之病。

(3) 经、血脉、分肉之间：指经脉、血脉与分肉之间隙。

(4) 间者：疾病间隙发作称间。与前文“甚者”相对照，这里作轻证解。

(5) 夏取盛经孙络：《素问·水热穴论》：“盛经者，阳脉也。”阳脉就是手足三阳经。孙络是联系经脉之间的最细小的支络。夏天阳气充盛于肌表，故刺三阳经脉与浅表的孙络。

(6) 分间绝皮肤：分间，指分肉间的经脉。绝皮肤，指透过皮肤的浅刺法。

(7) 邪在府，取之合：《灵枢·邪气脏腑病形》：“合治内腑。”六腑为病，取手足三阳经的合穴。

〔提要〕

四时的气候变化各不相同，其产生的疾病亦随之而异。针刺治疗时，应根据不同的季节，选取适当的穴位，运用不同的刺法。如春季宜取络脉，病轻的浅刺，病深重的深刺；夏季宜取十二经俞穴和在表孙络；秋季宜取十二经合穴；冬季宜取十二经的井穴和荥穴，深刺留针。

〔原文〕

温瘧汗不出，爲五十九痏(1)。風水膚脹(2)，爲五十七痏(3)，取皮膚之血者，盡取之。飧泄，補三陰之上(4)，補陰陵泉，皆久留之，熱行乃止。轉筋於陽治其陽，轉筋於陰治其陰(5)，皆卒刺(6)之。徒水(7)，先取環谷(8)下三寸，以鈹針(9)針之，已刺而筩之(10)，而内之，入而復之，以盡其水，必堅束之。來緩則煩悗，來急則安靜(11)，間日一刺之，水盡乃止。飲閉藥(12)，方刺之時徒飲之，方飲無食(13)，方食無飲，無食他食，百三十五日。

著痹不去，久寒不已，卒取[14]其三里，骨爲干。腸中不便，取三里，盛瀉之，虛補之。癘風[15]者，素刺[16]其腫上。已刺，以鋭針針其處，按出其惡氣，腫盡乃止。常食方食，無食他食。腹中常鳴，氣上冲胸，喘不能久立。邪在大腸，刺肓之原[17]，巨虛上廉、三里。小腹控睾[18]，引腰脊，上冲心。邪在小腸者，連睾系，屬於脊，貫肝肺，絡心系。氣盛則厥逆，上冲腸胃，熏肝，散於肓，結於臍，故取之肓原以散之，刺太陰以予之，取厥陰以下之，取巨虛下廉以去之，按其所過之經以調之。善嘔，嘔有苦，長太息，心中憺憺，恐人將捕之，邪在膽，逆在胃，膽液泄則口苦，胃氣逆則嘔苦，故曰嘔膽。取三里以下胃氣逆，則刺少陽血絡以閉膽逆，却調其虛實，以去其邪。飲食不下，膈塞不通，邪在胃脘。在上脘則刺抑而下之，在下脘則散而去之。小腹痛腫，不得小便，邪在三焦約[19]，取之太陽大絡，視其絡脉與厥陰小絡結而血者，腫上及胃脘，取三里。

〔注释〕

（1）五十九痏：痏这里作腧穴解。五十九痏，《素问·水热穴论》篇："治热病五十九俞。"即少商、商阳、中冲、关冲、少冲、少泽，左右共十二穴；后溪、中渚、三间、少府、束骨、足临泣、陷谷、太白，左右共十六穴；五处、承光、通天，左右共六穴；临泣、目窗、正营、承灵、脑空，左右共十穴；听会（左右各一）、完骨（左右各一）、承浆、哑门，共六穴；百会、囟会、神庭、风府、廉泉、风池（左右各一）、天柱（左右各一），共九穴。

（2）风水肤胀：风水，系病名，属水肿病类型之一。肤胀，就是皮肤肿胀，是风水的症状之一（《灵枢经语译》）。

（3）五十七痏：可参见《素问·水热穴论》篇："水俞五十七处。"即长强、腰俞、命门、悬枢、脊中五穴；白环俞、中膂俞、膀胱俞、小肠俞、大肠俞，左右共十穴；秩边、胞肓、志室、肓门、胃仓，左右共十穴；横骨、大赫、气穴、四满、中注，左右共十穴；气冲、归来、水道、大巨、外陵，左右共十穴；大钟、照海、复溜、交信、筑宾、阴谷，左右共十二穴。以上共五十七穴（《灵枢经语译》）。

（4）三阴之上：肝脾肾三阴经的交会处，即三阴交穴。

（5）转筋于阳治其阳，转筋于阴治其阴：前面的阴和阳指病变部位，四肢外侧为阳，内侧为阴。后面的阴和阳指经脉，即阳经和阴经。

（6）卒刺：刺而即拔出，不留针。

（7）徒水：徒，但、只有。徒水，意思是单纯的水证。

（8）环谷：无此穴位，有人怀疑是足少阳经环跳穴，尚无定论，存疑待考。

（9）铍针：九针之一，"铍针，长四寸，广二寸半，末如剑锋，以取大脓。"（见《灵枢·九针十二原》）

（10）筩之：筩（tǒng，音筒），粗大的竹管，古代用作插箭的筒。筩之，这里指针刺手法，属于提插进针一类。

（11）来缓则烦悗，来急则安静：来急、来缓是指水液排泄的速度。这句话的意思是，经过针刺后，若水液排泄缓慢的，则见烦躁满闷，排泄较快的，则舒适安静。

（12）闭药：启闭的药，指化气利水通小便一类的药物。

（13）方饮无食：饮指药，食指饮食。方饮无食，即刚服药后不要进食。

（14）卒取：急取。

（15）疠风：现称为麻风。

（16）素刺：素，平素、经常的意思。素刺，这里可理解为一般的刺法。

（17）肓之原：《灵枢·九针十二原》："肓之原出于脖胦。"脖胦即脐下一寸半的气海穴。

（18）控睾：控，牵引的意思。控睾，牵引及睾丸，为疝气发作的症状。

（19）邪在三焦约：《灵枢·本输》："三焦下腧……出于委阳，并足太阳之正，入络膀胱，约下焦，实则闭癃，虚则遗溺。"此论三焦膀胱与小便不利的关系。据此，下文的"取之太阳之络"，当是指足太阳膀胱经的委阳穴。

〔提要〕

本段简要地论述了十三种杂病的针刺治疗方法：

①温疟汗不出：取五十九穴。

②风水肤胀：取五十七穴，皮肤血络有瘀血的，刺其出血。

③飧泄：刺三阴交、阴陵泉，用补法，留针，待热行乃止。

④转筋：根据发生部位，发于阳位取阳经，发于阴位取阴经，不留针。

⑤水肿：刺环谷下三寸，用铍针，反复提插，刺其行水，隔日一刺，水尽止，同时服用化气利水药，注意饮食禁忌。

⑥着痹，久寒不已：急取足三里。

⑦肠中不便：取足三里，根据具体情况，盛泻之，虚补之。

⑧疠风：一般刺肿起部位，按其恶气出，肿尽乃止，注意饮食。

⑨邪在大肠，腹中常鸣：刺气海、上巨虚、足三里。

⑩疝气发作：取气海、下巨虚，按其所过之经以调之。

⑪呕胆，胃气逆：取足三里，用泻法，刺足少阳胆经血络。

⑫邪在胃脘，饮食不下，膈塞不通：在上脘，刺抑而下之；在下脘，则散而去之。

⑬小腹痛肿，不得小便：取足太阳膀胱经大络（委阳穴），如肿痛波及胃脘，取足三里。

〔原文〕

睹其色，察其以[(1)]，知其散復[(2)]者，視其目色，以知病之存亡也。一其形，聽其動靜者，持氣口人迎以視其脉，堅且盛且滑者，病日進，脉軟者病將下[(3)]，諸經實者病三日已。氣口候陰，人迎候陽[(4)]也。

〔注释〕

（1）察其以：诊察发病的原因。

（2）知其散复：知道正气的散耗或恢复。

（3）病将下：下，退下。病将下，病邪将退。

（4）气口候阴，人迎候阳：张景岳："气口在手，太阴肺脉也，气口独为五脏主，故以候阴；人迎在颈，阳明胃脉也，胃为六腑之大源，故以候阳。”

〔提要〕

凡针刺必先察色按脉。具体地说，观察病人的气色、神态等，借以了解病情的轻重及判断预后。在脉象的变化中，凡脉坚、盛、滑，则病逐步加重；脉软的，病邪将去。本段还提出气口候阴，人迎候阳的诊察方法。

〔讨论〕

一、针刺与四时的关系

本篇一开始就提出了“四时之气，各有所在，灸刺之道，得气穴为定”的论点，明确指出四时之气的变化与人体发病的关系，即“四时之气，各不同形，百病之起，皆有所生”，所以把适应四时之气的变化作为针刺治疗的原则。具体来说，这个原则即“春取经血脉分肉之间”，“夏取盛经孙络”，“秋取经俞”，“冬取井荥”。

把人与自然当作统一的整体来认识，是《内经》的基本思想。本篇提出的针刺与四时的关系是其中一个方面。

为什么针刺治疗必须适应四时之气的变化？中医学的病因学认为，疾病的发生与发展，无不与自然界四时气候的变化密切相关。如《素问·四时刺逆从》篇说：“故邪气者，常随四时之气血而入客也。”《素问·生气通天论》：“四时之气，更伤五脏。”在四时气候变化中，每一季节都有不同的特点，人体也随着这些不同的特点，常患季节性的多发病或时令性流行病。如“春善病鼽衄，仲夏善病胸胁，长夏善病洞泄寒中，秋善病风疟，冬善病痹厥。”正因为疾病的发生与四时气候的变化密切相关，所以对疾病的治疗，必须注意和分析外在环境与内在机体的有机联系，并结合四时气候的变化、发病的特点，确定治疗原则和选用具体方法。即“必先岁气，无伐天和”之谓（《素问·五常政大论》）。这也是本篇所论“灸刺之道，得气穴为定”的基本精神。

《内经》有关因时制宜的内容十分丰富。如《灵枢·终始》有“春气在毛，夏气在皮肤，秋气在分肉，冬气在筋骨，刺此病者，各以其时为齐”的记载。本篇则更具体地阐述了春取络脉，夏取诸腧孙络，秋取诸合，冬取井荥的取穴方法及针刺的深浅等内容。这对临床实践具有一定的指导意义。针刺如此，方药的辨证施治也莫不如此。所谓“用温远温，用热远热，用凉远凉，用寒远寒”（《素问·六元正纪大论》），其基本精神与此是一致的。

二、凡针刺必先察色按脉

本篇论述了在针刺时必须“睹其色，察其以”，“视其目色”，“听其动静，持气口人迎以视其脉”。然而，现在有的医生在临床工作中，却确存在着“刺家不诊，听病者言”（《素问·长刺节论》）的不良倾向。这不仅影响了针刺的疗效，而且从根本上违背了《内经》反复强调的针刺原则。

强调在针刺的同时进行察色按脉，实质上是重申针刺必须“守神”的原则。《素问·针解》篇说：“神无营于众物者，静志观病人，无左右视也。义无邪下者，必端以正也。

必正其神者，欲瞻病人目，制其神，令气易行也。”这就要求医者有一个高度严肃认真的态度，静志候气，通过察色按脉，了解神气的得失，这是提高针刺疗效的关键。“经气已至，慎守勿失，深浅在志，远近若一，如临深渊，手如握虎，神无营于众物。”（《素问·宝命全形论》）否则，粗工汹汹，“不知是者，不足以言诊，足以乱经。”（《素问·至真要大论》）不能不引起注意。

（王庆其）

五邪第二十

五邪是指五脏之病邪。本篇主要讨论邪在肝、心、脾、肺、肾所出现的症状和针刺方法，所以篇名为“五邪”。

〔原文〕

邪在肺，則病皮膚痛，寒熱，上氣喘，汗出，咳動肩背。取之膺中外腧[1]，背三節五藏之傍[2]，以手疾接之，快然[3]，乃刺之。取之缺盆中以越之[4]。

〔注释〕

（1）膺中外腧：张景岳：“膺中之外腧，云门、中府也，手太阴本经穴。但云门忌深，能令人逆息。”

（2）背三节五藏之傍：指背后第三椎之旁的肺俞穴及魄户穴。

（3）快然：张景岳：“以手疾按其处，觉快爽者，即其真穴。”

（4）取之缺盆中以越之：缺盆，即锁骨上窝。其中有缺盆穴，为足阳明经穴。手太阴肺经上出于此，故可取之以散越肺邪。

〔提要〕

本段论邪在肺的症状及针法。肺主气，司呼吸，外合皮毛。邪在肺可出现皮肤痛、寒热、汗出喘咳等症状。治取中府、云门、肺俞、魄户等穴，并可取缺盆穴浅刺以散越肺经之邪。

〔原文〕

邪在肝，則兩脅中痛，寒中，惡血在内，行善掣節[1]，時脚腫。取之行間[2]，以引脅下[3]，補三里以温胃中，取血脉以散惡血，取耳間青脉，以去其掣[4]。

〔注释〕

（1）掣节：《太素》作“瘛”，《甲乙》作“瘈”。“掣”与“瘛”、“瘈”同意，为牵引之意。掣节，是牵引关节的意思。

（2）行间：足厥阴肝经之荥穴。

（3）以引胁下：马莳：“以引出胁下之邪。”张景岳：“以引去肝邪，而止胁痛。”

（4）取耳间青脉，以去其掣：张景岳：“足少阳经循耳前后，足厥阴主诸筋而与少阳为表里，故取耳间青脉，可以去掣节。”

〔提要〕

本段论邪在肝的症状及针法。肝藏血，主筋，其脉自足大趾上行内踝，布胁下，故邪在肝可出现胁痛、脚肿、掣节、恶血瘀结等症状。治疗时，取行间、三里、耳间青脉等。

〔原文〕

邪在脾胃，則病肌肉痛。陽氣有餘[1]，陰氣不足[2]，則熱中善饑；陽氣不足，陰氣有餘，則寒中腸鳴腹痛；陰陽俱有餘，若俱不足，則有寒有熱。皆調於三里。

〔注释〕

(1) 阳气有余：阳，指足阳明胃。有余，为邪盛。

(2) 阴气不足：阴，指足太阴脾。不足，为正虚。

〔提要〕

本段论邪在脾胃的症状和治法。脾主肌肉，邪在脾胃则可见肌肉痛。此外，据其阴阳盛衰的不同，可分别出现寒、热或寒热错杂的病变。治疗均取足阳明的合穴足三里，用有余则泻、不足则补的方法调治之。

〔原文〕

邪在腎，則病骨痛，陰痹[1]。陰痹者，按之而不得[2]，腹脹，腰痛，大便難，肩背頸項痛，時眩。取之涌泉、昆侖[3]，視有血者，盡取之。

〔注释〕

(1) 阴痹：《素问·至真要大论》："太阴司天，湿淫所胜，则沉阴且布，雨变枯槁。胕肿骨痛阴痹，阴痹者按之不得，腰脊头项痛，时眩，大便难，阴气不用，饥不欲食，咳唾则有血，心如悬，病本于肾。太溪绝，死不治。"其证论述较详，可与本条参看。

(2) 按之而不得：阴痹痛在深处，故按之而不得其痛处。

(3) 涌泉、昆仑：涌泉为足少阴之井穴，昆仑为足太阳之经穴。

〔提要〕

本段论邪在肾的症状与治疗。肾合骨，邪在肾则发生骨痛的阴痹病。治疗应取涌泉、昆仑穴以泻阴补阳，再察两经充血的络脉，都刺之出血。

〔原文〕

邪在心，則病心痛，喜悲[1]，時眩僕[2]，視有餘不足，而調之其輸也[3]。

〔注释〕

(1) 喜悲：心气虚而易悲。《灵枢·本神》："心藏脉，脉舍神，心气虚则悲，实则笑不休。"

(2) 时眩仆：心主神，神气伤则时常目眩仆倒。

(3) 调之其输：《甲乙》作"调其俞"。张景岳："邪在心者，皆在心之包络，其应补应泻，皆当取手厥阴心主之腧。"

〔提要〕

本段论邪在心的症状与治法。邪之在心，是邪在心之包络，可见心痛、喜悲、眩仆等证，应取手厥阴心主之腧穴以调治之。

〔讨论〕

关于邪在五脏之症状及循经取穴的针刺方法

邪气侵入五脏，会分别表现出不同的症状。这些症状的出现与五脏受邪后引起的功能障碍有密切的关系。因此，掌握五脏的生理功能和病理改变，对于临床诊断具有十分重要的意义。此外，既然邪在五脏所出现的症状与其功能障碍有关，那么调整阴阳气血的平衡，改善脏腑的功能就成为辨证施治的关键。本篇所述之循经取穴，"调之其输"的治疗方法就是这一原则的具体应用。

肺主气而外合皮毛，邪气侵入肺，使肺主气、司呼吸的功能发生障碍，故出现气上逆而喘、汗出、咳动肩背的症状，在外则出现皮肤痛、发热恶寒的症状。治疗时，取手太阴肺经的中府、云门等穴。同时，因手太阴肺经上出缺盆，所以还可取足阳明经的缺盆穴，浅刺以散越肺经之邪。

肝脉行于两胁，邪气在肝，则见两胁下痛，肝木乘脾土，脾虚而为寒中。肝主血，故恶血瘀结在内；肝主筋，故常行走时牵扯关节痛；肝脉自足大趾上行内踝，故时脚肿。治疗时，取本经的行间穴；因脾虚，取足三里温胃散寒；因有瘀血内结，取本经有瘀血之络脉，以散恶血；因足少阳胆经循耳后，肝与胆相表里，可取耳后青脉，以消除关节之掣痛。

脾主肌肉，邪在脾，则见肌肉疼痛。如阳气有余而阴气不足，是胃的燥气有余而脾的湿气不足，则出现内热而消谷善饥。如阴气有余而阳气不足，是燥气不足而湿土有余，则出现寒中肠鸣腹痛。若俱不足或俱有余，则出现寒热错杂。治取足阳明胃经之足三里，虚则补之，实则泻之。

肾主骨，邪在肾则病骨痛阴痹。腰为肾府，故腰痛；肾为胃关，肾病则关门不利，故腹胀，大便难；肾与膀胱相表里，膀胱经从头下行至项背，故肩背颈项痛，时眩。治疗取足少阴肾经的涌泉穴和足太阳膀胱经的昆仑穴。

邪在心，则病心痛；心藏神，心伤则喜悲、时眩仆。《灵枢·本神》："心藏脉，脉舍神，心气虚则悲，实则笑不休。"其治取手厥阴心包经腧穴。《灵枢·邪客》："故诸邪之在于心者，皆在于心之包络。包络者，心主之脉也。"

根据本篇所述邪在五脏的症状和针刺方法，我们可进一步体会脏腑的生理功能对于临床分析病情、诊断疾病的重要意义，并进一步了解循经取穴的针刺方法。邪在五脏，可分别取其本脏所属经脉之穴位进行调治，亦可取与其相表里之经脉腧穴。如邪在肝，"取耳间青脉，以去其掣"；邪在肾，取足太阳膀胱经之昆仑等。此外，还可以取与本经有关的他经腧穴。如邪在肺，取足阳明胃经之缺盆以散越肺邪是也。

（傅景华）

寒热病第二十一

本篇着重讨论了皮寒热、肌寒热、骨寒热以及骨痹、体惰、厥痹、热厥、寒厥等多种杂病的症状和针刺方法，介绍了天牖五部等五个腧穴的位置和主治，以及“五脏身有五部”与痈疽预后的关系，并对四时取穴的常规和中病而止的针刺原则作了说明。文中还提出针害问题，亦应引以重视。因皮寒热、肌寒热、骨寒热三种寒热病冠于篇首，所以篇名就叫做“寒热病”。

〔原文〕

皮寒熱者，不可附席(1)，毛髮焦(2)，鼻槁臘(3)，不得汗。取三陽之絡，以補手太陰(4)。肌寒熱者，肌痛(5)，毛髮焦而唇槁臘(6)，不得汗。取三陽於下，以去其血者，補足太陰以出其汗(7)。骨寒熱者，病無所安(8)，汗注不休(9)。齒未槁，取其少陰於陰股之絡(10)；齒已槁，死不治(11)。骨厥亦然(12)。

〔注释〕

(1) 不可附席：《灵枢·五邪》曰：“邪在肺，则病皮肤痛，寒热。”肺合皮毛，肺气伤，则皮肤痛而不可着席。

(2) 毛发焦：《素问·六节藏象论》曰：“肺者，气之本……其华在毛。”今外邪伤肺，气津无以宣布，毛发失养，故焦。

(3) 鼻槁腊：腊，干肉，此谓干枯之意。肺开窍于鼻，肺伤，则鼻窍为之干枯。

(4) 取三阳之络，以补手太阴：皮寒热为邪在表，在表之热当从汗解，如不得汗，宜取太阳之络穴飞扬以发汗，补手太阴之鱼际、太渊，以资其肺气、津液。三阳者，太阳也。足太阳膀胱主身之表，手太阴肺外合皮毛，故皮寒热之病宜取此二经而刺之。

(5) 肌痛：《灵枢·五邪》曰：“邪在脾胃，则病肌肉痛。”脾主肌肉，今邪伤脾胃，肌肉失养，故病肌痛。

(6) 毛发焦而唇槁腊：脾为气血生化之源，脾伤则化源不足，肌肤毫毛皆失濡养，故毛发焦。脾开窍于口，其华在唇四白，脾气为邪所伤，故唇口枯槁不荣。

(7) 补足太阴以出其汗：指刺络放血后，针补足太阴脾经以发汗的方法，如大都、太白资水谷之源而出其汗。

(8) 病无所安：张景岳曰：“肾主骨，骨寒热者，邪在至阴也，阴虚者必躁，故无所安也。”

(9) 汗注不休：张景岳曰：“阴伤则液脱，故汗注不止也。”

(10) 齿未槁，取其少阴于阴股之络：张景岳曰：“齿为骨之余，若齿未槁者，阴气尚充，犹为可治，当取足少阴之络穴大钟以刺之。”

（11）齿已槁，死不治：张景岳曰："若齿有枯色，则阴气竭矣，其死无疑。"张隐庵："此邪病少阴之气，邪正相搏，故为寒热，邪去则愈，正脱则死矣。"

（12）骨厥亦然：张隐庵："骨厥者，谓肾藏为病，而肾气厥逆也。"《灵枢·本神》曰："精伤则骨酸痿厥。"骨厥既属肾脏阴伤之为病，故其诊断与刺治之法同骨寒热。

〔提要〕

本段着重讨论了皮寒热、肌寒热、骨寒热三种寒热病的临床表现与针刺方法，并通过对"鼻槁腊"、"唇槁腊"、"齿未槁"、"齿已槁"等临床表现的描述，反映了望诊注意审察官窍在诊断疾病与判断预后方面的重要意义。

〔原文〕

骨痹，舉節不用而痛[(1)]，汗注煩心[(2)]。取三陰之經補之[(3)]。身有所傷，血出多，及中風寒，若有所墮墜，四支懈惰不收，名曰體惰[(4)]。取其小腹臍下三結交。三結交者，陽明、太陰也，臍下三寸關元[(5)]也。厥痹者，厥氣上及腹。取陰陽之絡，視主病也，瀉陽補陰經也[(6)]。

〔注释〕

（1）骨痹，举节不用而痛：《灵枢·五邪》曰："邪在肾，则病骨痛阴痹。"举者，全的意思。肾属少阴而主骨，故邪在肾而病为骨痹，全身肢节疼痛不用。

（2）汗注烦心：肾足少阴之脉，从肺出络心，注胸中，故肾脏受伤则肺气不能外固，心液不能内守，心肾不交而病汗注烦心。

（3）取三阴之经补之：张景岳曰："真阴不足，则邪气得留其间，故当取三阴之经，察病所在而补之也。"按：《灵枢·五邪》篇曰："邪在肾则病骨痛阴痹，取之涌泉、昆仑，视有血者尽取之。"与此互有发明，所当参阅。张隐庵曰："上节论三阴之气而为寒热者，病在肤表，故取之络。此病气入深，故取之经。"

（4）体惰：肢体懈惰不能自收持之症。张隐庵："身有所伤，出血多，伤其血矣；及中风寒，伤其营卫矣。夫人之形体藉气煦而血濡，血气受伤，故若有所堕坠，四肢懈惰不收。"

（5）关元：任脉穴。于腹正中线脐下三寸取之。又足阳明、太阴皆结于此，故称为三结交。张隐庵曰："夫充肤热肉之血气，生于阳明水谷之精，流溢于中，由冲任而布散于皮腠，故当取小腹脐下之阳明、太阴，任脉之关元，以助血气之生源。"

（6）厥痹者……泻阳补阴经也：张景岳曰："厥必起于四肢，厥而兼痹，其气上及于腹者，当取足太阴之络穴公孙，足阳明之络穴丰隆，以腹与四肢治在脾胃也。然必视其主病者，或阴或阳而取之。阳明多实故宜泻，太阴多虚故宜补。"

〔提要〕

本段主要讨论了骨痹、体惰、厥痹三种杂病的症状和针刺方法。骨痹为邪在肾而真阴不足，取足三阴之经而随症补之。体惰为气血营卫受伤，故取小腹脐下三结交之关元穴以助生气之源。厥痹病及脾胃之经，故治当视病所在之经，实则泻其阳明，虚则补其太阴。

〔原文〕

頸側之動脉人迎[1]。人迎，足陽明也，在嬰筋[2]之前。嬰筋之後，手陽明也，名曰扶突[3]。次脉，足少陽脉[4]也，名曰天牖[5]。次脉，足太陽也，名曰天柱[6]。腋下動脉，臂太陰[7]也，名曰天府[8]。陽迎[9]頭痛胸滿不得息，取之人迎。暴瘖氣鞕[10]，取扶突與舌本出血。暴聾氣蒙[11]，耳目不明，取天牖。暴攣癇眩[12]，足不任身，取天柱。暴癉内逆[13]，肝肺相搏，血溢鼻口，取天府。此爲天牖五部[14]。

〔注释〕

（1）人迎：为足阳明经之穴。平喉结旁，当颈总动脉之后，胸锁乳突肌前缘取之。

（2）婴筋：《说文》："婴，颈饰也。"故颈侧之筋曰婴筋。

（3）扶突：为手阳明经之穴。在人迎后一寸五分。正坐仰靠，在颈侧部人迎后约二横指，当胸锁乳突肌胸骨头与锁骨头之间，与喉结平处取穴。

（4）足少阳脉：当为手少阳脉。

（5）天牖：为手少阳经之穴。在乳突后下部，胸锁乳突肌后缘，位于天容（手太阳经）与天柱（足太阳经）的平行线上。

（6）天柱：为足太阳经之穴。在哑门（督脉）旁一寸三分，当项后发际内斜方肌之外侧。

（7）臂太阴：即手太阴。

（8）天府：为手太阴经之穴。在腋下三寸，臂臑内廉动脉中。即上臂内侧，尺泽（手太阴经）上方，肱二头肌桡侧，当腋纹头至肘横纹（尺泽）连线的上 1/3 折点处。

（9）阳迎：当为阳逆。张景岳曰："迎，逆也。阳邪逆于阳经而为头痛胸满者，当取之人迎也。"

（10）暴瘖气鞕：张景岳曰："瘖，声哑不能言也。气鞕，喉舌强鞕也。"张隐庵曰："夫金主声，心主言。手阳明主气而主金，故阳明气逆于下，则暴瘖而气梗矣。取扶突，与舌本出血，则气通而音声出矣。"又曰："鞕同梗。"

（11）暴聋气蒙：张隐庵曰："手少阳之脉入耳中，至目锐眦，少阳之气厥于下，则上之经脉不通，是以暴聋气蒙，耳目不明。当取之天牖。"

（12）暴挛痫眩：张景岳曰："挛，拘挛也。痫，癫痫也。眩，眩晕也。合三证而足弱不能任身者，当取天柱如上文也。"《灵枢集注》曰："足太阳主筋，故气厥则暴挛而足不任身矣。太阳之脉起于目内眦之睛明，气不上通，故痫眩也，当取之天柱。"

（13）暴瘅内逆：张景岳曰："瘅，热病也。暴热内逆，则肝肺之气相搏而血溢口鼻。"张隐庵曰："瘅，消瘅，暴渴也。肝脉贯肺，故手太阴之气逆则肝肺相搏。肺主气而肝主血，气逆于中，则血亦留聚而上溢矣。肺乃水之生源，搏则津液不生而暴瘅矣。皆当取手太阴之天府以疏其逆。"又张景岳曰："凡言暴者，皆一时之气逆，非宿病也。故宜取此诸穴以治其标。"

（14）天牖五部：牖（yǒu，音有），窗户。天牖，言头面之穴窍，如楼阁之窗。张景岳曰："此总结上文五穴为天牖五部者，以天牖居中，统前后上下而言也。"

〔提要〕

本段着重介绍了天牖五部腧穴的位置和所属经脉，并结合阳逆头痛、暴瘖气鞕、暴聋气蒙、暴挛痫眩、暴瘅内逆五种暴疾气逆之病的刺治取穴，阐明了天牖五部腧穴的不同主治作用。

〔原文〕

臂陽明(1)有入頄(2)遍齒者，名曰大迎(3)。下齒齲(4)取之。臂惡寒補之，不惡寒瀉之(5)。足太陽有入頄遍齒者，名曰角孫(6)，上齒齲，取之在鼻與頄前(7)。方病之時，其脉盛，盛則瀉之，虚則補之。一曰取之出鼻外(8)。足陽明有挾鼻入於面者，名曰懸顱(9)。屬口，對入繫目本(10)，視有過者取之。損有餘，益不足，反者益其(11)。足太陽有通項入於腦者，正屬目本，名曰眼系，頭目苦痛，取之在項中兩筋間(12)，入腦乃别陰蹻、陽蹻(13)，陰陽相交，陽入陰，陰出陽，交於目鋭眦(14)，陽氣盛則瞋目(15)，陰氣盛則瞑目(16)。

〔注释〕

(1) 臂阳明：即手阳明大肠经。

(2) 頄：頄（qiú，音求），颧也。

(3) 大迎：为足阳明经之穴。在下颌角前凹陷部，咬肌附着部前缘，闭口鼓气时，即出现一沟形凹陷，即于凹陷之下端取之。

(4) 齲：齲（qǔ，音曲），蛀牙。

(5) 臂恶寒补之，不恶寒泻之：张景岳曰："但臂恶寒者多虚，故宜补；不恶寒者多实，故宜泻。"

(6) 角孙：为手少阳经之穴，在耳尖正上方，颞颥部入发际处取之。

(7) 在鼻与頄前：张隐庵曰："此足太阳之气贯于手少阳之经，故上齿痛者，取之鼻与頄前。乃太阳之络脉也。按营血宗气之所营行者，经脉也，足太阳之络不入齿中，此非经脉，亦非支别，乃细微之系，以通二阳之气者也。"

(8) 取之出鼻外：张景岳曰："谓手阳明禾髎、迎香等穴。"

(9) 悬颅：为足少阳经之穴。在鬓发中，当头维（足阳明经）与曲鬓之间，沿鬓发弧形连线之中点取穴。

(10) 属口，对入系目本：张景岳曰："足阳明之脉有挟鼻入于面者，道出于足少阳之悬颅，其下行者属于口，其上行者对口入系目本。"

(11) 反者益其："其"当作"甚"。此言损有余，益不足，若补泻反用，则病必益甚。

(12) 头目苦痛，取之在项中两筋间：张景岳曰："足太阳之脉有通项入于脑者，即项中两筋间玉枕穴也，头目痛者当取之。"

(13) 阴跻、阳跻：举足行高曰跻。阴跻为足少阴之别，阳跻为足太阳之别。足少阴太阳乃阴阳血气之生源，阴跻、阳跻主通阴阳血气，从下而上交于目，主司筋肉屈伸运动和眼睑开合，有濡目养筋的功用。

(14) 锐眦：当为内眦。

（15）瞋目：怒目以张也。阳跻气盛则阴气不荣，目张如瞋而不得合。

（16）瞑目：瞑，闭目也。阴跻气盛则阳气不荣，目瞑而不能开。

〔提要〕

本段主要讨论手足阳明、太阳之经与齿、目的关系以及齿痛、目痛的刺法。此外还讨论了阴跻、阳跻二脉主司眼睑开合的功用。

〔原文〕

熱厥[(1)]取足太陰、少陽，皆留之，寒厥[(2)]取足陽明、少陰於足，皆留之；舌縱涎下，煩悗[(3)]，取足少陰。振寒灑灑，鼓頷[(4)]，不得汗出，腹脹煩悗，取手太陰[(5)]。刺虚者，刺其去也[(6)]；刺實者，刺其來也[(7)]。春取絡脉[(8)]，夏取分腠[(9)]，秋取氣口[(10)]，冬取經輸[(11)]，凡此四時，各以時爲齊[(12)]。絡脉治皮膚，分腠治肌肉，氣口治筋脉，經輸治骨髓[(13)]。

〔注释〕

（1）热厥：《素问·厥论》篇曰："阴气衰于下，则为热厥。"张景岳曰："热厥者，阳邪有余，阴气不足也，故当取足太阴而补之，足少阳而泻之。"

（2）寒厥：《素问·厥论》篇曰："阳气衰于下，则为寒厥。"张景岳曰："寒厥者，阴邪有余，阳气不足也，故当取足阳明而补之，足少阴而泻之。补者，补脾胃二经以实四肢；泻者，泻水火二经以泻邪气。然必久留其针，则泻者可去，补者乃至矣。"

（3）舌纵涎下，烦悗：悗，同闷。张隐庵曰："舌纵涎下烦悗者，肾气不上资心火也。故当取足少阴，以通少阴之气。"张景岳曰："舌纵不收及涎下烦闷者，肾阴不足，不能收摄也，故当取足少阴经而补之。"

（4）鼓颔：振寒鼓腮的意思。

（5）取手太阴：张隐庵曰："振寒洒洒，鼓颔，不得汗出，腹胀烦闷者，表里之阴阳不和也。故当取手太阴以疏皮毛之气，以行其汗液焉。"张景岳曰："凡此诸皆阳气不足之候，故当取手太阴肺经而补之。"

（6）刺其去也：言正气不足，当刺其气之方去，所谓追而济之之义。

（7）刺其来也：言邪气有余，当刺其气之方来，所谓迎而夺之之义。

（8）春取络脉：络脉者，十二经之大络。络浅而浮，其应春气，春以少阳之令，将升未升，其气在中，故春取络脉。

（9）夏取分腠：分腠者，分肉腠理。夏令阳浮于外，热熏分腠，气在盛经孙络之间，故治在阳分，当取分腠。

（10）秋取气口：气口者，手太阴肺脉，其气应秋，故当秋取气口。

（11）冬取经输：经输者，总言经穴之谓。经穴通脏气，脏主冬，故当冬取经输。

（12）各以时为齐：齐，同剂。张景岳曰："药曰药剂，针曰砭剂也。春夏阳气在上，故取毫毛皮肤则浅其针，秋冬阳气在下，故取分肉筋骨则深其针，是以时为齐也。"

（13）络脉治皮肤……经输治骨髓：张景岳曰："络脉浮浅，故治皮肤。分腠有理，故治肌肉。气口者脉之大会，故治筋脉。经输连脏，故治骨髓。"

〔提要〕

本段着重介绍了热厥、寒厥的不同刺法，指出了迎随补泻手法的大要是“刺虚者，刺其去”，“刺实者，刺其来”。同时，又以人与四时之气相应为齐，提出了运用“春取络脉，夏取分腠，秋取气口，冬取经输”的四时不同刺法，以治皮肉筋骨之不同部位的疾病。

〔原文〕

五藏身有五部[1]：伏兔[2]一；腓[3]二，腓者腨也；背[4]三；五藏之俞[5]四；項[6]五。此五部有癰疽者死[7]。病始手臂者[8]，先取手陽明、太陰而汗出；病始頭首者[9]，先取項太陽而汗出；病始足脛者[10]，先取足陽明而汗出。臂太陰可汗出，足陽明可汗出[11]。故取陰而汗出甚者，止之於陽[12]，取陽而汗出甚者，止之於陰。

〔注释〕

（1）五藏身有五部：言五脏在内，而其要害系于体外者，则有五个重要部位。

（2）伏兔：在膝上六寸起肉间。张景岳认为，此部为足阳明胃经之要害；张隐庵认为，此部为肾之街。

（3）腓：即小腿肚。张景岳认为，此部为足太阳、少阴及三焦下腧之所系；张隐庵认为，此部为脾之部。

（4）背：张景岳认为，此部中行督脉，旁四行足太阳经，皆脏气所系之要害；张隐庵认为，此部指肺之俞也。

（5）五藏之俞：张景岳认为，此部指肺俞、心俞、肝俞、脾俞、肾俞，五脏之所系也；张隐庵认为，此部指五椎之心俞。

（6）项：张景岳认为，项中为督脉、阳维之会，统诸阳之纲领也；张隐庵认为，项为肝之俞。

（7）五部有痈疽者死：张隐庵曰：“言五脏身有五部，而一部之阴阳不和，即留滞而为痈矣……故五部之有痈疽者，乃五脏渐积之郁毒外应于血气不和，而为痈疽，故五部有此者死。”

（8）病始手臂者：张隐庵曰：“此分别形身上下，各有所主之阴阳也。夫身半以上，手太阴阳明皆主之，故病始于臂者，先取手阳明太阴而汗出。”

（9）病始头首者：张隐庵曰：“太阳之气生于膀胱，而上出于头项，故病始于头首者，先取项太阳而汗出。”

（10）病始足胫者：张隐庵曰：“身半以下，足太阴阳明皆主之，故病始足胫者，先取足阳明而汗出。”

（11）臂太阴可汗出，足阳明可汗出：张隐庵曰：“汗乃阴液，生于阳明，太阴主气，行于肤表。水津四布，乃气化以通调，故臂太阴可汗出；水谷之津液从腠理发泄，汗出溱溱，故足阳明可汗出。”

（12）取阴而汗出甚者，止之于阳：张景岳曰：“补太阴而汗出甚者，阴之胜也，当补阳明可以止之。泻太阴而汗出甚者，阳之胜也，当泻阳明可以止之。盖以阴阳平而汗自止也。取阳而汗出甚者，其止法亦然。”

〔提要〕

本段主要讨论五部的部位及其与痈疽的预后关系，指出此五部有痈疽者皆属难治。同时，还阐发了痈疽邪气病在皮肉筋骨之间，可以循其所在部位之所属经络，在早期先取汗法而刺之。本段还总结了全篇论阴阳不调而为寒热之证，皆宜从汗解的调治方法和注意事项。

〔原文〕

凡刺之害，中而不去則精泄[1]，不中而去則致氣[2]；精泄則病甚而恇[3]，致氣則生爲癰疽也。

〔注释〕

(1) 精泄：精气耗泄。

(2) 致气：言导致邪气结聚。

(3) 恇：畏怯。此处是恇羸、怯弱的意思。

〔提要〕

本段指出针害问题，认为针刺中病留针过久，往往可以耗泄精气，使人体虚羸怯弱；针未中病，本当留针，若去针过早，则会导致邪气结聚，而易发痈疽。这些都是我们在临床用针时应当注意的。

〔讨论〕

一、寒热病的概念

寒热是临床常见病理，但本篇所指寒热病，则是作为不同类型的病症。如篇首的三种寒热病（皮寒热、肌寒热、骨寒热），就是直接以“寒热”命名。篇中所述其余杂病，虽没有直接称作“寒热病”，但也都有寒热症状。归纳起来，本篇所论之“寒热病”可分以下四种类型：

1. 表里阴阳不和

如“皮寒热”、“肌寒热”等，多是由于外感六淫之邪闭拒肌表，表里阴阳之气失于和调，邪正搏争而为寒热之表证。正如《素问·生气通天论》曰：“因于露风，乃生寒热。”

2. 上下阴阳逆乱

如“厥痹”、“暴挛痫眩、“暴瘖气鞕”、“暴聋气蒙”等，多因邪气闭阻经络，阴阳之气上下不得交通，故逆乱而变生诸病。这类病症多起病急暴，证见厥逆窍闭而兼寒热之证。

3. 阴阳偏盛偏衰

如“热厥”、“寒厥”、“骨痹”、“体惰”等。这类病证不是阳虚，便是阴虚，或是阴阳气血皆虚，因而导致阴阳偏盛偏衰，出现或寒或热诸证。阴主寒，阳主热，所以《素问·调经论》曰："阳虚则外寒，阴虚则内热；阳盛则外热，阴盛则内寒。"又《素问·厥论》篇曰："阳气衰于下，则为寒厥；阴气衰于下，则为热厥。"

4. 营卫气血不通

如痈疽每伴有寒热症状，其发病机理主要是邪气客于经络，营卫气血运行不畅，寒热相搏，逆于肉理。故《灵枢·痈疽》曰："寒邪客于经络之中则血泣，血泣则不通，不通则卫气归之，不得复反，故为痈肿。寒气化为热，热胜则腐肉，肉腐则为脓……"又曰："营卫稽留于经脉之中，则血泣而不行，不行则卫气归之而不通，壅遏而不得行，故热。大热不止，热胜则肉腐，肉腐则为脓。"

综上所述，"寒热病"的概念在《内经》中是相当广泛的。本篇之所以叫做"寒热病"，一方面是由于篇首先论三种寒热病，另一方面也正是由于寒热是多种疾病的常见症状，故详加论述。

二、关于"五脏身有五部"与痈疽的预后问题

痈疽之发，有因于风寒外袭者，有因于喜怒不测，食饮不节者，皆由营卫不和，逆于肉理，两热相搏，化腐生脓而成。其预后之善恶由多种因素决定。本篇提出"五脏身有五部"，并指出"此五部有痈疽者死"。对这"五部"与内脏的联系及其与痈疽预后的关系，究竟应该如何理解，历代注家的看法并不一致。张景岳说："五脏在内而要害系于外者，有五部。"他认为伏兔是足阳明胃经之要害；腓是足太阳、少阴及三焦下腧之所系；背是中行督脉，旁四行足太阳经，为脏气所系之要害；五脏之俞是指肺俞、心俞、肝俞、脾俞、肾俞，为五脏之所系；项为督脉阳维之会，统诸阳之纲领。而张志聪《灵枢集注》则认为，伏兔是肾之街，腨是脾之部，背是肺之俞，五脏之俞指五椎之心俞，项是肝之俞。显然，张景岳是从经络所系立论。阳明为五脏六腑之海，气血生化之源，主肉，其脉血气俱盛，邪客之最易化热，热胜则肉腐生脓，耗伤气血。太阳之经多血少气，得之痈疽难于起发；少阴、少阳之经少血多气，得之痈疽难于收敛。而且，此五部又是内在脏腑系之于外的要害之处，故若生痈疽，则最易内传连脏，所以预后不良。而张志聪是从五脏气之街、俞立论，认为凡此五部，皆为五脏之所应，"一部之阴阳不和，即留滞而为痈。"痈疽所发，虽在于皮肉筋骨之间，但是筋骨肌肉不荣，经脉败漏，则内熏于五脏，五脏伤则预后不良可知。两种认识都有一定的道理。不过张志聪认为，背为"肺之俞"，五脏之俞专指"五椎之心俞"，不免有些牵强，不如理解为背是脏气之所系、五脏背俞之所在比较妥帖。

至于此五部发生痈疽，是否就一定死不治？并不是如此。这要从各种因素来看。就连张志聪也认为："热有发于腹臂而死者，有发于项背而生者，此又以邪毒之轻重，正气之虚实以别死生。"但是，不论是何种情况，只要病邪深入，内及五脏，均预后不好。因此，我们必须早期诊断，早期治疗，以防微杜渐。正如张志聪所说："然病及五脏者死，故因于外邪者，善治治皮毛，其次治肌肉，因于内伤者，使五脏之郁气四散于皮肤，弗使痈肿于一部，所谓始萌可救，脓成则死，此上工之治未病也。"

（张士卿）

癫狂第二十二

本篇叙述癫狂病的发病原因、发作时的不同症状及诸种刺法，篇末还提出厥逆之暴发与癫狂病相鉴别的问题，故以“癫狂”名篇。

〔原文〕

目眦[(1)]外决[(2)]於面者，爲鋭眦；在内近鼻者，爲内眦。上[(3)]爲外眦，下[(3)]爲内眦。

癲疾始生，先不樂，頭重痛，視舉[(4)]目赤，甚作極，已而煩心。候之於顔[(5)]。取手太陽、陽明、太陰，血變而止[(6)]。癲疾始作，而引口[(7)]啼呼喘悸者，候之手陽明、太陽。左强者，攻其右；右强者，攻其左，血變而止。癲疾始作，先反僵[(8)]，因而脊[(9)]痛。候之足太陽、陽明、太陰、手太陽，血變而止。

治癲疾者，常與之居，察其所當取之處。病至，視之有過者瀉之，置其血於瓠壺[(10)]之中，至其發時，血獨動矣，不動，灸窮骨二十壯。窮骨者，骶骨[(11)]也。

骨癲疾[(12)]者，顑[(13)]、齒諸俞，分肉皆滿[(14)]而骨居[(15)]，汗出，煩悗[(16)]，嘔多沃沫[(17)]，氣下泄[(18)]，不治。筋癲疾者，身倦攣[(19)]急，脉大，刺項大經之大杼，嘔多沃沫，氣下泄，不治。脉癲疾[(20)]者，暴仆[(21)]，四肢之脉皆脹而縱[(22)]，脉滿，盡刺之出血，不滿，灸之挾項太陽[(23)]，灸帶脉於腰相去三寸，諸分肉本輸。嘔多沃沫，氣下泄，不治。癲疾者，疾發如狂[(24)]者，死不治。

〔注释〕

(1) 目眦：张景岳：“目眦，眼角也，目之内角曰内眦，目之外角曰锐眦。”

(2) 决：分也。

(3) 上、下：上下指阴阳，即内眦属阴，外眦属阳。

(4) 视举：目上视。

(5) 颜：《灵枢·五色》篇：“庭者，颜也。”张景岳：“颜，天庭也。”颜之含义有三：一是左右眉目之间的部分，二指额部的中央部分，三指面部前面正中部分。此处泛指面部。

(6) 血变而止：待其异常之血色转变为正常血色然后止针。

(7) 引口：作口角牵引讲。

(8) 反僵：张景岳：“反僵，反张僵仆也。”即角弓反张之痉挛状态。

(9) 脊：脊椎，背也。

(10) 瓠壶：瓠（hú，音胡），即葫芦。瓠壶，以葫芦为容器也。

(11) 骶骨：此处指督脉之长强穴。

(12) 骨癫疾：张景岳：“病深在骨也。”

(13) 颇：颇（kǎn，音坎）俗称为腮，位于口部外方，颊部的前方，颐部的上方，肉的空软处。

（14）分肉皆满：指腘齿诸腧肌肉分理处均为邪气所充满。

（15）骨居：消瘦貌。

（16）烦悗：此处作烦闷解。

（17）沃沫：沃，浇，灌溉的意思。此处形容呕吐涎沫很多。

（18）气下泄：《证治准绳》：“气下泄，则自肾间正气虚脱于下。”张景岳：“若呕多沃沫，气泄于下者，尤为脾肾俱败，必不可治。”

（19）倦挛：倦，同踡。踡缩挛曲，筋病而拘挛之态。

（20）脉癫疾：张景岳：“病在血脉也。”

（21）暴仆：猝倒，突然倒仆于地。

（22）胀而纵：纵，纵缓也。脉充满胀起，按之有纵缓宽大之感。

（23）挟项太阳：挟颈项两旁的足太阳膀胱经穴位，如天柱、大杼等。

（24）疾发如狂：疾，迅也，速也。《难经·二十难》：“重阳者狂，重阴者癫。”狂症属阳，癫症属阴，二者性质不同，故张景岳释为：“阳多有余，故狂发无时，其状疾而暴；阴多不足，故癫发有期，其状静而徐，此癫狂之辨也。今以癫疾而如狂者，阳邪盛极而阴之竭也，故死不治。”

〔提要〕

本段首叙察患者之目眦以诊癫疾将发之状，继而叙癫疾始生始作时不乐、头痛、目赤，引口啼呼喘悸，反僵、脊痛等三症及其刺法，然后指出癫病总的治法；最后分叙癫疾不治诸症。指出骨癫疾、脉癫疾、筋癫疾三者证治虽然不同，但经过救治不见好转而出现呕多沃沫、气下泄等脾肾两败、阴阳脱离的危候时，则均不易救治。

〔原文〕

狂始生，先自悲也，喜忘、苦怒、善恐[(1)]者得之憂饑，治之取手太陰、陽明，血變而止，及取足太陰、陽明。狂始發，少卧不饑，自高賢[(2)]也，自辯智[(3)]也，自尊貴也，善罵詈[(4)]，日夜不休，治之取手陽明、太陽、太陰、舌下[(5)]、少陰，視之盛者皆取之，不盛釋之也。狂言，驚，善笑，好歌樂，妄行不休者，得之大恐，治之取手陽明、太陽、太陰。狂，目妄見，耳妄聞，善呼者，少氣之所生也[(6)]，治之取手太陽、太陰、陽明，足太陰、頭、兩顑。狂者多食，善見鬼神，善笑而不發於外者[(7)]，得之有所大喜，治之取足太陰、太陽、陽明，後取手太陰、太陽、陽明。狂而新發，未應如此者，先取曲泉左右動脉[(8)]，及盛者見血，有頃已[(9)]，不已，以法取之，灸骨骶二十壯。

〔注释〕

（1）喜忘、苦怒、善恐：苦，困也，难以忍受的意思。张景岳：“神不足则悲，魂伤则狂忘不精，志伤则喜忘其前言，肝乘脾则苦怒，血不足则善恐，皆得之忧而且饥，致伤脏气也。”《甲乙经》：“苦怒作善怒。”

（2）自高贤：自认为自己高洁、贤良。

（3）自辩智：自认为才智过人，善于雄辩。

（4）骂詈：恶言及之曰骂，诽谤诅咒曰詈。

（5）舌下：舌下廉泉穴也。

（6）少气之所生也：因气衰则神怯所引起的精神失常。

（7）善笑而不发于外者：暗笑。张隐庵："冷笑而无声也。"

（8）曲泉左右动脉：据陈璧琉、邓卓人考针灸文献，都没有记载曲泉有动脉，仅《外台秘要》载云："横向胫二寸，当脉中是也。"所以这里的左右动脉是指针刺左右的曲泉穴而言。

（9）有顷已：有顷，指时间短暂。已，《广韵》："去也，弃也"，指邪去病愈。

〔提要〕

本段分叙狂病六证之症状、病因及刺法。狂病六证患者妄行不休，少卧骂詈及喜怒无常，或悲泣欲绝之幻听、幻视、意志障碍等，其病因多为情志所伤，如大恐、大喜、忧饥等。

〔原文〕

風逆[(1)]，暴四肢腫，身漯漯[(2)]，唏然時寒[(3)]，饑則煩，飽則善變[(4)]，取手太陰表里，足少陰、陽明之經，肉清取滎，骨清取井、經也。厥逆爲病也，足暴清，胸若將裂，腸若將以刀切之[(5)]，煩而不能食，脉大小皆澀，暖取足少陰，清取足陽明[(6)]，清則補之，温則瀉之。厥逆腹脹滿，腸鳴，胸滿不得息，取之下胸二脅[(7)]，咳而動手者，與背俞，以手按之，立快者是也。内閉不得溲，刺足少陰太陽，與骶上以長針。氣逆，則取其太陰、陽明、厥陰，甚取少陰、陽明，動者之經[(8)]也。少氣，身漯漯也，言吸吸[(9)]也，骨酸體重，懈惰不能動，補足少陰。短氣息短，不屬，動以氣索[(10)]，補足少陰，去血絡也。

〔注释〕

（1）风逆：张景岳："风感于外，厥气内逆，是为风逆。"

（2）身漯漯：漯漯（lěi，音磊），流水貌，此处形容身体像被水淋后寒慄发抖的样子。

（3）唏然时寒：鼻出气，悲泣抽咽谓唏嘘。唏然时寒，形容寒慄时所发出的一种唏嘘声。张景岳："气咽抽息而噤也。"

（4）饱则善变：饱则变动不宁。

（5）胸若将裂，肠若将以刀切之：形容厥寒之气上逆，致令胸腹剧烈疼痛之状。

（6）暖取足少阴，清取足阳明：若身体温暖，取足少阴肾经（如涌泉、然谷），用泻法；若身体清冷，取足阳明胃经（如厉兑、内庭、丰隆等），用补法。

（7）下胸二胁：张景岳："下胸两胁谓胸之下，左右两胁之间也，盖即足厥阴之章门、期门。"

（8）动者之经：病变之经。全句谓察其所病之经而刺之。

（9）言吸吸：说话时语声断续，气息不能连接。

（10）气索：索，消，乏。动作少气无力的样子。

〔提要〕

本段叙述厥逆六证及其刺法。

厥逆六证中虚则多身寒漯漯、足暴寒、骨酸身重、少气懈惰；实则肢肿内闭、胸腹胀满痛楚。此则多由足少阴、太阳、阳明经气偏盛偏衰不相顺接之故，其中足少阴为本，太阳、阳明为标，故刺厥多取足少阴及阳明、太阳。

〔讨论〕

一、癫与狂的异同

癫与狂均是精神、情志、思维、感觉方面失常的疾病，习惯上常并提之，但在临床表现、病理机制方面是有区别的。癫证多沉默痴呆，语无伦次，静而多言，属阴证。狂证多喧扰不宁，躁妄打骂，动而多怒，属阳证。如本篇中指出，癫证为先不乐，头重痛，烦心，而狂证则为妄言，善惊笑，好歌乐，妄行不休，少卧不饥，善骂詈及妄见妄闻等。《难经·五十九难》云："狂癫之病，何以别之？然狂疾之始发，少卧而不饥，自高贤也，自辩智也，自倨贵也，妄笑好歌乐，妄行不休是也。癫疾始发，意不乐，僵仆直视。"可见癫狂是阴阳偏盛的两种疾病。阳气偏盛则为狂。阳主动，主躁，故见喜怒骂詈，躁扰不宁。阴气偏盛则为癫。阴主沉，主静，故见沉默痴呆，僵仆直视。俗称狂为武痴，癫为文痴。所以《难经·二十难》云："重阳者狂，重阴者癫。"后世在此基础上进一步认识到，癫证多由心脾两虚、痰气郁结所致，治以解郁化痰，补益心脾；狂证多由心肝火旺、痰热上扰而成，治多豁痰泻火，重镇安神。

二、癫疾与痫症

本文所叙之癫疾包括了痫证，是广义的癫疾。如文中叙："癫疾始作，先反僵，因而脊痛"，"癫疾始作，引口啼呼喘悸"，"筋癫疾，身倦挛，急大……呕多沃沫，气下泄，不治。"其症状与癫痫发作前之动物样呼叫，发作时反张抽搐、牙关紧闭、吐涎沫、大小便失禁，发作后之乏力、脊背痛，十分吻合。一般的癫痫发作时，发作后几分钟至十几分钟后自行缓解，不需特殊救治，除发作时因倒仆外伤外，一般不会致命。而文中之骨癫疾、脉癫疾、筋癫疾经救治，症状不能缓解，继续呕吐沃沫，气下泄，二便失禁，可能是大发作，并处于癫痫持续状态，故预后多不良。

三、癫狂病的诊断

本篇首先叙述目眦，说明眦分内外，而又各统其上下，示人应首先查目，以诊癫疾之有无和将发。有人谓此段与癫狂没有关系，疑是衍文，其实是没有充分根据的。盖目系通于脑，为肝之窍，心之使。经云："五脏六腑之精气皆上注于目而为之精。""目者，心使也。"《灵枢·大惑论》认为，五脏六腑精气之盛衰，精神活动之常变，人之神气若何，均可首先由目反映出来。特别是于癫狂这类精神系统疾患中，查目更为必要。两目神采奕奕，圆润灵活，是健康的表现。若目光呆滞，直视无神则是癫疾将发之征兆。马玄台云："本篇俱论癫狂厥逆，而此首节以内外眦为言者，须知人身脏腑之神以目为主，故先以目眦言之，示人以观神之法也。"可见查目的重要。重视目之诊查，正是本文独到之处。

接着，文中详叙癫疾先见三证，告诉人们如何诊查癫之先兆症状和发作时的种种表现。如发作前不乐、头重病、视举目赤，发作时引口啼呼喘悸、反僵，发作后乏力脊痛等。同时阐述了脉癫疾、筋癫疾、骨癫疾的各种特有症状，便于鉴别诊断。最后又指出三者在治疗过程中，针刺相应经穴不能收效而出现呕吐沃沫、气下泄之上下交病，脾肾俱败的症状，为不治。对癫疾种类、病情发展过程、诊断、预后，都作了阐述。

本篇对狂之六证的诊查描述亦较全面，包括狂发前的精神情志变化，如狂始生，先自悲也，喜忘，苦怒，善恐，狂发时的症状表现，如少卧不饥，骂詈，妄行不休之狂躁症状，自高贤、自辩志、自尊贵之思维障碍，妄见妄闻、幻听幻视之知觉障碍等，是最早论述癫狂病的文献。

四、癫狂与厥逆

本文主要论述癫狂，篇末又叙及厥逆，是因为二者在发病上均有暴发性的特点，然二者在发作时症状表现、致病原因、治疗方法及预后方面是不同的，故将厥逆并叙篇末，以相鉴别。

厥，一般指气血逆上而不下，元阳上冒或厥寒之气上冲而言，多有手足厥寒，头目昏花，猝倒不省人事之上盛下虚见症。如《素问·调经论》中指出："血之与气并走于上，则为大厥，厥则暴死，气复反则生，不反则死。"厥之致病原因，如《素问·厥论》指出："阳气衰于下，则为寒厥，阴气衰于下，则为热厥。"而本篇所述之"厥逆足暴清，胸若将裂，肠若刀切，胸腹胀满，肠鸣"等，皆为足少阴本气不足，元阳式微，寒气逆上之病。故《中国医学辞典》释厥为："气上逆而阴阳失调，轻则四肢寒冷，重则不省人事也。"可见厥乃脏腑虚损，阴阳失调，气血逆乱使然。

癫狂多因七情太过，如大惊、卒恐、暴怒、暴喜、悲忧不已，而致神魂魄意志受到损伤，精神情志发生异常，产生知觉运动障碍。癫多沉默痴呆，僵仆不语，静而多言；狂多躁狂，詈怒，登高而歌，弃衣而走，幻听幻视。神魂魄意志是五脏功能活动的产物，五者发生、守藏于五脏，为五脏脏气所主，如"心藏神，肺藏魄，肝藏魂，脾藏意，肾藏志"（《素问·宣明五气篇》）。《内经》认为，人之肉体受精神的支配，而神魂魄意志五者是人之精神、意识、思维活动及本能感觉和动作的主宰，同时影响五脏六腑、十二经脉气血的生理活动。故五者不可伤，伤之则病至。如《灵枢·本神》指出："神伤则恐惧，魂伤则狂妄不精，魄伤则狂，意伤则悗乱，志伤则喜忘其前言。"同时，人之精神活动是可以由意志自我控制的。如《灵枢·本脏》云："志意者，所以御精神，收魂魄，适寒温，和喜怒者是也。""志意和，则精神专直，魂魄不散，悔怒不起，五脏不受邪矣。"但是，这个自制能力是有一定限度的。七情太过，不能自制，便会伤及神魂魄意志。如《灵枢·本神》指出："心怵惕思虑则伤神，脾忧愁不解则伤意，肝悲哀动中则伤魂，肺喜乐无极则伤魄，肾盛怒不止则伤志。"五伤太过会引起精神错乱，导致狂癫之病作。本篇强调指出："狂者多食，善见鬼神，善笑而不发于外者，得之有所大喜。""狂言，惊善笑，好歌乐，妄行不休者，得之大恐。"可见七情暴伤太过，神魂魄意志动而不安，是癫狂的主要原因。

精神因素是引起癫狂的主要原因，但并不是唯一原因。同样，五脏虚损，少阴肾气亏乏是引起厥逆的主要原因，亦非唯一原因。精神情志的变动，有时也可能是厥逆发病的诱因，如《素问·生气通天论》曰：“阳气者，大怒则形气厥，而血菀于上，使人薄厥。”五脏虚损与癫狂病发作，也不会是毫无关系。先天禀赋不足之人，因体质关系，精神脆弱，五脏娇嫩，精气不足，神魂魄意志失养，因而七情易动，自制能力低下，稍强些的刺激，极易引起精神、神经系统紊乱，诱发癫狂。正如本篇指出的：“狂，目妄见，耳妄闻，善呼者，少气之所生也。”

（于振宣）

热病第二十三

本篇论述了偏枯、痱、热病、喘息、喉痹、目中赤痛、风痉、瘙、男子如蛊、女子如怚等十一个病症的症状、诊断、治疗及预后问题，因对热病阐述最多，提出了各种热病的针刺方法和禁针的病例，并作了较详细地说明，所以篇名为“热病”。

〔原文〕

偏枯[(1)]，身偏不用而痛，言不變，志不亂，病在分腠之間[(2)]，巨針[(3)]取之，益其不足，損其有餘，乃可復也。痱[(4)]之爲病也，身無痛者[(5)]，四肢不收，智亂不甚，其言微知，可治[(6)]，甚則不能言，不可治也。病先起於陽，後入於陰者，先取其陽，後取其陰，浮而取之[(7)]。

〔注释〕

(1) 偏枯：病名，属中风的一种，以一侧肢体偏瘫或不能随意运动为主，故又称半身不遂。因久病患肢比健侧枯瘦，麻木不仁，故名偏枯。张景岳云：“偏枯者，半身不随，风之类也。”

(2) 病在分腠之间：张景岳：“若言不变，志不乱，则病不在脏而在于分肉腠理之间。”

(3) 巨针：即《灵枢·九针十二原》中九针之第九种大针。

(4) 痱：又名风痱（fēi，音非）。痱与废同义。张景岳：“痱亦风属，犹言废也。”

(5) 身无痛者：张隐庵：“邪入于里也。”

(6) 四肢不收，智乱不甚，其言微知，可治：张隐庵：“邪虽内入，尚在于表里之间，脏真之气未伤也。言微者，此伤于气，故知可治。”“言微知”指其言尚能勉强听出。

(7) 先取其阳，后取其阴，浮而取之：张景岳：“此治必先其本也。病先起于阳分，故当先刺其表，浮而取之，而后取其阴。”张隐庵：“先取其阳，后取其阴，浮而取之者，使外受之邪仍从表出也。”又，“偏枯……浮而取之”，全段刘衡如《灵枢经》（校勘本）注云：“本段在此，文义不属，昔已有人置疑，《甲乙》卷十第二下，移上《癫狂》篇‘骨清取井经也’之后。《太素》卷二十五列此于《热病说》中，恐错简已在杨氏之前矣。”

〔提要〕

本段论述了偏枯与痱的临床症状、预后及针刺治疗方法。

〔原文〕

熱病三日，而氣口静[(1)]、人迎躁[(2)]者，取之諸陽，五十九刺，以瀉其熱而出其汗[(3)]，實其陰以補其不足者。身熱甚，陰陽皆静者，勿刺也[(4)]；其可刺者，急取之，不汗出則

瀉。所謂勿刺者，有死徵也[5]**。熱病七日八日，脉口動喘而短者**[6]**，急刺之，汗且自出，淺刺手大指間**[7]**。熱病七日八日，脉微小，病者溲血，口中乾**[8]**，一日半而死，脉代者，一日死**[9]**。熱病已得汗出，而脉尚躁，喘且復熱，勿刺膚**[10]**，喘甚者死。熱病七日八日，脉不躁，躁不散數，後三日中有汗；三日不汗，四日死。未曾汗者，勿腠刺**[11]**之。**

〔注释〕

（1）气口静：气口脉和缓安静。

（2）人迎躁：人迎脉疾数。

（3）泻其热而出其汗：《素问·热论》篇："其未满三日者，可汗而已，其满三日者，可泄而已。"

（4）身热甚，阴阳皆静者，勿刺也：张景岳："身热甚而阴阳之脉皆静者，阳证得阴脉也，故不宜刺。"

（5）所谓勿刺者，有死征也：张景岳："此言勿刺者，以其脉证相反，有死征也。下文皆然。"

（6）脉口动喘而短者：历代注家对此句有两种见解。《甲乙经》等认为"喘"是指证而言，《甲乙经》"短"字作"眩"。另一些注家如张景岳、张隐庵等，根据《素问》中有"喘脉"，认为此处"喘而短"指的是脉象。

（7）浅刺手大指间：大指间指的是手太阴肺经的少商穴。

（8）脉微小，病者溲血，口中干：张景岳："热病七八日，脉微小者，正气虚也。溲血口中干者，伤其阴也。皆为死证。"

（9）脉代者，一日死：脉代即代脉，表现为脉有更代的现象，在数次脉动之中，有一次较长时间的歇止。在病理情况下，脏气衰败时见此候。"一日死"说明比"脉微小，病者溲血，口中干"的病情更危重。

（10）而脉尚躁，喘且复热，勿刺肤：张隐庵："喘而且复热者，邪入于里，故勿刺肤。"

（11）腠刺：腠理之刺，属于浅刺肌表使之发汗的刺法。

〔提要〕

本段论述热病三日和热病七八日时所见不同病变的刺法、注意事项和预后。一般当刺者，宜浅刺，泻其热，而出其汗。有死征者勿刺。

〔原文〕

熱病先膚痛，窒鼻充面[1]**，取之皮**[2]**，以第一針**[3]**，五十九**[4]**，苛軫鼻**[5]**，索皮於肺**[6]**，不得，索之火**[7]**，火者心也。熱病先身澀**[8]**，倚**[9]**而熱，煩悗**[10]**，乾唇口嗌，取之脉**[11]**，以第一針，五十九，膚脹口乾，寒汗出，索脉於心，不得，索之水，水者腎也。熱病嗌乾多飲，善驚，卧不能起，取之膚肉，以第六針**[12]**，五十九，目眦青，索肉於脾，不得，索之木，木者肝也。熱病面青腦痛，手足躁，取之筋間，以第四針，於四逆**[13]**，筋躄目浸**[14]**，索筋於肝，不得，索之金，金者肺也。熱病數驚，瘈瘲而狂**[15]**，取之脉，以第四針，急瀉有余者**[16]**，癲疾毛髮去**[17]**，索血於心，不得，索之水，水者腎也。熱病**

身重骨痛，耳聾而好瞑[18]，取之骨，以第四針，五十九刺，骨病不食，嚙齒[19]耳青，索骨於腎，不得，索之土，土者脾也。熱病不知所痛，耳聾不能自收，口乾，陽熱甚，陰頗有寒者，熱在髓[20]，死不可治。熱病頭痛顳顬[21]，目瘳脉痛[22]，善衄，厥熱病也，取之以第三針[23]，視有餘不足，寒熱痔[24]。熱病體重[25]，腸中熱[26]，取之以第四針，於其俞[27]及下諸指間[28]，索氣於胃胳[29]，得氣也。熱病挾臍急痛，胸脅滿，取之涌泉與陰陵泉，取以第四針，針嗌里[30]。熱病而汗且出，及脉順可汗者[31]，取之魚際、太淵、大都、太白，瀉之則熱去，補之則汗出，汗出太甚，取内踝上横脉[32]以止之。熱病已得汗而脉尚躁盛，此陰脉之極也[33]，死；其得汗而脉静者，生。熱病者脉尚盛躁而不得汗者，此陽脉之極也[34]，死；脉盛躁得汗静者，生。

〔注释〕

(1) 窒鼻充面：窒鼻，杨上善云：“鼻塞也。”充面，杨上善：“充面，面皮起也。”张景岳云：“充浮于面。”均认为是面部浮肿。

(2) 取之皮：针刺宜浅取皮部。

(3) 以第一针：应该用《灵枢·九针十二原》中所讲的九针之第一种镵针来针刺。

(4) 五十九：在治热病的五十九个穴位中选穴针刺。

(5) 苛轸鼻：有两种解释，一种认为是形容鼻塞，如张景岳：“苛，深也。轸，车上前后两端横木也。言鼻窒之甚，内外不通，亦犹轸之横塞也。”另一种认为苛轸鼻指鼻生小疹，但马莳和丹波元简的解释又有不同，马莳云：“轸当作疹，《海篇》有此字，身体苛重，鼻上生疹”；丹波元简“简案：苛轸谓小疹也，苛，疥也。本小草之谓，故假为疥之义。《礼记》‘疾痛苛养’，《素问》‘苛疾’，苛义同。轸本作胗，见《释名》，又作疹，《病源》多用轸字，乃瘾疹之疹也。”此外《甲乙经》“苛轸鼻”作“苛鼻乾”，《黄帝内经太素》对“苛”字注云：“鼻病，有本作苟。”

(6) 索皮于肺：杨上善：“皮毛病求于肺腧。”

(7) 不得索之火：历代注家对此句有两种断句法，也就有两种解释。一种如杨上善作“不得索之火”，注为“不得求之心输，以其心火克肺金也。”另一种如张景岳、张志聪等，即本文所采用之断句法“不得，索之火”。张景岳云：“如刺此而不得效，则当求之于火，火者心也，补心之脉，益阳气以制金邪，则肺热当自退耳。”张志聪云：“再以五行胜制之法治之。”下文“不得，索之水”，“不得，索之木”，“不得，索之金”，“不得，索之土”等句，与此同理，不复多注。

(8) 身涩：历代注家有三种解释。杨上善：“皮肤粗涩也”；马莳：“其身涩滞”，形容动作不灵活；张景岳：“涩，燥涩也。”

(9) 倚：形容四肢乏力，不能久立。

(10) 烦惋：即烦闷。

(11) 取之脉：《甲乙经》作“取之皮”，《黄帝内经太素》无“脉”字。

(12) 以第六针：用九针中的第六针即圆利针来治疗。

(13) 以第四针，于四逆：用九针中的第四针即锋针来治其四肢厥逆。

(14) 筋躄目浸：筋躄，指由筋病而引起的足不能行。目浸，指泪出不收。

（15）瘈疭而狂：有三种解释。杨上善：“惊瘈而狂，此为血病，故取之脉。”张景岳：“瘈疭者，热极生风，阴血伤也。狂则热之甚矣。皆心经病也，故当取之于脉。”张隐庵：“心脉急甚为瘈疭，心气实则狂也，当取之脉。”

（16）急泻有余者：立即泻除其亢盛的热邪。

（17）癫疾毛发去：张景岳云：“若阳极阴虚而病癫疾，发为血余，故毛发亦去。”

（18）耳聋而好瞑：形容耳聋和只想闭目的症状。张景岳云：“皆肾经之病，病在阴则目瞑，故当取之于骨。”

（19）啮齿：就是咬牙齿。张景岳云：“啮齿者，齿为骨之余也。”

（20）阳热甚，阴颇有寒者，热在髓：张景岳：值阳胜之时则热甚，阴胜之时颇有寒者，此以邪居阴分，热深在髓，乃死证也。”

（21）颞颥：张景岳：“即足少阳脑空穴，一曰鬓也。”即耳前动脉处，俗称两太阳。

（22）目瘳脉痛：眼区的脉络抽掣而痛。

（23）取之以第三针：用九针中的第三针即鍉针来治疗。

（24）寒热痔：各注家见解不同。张隐庵：“如外感风淫之热，内因饱食而热，外内不解，则往来寒热而为痔矣。”张景岳：“寒热痔三字，于上下文义不相续，似为衍文。”

（25）体重：张景岳云：“脾主肌肉四肢，邪在脾，故体重。”

（26）肠中热：张景岳云：“大肠小肠皆属于胃，邪在胃则肠中热。”

（27）于其俞：指脾胃二经之腧穴，即太白和陷谷。

（28）下诸指间：指各足趾之间的穴位，如厉兑、内庭等。

（29）胃胳：《甲乙经》和《黄帝内经太素》“胳”均作“络”。马莳云：“胳音各，《释文》云腋下也，胃之经脉与腋下无着，疑当作络。”张景岳云：“阳明之络曰丰隆，别走太阴，故取此可以得脾气。胳当作络。”据上述，胳当作络，这里的胃络，也就是指胃经的络穴丰隆而言。

（30）针嗌里：张景岳：“针嗌里者，以少阴太阴之脉，俱上络咽嗌，即廉泉也。”

（31）脉顺可汗者：脉证相符谓脉顺；可汗者，指可用发汗药去热。

（32）内踝上横脉：指三阴交穴。

（33）此阴脉之极也：张景岳云：“若汗后脉尚躁盛者，孤阳不敛也，此以阴脉之虚极，有阳无阴耳，乃为逆证。”

（34）此阳脉之极也：张景岳云：“热病脉尚躁盛者，必当邪解汗出也。若脉虽盛而汗不得出，以阳脉之亢极，而阴虚不能外达也，故死。”

〔提要〕

本段分别叙述了邪在浅表属于肺、邪客血脉属于心、邪客肌肉属于脾、邪客于筋属于肝、邪客于骨属于肾等各种热病的临床表现，并介绍用针和取穴的方法，同时讨论了阳热甚、阴颇有寒者、热在髓、厥热病、肠中热、热病汗出以及阴脉之极、阳脉之极的病机、证候、治法及预后。

〔原文〕

熱病不可刺者有九：一曰汗不出，大顴發赤，噦者死[(1)]；二曰泄而腹滿甚者死[(2)]；三曰目不明，熱不已者死[(3)]；四曰老人嬰兒，熱而腹滿者死[(4)]；五曰汗不出，嘔下血者死[(5)]；六曰舌本爛，熱不已者死[(6)]；七曰咳而衄，汗不出，出不至足者死[(7)]；八曰髓熱者死[(8)]；九曰熱而痙者死，腰折瘈瘲，齒噤齘也[(9)]。凡此九者，不可刺也。

〔注释〕

(1) 汗不出，大颧发赤，哕者死：张景岳云："汗不得出，阴无力也。大颧发赤，谓之戴阳，面戴阳者，阴不足也。哕者，邪犯阳明，胃虚甚也。本原亏极，难乎免矣。"

(2) 泄而腹满甚者死：张景岳云："泄则不当胀满，况其满甚，以邪伤太阴，脾气败也，故死。"

(3) 目不明，热不已者死：目不明，各注家见解稍异。张景岳云："五脏六腑之精气皆上注于目而为之精，目不明者，脏腑之精气竭也。热不已者，表里之阴气竭也。"张隐庵曰："目不明，热不已者，内热甚而外内不清也。"又批注云："内热甚则目不明。"

(4) 老人婴儿，热而腹满者死：张景岳云："热而腹满，邪伤脾脏也。老人婴儿，尤以脾为本，故犯之者死。"张志聪云："夫老人者，外内血气已衰。婴儿者，表里之阴阳未足。腹满者，热逆于中，不得从外内散也。"

(5) 汗不出，呕下血者死：张景岳云："汗不出者，阴之亏也。再或呕而下血，阴伤尤甚，故死。"

(6) 舌本烂，热不已者死：张景岳云："心肝脾肾之脉皆系于舌本，舌本烂，加之热不已者，三阴俱损也，故不免于死。"

(7) 咳而衄，汗不出，出不至足者死：张景岳云："咳而且衄，邪在肺经，动阴血也。汗不出或出不至足，尤为真阴溃竭，故死。"汗不出，《甲乙经》作"汗出"。

(8) 髓热者死：张景岳云："髓者，至阴之精，骨之充也。邪入最深，乃为髓热，肾气败竭，故死。"

(9) 热而痉者死，腰折瘈疭，齿噤齘也：张景岳云："痉，风强病也。凡脊背反张曰腰折，肢体抽挛曰瘈疭，牙关不开曰噤，切齿曰齘，即皆痉之谓也。此以热极生风，大伤阴血而然。既热且痉，乃为死证。《甲乙经》"腰折"作"腰反折"。

〔提要〕

本段提出了九种死症，并提示不宜妄行针刺的原则。

〔原文〕

所謂五十九刺者，兩手外內側各三[(1)]，凡十二痏；五指間各一[(2)]，凡八痏；足亦如是[(3)]；頭入髮一寸旁三分各三[(4)]，凡六痏；更入髮際三寸邊五[(5)]，凡十痏；耳前後口下者各一[(6)]，項中一[(7)]，凡六痏；巔上一[(8)]，囟會一[(9)]，髮際一[(10)]，廉泉一，風池二，天柱二。

〔注释〕

(1) 两手外内侧各三：两手外侧指少泽、关冲、商阳三穴。两手内侧指少商、中冲、少冲三穴。左右合计十二穴。

(2) 五指间各一：即本节后的后溪、中渚、三间、少府，左右共八穴。

(3) 足亦如是：在足趾间也同样各有一穴，即本节后的束骨、临泣、陷骨、太白，左右共八穴。

(4) 头入发一寸旁三分各三：头部入发际一寸，中行向两侧旁开分为三处，每侧各有三穴，指五处、承光、通天穴，左右共六穴。

(5) 更入发际三寸边五：再从入发际的中行向后三寸的两边各有五穴，即足少阳的临泣、目窗、正营、承灵、脑空，左右共十穴。

(6) 耳前后口下者各一：耳前后各一穴，耳前听会，耳后完骨，两耳计四穴。口下一穴承浆。

(7) 项中一：项中一穴，即哑门穴。

(8) 巅上一：巅顶一穴，即百会穴。

(9) 囟会一：即囟会穴。

(10) 发际一：前发际一穴，即神庭穴。后发际一穴，即风府穴。

〔提要〕

本段申明前段所叙治热病五十九穴的具体位置和分布。

〔原文〕

氣滿胸中喘息，取足太陰大指之端(1)，去爪甲如韭葉(2)，寒則留之(3)，熱則疾之(4)，氣下乃止(5)。心疝暴痛(6)，取足太陰、厥陰，盡刺去其血絡(7)。喉痹舌卷，口中乾，煩心心痛，臂内廉痛，不可及頭，取手小指次指爪甲下(8)，去端如韭葉。目中赤痛，從内眦始，取之陰蹻(9)。風痙身反折，先取足太陽及膕中(10)及血絡出血(11)；中有寒，取三里(12)。癃，取之陰蹻及三毛上(13)及血絡出血。男子如蠱(14)，女子如怚(15)，身體腰脊如解(16)，不欲飲食，先取涌泉見血，視跗上盛者，盡見血也(17)。

〔注释〕

(1) 足太阴大指之端：指足太阴脾经的隐白穴。

(2) 去爪甲如韭叶：穴位在离爪甲如韭叶那样宽的距离（约一分许）。

(3) 寒则留之：张景岳："内寒者气至迟，故宜久留其针。"

(4) 热则疾之：张景岳："内热者气至速，故宜疾去针。"

(5) 气下乃止：上逆之气下降而不喘乃可止针。

(6) 心疝暴痛：心疝病急性发作而疼痛。心疝，《素问·脉要精微论》："帝曰：诊得心脉而急，此为何病？病形何如？岐伯曰：病名心疝，少腹当有形也。"

(7) 取足太阴、厥阴，尽刺去其血络：杨上善注云："足太阴注心中，足厥阴从肝注肺，故心暴疝取此二脉，去其血络也。"

(8) 手小指次指爪甲下：指手少阳经之关冲穴。

(9) 取之阴跻：张景岳："阴跻之脉属于目内眦，足少阴之照海，即阴跻之所生也，故当刺之。"

（10）足太阳及腘中：指足太阳膀胱经在腘窝中央的委中穴。

（11）及血络出血：并在浮浅的血络上针刺泻血。

（12）中有寒，取三里：若中焦有寒，又当配合足阳明胃经的三里穴。

（13）取之阴跻及三毛上：马莳云："膀胱与肾为表里，当取肾经之照海穴以刺之，乃阴跻脉气所发也。及肝经之大敦穴，在足大指外侧之三毛上。及二经之有血络者，皆取之出血。"李东垣曰："肾主闭藏，肝主疏泄，则取之两经也宜矣。"

（14）男子如蛊：历代注家见解不一。杨上善云："女惑男为病，男病名蛊，其状狂妄，失其正理，不识是非，醉于所惑。"马莳云："男子有胀病，如犯蛊毒相似。"张景岳云："蛊，如犯蛊毒胀闷也。"二者所见同。张隐庵则认为是血气留滞，强调用"如"字是指形容之义，并云："男子以气为主，女子以血为主，故曰男子如蛊，女子如阻，形容其血气之留滞于内也……男子无月事之留阻，故曰如蛊。用三如字，不过形容外内血气之为病，在男女二字亦当轻看。"唯丹波元简之见解甚切，他说："《玉机真脏论》云：'脾传之肾，病名曰疝瘕，少腹冤热而痛，出白，一名曰蛊。'盖男子如蛊，谓如疝瘕，而非疝瘕也。"

（15）女子如怚：怚，《甲乙经》作阻。丹波元简按："怚作阻为是。阻即妊娠阻病。谓其证如恶阻，而非恶阻也。"

（16）身体腰脊如解：身体腰脊好像分解开一样的难受。

（17）视跗上盛者，尽见血也：观察足背上的血络满盛之处，同样地针刺泻血。

〔提要〕

本段分别叙述了喘息、心疝、喉痹、目中赤痛、风痉、癃及男子如蛊、女子如怚等杂证的刺法和穴位。

〔讨论〕

一、热病刺法

本篇是《内经》中论述热病诸篇中较重要的一篇，与《素问·热论》、《素问·刺热》、《素问·评热病论》、《素问·水热穴论》以及《灵枢·寒热病》等篇为姊妹篇。本篇不仅论述了热病的症状、诊断和预后，而且在用针刺治疗方面，为后世留下了宝贵的经验，其中所列举的一些原则，至今仍有效地指导着临床。现将本篇关于用针刺治疗热病枢要之处概括如下：

1. 发热的病程不同，刺法不同

如论中所举，热病已三日，气口脉平静，人迎脉出现躁象的，是邪尚在表，可随证选用阳经穴位，发其汗而泻除表邪。如热病已七八日，脉口动喘而短者，应立即用浅刺法。

2. 根据发热伴随症状来选穴用针

如文中所述，发热主要表现为肺热、心热、脾热、肝热、肾热不同，用九针中的不同种针来治疗。又如热病头痛，颞颥目瘈脉痛，善衄属厥热病者，取之以第三针；热病体重，肠中热者，取之以第四针；热病挟脐急痛，胸胁满，取之涌泉与阴陵泉，以第四针针嗌里。

3. 根据五行生克理论选穴治疗

如本篇所列，邪在浅表属于肺热的病，用浅刺皮肤的针法为主，如不见效，当加刺属火的经脉，即手少阴心经来治疗；邪客血脉的心经病，在治心经不见效时，加刺足少阴肾经属水的经脉等等。篇中所举的都是运用五行相克理论指导治疗的例子，说明五行学说在针刺方面的运用。

4. 根据热病汗出情况选穴和补泻

如篇中所列："热病而汗且出，及脉顺可汗者，取之鱼际、太渊、大都、太白。泻之则热去，补之则汗出，汗出大甚，取内踝上横脉以止之。"

5. 对一些死证，不宜妄行针刺

本篇归纳了九条，都是原则性的列举，尽管后世治疗手段进步，某些"死症"已不成为死症，但为医者仍然应注意。

二、关于五十九刺

本篇提出治热病的五十九穴，《素问·水热穴论》亦载有治热病的五十九腧，张景岳《类经》："考二篇之异同，则惟百会、囟会、五处、承光、通天、临泣、目窗、正营、承灵、脑空等十八穴相合，其余皆异。"张景岳还根据《灵枢》在前，《素问》在后的情况和穴位治疗运用情况，认为这是二者互相补充的问题，而不是孰正孰谬的问题，这一见解是很正确的。本篇五十九穴与《水热穴论》五十九腧比较，本篇所指出的五十九穴偏重在四肢，可作为泻热的治本之用，《水热穴论》的五十九腧偏重于病邪所在的局部，可作为泻热的治标之用。二者应结合起来，相辅相成，标本兼治，正如张景岳提出："除去重复十八穴，则总得一百一十四穴，皆热俞也，均不可废。凡刺热者，当总求二篇之义，各随其宜而取之，庶乎尽刺热之善矣。"

又，在本篇五十九穴中，历代注家对"五指间各一，凡八痏，足亦如是"中的"八痏"见解不一。马莳说："每指第三节尽处缝间，计有四处，左右共八痏也，其足所刺八处，亦如是也。"张志聪云："手足第三节缝间，共十六痏也。"此二家虽未言及穴名，但据部位当是后世所称"经外奇穴"的八邪和八风。张景岳认为指的是手和足趾本节后的腧穴而言。他说："五指间者，总言手五指也。各一者，本节之后各一穴也。观上文第十五节云：取之于其腧及下诸指间。正谓此也。盖诸经腧穴皆在指本节后，如手经则太阳之后溪，少阳之中渚，阳明之三间，独少阴之在本节后者，则少府之荥也。手之六经，惟太阴、厥阴则本节后俱无穴，故左右四经凡八痏也。其在足经之腧，则太阳曰束骨，少阳曰临泣，阳明曰陷谷，太阴曰太白，皆在本节之后。其少阴之脉不行于指，厥阴之脉则本节后亦无穴。左右四经止共八穴，故曰足亦如是。"此论从实践来看，也比较合理，故该处之注释及五十九穴与五十九腧比较，均是按此而言。

三、关于"阴极"、"阳极"

本篇在"热病已得汗而脉尚躁盛，此阴脉之极也，死；其得汗而脉静者，生。热病者尚盛躁而不得汗者，此阳脉之极也，死；脉盛躁得汗静者，生"一段中，提出了"阴极"

和“阳极”两种证候，现将二者比较如下：

表 7　阴极阳极证候比较表

	阴极	阳极
证　候	出汗之候，脉象还躁盛	脉象虽现盛躁，而不能出汗
本　质	阴脉虚弱已极，为死候	阳脉亢极，阴虚不能外达，为死候

从上之比较可见，脉的躁盛情况，属阳盛之候；汗是阴液所化，根源在于阴。故脉之盛与不盛，当责之阳；汗之出与不出，当责之阴。脉躁盛虽表现为阳亢极，但本质亦属阴虚已极。故《灵枢·本神》曰：“阴虚则无气，无气则死矣。”说明阴的重要性。

四、偏枯与痱

偏枯与痱都属于中风。《内经》言及痱只此一处，而论偏枯有数处。如《素问·生气通天论》：“汗出偏沮，使人偏枯。”《素问·通评虚实论》：“凡治消瘅仆击，偏枯痿厥，气满发逆，甘肥贵人，则膏粱之疾也。”《素问·大奇论》：“肾痈，脚下至少腹满，胫有大小，髀骱大跛，易偏枯。”“胃脉沉鼓涩，胃外鼓大，心脉小坚急，皆鬲偏枯。”《灵枢》也有数处言偏枯者，如《刺节真邪》：“虚邪偏容于身半，其入深，内居荣卫，荣卫稍衰，则真气去，邪气独留，发为偏枯。”《九宫八风》：“其有三虚而偏中于邪风，则为击仆偏枯矣。”观上述所论，《内经》之偏枯主要指偏瘫，即半身不遂的症状，其病因病机强调“内虚邪中”，治疗以针刺为主。自《金匮要略》以后，则用更为广义的“中风”病名来包括偏枯。随着金元以后对中风认识的深入，对作为中风后遗症的偏枯认识也逐渐有所发展，除针刺外还发展了药物治疗。如偏枯初期宜益气养血，祛瘀通络，用补阳还五汤；继宜益气通阳，调和营卫，用黄芪桂枝五物汤。此治法早已为医家所习用了。痱，也属中风的一种，刘河间称为“风痱”。它与偏枯一样，同属于肢体瘫痪的一种病症。二者的区别：偏枯是半身不遂而痛，神志清楚；痱是四肢不能收引，而身体并无疼痛，但有意识障碍。楼英《医学纲目》言：“痱，废也。痱即偏枯之邪气深者，痱与偏枯是二疾，以其半身无气荣运，故名偏枯，以其手足废而不收，故名痱。或偏废或全废，皆曰痱也。”治疗除用针刺外，后世也发展了方剂，以温肾为主。如《河间六书》定出了地黄饮子等方剂，至今为临床所常用。近人秦伯未用此方加减治疗晚期梅毒脊髓痨和不同原因的脊髓炎，收到良好的效果。从症状来看，此类病与风痱也很相似。

（孟庆云）

厥病第二十四

厥在本篇作为病理名词，是气上逆的意思。气上逆的疾病很多，所以本文作综合介绍，大略有三方面：①根据头痛的部位、兼症而分经治疗的七种厥头痛、三种特殊的真头痛和瘀血头痛头风；②介绍厥心痛的五个兼症及其相应的治疗穴位，以及真心痛的症状和预后；③介绍虫痛的特点、治法及耳病、股关节病、便血的取穴，以及风痹的表现和预后。

本文的厥与《素问·厥论第四十五》的厥是两种不同的概念，因本篇所论以厥病为主，故以"厥病"名篇。

〔原文〕

厥頭痛(1)，面若腫起而煩心(2)，取之足陽明太陰。厥頭痛，頭脉痛(3)，心悲，善泣(4)，視頭動脉反盛者(5)，刺盡去血(6)，後調足厥陰(7)。厥頭痛，貞貞(8)頭重而痛，瀉頭上五行(9)，行五，先取手少陰，後取足少陰。厥頭痛，意善忘(10)，按之不得(11)，取頭面左右動脉(12)，後取足太陰。厥頭痛，項先痛，腰脊爲應，先取天柱(13)，後取足太陽。厥頭痛，頭痛甚，耳前後脉涌(14)有熱，瀉出其血(15)，後取足少陽。真頭痛，頭痛甚，腦盡痛，手足寒至節(16)，死不治。頭痛不可取於腧者，有所擊墮，惡血在於内(17)，若肉傷，痛未已，可則刺，不可遠取也(18)。頭痛不可刺者，大痹爲惡(19)，日作者，可令少愈，不可已。頭半寒痛(20)，先取手少陽、陽明，後取足少陽、陽明。

〔注释〕

（1）厥头痛：张景岳："厥，逆也。邪逆于经，上于头脑而为痛者，曰厥头痛也，下仿此。"

（2）面若肿起而烦心：指面部浮肿而心中烦躁。

（3）头脉痛：头部的脉络之间作痛。张隐庵："逆在脉，故头脉痛。"张景岳："头脉痛者，痛在皮肉血脉之间也。"

（4）心悲，善泣：病人悲观易哭。

（5）视头动脉反盛者：头部的表浅络脉搏动加强。

（6）刺尽去血：刺出血，使邪尽去。

（7）后调足厥阴：张景岳："后取足厥阴肝经而调补之，以肝脉会于巅也。"

（8）贞贞：眩晕。《甲乙经》作员员。《灵枢识》："介按，员员头重而痛，即头痛而眩晕也……以肾精不足，未能化髓，上循于脑，而为眩晕。"

（9）泻头上五行，行五：头顶部经脉，左右共五条。正中是督脉，第二条足太阳膀胱经，左右计二条。第三条足少阳胆经。左右一共五条，即五行。行五，即其中的一条经脉，五个穴位。张隐庵认为，取足太阳经的五处、承光、通天、络却、玉枕。

（10）意善忘：记忆力减退。脾主意，病属脾虚。

（11）按之不得：用手按，找不到痛点。

（12）头面左右动脉：《灵枢识》：“莫云从说：头面左右之动脉，足阳明之脉也。

（13）天柱：足太阳经穴。

（14）脉涌：脉的搏动感觉明显。

（15）泻出其血：先刺表浅血管，适量放血。

（16）脑尽痛，手足寒至节：整个头脑都痛，手冷至肘，足冷至膝。

（17）有所击堕，恶血在于内：击为打砸；堕，从高处跌下，头部受到震荡。恶血，瘀血。张景岳：“多以恶血在脉络之内。”

（18）若肉伤，痛未已，可则刺，不可远取也：则，作侧字解。则刺为斜刺。全句意为：如果局部肌肉受伤，痛未止，只可往痛处斜刺，放出瘀血，不可远距离取穴。张景岳：“若可刺者，但当刺去其痛处之血，不可远取荥俞，徒伤正气，盖此非大经之病也。”

（19）大痹为恶：张景岳：“痹之甚者，谓之大痹。其证则风寒湿三气杂至。”为恶，为害。《灵枢识》简按：“此谓大痹为患，每逢风日必作者，今世多头风，如是者，可令少愈。”

（20）头半寒痛：头痛局限于左侧或右侧，有寒气痛感觉者。

〔提要〕

本段根据头痛的部位采用分经取穴的方法。如后项部头痛取太阳经穴，头痛而耳区觉热、脉搏动明显的取少阳经穴，偏头痛取手足阳明、少阳经穴等。同时根据不同兼症，而分经治疗。如面若肿取足阳明，心悲易哭取足厥阴，肾虚头晕取手足少阴，健忘取太阴。

文中对真头痛、瘀血头痛、头风痛的证候特点、预后和注意点等都作了阐述。

〔原文〕

厥心痛[1]，與背相控，善瘛，如從后觸其心[2]，傴僂[3]者，腎心痛[4]也，先取京骨、昆侖，發狂不已[5]，取然谷。厥心痛，腹脹胸滿，心尤痛甚，胃心痛[6]也，取之大都、太白[7]。厥心痛，痛如以錐針刺其心，心痛甚者，脾心痛也，取之然谷、太溪[8]。厥心痛，色蒼蒼如死狀[9]，終日不得太息，肝心痛也，取之行間、太衝[10]。厥心痛，卧若徒居[11]，心痛間[12]，動作，痛益甚[13]，色不變，肺心痛也，取之魚際、太淵。真心痛，手足清至節[14]，心痛甚，旦發夕死，夕發旦死。心痛不可刺者，中有盛聚[15]，不可取於俞。

〔注释〕

（1）厥心痛：《谦斋医学讲稿》：“关于心脏病理，《内经》指出：‘忧思则心系急，心气急则气道约，约而不利。’又指出：‘手少阴气绝则脉不通，脉不通则血不流。’于此可见，前人对于心痛的认识亦属心脏病变，它的发病机制主要是气血不利，不通则痛。”

（2）与背相控，善瘛，如从后触其心：控，牵引。瘛，不是四肢抽搐，而是抽掣性心痛牵引背部，好像从背后触到心脏。全句都是描述心痛特点。

（3）伛偻：痛得弯腰曲背。

（4）肾心痛：因为心痛时伴有肾的症状，弯腰曲背，所以叫肾心痛。《谦斋医学讲稿·心绞痛》也认为，此“据不同兼证区别为肾心痛，胃心痛等”。

（5）发狂不已：原文有误。《甲乙经》作“发针立已，不已取然谷”。

（6）胃心痛：心痛，兼见腹胀等胃症状，叫胃心痛。

（7）大都、太白：足太阴经穴。

（8）然谷、太溪：足少阴经穴。

（9）色苍苍如死状：张景岳：“苍苍，肝色也。”全句意为，面色苍白得像要死的样子。心痛兼有此肝的色征，故叫肝心痛。

（10）行间、太冲：足厥阴经穴。

（11）卧若徒居：若，或。徒居，闲居，不从事劳动，指多休息的意思。

（12）心痛间：心痛减轻。间与甚相反，间为轻，甚为重。

（13）动作，痛益甚：劳动或活动后，心痛加剧。

（14）手足清至节：张景岳：“清音倩，寒冷也。”节指肘关节、膝关节。

（15）中有盛聚：张景岳：“谓有形之癥，或积或血，停聚于中，病在脏而不在经。”

〔提要〕

本段叙述由气逆脉不通引起的心痛特点是：心痛牵引背部，有的抽痛，有的刺痛，休息时减轻，劳动后加剧。它的兼症是腹胀胸满（胃受影响），痛时弯腰曲背（肾受影响）。严重的面色苍白，说明影响到肝。根据兼症所属经络，分经取穴，如果脏积或血聚者，不可刺。心痛如果出现手冷至肘，足冷至膝，会引起骤死。

〔原文〕

腸中有蟲瘕[1]及蛟蛕[2]，皆不可取以小針[3]；心腸痛，憹作痛，腫聚[4]，往來上下行，痛有休止[5]，腹熱喜渴，涎出者[6]，是蛟蛕也。以手聚按[7]而堅持之，無令得移，以大針[8]刺之，久持之，蟲不動，乃出針也。恭腹憹痛，形中上者[9]。

耳聾無聞，取耳中[10]；耳鳴，取耳前動脉[11]；耳痛不可刺者，耳中有膿，若有乾耵聹[12]，耳無聞也。耳聾取手小指次指爪甲上與肉交者[13]，先取手[14]，後取足[15]；耳鳴取手中指爪甲上[16]，左取右[17]，右取左，先取手[18]，後取足[19]。

足髀不可舉[20]，側而取之[21]，在樞合中[22]，以員利針，大針不可刺。

病注下血[23]，取曲泉。

風痺淫濼[24]，病不可已者，足如履冰[25]，時如入湯中[26]，股脛淫濼[27]，煩心頭痛，時嘔時悗[28]，眩已汗出，久則目眩，悲以喜恐[29]，短氣，不樂，不出三年死也。

〔注释〕

（1）虫瘕：虫指寄生虫，瘕指腹中有块，软而不硬。由寄生虫集结而引起的腹中团块，叫虫瘕。张景岳：“瘕，结聚也。”

（2）蛟蛕：张景岳：“蛟，即蛔属。”蛕，同蛔。蛟蛕，泛指蛔虫之类的肠道寄生虫。

（3）小针：毫针。

（4）心肠痛，憹作痛，肿聚：憹，指心中懊憹不舒。心肠痛，指腹部痛。张景岳：

“虫瘕之证，其痛则懊侬难忍，或肚腹肿起而结聚于内。”

（5）痛有休止：痛时发时止，呈阵发性。张景岳：“虫动则痛，静则不痛。”

（6）涎出者：《灵枢·口问》：“胃中有热则虫动，虫动则胃缓，胃缓则廉泉开，故涎下。”

（7）手聚按：手指并拢，按住虫动处。

（8）大针：九针中第九种为大针。

（9）恲腹侬痛，形中上者：恲（pēng，音抨），心中满。全句为腹痛时心中懊侬，满闷不舒，腹中上部有团块形状。张景岳：“恲，满也。此重言证之如此，其形自中自上而渐升者，即当以虫治之。”

（10）耳中：张景岳：“手太阳之听宫也。”

（11）耳前动脉：张景岳：”手少阳之耳门也。”

（12）耵聍：张景岳：“耳垢也。”

（13）手小指次指爪甲上与肉交者：张景岳：“手少阳之关冲也。”

（14）先取手：取关冲穴。

（15）后取足：取足少阳之窍阴穴。

（16）手中指爪甲上：张景岳：“手厥阴之中冲也。”

（17）左取右：左耳鸣取右侧穴位，此缪刺法。

（18）先取手：取中冲穴。

（19）后取足：取大敦穴。

（20）足髀不可举：自足部到髀部不能举动。张景岳：“髀，足股也。”

（21）侧而取之：取侧卧位。

（22）在枢合中：张景岳：“髀枢中也，即足少阳经之环跳穴。”

（23）病注下血：《灵枢识》引马云：“凡病下血者，以肝不能纳血也，当取肝经之曲泉以刺之。”

（24）淫泺：长期侵害的意思。张景岳：“浸淫日深之谓。”

（25）足如履冰：足冷如踩在冰上。

（26）如入汤中：足热如浸在热汤中。

（27）股胫淫泺：股关节与胫关节受害。

（28）悗：满闷。

（29）喜恐：容易发生恐惧。

［提要］

本节叙述肠道寄生虫，特别是蛔虫所引起的腹痛，其特点是剧痛，腹部可按及团块，痛处上下移动，呈阵发性，可用大针刺之。若耳聋，近取听宫，远取关冲、窍阴；耳鸣，近取耳门，远取中冲、大敦，采用缪刺法。脓耳耵聍不可刺。股关节活动障碍，刺环跳。便血，针曲泉等。并叙述了风痹的临床表现和预后。

〔讨论〕

一、分经治疗方法的初步确立

本文根据头痛的部位、头痛的兼症，初步确立了分经治疗的方法。

头痛偏于后项，连及腰脊，取足太阳经，如天柱穴、后顶穴。因为足太阳经的循行从巅入络脑，还出别下项，循肩髆内，夹脊抵腰中。痛在足太阳经部位，所以取足太阳经穴治疗。

偏头痛，头的左右侧痛，正中不痛，取手足的阳明经、少阴经，如率谷穴、侠溪穴。足少阳经上抵头角，从耳后入耳中，出走耳前；手少阳经系耳后，直上出耳上角，其支者，从耳后入耳中，出走耳前；足阳明经上耳前，过客主人，循发际；手阳明经上颈贯颊。这四条经脉循行于头部的侧面，所以取手足阳明、手足少阳经治疗。

头痛，头的侧面耳区觉热，并有搏动感的，取足少阳经。足少阳经循行于头的侧面，从耳后入耳中，出走耳前。痛在足少阳经，所以取足少阳经治疗。

头痛兼有面若肿者，心烦，取足阳明经。足阳明经下循鼻外，属面部，阳明经热，所以心烦。定位在足阳明，因此取足阳明经穴。

脾主思，足太阴经气逆，所以头痛兼记忆力减退。头痛不甚，手按找不到压痛点，兼有记忆力衰退，定位在足太阴，因此取足太阴经穴。

头痛不甚，兼有眩晕，取手足少阴经。眩晕的病机多属于肾虚，《灵枢·口问》说："上气不足，脑为之不满，耳为之苦鸣，头为之苦倾，目为之眩。"上气不足是肾虚髓少而发眩晕。在定位上，《素问·五脏生成》篇说："头痛巅疾，下虚上实，过在足少阴巨阳，甚则入肾。"宋·许叔微在《本事方》中对此做了解释："下虚者，肾虚也，故肾厥则头痛。"说明足少阴经由气虚发展到肾虚，从而出现头痛眩晕。

头部的脉络作痛，兼有悲观易哭的表现，取足厥阴经。足厥阴经连目系，联络眼球周围的络脉，当气逆循经而上时，脉络作痛。足厥阴经，其支者，复从肝，别贯膈，上注肺。病从经络分支影响到肺，所以出现悲观易哭的兼症，治疗以肝经穴位为主。

上述根据头痛的部位（左右侧、后项部、耳区周围）和兼症（腰脊痛、健忘等），初步确立了分经治疗的原则，体现了脏腑、经络、肢体的紧密联系，反映了中医学的整体观念，给后世医家用药行针提供了理论依据。

二、分经治疗头痛的方法对后世医家的影响

李东垣的老师张洁古，治疗头痛分经用药，说明他的学术思想是受到《内经》上述内容影响的。他在《医学启源·随证治法用药》中指出，治疗头痛"须用川芎，如不愈，各加引经药，太阳蔓荆，阳明白芷，少阳柴胡，太阴苍术，少阴细辛，厥阴吴茱萸，顶巅痛用藁本，去川芎"。所谓引经药，就是分经治疗头痛的方法。这个方法也为药物归经理论的诞生奠定了基础。

李东垣运用分经治疗头痛，在《脾胃论·分经随病制方》一文中记载以羌活胜湿汤治疗足太阳经不行所引起的脊痛项强、腰似折、项似拔、上冲头痛的经验。

《丹溪心法》根据头痛的种种兼症，对头痛予以六经定位，然后采用分经治疗的方法，在《内经》的基础上有了进一步发展。如“太阳头痛，恶风，脉浮紧，川芎、羌活、麻黄之类为主。少阳头痛，脉弦细，往来寒热，柴胡为主。阳明头痛，自汗，发热恶寒，脉浮缓长实，升麻、葛根、石膏、白芷为主。太阴头痛，必有痰，体重或腹满，脉沉缓，以苍术、半夏、南星为主。少阴头痛，足寒气逆，为寒厥，其脉沉细，麻黄、附子、细辛为主。厥阴头痛，或吐涎沫，厥冷，其脉浮缓，以吴茱萸汤主之。”可供临床参考。

三、有关厥心痛的几个问题

1. 厥心痛的发作特点

厥心痛的发作特点是心痛牵引背部（“厥心痛，与背相控”），有的呈抽痛（“善瘈”），有的显刺痛（“病如以锥针刺其心”），痛时的形态表现为弯腰曲背（“伛偻”）。

病情严重时，面色苍白（“色苍苍如死状”），整天不能呼出长气（“终日不得太息”）。心痛危急时，呼吸窒息，手足厥冷，突然死亡（“真心痛，手足清至节，心痛甚，旦发夕死，夕发旦死”）。

厥心痛，在休息的时候，病情会相应减轻，劳动或活动后病情会加剧（“卧若徒居心痛间，动作痛益甚”）。

厥心痛影响到胃，会出现兼症，如腹胀胸满（“胃心痛也”）。

2. 对于肝心痛、胃心痛等的看法

厥心痛，面色苍白，称为肝心痛。肝色主青，面色苍白定位在肝。肝主疏泄，心血流行与肝有关，肝疏泄失常，会影响心血流行，出现面色苍白。

腹胀胸满，定位在胃，厥心痛兼有胃的症状，所以叫胃心痛。肝心痛与胃心痛在临床上是常见的，在理论上可以这样分。

至于肾心痛，乃由于厥心痛发作时呈现弯腰曲背的体态。脾心痛是厥心痛呈刺痛感觉。肺心痛说明厥心痛与休息、劳动有关。厥心痛的精神实质，是说明厥心痛与其他脏之间的相互影响。

厥心痛与现代所说的冠心病、心绞痛很相近。真心痛类似急性心肌梗塞。

3.《素问·举痛论》对厥心痛的病理分析

《素问·举痛论》对多种疼痛进行了初步的病理分析，其中涉及厥心痛与背相控的问题。论中提到：“寒气客于背俞之脉则脉泣，脉泣则血虚，血虚则痛，其俞注于心，故相引而痛，按之则热气至，热气至则痛止矣。”这就是说，疼痛产生的原因是由于寒气侵袭背俞之脉，引起背俞之脉血流障碍，心脏缺血，因此引起厥心痛。论中明显指出，背俞之脉与心相通，一旦前者血流障碍，心必受其影响，造成心与背相引而痛。

4. 厥心痛与后世九种心痛的概念不同，必须分清

厥心痛的病位在心，后世的九种心痛病位在胃，概念不同，必须分清。

后世的九种心痛是什么呢？《丹溪心法·心脾痛七十》说：“夫心痛，其种有九。一曰虫痛，二曰疰痛，三曰风痛，四曰悸痛，五曰食痛，六曰饮痛，七曰寒痛，八曰热痛，九曰来去痛。”九种心痛的实际病位，《医学正传》已明确指出：“夫九种心痛，详其所由，皆在胃脘，而实不在心也。”

5. 厥心痛类似《金匮要略》的胸痹

“厥心痛，与背相控，善瘈，如从后触其心。”与背相控，类似心痛彻背；如从后触其心，类似背痛彻心。相控，瘈，都是牵引的意思。《金匮要略》说：“胸痹之病，喘息咳唾，胸背痛”，“胸痹不得卧，心痛彻背者”，其心痛牵引背部与厥心痛的主证完全一样，所以说厥心痛类似《金匮要略》的胸痹。

6. 近代对厥心痛的针刺治疗

近代对厥心痛的针刺治疗，多取心包络经的内关，肺经的侠白，轻刺激，久留针，缓解后出针。发作缓解后，还可配合肺经的尺泽，胆经的风池、肩井，膀胱经的大杼、心俞、肝俞等。在后世针灸书中，本文所提供的穴位并未被采用，其原因有待进一步研究。

四、对“大针刺之”治疗虫痛的看法

本文对于蛔虫之类的寄生虫引起腹痛，提出“以大针刺之，久持之，虫不动，乃出针”的治疗方法。大针，《灵枢·九针十二原》作了介绍，“长四寸，尖如梃，其锋微圆，以泻机关之水也。”本文没有指出针刺的具体穴位，叫人难以适从。后世乌梅丸等驱虫止痛方药陆续出现，疗效肯定，不妨采取后世之法，至于“大针刺之”，不宜妄加试用。

五、对分经治疗头痛的正确估价

头痛的辨证论治精神，分经治疗仅仅是其中的一步而已，它表明，治疗头痛必须考虑到病位。头痛除了以六经定位外，还有脏腑定位等，因此，在运用分经治疗头痛时，必须考虑到病因。病因病位合参，必先五脏，各司其属，治病求本，必要时还得考虑发于机先，对头痛的辨证论治这样做才算完整。如果仅凭六经定位，不考虑病因、治病求本等方面，恐难以取得预期的效果。

（魏庆兴）

病本第二十五

病本，是治病必求于本的意思。本文列举七个先病后病的例子，说明治病必须根据疾病的发生先后，根据脏气的有余不足所引起的传变来确定标本。同时，根据病情的缓急来确定治疗措施，或先治本，或先治标，或标本同治，所以篇名叫“病本”。

本文与《素问·标本病传论》篇的第二段有关标本的内容，论述大体相同。

〔原文〕

先病而後逆者(1)，治其本(2)，先逆而後病者，治其本；先寒而後生病者(3)，治其本；先病而後生寒者，治其本；先熱而後生病者(4)，治其本；先泄而後生他病者(5)，治其本，必且調之(6)，乃治其他病。先病而後中滿者，治其標(7)；先病後泄者，治其本；先中滿而後煩心(8)者，治其本。有客氣(9)，有同氣(10)，大小便不利，治其標(11)；大小便利，治其本。

〔注释〕

(1) 先病而后逆者：先病是指先发某种病，后逆是后导致气血逆乱。本句省略了“先病为本，后病为标”。马莳：“先病曰本，后病曰标。故凡先生初病，而后病势逆者，必先治其初病之为本。若先病势逆而后生他病者，则必以病势逆之为本，而先治之也。”马莳对先病的解释较清楚，但对“逆”的解释则以景岳为优。他说：“有因病而致血气之逆者，有因逆而致变生之病者……但治其所因之本原，则后生之标病可不治而自愈矣。”逆，乃为气血逆乱。

(2) 治其本：本是根本的意思，与标相对而言。本文按疾病先后规定，先病为本，后病为标，先病是后病发生的根本原因。治其本，就是解除导致后发疾病的根本原因。以下的治其本，解释均同。

(3) 先寒而后生病者：寒指寒性疾病。全句意为，先有寒性疾病而后引起其他病的，寒性疾病为本。

(4) 先热而后生病者：热指热性疾病，热证。如先肺热而后移热于大肠，肺热为本。

(5) 先泄而后生他病者：泄指腹泻。如湿热腹泻而后引起小便短黄，腹泻为本，小便短黄为标。

(6) 必且调之：且，连词，表示并列关系，释为而且。调，治。而且一定要先治好腹泻。

(7) 先病而后中满者，治其标：中满指腹中胀满，食欲减退，此为标，但从病情缓急来看，标急，因腹中胀满，饮食不下，药物也难吸收，所以说先治其标。《灵枢识》：“志云，中满者，腹中胀满，脾胃之所生也……当先治中满之标病，而后治其本病。”

（8）烦心：心中烦闷。

（9）客气：客气与主气是五运六气学说中的概念。张景岳：“客气者，流行之运气也，往来不常，故曰客气。”

（10）同气：每年主气的初气都是厥阴风木，二之气是少阴君火，三之气是少阳相火，四之气是太阴湿土，五之气是阳明燥金，六之气是太阳寒水。主气年年如此，固定不变，客气与主气相同曰同气。

（11）大小便不利，治其标：先有外感病而后引起大便秘结、小便闭者，病情较急，二便闭为标急，先解决大小便闭。张景岳谓无论客气、同气之为病，即先有他病，而后为大小便不利者，亦先治其标。

〔提要〕

本段提出，凡是腹泻、寒证、热证、腹中胀满、外感病、气血逆乱或其他病，只要是先发的，就是本；由本病引起的后发病，就是标。在一般情况下，先治其本；在标急三大症状腹中胀满、大便不通、小便闭出现时，先治其标。

〔原文〕

病發而有余[(1)]，本而標之[(2)]，先治其本，後治其標；病發而不足[(3)]，標而本之[(4)]，先治其標，後治其本。

〔注释〕

（1）病发而有余：有两种不同的解释。张隐庵认为：“此论阴阳六气之标本也……盖以风寒暑湿燥火六气为本，以三阴三阳六气为标。有余者，邪气之有余；不足者，正气之不足。”张景岳认为：“此以病气强弱而言标本也。如病发之气有余，则必侮及他脏他气，而因本以传标，故必先治其本。”病发而有余，就是讲内脏发病有余时，会影响到两个有关的内脏。举例来说，肝气余，先病，根据《素问·五运行大论》所揭示的规律：“气有余，则制己所胜而侮所不胜”，会出现肝气传脾，肝气侮肺。脾肺病在后为标，肝气有余在前，为本。据此，张注是符合本文精神的。

（2）本而标之：本病乘侮标病的意思。

（3）病发而不足：脏气偏虚，先病为本，来乘来侮的脏气后病为标。

（4）标而本之：标病反乘反侮本病。

〔提要〕

脏气偏盛，乘侮他脏，偏盛先病，他脏后病，先病为本，后病为标，先治其本，后治其标。脏气不足，先病为本，他脏来乘来侮，后病为标，先治其标，后治其本。

〔原文〕

謹詳察間甚[(1)]，以意調之[(2)]，間者并行[(3)]，甚者獨行[(4)]。先大小便不利而後生他病者[(5)]，治其本也。

〔注释〕

（1）谨详察间甚：谨是小心，详是详细、全面，察是观察。间甚是相对的概念，病情轻叫间，病情重叫甚。《类经》：“间者言病之浅，甚者言病之重也。”

（2）以意调之：根据以下法则进行调治。

（3）间者并行：并行，指病轻时，治本与治标可以同时进行。

（4）甚者独行：独行，指单独进行。如标急时单独治标，本急时单独治本。

（5）先小大便不利而后生他病者：《类经》：“二便不利，皆为急证，故无论标本，即当先治。”此一句当在前“小大不利”之后，必古文脱简，误入于此。

〔提要〕

本段提出临床必须详细观察病情的轻重缓急，轻缓时标本同治，重急时，本急单治本，标急单治标。

〔讨论〕

一、《内经》中有关标本概念必须分清，以免混淆

《素问·阴阳应象大论》：“阴阳者，天地之道也……治病必求于本。”这里的本代表阴阳。《素问·汤液醪醴论》：“病为本，工为标。”本代表病人，标代表医生。《素问·六微旨大论》：“所谓本也，本之下，中之见也，见之下，气之标也。”本代表风寒暑湿燥火六气，标代表三阴三阳。概念不同，必须分清。

二、标本的由来和疾病标本的划分标准

古人把树根叫本，把枝叶叫末，从实际观察中懂得，树根是主要的，枝叶是次要的。根壮是枝叶茂的原因，枝叶茂是根壮的结果。《内经》为了说明两个疾病之间类似这种本末、主次、因果的关系，把本末的概念引进书中，成为标本概念（参阅朱丹溪《格致余论》）。

本篇提供了先病与后病的资料，如先发某病而后造成气血逆乱的，先气血逆乱而后造成某病的，先患寒证而后造成某种病的，先患某种病而后造成寒证的。类似这种叙述，相继从正反两方面举出五个例子。这些例子值得我们分析。如先发某病而后造成气血逆乱，先病是气血逆乱的原因，说明先病是本，后病是标。本文所说的治其本，是指治先病。先病与后病是因果关系，先病是导致后病的原因，后病是先病造成的结果。因此，从发作时间来比较，本病先发，发作时间较长，标病后发，发作时间较短。先病是后病的原因。只有根据这两个条件，才能确定先病是本，后病是标。

三、标急的三大症状和理论根据

本篇提出：先病而后腹中胀满者，治其标；有客气，有同气，大小便不利者，治其标。腹中胀满、大便闭、小便闭，是标急的三大症状，三者见一，情况都较危重。

《素问·玉机真脏论》所说的五个实证是死证，其中即包括标急的三大症状。临床上见到标急症状，必须抢先处理，以免造成不可挽回的局面。这三大症状的严重性固然出于古人的临床实际观察，然而也有其一定的理论根据。

腹中胀满，必然食欲减退，消化吸收障碍，此乃先病引起的脾胃损伤。胃的重要性，正如《素问·玉机真脏论》所说，“五脏皆禀气于胃，胃者五脏之本也。”五脏精气来源于胃，疾病好转是以五脏的精气为物质基础的，如胃受损伤，纳入减少，五脏精气来源减少，缺乏必要的物质条件，疾病怎么能好转呢？更何况药物的消化吸收都必须通过脾胃，脾胃受伤，药物吸收障碍，也就谈不上发挥作用。所以说，腹中胀满事关紧要，虽然是标，但在特殊情况时，当急则治标。

大便闭，小便闭，说明浊阴下降严重障碍。清阳上升或浊阴下降，哪一方的活动停止了，或发生严重障碍，则脏腑的活动亦受到极大的破坏，人体面临危险，甚至是死亡的威胁。《素问·标本病传论》有小便闭造成死亡的材料，“肾病……三日背胎筋痛小便闭，三日腹胀……三日不已死”。肾者主水，藏精，精气是人体生命活动的物质基础。尿闭不通，严重损害肾的藏精功能，从而造成肾气虚，肾阳衰竭，出现四肢厥冷、出汗、心跳、呼吸短促、面色苍白、烦躁后呈半昏迷状态、视力减退等一派危象。这在现代的慢性肾炎尿毒症中是随时可以见到的。因此，小便闭不能不抢先治疗。

大便闭结，浊阴不降所引起的严重后果，《伤寒论》提供了不少的观察资料。如“伤寒，若吐若下后不解，不大便五六日，上至十余日……独语如见鬼状，若剧者，发则不识人，循衣摸床，惕而不安，微喘直视，脉弦者生，涩者死……大承气汤主之。”大肠的功能是传导糟粕，排出浊物，所以临床上见到大便闭，当先考虑通下。

四、从标急的病理特点推论其症状

探讨标急症状在于掌握它的病理特点，加以推论。标急症状具有阴阳升降出入严重障碍的病理特点。腹中胀满，胃纳减少，可导致清阳不升，大小便闭，是浊阴不降，显示了病情的危急。由此推论，凡是具有阴阳升降出入严重障碍病理特点的症状，均是标急症状。如风寒犯肺引起的小儿肺闭，症见气喘迫促，鼻翼煽动，面青唇紫，其病理特点是肺气出入严重障碍，符合上述原则。又如乙脑发展到温邪入血的阶段，出现神志昏迷，它的病理特点，岳美中在《流行性乙型脑炎的治疗及其后遗症的预防》一文中说：“此为邪热内陷，里热壅闭，堵其神气出入之窍，而神昏谵语。”神志昏迷，也具有神气出入严重障碍的病理特点，症状危急，所以可算是标急的症状，亦应治标为先。

五、“先病而后逆者治其本”对治疗冠心病的指导意义

先病而后逆者，讲的是先病而后导致气血逆乱。从标本的角度来看，先病是本，后逆是标，这条原则对治疗冠心病有一定的指导意义。

冠心病的心绞痛与《灵枢·厥病》所说的厥心痛，《金匮要略》所说的胸痹，有相同之处。它的病机，开始是胸阳衰弱，血行缓慢，到了一定程度之后，就会产生瘀血。胸阳衰弱是本，血瘀是标。故治疗冠心病心绞痛，必须遵循“先病而后逆者，治其本”的原则，温通胸阳以治其本。在胸阳衰弱而又有瘀血时，用活血祛瘀药应配合益气通阳药。蒲辅周治疗此病，用自制双和散，以丹参、没药活血祛瘀，人参益气以扶胸阳，标本兼顾，值得学习。

六、《内经》中有关病发而有余不足的概念

本篇所讲的病发而有余、不足，与《素问·通评虚实论》所说的“邪气盛则实，精气夺则虚”的病理性质是一样的，有余为实，不足为虚。有余超过一定限度，就会产生危害，正如《素问·六微旨大论》所说：“亢则害，承乃制。”有余则亢，亢就会出现制。侮，《素问·五运行大论》说得好：“气有余，则制己所胜而侮所不胜，其不及，则己所不胜侮而乘之，己所胜轻而侮之。”从五脏的关系来看，《素问·玉机真脏论》说：“五脏相通，移皆有次，五脏有病，则各传其所胜。”五脏受病“传于其所胜”，“死于其所不胜”，传其所胜叫乘，传其所不胜叫侮。以肝为例，肝气有余，传其所胜则乘脾，传其所不胜则侮肺。这是在一定条件下某些疾病的发展趋势，反映了脏腑之间相互传变的规律，在临床上有实际意义。

七、五脏病发而有余不足的病理机转具有四大特点

五脏病发而有余，发展到一定程度，必然向所胜和所不胜的脏腑传变，这是一；从病理性质来看，有余之病为实，受乘受侮的脏病为虚，这是二；从因果关系分析，有余之病是因，受乘受侮的脏病是果，这是三；从发病时间来观察，有余之病在先，受乘受侮之病在后，这是四。病发而有余具有以上四大特点。

五脏病发而不足，发展到一定程度，由于脏腑之间的均衡和相互制约的关系受到影响，必然造成其所胜之脏来侮，其所不胜之脏来乘，这是一；从病理性质来看，不足之病为虚，来乘来侮之脏病为实或虚中夹实，这是二；从发病时间比较，不足之病先发，来乘来侮之脏病后发，这是三；从因果关系分析，不足之病是因，来乘来侮之脏病是果，这是四。病发而不足也具有四大特点。

以肝为例，肝气有余到了一定程度，就会传其所胜，即乘脾，传其所不胜，即侮肺。肝气有余为实，脾病受乘偏于虚，肺病受侮也偏于虚，总的来看是实中夹虚。肝气有余是因，乘脾侮肺是肝气有余造成的结果。肝气有余先发病，乘脾侮肺的病症后发生。

肝气不足发展到一定程度，其所不胜的肺就会来乘，其所胜的脾就会来侮；肝气不足为虚，来乘的肺病，来侮的脾病，多偏于实或虚中夹实；肝气不足是因，肺病来乘，脾病来侮是肝气不足所造成的结果；肝气不足的病症先出现，肺病脾病后出现。

张仲景在《金匮要略·脏腑经络先后病脉证并治》篇说：“夫治未病者，见肝之病，知肝传脾，当先实脾，四季脾旺不受邪，即勿补之。中工不晓相传，见肝之病，不解实脾，唯治肝也。”张仲景在这里提供了临床事实，见肝之病是肝气有余，当先实脾说明脾虚，知肝传脾说明肝气有余会传其所胜，从病理机转、性质、因果关系、先后发病四个方面来对照，可以证明病发有余具有这四大特点。

这里从理论和临床上初步地说明，五脏病发而有余或不足的病理机转各具有四大特点。临床上可以运用这个原理，采用方药中老师所提出的“发于机先”的治疗原则，进行辨证论治。

八、“先逆而后病者治其本”对治疗哮喘汗出的指导意义

王旭高麻杏石甘汤注：“喘病肺气内闭者，往往反自汗出。”喘病肺气内闭者，是肺气

上逆，可理解为“先逆”，反自汗出，可理解为“后病者”。根据治其本的原则，应宣肺定喘。不定喘则汗不得止，喘若定则汗也少。某些医者所谓哮喘汗出不用麻黄是不合临床实际的，也是违背治其本这条原则的（可参阅姜春华《教余杂谈》）。所以说，先逆而后病者治其本，对治疗哮喘汗出有指导意义。

（魏庆兴）

杂病第二十六

本篇论述了某些疾病如厥气、心痛、衄、聋，以及项、腰、腹、膝部位疼痛等的症状和治疗。因其包括了很多种疾病，论述范围较广，所以用“杂病”作为篇名，正如马莳所谓：“内论杂病不一，故名篇。”

〔原文〕

厥挟脊而痛至頂，頭沉沉然[1]，目䀮䀮然[2]，腰脊强，取足太陽膕中血絡。厥胸滿面腫，唇漯漯然[3]，暴言難，甚則不能言，取足陽明。厥氣走喉而不能言，手足清，大便不利，取足少陰。厥而腹響響然[4]，多寒氣，腹中穀穀[5]，便溲難，取足太陰。

〔注释〕

(1) 头沉沉然：即头沉重的意思。

(2) 目䀮䀮然：即视物不明的意思。

(3) 唇漯漯然：张景岳：“唇漯漯，肿起貌。”马莳：“唇漯漯然，有涎出唾下之意。”是形容口唇肿起而流出涎沫。

(4) 腹响响然：即腹中肠鸣作响。

(5) 腹中穀穀：穀穀，张景岳、张隐庵等注家俱作“縠縠”，当从之。縠（hú，音斛），张景岳：“縠縠然，水谷不分之声也。”即腹中有肠鸣音。

〔提要〕

本段论述了厥气逆于某经，即表现出某经的症状，因而在治疗上，也要按经取穴。

〔原文〕

嗌[1]乾，口中熱如膠[2]，取足少陰。

膝中痛取犢鼻[3]，以員利針發而間之[4]，針大如氂[5]，刺膝無疑。

喉痹[6]不能言，取足陽明，能言取手陽明。

瘧不渴，間日而作，取足陽明；渴而日作，取手陽明。

齒痛不惡清飲[7]，取足陽明；惡清飲，取手陽明。

聾而不痛者，取足少陽；聾而痛者，取手陽明。

衄而不止，衃血[8]流，取足太陽，衃血，取手太陽。不已，刺宛骨下[9]。不已，刺膕中出血。

腰痛，痛上寒，取足太陽、陽明；痛上熱，取足厥陰；不可以俯仰，取足少陽。

中熱而喘，取足少陰，膕中血絡。

喜怒而不欲食，言益小[10]，刺足太陰，怒而多言，刺足少陽。

顑痛[11]，刺手陽明與顑之盛脉出血[12]。

項痛不可以俯仰，刺足太陽；不可以顧，刺手太陽也。

〔注释〕

（1）嗌：即食管的上口。

（2）如胶：指口中津液黏稠而言。

（3）犊鼻：穴名，位于胫骨上端之外侧，当外膝眼凹陷中，属足阳明胃经。

（4）发而间之：刺后稍隔片时再刺的意思。

（5）氂：即牦。张隐庵："牛尾也。"

（6）喉痹：病名。因痰火等因素引起的咽喉肿痛，阻塞不利，语言呼吸都感困难的疾病。

（7）清饮：即冷饮。

（8）衃：张景岳："败血凝聚，色紫黑者曰衃。"

（9）宛骨不：宛，即腕；不，当是下。张景岳："宛骨下，即手太阳之腕骨穴。"

（10）言益小：《甲乙经》作"言益少"。即言语少的意思。

（11）顑：《中国医学大辞典》："口旁颊前肉之空软处，当牙车之间，俗称为腮。"

（12）顑之盛脉：即顑部充盛而暴露明显的脉络。

〔提要〕

本段述叙了嗌干、膝中痛、喉痹、疟、齿痛、聋、衄、腰痛、中热、喜怒、顑痛、项痛十二种杂病的证候和治疗。

〔原文〕

小腹滿大，上走胃至心，淅淅[1]身時寒熱，小便不利，取足厥陰。腹滿，大便不利，腹大亦上走胸嗌，喘息喝喝然[2]，取足少陰。腹滿，食不化，腹響響然，不能大便，取足太陰。

〔注释〕

（1）淅淅：张景岳："淅淅，寒肃貌。"

（2）喝喝然：形容因喘息而发出的一种声音。

〔提要〕

本段叙述了腹满病的三种类型及其治疗。

〔原文〕

心痛引腰脊，欲嘔，取足少陰。心痛，腹脹，嗇嗇然[1]大便不利，取足太陰。心痛引背，不得息，刺足少陰。不已，取手少陽。心痛引小腹滿，上下無常處，便溲難，刺足厥陰。心痛，但短氣，不足以息，刺手太陰。心痛，當九節[2]刺之，按已刺，按之立已。不已，上下求之，得之立已。

〔注释〕

（1）啬啬然：张景岳："滞涩貌。"

(2) 九节：脊椎第九节，即督脉筋缩穴。

〔大意〕

本段叙述了心痛病的五种类型及其治疗。

〔原文〕

顑痛，刺足陽明曲周動脉(1)，見血立已。不已，按人迎於經，立已。

氣逆上，刺膺中陷者與下胸動脉(2)。

腹痛，刺臍左右動脉(3)，已刺按之，立已。不已，刺氣街，已刺按之，立已。

痿厥(4)，爲四末束悗(5)，乃疾解之，日二，不仁者，十日而知，無休，病已止。歲(6)，以草刺鼻嚏，嚏而已；無息(7)而疾迎引之，立已；大驚之亦可已。

〔注释〕

(1) 曲周动脉：马莳："此穴在耳下曲颊端，动脉环绕一周，故曰曲周也。"即颊车穴，属足阳明胃经。

(2) 气逆上，刺膺中陷者，与下胸动脉：本节的针刺部位究属何穴？历代注家的见解颇不一致。张景岳认为，"膺中陷者"是指足阳明经之屋翳穴；马莳认为，是指膺窗穴。至于"下胸动脉"，张景岳认为是指手太阴经中府穴，马莳认为是指任脉的膻中穴。丹波元简认为，张、马的说法都不尽善。他说膻中无动脉，中府不在下胸，可疑。现并录于此，以供研究。

(3) 脐左右动脉：张景岳、马莳均认为是指天枢穴，但天枢穴处无动脉搏动，待进一步研究。

(4) 痿厥：即手足痿弱无力而不为我所用。

(5) 四末束悗：四末即四肢，束即束缚的意思。朱永年曰："悗，闷也。为四末束悗者，束缚其手足，使满闷而疾解之，导其气之通达也。夫按之束之，皆导引之法，犹尺蠖之欲伸而先屈也。"蠖（huò，音霍），尺蠖蛾的幼虫。

(6) 岁：张景岳、张隐庵等注家作"哕"，从之。张景岳："哕，呃逆也。"

(7) 无息：即暂时闭住口鼻，不作呼吸。

〔提要〕

本节叙述了颇痛、气逆、腹痛、痿厥、哕五种病的症状及其治疗。

〔讨论〕

一、关于厥病

厥证之发生，多由气机运行逆乱所致。本篇所载之厥，即是厥气逆于不同经脉所发生的四种不同类型的厥病。太阳之气厥逆，是以挟脊而痛至顶、头沉沉然、目𥆨𥆨然、腰脊强为主证；阳明之气厥逆，是以胸满面肿、唇漯漯然、暴难言、甚则不能言为主证；少阴之气厥逆，是以厥气走喉而不能言、手足清、大便不利为主证；太阴之气厥逆，是以腹响响然、多寒气、腹中榖榖为主证。本节叙证简单，可与《素问·厥论》合参。《厥论》云："巨阳之厥，则肿首，头重，足不能行，发为响仆。阳明之厥，则癫疾欲走呼，腹满不得卧，面赤而热，妄见而妄言……太阴之厥，则腹满䐜胀，后不利，不欲食，食则呕，不得卧。少阴之厥，则口干，溺赤，腹满心痛。”参考《厥论》内容，可见本篇所载之厥，与后世之以“突然昏倒，不省人事，面色苍白，四肢厥冷”为主证之厥自当有别。在治疗上，当分清寒热虚实，分经施治。如太阳经气厥逆者，取足太阳经腧穴治疗；足阳明经气厥逆者，取足阳明经腧穴治疗；足少阴经气厥逆者，取足少阴经腧穴治疗；足太阴经气厥逆者，取足太阴经腧穴治疗。除此之外，也可根据病情，适当配合药物治疗，促使早愈。

二、关于心痛

《灵枢·厥病》篇：“真心痛，手足清至节，旦发夕死，夕发旦死。”心藏神，为一身之主宰，若邪直犯于心而发生真心痛者，多为危急死症。本篇之心痛不言死者，沈亮宸认为：“此病在本脏而应于心也，四脏皆然，故无真心痛之死症。”脏真通于心，心藏血脉之气，五脏之经气厥逆，皆可从其经脉上乘于心而发为心痛，故此并非真心痛。有人认为此心痛即是腹痛。心者，中也，里也，是为腹中痛、腹里痛也。可供参考。

三、痿厥的治疗方法

历代注家对这一问题的认识尚有分歧。张景岳认为是针刺法，他说：“当刺四肢之穴，疾速解之，每日取之二次。甚至有不仁而痛痒无觉者，解之十日，必渐有知。此法行之无休，待其病已而后可止针。”朱永年则认为是导引法，他说：“为四末束悗者，束缚其手足，使满闷而疾解之，导其气之通达也。夫按之束之，皆导引之法，犹尺蠖之欲伸而先屈也。身半以上为阳，身半以下为阴，昼已（以）前为阳，昼已（以）后为阴。日二者，使上下阴阳之气表章而交通也。”根据本节文义，朱说似可从，但此法现已很少应用于临床，有待进一步研究。

四、呃逆的治法

哕即呃逆，是以气逆上冲，喉间呃呃连声，声短而频，令人不能自制为主证。《素问·宣明五气》篇有“胃为气逆为哕”，《素问·宝命全形论》有“病深者其声哕”的病机论述，而本篇则提出了治疗呃逆的三种方法：一是以草茎刺鼻取嚏；二是闭住口鼻，暂停呼吸之闭气疗法；三是出其不意，使患者大惊的精神刺激疗法。此三法在临床上用于治疗功能性呃逆，确有良效。但若是在各种急慢性疾病过程中出现的呃逆，则多为病势转向严重的预兆，必须用药物治疗。张仲景在《内经》治疗呃逆三法的基础上，将呃逆分为三种类型，并提出治疗原则及方药。属于虚寒者用橘皮汤治疗，属于虚热者用橘皮竹茹汤治疗，属于实热者，则遵循“视其前后，知何部不利，利之则愈”的治疗原则，颇符合临床实际。

（周安方）

周痹第二十七

风寒湿气进入血脉之中，随血脉流行全身，而发生全身性疼痛，叫周痹。本篇首先指出了周痹与众痹的区别，然后详细讨论了周痹的疼痛特点、机理和治疗。由于以讨论周痹为主，故篇名“周痹”。

〔原文〕

黄帝問於岐伯曰：周痹之在身也，上下移徙隨脉[1]，其上下左右相應[2]，間不容空[3]，願聞此痛，在血脉之中邪[4]？將在分肉之間乎[5]？何以致是？其痛之移也，間不及下針[6]，其慉痛[7]之時，不及定治[8]，而痛已止矣。何道使然？願聞其故。岐伯答曰：此衆痹也，非周痹也。

〔注释〕

(1) 上下移徙随脉：移徙是移动、游走的意思。全句为邪气随着血在脉中的流动而上下游走。

(2) 其上下左右相应：相应是互相移动、彼此游走的意思。全句意为，疼痛可以从上左向上右移动，也可从下左向下右转移。

(3) 间不容空：间为空隙，空同孔，孔穴。全句为邪窜全身，连孔穴般的小空隙也在所难免。

(4) 在血脉之中邪：《类经》：“邪，耶同。”《内经》常把邪当语气助词用，相当于现在的“呢”，本句便是。

(5) 将在分肉之间乎：将，在此应释为还是。分肉，《类经》：“肉有分理，故曰分肉。”分理为纹理，分肉即肌肉。

(6) 间不及下针：间指极短的时间，相当快的意思。《类经》：“间不及下针，即不及定治之谓，言移易之速也。”全句是说，疼痛部位来不及针治，又转移到别处去了。

(7) 慉痛：慉同蓄，积聚的意思。《灵枢识》简按：“盖慉痛，谓聚痛也。”

(8) 不及定治：来不及决定治疗。说明发作快，自动缓解也快。

〔提要〕

本段提出，众痹疼痛具有三大特点：①局部疼痛，或上或下，或左或右，会互相转移；②全身上下，再小之处也在所难免，痛无定处；③不论疼痛或聚痛，发作快，转移快，自动缓解也快，其时间短促，甚至来不及针刺。黄帝误为“周痹”，岐伯加以纠正，提示这是“众痹”。

〔原文〕

黄帝曰：願聞衆痹。岐伯對曰：此各在其處[1]，更發更止[2]，更居更起[3]，以右應

左，以左應右[4]，非能周也[5]，更發更休[6]也。黄帝曰：善。刺之奈何？岐伯對曰：刺此者，痛雖已止，必刺其處[7]，勿令復起。

帝曰：善。願聞周痹何如？岐伯對曰：周痹者，在於血脉之中[8]，隨脉以上，隨脉以下[9]，不能左右[10]，各當其所[11]。黄帝曰：刺之奈何？岐伯對曰：痛從上下者[12]，先刺其下以過之[13]，后刺其上以脱之[14]。痛從上下者，先刺其上以過之，后刺其下以脱之。

〔注释〕

（1）此各在其处：在其处，指局部疼痛。全句是说，众痹为散发在人体各处的病。

（2）更发更止：更，随时改变，这里指时间很短。意为一会儿发作，一会儿自动缓解。

（3）更居更起：指邪气忽尔停留在某处，忽尔又离开这里。

（4）以右应左，以左应右：右侧会转移到左侧，左侧会转移到右侧。

（5）非能周也：但毕竟还是局限在一处，不是全身性的。

（6）更发更休：同注（2）更发更止条。

（7）痛虽已止，必刺其处：在通过的部位扎针。《类经》："谓刺其原痛之处也。治从其本，故可勿令复起。"相当于阿是穴。

（8）在于血脉之中：病邪在血脉之中。

（9）随脉以上，随脉以下：随着血脉流行全身。上下，概指全身。

（10）不能左右：不像众痹，疼痛左右转移。

（11）各当其所：全身各个部位同时受邪。

（12）痛从上下者：全身疼痛，由上向下。

（13）先刺其下以过之：过，解决、解除的意思。先刺下部穴位，以解除其标。

（14）后刺其上以脱之：脱之，根本解决的意思。后刺上部穴位以求根本解决。《类经》："过者，去之之谓。脱者，拔绝之谓。先刺以过之，去其标也。后刺以脱之，拔其本也。"

〔提要〕

本节对众痹与周痹的疼痛特点做了鉴别，对两者治法作了比较。

众痹的疼痛，每个部位都是一会儿发作，一会儿自动缓解。邪气一会儿停留在此部位，一会儿又离开这里，左右转移，但毕竟是局部痛，而不是全身大发作。治宜在痛过的部位针刺。

周痹的疼痛蔓延全身，邪气随血脉流遍全身。痛从上下蔓延者，先刺下部后刺上部以根本治疗。痛从下半身向上半身蔓延者，先刺下部，后刺上部。

〔原文〕

黄帝曰：善。此痛安生？何因而有名[1]？岐伯對曰：風寒濕氣，客於外分肉之間[2]，迫切而爲沫[3]，沫得寒則聚[4]，聚則排分肉而分裂也[5]，分裂則痛[6]，痛則神歸之，神歸之則熱，熱則痛解[7]，痛解則厥[8]，厥則他痹發，發則如是。帝曰：善。余已得其意矣。此内不在藏，而外未發於皮，獨居分肉之間，真氣不能周[9]，故名曰周痹。

〔注释〕

（1）何因而有名：根据什么原因而定病名。

（2）客于外分肉之间：《类经》："邪气客于肌表，渐入分肉之间。"

（3）迫切而为沫：迫，逼近，压迫。切，按，压。沫，指病理分泌物。全句为，压迫分肉而产生病理分泌物。

（4）沫得寒则聚：病理分泌物受到寒气阻滞而停聚一处。

（5）聚则排分肉而分裂也：病理分泌物停聚，阻碍分肉的络脉流行。分肉，属于大经脉之外，分肉中有络脉。

（6）分裂则痛：分裂，指络脉流行的正常关系受到破坏，所以作痛。

（7）热则痛解：《素问·举痛论》："得炅则立止。"热气能使血涩解除，血脉流行畅通，所以痛解。

（8）痛解则厥：厥，指风寒湿之邪所导致的气血逆乱。全句为，此处的痛暂时缓解了，而他处的厥气又产生了。《类经》："热则寒散而痛暂解，然其逆气仍在，故痛虽解而厥未除，则别有所聚，故或自上而下，或自下而上，他痹发矣。"

（9）真气不能周：《灵枢·刺节真邪》："真气者，所受于天，与谷气并而充身也。"全句意为真气不能流行全身。

〔原文〕

故刺痹者，必先切循其下之六經[(1)]，視其虛實，及大絡之血結而不通[(2)]，及虛而脉陷空者而調之[(3)]，熨而通之[(4)]。其瘈堅，轉引而行之[(5)]。黃帝曰：善。余已得其意矣，亦得其事也。九者經巽之理，十二經脉陰陽之病也[(6)]。

〔注释〕

（1）切循其下之六经：切，按压。循，沿顺。《类经》："下之六经，足六经也。"全句意为，顺着足六经分布的部位按压，以发现压痛点等情况。

（2）及大络之血结而不通：血结，指气血阻滞不通。全句意为，以及有没有络脉气血阻滞不通的反应物（如结节或条索）。

（3）及虚而脉陷空者，而调之：以及络脉虚陷于肉的现象。调之，《类经》："宜补之。"

（4）熨而通之：熨，外治法，用药末或食盐等炒热，布包外熨，以温通气血，解除疼痛。

（5）其瘈坚转引而行之：《类经》："其瘈坚转者，瘈急转筋之谓，当针引其气而行之也。"瘈坚转，指筋膜拘急，活动障碍。

（6）九者经巽之理，十二经脉阴阳之病也：《类经》："九者，针也。巽者，具也。"全句意为，根据九针的不同性能，运用九针治疗十二经脉阴阳失调之病。

〔提要〕

本段提出诊断痹证的要求：循经压诊，以发现反应物及脉络虚陷现象，判断虚实，并给予治疗，或熨通，或针刺，根据情况运用九针。

〔讨论〕

一、周痹的病因，主证，循经压诊和治法

周痹的病因病机是，风寒湿气随血脉流行而产生全身关节疼痛。全身关节疼痛是其主证。周痹的虚实，必须循经压诊以协助诊断，若脉络上有结节，压痛不舒者为实，脉络下陷者为虚。周痹的治疗原则是虚者补之，实者泻之，具体采用九针针刺或外熨治疗。

二、对周痹的初步看法

本篇的周痹，类似后世医家所说的历节病。后世医家虽然很少提到周痹这个病名，但所描述的历节证候、主证却与周痹很相近。《丹溪心法·痛风六十三》说："四肢百节走痛是也，他方谓之白虎历节风证。"四肢百节走痛是周痹的主证，惜朱氏没有涉及周痹这个病名。徐灵胎《洄溪医案》中载："乌程王姓患周痹证，遍身疼痛，四肢瘫痪，日夕叫号，饮食大减……余视之曰：此历节也，病在筋节。"既提到了周痹这个病名，又叙述了主证和兼证，还点出了"此历节也"，使人一目了然。

《素问·痹论》中篇的痹证，包括了周痹和众痹。理由是：病因相同，都是感受风寒湿气；都是关节、筋膜、肌肉的外在病变。

关于周痹的治疗，本文提出了刺阿是穴，"痛虽已止，必刺其处"。本文说，痛从上下，先刺下后刺上，痛从下上，先取上后取下，提示了一般原则。明·杨继洲《针灸大成》列举了治疗痹证的经验。如风痹取上肢肺经的尺泽穴，下肢胆经的阳辅穴，寒痹取上肢肺经的列缺，大肠经的曲池，下肢胆经的环跳、风市、足临泣，脾经的商丘，膀胱经的委中，肝经的中封等。杨继洲在医案中记述：针环跳、绝骨治愈二部郎许鸿宇的腿风（两腿及足，无处不痛），针风市、阴市（胃经）等治愈大理李义河翁十余载的两腿痛。这些治疗经验值得借鉴。

又，本篇提到，熨法可起到温通气血，缓解疼痛的作用。从这些思路出发，凡能起到这些作用的外治法都可以采用。这方面，后世医家的宝贵经验也应当结合进去。徐灵胎在治乌程王姓周痹中指出，周痹"非煎丸所能愈，须用外治，乃遵古法敷之，搨之，蒸之，熏之，旬日而痛减，手足可动，乃遣归月余而病愈。大凡营卫脏腑之病，服药可至病所，经络筋节俱属有形，煎丸之力，如太轻则不能败邪，太重则恐伤其正，必用气厚力重之药，敷搨蒸熏之法，深入病所，提邪外出，古之所以独重针灸之法……"徐氏对蒸熨之类的外治法给予高度的评价，并以临床实践证实，这是宝贵的经验，值得学习。

熨而通之，如膝关节炎初起，用蚕沙炒热，合酒，外温敷膝，有一定疗效，但对周痹不适用。周痹可用熏洗法。内治与外治相结合，比单用外治法强。

三、循经压诊协助诊断的原理和应用

本篇说，治痹证，四诊时"必先切循其下之六经"，循经压诊的原理是什么？从脏腑经络的密切联系来看，《素问·调经论》说："五脏之道皆出于经隧，以行血气。"《灵枢·海论》说："夫十二经脉者，内属于脏腑，外络于肢节。"十二经脉内通脏腑，外联全身骨节肌肤、五官九窍等组织器官，从而形成有机的整体。

《素问·皮部论》指出："邪客于皮则腠理开，开则邪入客于络脉，络脉满则注于经脉，经脉满则入舍于脏腑也。"《素问·缪刺论》也指出了脏腑经络肌肤在病理上不可分割的关系。病邪由外进入脏腑，通过经络，脏腑病变反映到体表，也通过经络，在穴位上出现反应，如压痛，或结节状、条索状的反应物。因此，按压穴位，发现反应点，由此推测有关脏腑可能发生的病变，结合其他症状，综合分析，可做出诊断。基于这条原理，现代运用这种诊察方法协助诊断，摸索出不少宝贵的经验。如天津南开医院《中西医结合治疗急腹症》介绍："急腹症……临床上习用郄穴触诊……发现压痛或酸、麻、胀等异常感觉，如胰腺炎在地机穴（脾经）发现压痛，即为阳性反应。"再结合有关症状和检查，可以确诊。遵义医学院在《中西医结合治疗急腹症》中介绍，急腹症在肌体上有反应点，循经压诊会发现反应点，由此推测有关的脏腑病变，如"胃肠系统的急腹症一般在足三里穴下 3~5 cm 可有反应点，肝胆系统病变在阳陵泉下 5~8 cm 可有反应点，通常以右侧为多。此外，溃疡病穿孔、胃扩张在梁丘穴（胃经），肠梗阻在温溜穴（大肠经），肠穿孔、阑尾炎在养老穴（小肠经），肝脏疾病在中都穴（肝经），胆道疾病在外丘穴（胆经），胰腺炎在地机穴，也常有阳性发现。"

日本的代田文志在《针灸临床治疗学》中，小野寺氏在其《关于压诊法》中，都介绍了不少循经压诊、协助诊断的经验。如压诊心包经的郄门穴，可推测胸膜炎；压诊胆经的足临泣，可推测胆石症。代田文志说："京都的汉医细野高义氏以肺经的募穴中府的压痛，应用于肺结核的诊断。调查中府的压痛，有时比听诊、叩诊来得重要，这是屡经体验的事实。"以上都可作为研究本文的参考。

（魏庆兴）

口问第二十八

本篇所论十二奇邪诸病，既非风寒外感，又非七情内伤，文献较少记载，仅从先师口中问得，故篇名“口问”。

〔原文〕

黄帝閑居[1]，辟左右[2]而問於岐伯曰：余已聞九針之經[3]，論陰陽逆順[4]，六經已畢，願得口問[5]。岐伯避席[6]再拜曰：善乎哉問也！此先師之所口傳[7]也。黄帝曰：願得口傳。岐伯答曰：夫百病之始生也，皆生於風雨寒暑，陰陽喜怒[8]，飲食居處[9]，大驚卒恐，則血氣分離，陰陽破敗[10]，經絡厥絶[11]，脉道不通，陰陽相逆，衛氣稽留[12]，經脉虚空，血氣不次[13]，乃失其常。論不在經者，請道其方[14]。

〔注释〕

（1）闲居：无事之时。

（2）辟左右：辟，《太素》作“避”解。左右，指服侍黄帝的人。辟左右，即令左右侍从之人避开。

（3）九针之经：关于九针的针经上的论述。

（4）阴阳逆顺：逆指病理，顺指生理。阴阳的生理病理状态。

（5）口问：《类经》：“此下诸问，既非风寒之外感，又非情志之内伤，论不在经，所当口传者也，故曰口问。”说明本篇所论的十二病证不见于文字，仅用口传授，问而知之。

（6）避席：离开座位。古时席地而坐，与尊长言则离席而起，以表敬意。

（7）口传：口耳相传的知识，义同口问。

（8）阴阳喜怒：阴阳失调，喜怒失常。

（9）饮食居处：饮食不节，居处不慎。

（10）阴阳破败：《太素》“败”作“散”。败，败坏。指人体阴阳两方面受到各种病因而破坏。

（11）经络厥绝：经络之气厥逆而阻绝。

（12）卫气稽留：卫气留滞不行。

（13）血气不次：血气不能按照正常次序周流全身。

（14）论不在经，请道其方：《太素》：“如上所说，论在经者，余已知之，有所生病不在经者，请言其法也。”经，经书、文献。方，方法。本句说明，黄帝要了解不见于一般文献的十二病症和治疗方法。

〔提要〕

本段提出口问的概念。既非风雨寒暑等外因，又非情志内伤、饮食居处等内因而引起的病症，往往不见经传，仅以口传心授，从先师口中问得。

〔原文〕

黄帝曰：人之欠[1]者，何氣使然[2]？岐伯答曰：衛氣晝日行於陽，夜半則行於陰[3]。陰者主夜，夜者卧。陽者主上，陰者主下[4]。故陰氣積於下，陽氣未盡，陽引而上，陰引而下，陰陽相引，故數欠[5]。陽氣盡，陰氣盛，則目瞑；陰氣盡而陽氣盛，則寤矣[6]。瀉足少陰，補足太陽[7]。

〔注释〕

(1) 欠：呵欠。

(2) 何气使然：是什么邪气造成的？下同。

(3) 卫气昼日行于阳，夜半则行于阴：指卫气昼夜的运行情况。《灵枢·卫气行》："阳主昼，阴主夜。故卫气之行，一日一夜五十周于身。昼日行于阳二十五周，夜行于阴二十五周。"这里的阴阳指阴经和阳经。《太素》无"半"字，更切。

(4) 阳者主上，阴者主下：阳主升而在上，阴主降而在下。

(5) 故阴气积于下，阳气未尽，阳引而上，阴引而下，阴阳相引，故数欠：《类经》："凡人之寤寐，由于卫气。卫气者，昼行于阳，则动而为寤，夜行于阴，则静而为寐。故人欲卧未卧之际，欠必先之者，正以阳气将入阴分，阴积于下，阳犹未静，故阳欲引而升，阴欲引而降，上下相引，而欠由生也。"说明欠是由于阴阳相引，阳不胜阴而造成的。

(6) 阳气尽，阴气盛，则目瞑；阴气尽而阳气盛，则寤矣：瞑，闭目。寤，清醒。夜间阳气尽，阴气盛，就闭目入睡。白天阴气衰，阳气盛，就清醒。

(7) 泻足少阴，补足太阳：《类经》："卫气之行于阳者自足太阳始，行于阴者自足少阴始，阴盛阳衰，所以为欠。故当泻少阴之照海，阴跻所出也。补太阳之申脉，阳跻所出也。"这里的补泻，均指针刺手法而言。

〔提要〕

本段论述欠的成因和针刺方法。欠，呵欠，由阴阳相引，阳不胜阴，阴盛阳虚所致，故针刺以补太阳，泻少阴。本段联系了卫气昼夜运行的生理情况讨论，可与《灵枢·卫气行》同参。

〔原文〕

黄帝曰：人之噦[1]者，何氣使然？岐伯曰：穀入於胃，胃氣上注於肺。今有故寒氣[2]與新穀氣俱還入於胃，新故相亂，真邪相攻，氣并相逆[3]，復出於胃，故爲噦。補手太陰，瀉足少陰[4]。

〔注释〕

(1) 哕：呃逆。

(2) 故寒气：有两种理解。张隐庵："如肺有故寒气而不能输布，寒气与新谷气俱还入于胃。"以为故寒气在肺中。马莳："今有寒气之故者，在于胃中，而又有谷气之新者以入于胃。"以为故寒气在胃中。故，旧也，久也。

(3) 真邪相攻，气并相逆：马莳："真气即胃气，邪气即寒气。"胃气与寒气相攻，两气相并而逆。《甲乙经》无"气并"二字。

(4) 补手太阴，泻足少阴：《类经》："手太阴，肺经也。足少阴，肾经也。寒气自下而升，逆则为哕，故当补肺于上以壮其气，泻肾于下以引其寒。盖寒从水化，哕之标在胃，哕之本在肾也。"

〔提要〕

本段论述哕的成因和针刺方法。哕即呃逆，为寒气与谷气相搏，胃气上逆所致。针刺以补手太阴，泻足少阴。

〔原文〕

黄帝曰：人之唏[(1)]者，何氣使然？岐伯曰：此陰氣盛而陽氣虚，陰氣疾而陽氣徐[(2)]，陰氣盛而陽氣絶，故爲唏。補足太陽，瀉足少陰[(3)]。

〔注释〕

(1) 唏：悲泣时哽咽抽息之声。

(2) 阴气盛而阳气虚，阴气疾而阳气徐：唏由阴气充盛、阳气虚，阴气行速而阳气行缓所致。

(3) 补足太阳，泻足少阴：《太素》："以腑膀胱太阳气绝，故须补之，肾脏少阴气盛，故须泻之。"《类经》："当亦是阳跻申脉，阴跻照海，义同前。"可参"欠"的有关注释。

〔提要〕

本段论述唏的成因和针刺方法。唏，悲泣哽咽之声，为阴盛阳虚所致，治宜补足太阳申脉，泻足少阴照海。

〔原文〕

黄帝曰：人之振寒[(1)]者，何氣使然？岐伯曰：寒氣客於皮膚，陰氣盛，陽氣虚，故爲振寒寒慄，補諸陽[(2)]。

〔注释〕

(1) 振寒：怕冷发抖。

(2) 补诸阳：《类经》："补诸阳者，凡手足三阳之原合及阳跻等穴，皆可酌而用之。"即取手足三阳经的原穴和合穴，用补法。

〔提要〕

本段论述振寒的成因和针刺方法。振寒是怕冷发抖的症状，为寒气侵袭肌表皮肤，阴盛阳虚，针宜取阳经穴位，用补法。

〔原文〕

人之噫[(1)]者，何氣使然？岐伯曰：寒氣客於胃，厥逆從下上散[(2)]，復出於胃，故爲噫。補足太陰、陽明[(3)]，一曰補眉本也[(4)]。

〔注释〕

(1) 噫：噫气，嗳气。

（2）厥逆从下上散：厥逆之气从下向上，散于胃中。

（3）补足太阴、阳明：《太素》："脾胃腑脏皆虚，故补斯二脉。"《类经》："使脾胃气温，则客寒自散而噫可除。"

（4）补眉本：《类经》："眉本，即足太阳经攒竹穴，是亦补阳气也。"

〔提要〕

本段论述噫的成因和针刺方法。噫即噫气，嗳气，为寒气从下向上散于胃中，胃气上逆所致，针刺足太阴、阳明经穴或足太阳攒竹，用补法。

〔原文〕

黄帝曰：人之嚔[(1)]者，何氣使然？岐伯曰：陽氣和利，滿於心，出於鼻，故爲嚔[(2)]。補足太陽榮眉本，一曰眉上也[(3)]。

〔注释〕

（1）嚏：打嚏。

（2）阳气和利，满于心，出于鼻，故为嚏：《类经》："阳气和平顺利而满溢于心，必上达于肺，故出于鼻而为嚏。"

（3）补足太阳荣眉本，一曰眉上也：《类经》："凡阳虚于下，则不能上达而为嚏，补足太阳之荣于眉本者，其名攒竹，一曰眉上，亦即此穴。盖太阳与肾为表里，所以补阴中之阳也。观《宣明五气》篇云：肾为欠为嚏，其义正与此通。"一说，眉上指眉冲穴。

〔提要〕

本段论述嚏的成因和针刺方法。嚏即打嚏，为阳气和顺满于心，上如于鼻所致，针刺补足太阳攒竹穴。

〔原文〕

黄帝曰：人之亸[(1)]者，何氣使然？岐伯曰：胃不實則諸脉虚，諸脉虚則筋脉懈惰[(2)]，筋脉懈惰則行陰用力[(3)]，氣不能復，故爲亸。因其所在，補分肉間[(4)]。

〔注释〕

（1）亸：马莳："亸，音妥。释云：下垂貌。则是首身下垂而不能举也。"《诸病源候论·风亸曳候》："肢体弛缓不收摄也。人以胃气养于肌肉经络也，胃若衰损，其气不实，经脉虚则筋肉懈惰，故风邪搏于筋而使亸曳也。"亸，头部垂下或肢体委靡不振的形态。

（2）筋脉懈惰：筋脉松弛，全身无力。

（3）行阴用力：《太素》："行阴，入房也。"《类经》："行阴用力，则阳明气不能复养于筋脉，故为亸。"

（4）因其所在，补分肉间：根据病变的部位，在其肌肉分间针刺。

〔提要〕

本段论述亸的成因和针刺方法。亸，头部或肢体下垂状。因胃中空虚，全身诸脉空虚，筋脉懈惰，又勉力入房，元气不复所致。治当因病变部位，针刺分肉间。

〔原文〕

黄帝曰：人之哀而泣涕出者[(1)]，何氣使然？岐伯曰：心者，五藏六府之主也[(2)]。目者，宗脉之所聚也[(3)]，上液之道也[(4)]。口鼻者，氣之門户也。故悲哀愁憂則心動[(5)]，心動則五藏六府皆摇[(6)]，摇則宗脉感，宗脉感則液道開，液道開，故泣涕出焉[(7)]。液者，所以灌精濡空竅者也[(8)]。故上液之道開則泣，泣不止則液竭，液竭則精不灌，精不灌則目無所見矣，故命曰奪精。補天柱，經挾頸[(9)]。

〔注释〕

（1）人之哀而泣涕出者：人因悲哀而涕泪俱出。

（2）心者，五脏六腑之主也：心为五脏六腑的主宰。

（3）目者，宗脉之所聚也：《类经》："宗，总也。凡五脏六腑之精气皆上注于目而为之精，故目为宗脉之所聚。"宗脉，许多经脉的集合处。

（4）上液之道也：上液指头部七窍的液体，如泪、涕、涎之类。这里主要说明目为诸液输出道之一。

（5）悲哀愁忧则心动：因悲哀愁忧等情志因素使心神不宁。

（6）心动则五脏六腑皆摇：心神不宁则五脏六腑功能失常。

（7）摇则宗脉感，宗脉感则液道开，液道开，故泣涕出焉：感，感动。《太素》："脏腑既动，脏腑之脉亦动，脏腑宗脉摇动则目鼻液道并开，以液道开，故涕泣出也。"

（8）液者，所以灌精濡空窍者也：液指津液的液。精指精微物质，这里主要指濡养孔窍的精微物质。空窍，孔窍。液具有渗灌精微、濡养空窍的生理作用。

（9）补天柱，经挟颈：补天柱穴，其穴位于挟颈项部的足太阳膀胱经。

〔提要〕

本段论述哀而泣涕出的成因和针刺方法。人因悲哀忧愁心神不宁，造成脏腑功能失常，诸脉皆动，泪涕之道皆开而致涕泪俱出。针宜补天柱。本段还论述心为五脏六腑之主，目为宗脉之所聚等的生理病理作用。

〔原文〕

黄帝曰：人之太息[(1)]者，何氣使然？岐伯曰：憂思則心系急[(2)]，心系急則氣道約[(3)]，約則不利，故太息以伸出之。補手少陰心主、足少陽，留之也[(4)]。

〔注释〕

（1）太息：叹息。

（2）心系急：维系心脏的脉络紧急。

（3）气道约：约，约束。气道受到约束。

（4）补手少阴心主、足少阳，留之也：《类经》："手少阴，心经也。心主，手厥阴经也。足少阳，胆经也。助木火之脏，则阳气可舒，抑郁可解，故皆宜留针补之。"

〔提要〕

本段论述太息的成因和针刺方法。太息即叹息，为忧思而心系紧急，气道约束不利所致，针宜补心经、心包经、胆经穴位，留针。

〔原文〕

黄帝曰：人之涎下者[1]，何氣使然？岐伯曰：飲食者，皆入於胃，胃中有熱則蟲動[2]，蟲動則胃緩[3]，胃緩則廉泉開[4]，故涎下。補足少陰[5]。

〔注释〕

（1）涎下：流口涎。

（2）胃中有热则虫动：胃中有热，寄生虫就会蠕动。

（3）虫动则胃缓：因虫动使胃气弛缓。

（4）胃缓则廉泉开：廉泉，任脉穴，位于舌下。胃气弛缓则廉泉开。

（5）补足少阴：《类经》："肾为胃关而脉系于舌，故当补之，以壮水制火，则液有所生，而涎自止也。"

〔提要〕

本段论述涎下的成因和针刺方法。涎下即口中流涎，为胃热而虫动所致，针宜补足少阴肾经。

〔原文〕

黄帝曰：人之耳中鳴[1]者，何氣使然？岐伯曰：耳者，宗脈之所聚也[2]，故胃中空則宗脈虛，虛則下溜，脈有所竭者，故耳鳴[3]。補客主人，手大指爪甲上與肉交者也[4]。

〔注释〕

（1）耳中鸣：耳鸣。

（2）耳者，宗脉之所聚也：《类经》："手足三阳三阴之脉皆入耳中，故耳亦宗脉之所聚也。"

（3）故胃中空则宗脉虚，虚则下溜，脉有所竭者，故耳鸣：《类经》："阳明为诸脉之海，故胃中空则宗脉虚，宗脉虚则阳气不升而下溜，下溜则上竭，轻则为鸣，甚则为聋矣。"下溜，即下流。

（4）补客主人，手大指爪甲上与肉交者也：客主人，即上关穴。《类经》："客主人，是少阳经穴，为手足少阳、足阳明之会。手大指爪甲上者，手太阴之少商穴，肺气所出之井，故皆当补之，以助其阳气。"手太阴与手阳明为表里，故亦补之。

〔提要〕

本段论述耳鸣的成因和针刺方法。耳为十二经脉所聚处。若胃气不足，宗脉虚竭，阳气不升则耳鸣，针宜补客主人与少商。

〔原文〕

黄帝曰：人之自嚙舌[1]者，何氣使然？岐伯曰[2]：此厥逆走上，脈氣輩至也[3]，少陰氣至則嚙舌，少陽氣至則嚙頰，陽明氣至則嚙唇矣。視主病者，則補之[4]。

〔注释〕

（1）自啮舌：啮，噬也，以齿断物，此作"咬"字解。自啮舌，自己咬自己的舌头。

（2）岐伯曰：三字原本脱。诸注皆云“缺岐伯曰”，今依《太素》补。

（3）此厥逆走上，脉气辈至也：辈，《甲乙经》作“皆”。脉气辈至，形容脉气都是按一定的顺序先后而至。《类经》：“辈者，类也。厥逆走上，则血涌气腾，至生奇疾，所至之处，各有其部，如少阴之脉行舌本，少阳之脉循耳颊，阳明之脉环唇口，故或为肿胀，或为怪痒，各因其处，随而啮之，不独止于舌也。”

（4）视主病者，则补之：治疗当视其所咬的部位所属经脉，施行针刺补法。

〔提要〕

本段论述自啮舌、啮颊、啮唇的成因和针刺方法。此为各经脉之气上逆至舌、颊、唇部所致，故针刺亦宜根据有关经脉而取穴。

〔原文〕

凡此十二邪者[(1)]，皆奇邪之走空竅者也[(2)]，故邪之所在，皆爲不足[(3)]。故上氣不足，腦爲之不滿[(4)]，耳爲之苦鳴，頭爲之苦傾[(5)]，目爲之眩。中氣不足，溲便爲之變，腸爲之苦鳴[(6)]。下氣不足，則乃爲痿厥心悗[(7)]，補足外踝下，留之[(8)]。

〔注释〕

（1）十二邪者：即上述十二种病症。

（2）皆奇邪之走空窍者也：奇邪，不同一般的病邪。空窍，孔窍。这十二种病症都是奇邪上走头面孔窍引起的。

（3）邪之所在，皆为不足：《类经》：“惟正气不足，然后邪得乘之。”说明上述十二病症均为奇邪所在处正气不足而致。

（4）上气不足，脑为之不满：上部的正气不足，就会出现脑虚不满。因脑为奇恒之府，亦当“满而不实”，故以不满为病。

（5）头为之苦倾：头部因沉重不支而倾斜。

（6）中气不足，溲便为之变，肠为之苦鸣：中部正气不足，二便失调，腹中肠鸣。

（7）下气不足，则乃为痿厥心悗：下部正气不足，就会出现四肢痿弱无力或厥冷，心胸满闷的病症。

（8）补足外踝下，留之：《类经》：“此昆仑穴也，为足太阳所行之经。凡于上中下气虚之病，皆可留针补之。”

〔提要〕

本段总结十二邪的病理为正气不足所致，并引申为上中下三部气虚而致各种病症及针治方法。

〔原文〕

黄帝曰：治之奈何[(1)]？岐伯曰：腎主爲欠[(2)]，取足少陰[(3)]。肺主爲噦[(4)]，取手太陰、足少陰。唏者，陰與陽絶[(5)]，故補足太陽，瀉足少陰。振寒者，補諸陽。噫者，補足太陰、陽明。嚏者，補足太陽眉本。亸，因其所在，補分肉間。泣出，補天柱，經挾頸。挾頸者，頭中分也。太息，補手少陰、心主、足少陽，留之。涎下，補足少陰。耳鳴，補客

主人、手大指爪甲上與肉交者。自嚙舌，視主病者，則補之。目眩頭傾，補足踝下留之。痿厥心悗，刺足大趾間上二寸留之[6]**，一曰足外踝下留之。**

〔注释〕

（1）治之奈何：《类经》："此下复问治法者，所以补上文之缺略也。"

（2）肾主为欠：《类经》："上文未言属肾，故此复明之。"

（3）取足少阴：依上文，此脱"足太阳"三字。

（4）肺主为哕：《类经》："上文言哕出于胃，此言哕主于肺。盖寒气上逆而为哕，气病于胃而主于肺也。"

（5）阴与阳绝：《甲乙经》"与"作"盛"，较妥。

（6）刺足大趾间上二寸留之：《类经》："大趾间上二寸，足厥阴之太冲也，或曰足太阴之太白也。"

〔提要〕

本段重复上述十二奇邪病症的治法，并有所补充。

〔讨论〕

一、十二奇邪及其发病

本篇论述十二奇邪的病机、症状和针刺治疗。所谓十二奇邪，即文中所述的欠、哕、唏、振寒、噫、嚏、泣出、太息、涎下、耳鸣、自啮舌等。"凡此十二邪者，皆奇邪之上走空窍者也。"发生于头面孔窍包括耳目舌鼻等的病症，"不同常疾，故曰奇邪。"（《类经》）一般疾病"皆生于风雨寒暑，阴阳喜怒，饮食居处"，为病人、医家所重视，文献也记述较详。奇邪之病既非外感风寒，又非内伤七情，乃头面孔窍正气不足而病邪上走所致，与寻常有异，文献亦少记述，故只能从先师口中问得。口耳相传，也就是为什么要称这些病为奇邪的原因。

二、邪之所在皆为不足

文中指出十二奇邪者，"邪之所在，皆为不足"。这种观点，实际上是有普遍意义的。不仅对头面孔窍病有意义，对内脏躯干四肢病也有指导意义。

《素问》指出："邪之所凑，其气必虚。""风雨寒暑，不得虚，邪不得独伤人。"都说明正气不足是形成疾病的重要因素，是内因，而病邪只是构成疾病的条件，是外因，这是中医学发病的主要论点。

张景岳于此句下注云："惟正气不足，然后邪得乘之。故《七十五难》曰：不能治其虚，安问其余？则深意可知矣。"可见，中医在发病学上重视正气，在临床治疗上强调扶正培本，有重要的实际意义。

三、上中下三部气不足为病

本文指出："上气不足，脑为之不满，耳为之苦鸣，头为之苦倾，目为之眩。中气不足，溲便为之变，肠为之苦鸣。下气不足，则乃为痿厥心悗。"把对头面孔窍病的论述扩大到全身各部疾病，而以上中下三部分类，并得出气不足的共性，"补足外踝下留之"，乃异病同治，整体治疗。

李东垣《脾胃论》卷中注云：“此三元真气衰惫，皆由脾胃先虚而气不上行之所致也。”其创用益气聪明、补中益气等方，均以补中益气升阳立法，临床用于头面孔窍、躯干四肢、内脏各部病症，凡中气虚者皆屡验不爽，也是《内经》理论指导实践的实例之一。联系文中哕、皸、噫、耳鸣等奇邪病症与胃中虚寒有关，而针补太阴、阳明，可谓针药一理。再对照《素问·通评虚实论》篇：“头痛耳鸣，九窍不利，肠胃之所生也。”可见头面孔窍病与脾胃虚的关系甚为密切。

四、耳目为宗脉之所聚

本文着重讨论了耳目奇邪病症，并指出“目者宗脉之所聚也”，“耳者宗脉之所聚也”。宗者总也，宗脉为诸经脉汇总集聚的场所。张景岳：“凡五脏六腑之精气皆上注于目而为之精，故目为宗脉之所聚。”“手足三阴三阳之脉皆入耳中，故耳亦宗脉之所聚也。”对照经络循行分布，《内经》中有载的，凡心、肝、膀胱、胃、胆、小肠、三焦、任、督、阴跻脉系于目，心肝脾肺之络、心包、胃、大肠别脉、小肠、膀胱、三焦、胆经系于耳中或耳的前后部。因而耳目的生理功能、病理变化与全身五脏六腑有关，而五脏六府的内在变化又可以通过耳目反映出来。这样我们就可以通过望耳目来诊察内脏病，用耳针治疗内脏病，同时也可以用调节内脏功能的方法来治疗耳目病症。

五、关于噫的讨论

本篇指出：“寒气客于胃，厥逆从下上散，复出于胃，故为噫。”《素问·宣明五气》篇：“心为噫。”《素问·脉解》篇：“所谓上走心为噫者，阴盛而上走于阳明，阳明络属于心，故曰上走心为噫。”或论噫出于胃，或论噫出于心，或两者并称，盖心胃之间有经络相系。“足阳明之正，上至髀，入于腹里，属胃，散之脾，上通于心。”（《灵枢·经别》）故寒气犯于心胃皆可以噫。

本篇还论述了哕的病症。噫和哕同属胃气上逆、胃中有寒所致（从本文论述内容言，实际上二者均有寒证和热证），它们之间有什么区别呢？《类经》在噫病条下注云：“按此节与上文之哕，皆以寒气在胃而然。但彼云故寒气者，以久寒在胃，言其深也。此云寒气客于胃者，如客之寄，言其浅也。”可见噫者寒气轻浅，哕者寒气深久。再从症状看，哕声短小，噫声长大。另外，哕有时可见于危重病人，即所谓“病深者，其声哕”。

（陆寿康）

师传第二十九

本篇所述都是当时文献所没有的内容，乃先师积累的心得，即“先师有所心藏，弗著于方”的宝贵经验，故篇名为“师传”。篇中在论述问诊重要性的同时，提出了治疗疾病贵乎顺的道理，告诫医生要根据不同的病人和环境，“临病人问所便”，取得医患合作，才能作出正确的诊断与合理的治疗。在举例介绍望诊步骤的时候，着重阐发阅身形以候脏腑的重要观点。指出身形、肢节、䐃肉、五官等，都可以反映脏腑疾病，从外部形态可测候内脏的生理和病变。上述两点对中医临床有很重要的意义，也是中医理论体系的特点之一。

〔原文〕

黄帝曰：余聞先師有所心藏，弗著於方(1)。余願聞而藏之，則而行之，上以治民，下以治身，使百姓無病，上下和親，德澤下流(2)，子孫無憂，傳於後世，無有終時，可得聞乎？岐伯曰：遠乎哉問也。夫治民與自治，治彼與治此，治小與治大，治國與治家，未有逆而能治之也，夫惟順而已矣。順者，非獨陰陽脉論氣之逆順也(3)，百姓人民皆欲順其志也(4)。

〔注释〕

(1) 弗著于方：方，指记载文字的版本。《周礼》：“以方书十日之号。”注：“方，版也。”弗著于方，就是未记载于书的意思。

(2) 德泽下流：德泽，恩惠、恩泽之意。《诗·小雅·车辖》：“德泽不加于民。”《汉书·食货志》：“德泽加于万民。”德泽下流，言使有利于人民的东西永远流传下去。

(3) 非独阴阳脉论气之逆顺也：杨上善：“非独阴阳之道、十二经脉、营卫之气有逆有顺。”

(4) 皆欲顺其志也：杨上善：“百姓之情皆不可逆，是以顺之有吉也，故曰圣人无常心，以百姓为心也。志，愿也。”张景岳：“顺之为用，最是医家肯綮，言不顺则道不行，志不顺则功不成。”

〔提要〕

本段提出诊断治疗要掌握病人情志，“唯顺而已矣”，才能与病人配合好，才能收到治疗效果。此等顺不仅是医学问题，而且是思想方法问题，治国、治家、治病都是这个道理。

〔原文〕

黄帝曰：順之奈何？岐伯曰：入國問俗，入家問諱(1)，上堂問禮，臨病人問所便(2)。

黄帝曰：便病人奈何？岐伯曰：夫中熱消癉則便寒[5]，寒中之屬則便熱[5]。胃中熱則消穀[6]，令人懸心[7]善饑，臍以上皮熱[8]；腸中熱，則出黄如糜[9]，臍以下皮寒[10]；胃中寒，則腹脹；腸中寒，則腸鳴飧泄。胃中寒，腸中熱，則脹而且泄；胃中熱，腸中寒，則疾饑，小腹痛脹。黄帝曰：胃欲寒飲，腸欲熱飲[11]，兩者相逆，便之奈何？且夫王公大人血食之君，驕恣從欲，輕人，而無能禁之，禁之則逆其志，順之則加其病，便之奈何？治之何先？岐伯曰：人之情，莫不惡死而樂生，告之以其敗[12]，語之以其善[13]，導之以其所便[14]，開之以其所苦[15]，雖有無道之人，惡有不聽者乎？

〔注释〕

（1）讳：避忌，有顾忌不敢说或不愿说。

（2）临病人问所便：便，在这里是指病人的喜恶和对于病人最为相宜的治疗措施。杨上善云："便，宜也。谓问病人寒热等病，量其所宜，随顺调之，故问所便者也。"张景岳云："便者，相宜也。有居处之宜否，有动静之宜否，有阴阳之宜否，有寒热之宜否，有情性之宜否，有气味之宜否，临病人而失其宜，施治必相左矣，故必问病人之所便，是皆取顺之道也。"

（3）中热：张景岳："中热者，中有热也。"杨上善："中，胃肠中也。"

（4）消瘅：张景岳云："消瘅者，内热为瘅，善饥渴而日消瘦也。"

（5）便寒、便热：便于寒、便于热。杨上善云："热中宜以寒调，寒中宜以热调，解其便也。"张景岳云："凡热在中则治便于寒，寒在中则治便于热，是皆所以顺病情也。"

（6）消谷：张景岳云："消谷者，谷食易消也。"

（7）悬心：张景岳云："悬心者，胃火上炎，心血被烁而悬悬不宁也。"

（8）脐以上皮热：脐以上皮肤有热感。张景岳云："脐以上者，胃与小肠之分也。故脐以上皮热者，肠中亦热也。"张隐庵云："脐以上皮热者，肠中热。"

（9）出黄如糜：张景岳云："出黄如糜者，以胃中温热之气传于小肠所致也。糜，腐烂也。"

（10）脐以下皮寒：脐以下皮肤感觉寒冷。张景岳云："脐以下皮寒者，以肠胃中寒也。"张隐庵云："脐以下皮寒者，胃中寒。寒热外内之相应也。"刘衡如《灵枢经》（校勘本）注："寒，详文义，似应改为热。自杨上善以下，历代注家解释此段语多牵强，或以此五字属下，或改前上为下，义均未妥，如易热字，则文义豁然矣。"

（11）胃欲寒饮，肠欲热饮：张景岳云："胃中热者欲寒饮，肠中寒者欲热饮。"

（12）告之以其败：告诉他疾病变坏的后果。

（13）语之以其善：向他讲清采用这种禁忌的好处。

（14）导之以其所便：指导他，采用对他最为适宜的方法。

（15）开之以其所苦：开导他，使他将痛苦的疑虑解开。

〔提要〕

医疗中为了贯彻"顺之道"的原则，临床时，首先就要问所便，弄清楚对病人最适合的医疗措施。如中热证宜治以寒法，寒中证宜治以热法，胃热欲寒饮，肠寒欲热饮等。对于一些难以"顺"的病情和患者，也要尽量做好这项工作。

〔原文〕

黄帝曰：治之奈何？岐伯曰：春夏先治其標，後治其本；秋冬先治其本，後治其標[(1)]。黄帝曰：便其相逆者奈何？岐伯曰：便此者，食飲衣服，亦欲適寒温，寒無凄愴[(2)]，暑無出汗。食飲者，熱無灼灼[(3)]，寒無滄滄[(4)]。寒温中適，故氣將持，乃不致邪僻也。

〔注释〕

(1) 春夏先治其标，后治其本；秋冬先治其本，后治其标：杨上善注："春夏之时，万物之气上升，在标；秋冬之时，万物之气下流，在本。候病所在，以行疗法，故春夏取标，秋冬取本。"马莳云："春夏阳气在外，病亦在外，故先治其后病之标，而后治其先病之本。秋冬阳气在内，病亦在内，故先治其先病之本，而后治其后病之标。"张景岳："此言治有一定之法，有难以顺其私欲而可为假借者，故特举标本之治以言其概耳。如春夏之气达于外，则病亦在外。外者内之标，故先治其标，后治其本。秋冬之气敛于内，则病亦在内。内者外之本，故先治其本，后治其标。一曰：春夏发生，宜先养气以治标。秋冬收藏，宜先固精以治本。亦通。"上述从标本的不同角度来解释，可供参考。

(2) 凄怆：形容严寒彻骨，寒到极点的样子。

(3) 灼灼：形容像火烧那样的烫。《说文》："灼，炙也。"

(4) 沧沧：形容很冷的样子。《列子》："日初出沧沧凉凉。"

〔提要〕

治疗、饮食、衣服等都要遵乎"顺"的道理。例如，春夏先治其标，后治其本，秋冬先治其本，后治其标，为顺。饮食衣服也要寒温适中，才能保持元气不衰，也就不至于被一切不正的邪僻之气乘虚侵入了。

〔原文〕

黄帝曰：《本藏》[(1)]以身形支節䐃肉候五藏六府之小大焉。今夫王公大人、臨朝即位之君而問焉，誰可捫循[(3)]之而後答乎？岐伯曰：身形支節者，藏府之蓋也，非面部之閱也[(4)]。黄帝曰：五藏之氣閱於面者，余已知之矣，以肢節知而閱之奈何？岐伯曰：五藏六府者，肺爲之蓋，巨肩陷咽[(5)]，候見其外。黄帝曰：善。岐伯曰：五藏六府，心爲之主，缺盆爲之道，骷骨[(6)]有餘，以候髑骬[(7)]。黄帝曰：善。岐伯曰：肝者主爲將，使之候外，欲知堅固，視目小大。黄帝曰：善。岐伯曰：脾者主爲衛[(8)]，使之迎糧，視唇舌好惡，以知吉凶。黄帝曰：善。岐伯曰：腎者主爲外，使之遠聽，視耳好惡，以知其性。黄帝曰：善。願聞六府之候。岐伯曰：六府者，胃爲之海[(9)]，廣骸[(10)]，大頸[(11)]，張胸[(12)]，五穀乃容；鼻隧以長[(13)]，以候大腸；唇厚，人中長，以候小腸；目下果大[(14)]，其膽乃横[(15)]；鼻孔在外[(16)]，膀胱漏泄；鼻柱中央起，三焦乃約。此所以候六府者也。上下三等[(17)]，藏安且良矣。

［注释］

(1)《本藏》：指《灵枢·本脏》篇。

(2) 䐃肉：指肌肉之突起部分，如上臂的肱二头肌、小腿的腓肠肌等。

(3) 扪循：张景岳云："扪，摸也。循，摩也。"

(4) 非面部之阅也：不是仅仅观察面部而已。

(5) 巨肩陷咽：指肩的高度及肩下咽部凹陷处。《灵枢·本脏》篇说："巨肩反膺陷候者肺高。"张景岳云："肩高胸突，其喉必缩，是为陷喉。"

(6) 骷骨：马莳和张隐庵均作"骺骨"。骺（kuò，音括）骨，即肩端骨。张景岳见解与马、张不同："骷，《广雅》曰髗骬也，髗骬即膝骨之名。"

(7) 髑骬：骬与骭，义同，为胸骨下端蔽心之骨，又称鸠尾骨或蔽心骨，即解剖学上胸骨剑突部分，有时也做前胸部骨骼的总称。句中"以候髑骬"，就是从胸骨剑突的部位和形态，可以测候心脏的高下坚脆。如《灵枢·本脏》篇：无髑骬者心高，髑骬小短举者心下，髑骬长者心下坚，髑骬弱小以薄者心脆，髑骬直下不举者心端正，髑骬倚一方者心偏倾也。"

(8) 脾者主为卫：《灵枢·五癃津液别》篇言"脾为之卫"，即脾主运化食物的精微，营养肌肉脏腑，卫护全身。

(9) 胃为之海：海，形容像海一样的善于容纳。如《灵枢·海论》篇："胃者水谷之海。"就是说胃能容纳一切外来的饮食物，故称为水谷之海。

(10) 广骸：骸（hái，音孩）有三种含义：①泛指骨骼，如《左传·宣十五年》："析骸以爨。"释文："骸，骨也。"②胫骨的别称，如《素问·骨空论》："膝解为骸关，侠膝之骨为连骸，骸下为辅。"③为形体之总称，如《庄子·逍遥游》："百骸九窍"。《晋书·嵇康传》："土木形骸，不自藻饰。""广骸者，言骨胳之大。"

(11) 大颈：言颈围粗壮。

(12) 张胸：言胸部舒张。

(13) 鼻隧以长：隧，《集韵》："隧，与邃同，深远也。"鼻隧以长，是指鼻道的深度与长度而言。

(14) 目下果大：果，《甲乙经》作裹。张景岳云："果裹同，目下囊裹也。"目下果大，指下眼胞而言。

(15) 其胆乃横：张景岳注："横，刚强也。"

(16) 鼻孔在外：在外，就是鼻孔呼出的气。张志聪云："鼻孔在外，谓鼻孔之气出在外，则膀胱漏泄，盖上窍通而下窍泄也。"

(17) 上下三等：三，指全身或面部可划分为上、中、下三停。头、腰、足为身之三停。面之三停，自发际至印堂为上停，山根至准头为中停，人中至地阁为下停。上下三等，形容全身和面部的三停，都是相等的。

〔提要〕

身形肢节䐃肉等，都可以做为脏腑的外候。如观巨肩陷咽者，可知肺的位置高低；观缺盆间的距离和剑突的形状，可知心的大小位置和坚脆；从眼目可了解肝；从饮食及唇舌的味觉情况或厌恶可知脾；从耳的听觉情况可知肾的强弱和人的性情等。同理，根据面部的形状，也可预测六腑的情况。面部也可以像身体一样，分上中下三停，如每停较均等，则脏腑功能协调。这就是“脏居于中，形见于外”的道理，后世以此建立了以身形候脏腑的诊断方法。

〔讨论〕

一、为治之道贵乎顺，辨识证候是临证立法施治的先决条件

文中首先指出，凡所治，无论彼此大小，治国与治家，“未有能逆而治之，夫惟顺而已矣”。这对医疗工作尤为重要。文中提到的“顺”，就是客观和主观一致。据此立法，才能较确切地发挥作用。因有顺方能知证，知证后才能正确立法施治。这不仅要求医生做好医疗工作，还提醒医生在临证时要了解病人意愿，与病人密切配合，做好思想工作，才能为病人解除疾苦。

二、临病人问所便的意义

所谓“便”，主要是指病人的喜恶和病人的相宜之事。它和“入国问俗，入家问讳，上堂问礼”一样重要。不同病人有不同的喜恶和相宜，这对临床辨证很有意义。病人的喜恶和相宜的范围是很广的，如渴饮喜冷喜热，腹痛喜按拒按等。此外，还包括五味、气候、声音环境等内容，这些只有通过问诊才能了解。当然，临证所遇到的情况，往往要更复杂一些。如篇中所举的“胃欲寒饮，肠欲热饮，两者相逆”等情况。还需指出的是，由于人是生活在复杂社会环境中的，因此病人的所便还包括疾病的外部条件和社会因素，特别是情志方面的喜恶。只有详细了解这些内容，才能掌握病情，故喻嘉言说：“不问病人所便，不得其情。”

了解到病人所便才能做好顺的工作。一般来说，病人的要求、喜恶和病情一致，才能顺。但有时却出现了复杂的情况，如篇中所举的，王公大人既要治病，又要骄恣纵欲。此时就要做好思想工作，即“告之以其败，语之以其善，导之以其所便，开之以其所苦”。根据病人恶死而乐生的思想规律进行说服，使其服从治疗，使病人的不正确要求得以改变，使其合乎病情，以利于治疗。这也是顺。所以“临病人问所便”，提示医生在诊治病人时，要考虑疾病的环境条件和社会因素等，以便具体贯彻因时、因地、因人制宜的原则，进行正确的诊断和治疗。可以说，问所便是问诊的关键之一，是取顺之道。

三、身形候脏腑的意义

身形候脏腑是中医藏象学说的重要内容之一。《内经》除本篇外，还有多篇也论述这方面内容。例如《灵枢·本脏》等篇认为身形、肢节、䐃肉等都可以候五脏六腑，尽管各

篇述说有稍异之处，但都贯穿着这一精神。文中所举观巨肩陷可以候肺，察目可知肝，望闻其视听好恶以知肾等等，认为脏居于内，形见于外。凡外部形体的表现、强弱、孔窍的开合及病变，都是脏腑的表征。张志聪概括为“脏腑之形，外内相应”八字，是很恰当的。此为脏腑生理整体观的内容之一。把体内脏腑和体表组织视为相互联系、既对立又统一的整体，也是中医理论体系的特点之一。如《灵枢·本脏》篇所言：“视其外应，以知其内脏，则知所病矣。”其意义也正如张景岳所说：“外形既明，内脏可察，病亦因而可知矣。”

四、关于“中热”和“寒中”

篇中在举例说明治病之所便时，在“中热消瘅则便寒，寒中之属则便热”句中提出了“中热”和“寒中”病症，以及“胃中热”、“肠中热”、“胃中寒”、“肠中寒”等病情。大意是说，对热证来说，以寒为相宜，对寒证来说，以热为相宜。病人的所便是如此，治疗原则也是如此，因此在这种时候，病人之所便和临床治疗原则往往是一致的。现将两病症列表说明如下：

表 8　中热与寒中比较表

	中　热	寒　中
概　念	“中有热也”（《医学大辞典》）	“寒气在中也”（《医学大辞典》）
病人所便	中热则喜寒	寒中则喜热
治疗原则	中热治之以寒	寒中治之以热

从上表可知，“中热”和“寒中”是一类病症的概括，而非具体病名，对辨证有纲领性意义。

（孟庆云）

决气第三十

“决”，分的意思。“气”，指精、气、津、液、血、脉六气，此六气由一气所化，即本于先天真元之气，而生于后天水谷之气。本篇将一气分为六，并分别论述六气的来源、生理功能及病理特征，故名“决气”。

〔原文〕

黄帝曰：余聞人有精、氣、津、液、血、脉，余意以爲一氣耳，今乃辨爲六名，余不知其所以然。岐伯曰：兩神相搏，合而成形，常先身生，是謂精[(1)]。何謂氣？岐伯曰：上焦開發，宣五味穀，熏膚充身澤毛，若霧露之溉，是謂氣[(2)]。何謂津？岐伯曰：腠理發泄，汗出溱溱，是謂津[(3)]。何謂液？岐伯曰：穀入氣滿，淖澤注於骨，骨屬屈伸、泄澤，補益腦髓，皮膚潤澤，是謂液[(4)]。何謂血？岐伯曰：中焦受氣取汁，變化而赤，是謂血[(5)]。何謂脉？岐伯曰：壅遏營氣，令無所避，是謂脉[(6)]。

〔注释〕

(1) 两神相搏……是谓精：张景岳：“两神，阴阳也。搏，交也。精，天一之水也。凡阴阳合而万形成，无不先从精始，故曰常先身生是谓精。”吴懋先（嗣昌）：“所生之来谓之精，两精相搏谓之神，又曰：神者，水谷之精气也。两精者，一本于天一之精，一生于水谷之精。两神相搏，合而成此形也。所生之来谓之精，故常先身生，谓未成形而先生此精也。”

(2) 上焦开发……是谓气：张景岳：“上焦，胸中也。开发，通达也。宣，布散也。气者，人身之大气，名为宗气，亦名为真气。《邪客》篇曰：宗气积于胸中，出于喉咙，以贯心脉而行呼吸焉。《刺节真邪》篇曰：真气者，所受于天，与谷气并而充身也。《营卫生会》篇曰：人受气于谷，谷入于胃，以传于肺，五脏六腑皆以受气。故能熏肤充身泽毛，若雾露之温润，而溉养万物者，为气也。”

(3) 腠理发泄……是谓津：张景岳：“津者阳之液，汗者津之泄也。腠理者皮肤之隙。溱溱，滋泽貌。溱音臻。”

(4) 谷入气满……是谓液：张景岳：“淖泽，濡润也。液者，阴之津。谷入于胃，其气满而化液，故淖泽而注于骨。凡属举动屈伸，则经脉流行而泄其泽，故内而补益脑髓，外而润泽皮肤，皆谓之液。按：津液本为同类，然亦有阳阴之分。盖津者，液之清者也；液者，津之浊者也。津为汗而走腠理，故属阳；液注骨而补脑髓，故属阴。观《五癃津液别》篇曰：三焦出气以温肌肉，充皮肤为其津，其留而不行者为液。其义正与此合……淖音闹。洩，泄同。”

(5) 中焦受气取汁……是谓血：张景岳：“中焦者，并胃中，出上焦之下。凡水谷之入，必先归胃，故中焦受谷之气，取谷之味，输脾达脏，由黄白而渐变为赤，以奉生身者，是谓之血。”

（6）壅遏营气，令无所避，是谓脉：张景岳：“壅遏者，堤防之谓，犹道路之有封疆，江河之有涯岸，俾营气无所回避而必行其中者，是谓之脉。然则脉者，非气非血，而所以通乎气血者也。”

〔提要〕

本段分别论述六气的来源和功能。精来源于先天，生于后天水谷之气，是产生生命现象的原始物质；气（真气）来源于天气和谷气，内而营养脏腑，外而充实形体；津为体液中的清薄部分，可为汗而走腠理；液是体液中的重浊部分，来源于饮食，滋润骨骼关节，使之屈伸滑利，并内而补益脑髓，外而润泽皮肤；血源于脾胃接受的饮食物，由饮食精微经气化变红以奉生身（维持生命活动）；脉则限制营气，血液在固定的通道内流动，不得妄行于外。

〔原文〕

黄帝曰：六氣者，有餘不足，氣之多少，腦髓之虛實，血脉之清濁，何以知之？岐伯曰：精脱者，耳聾[(1)]；氣脱者，目不明[(2)]；津脱者，腠强開，汗大泄[(3)]；液脱者，骨屬屈伸不利，色夭，腦髓消，脛酸，耳數鳴[(4)]；血脱者，色白，夭然不澤[(5)]；其脉空虛，此其候也[(6)]。

〔注释〕

（1）精脱者，耳聋：张景岳：“肾藏精，耳者肾之窍，故精脱则耳聋。”

（2）气脱者，目不明：张景岳：“五脏六腑精阳之气皆上注于目而为睛，故阳气脱则目不明。”

（3）津脱者，腠理开，汗大泄：张景岳：“汗，阳津也，汗大泄者津必脱，故曰亡阳。”

（4）液脱者……耳数鸣：张景岳：“液所以注骨益脑而泽皮肤者，液脱则骨髓无以充，故屈伸不利而脑消胫酸。皮肤无以滋，故色枯而夭。液脱则阴虚，故耳鸣也。”

（5）血脱者，血白，夭然不泽：张景岳：“血之荣在色，故血脱者色白如盐。夭然不泽，谓枯涩无神也。”

（6）其脉空虚，此其候也：《甲乙经》为：“脉脱者，其脉空虚，此其候也。”

〔提要〕

本段分别叙述六气的病理特征。精虚为耳聋；气虚为目视不明；津虚常见毛孔开张，汗出不止；液虚常见关节屈伸不利，面色枯晦，脑力不强，小腿发酸，耳内常作鸣响；血虚为面色苍白，枯槁不润，运行气血的脉管也会因此而空虚。

〔原文〕

黄帝曰：六氣者貴賤何如？岐伯曰：六氣者，各有部主也[(1)]，其貴賤善惡，可爲常主[(2)]，然五穀與胃爲大海也[(3)]。

〔注释〕

(1) 各有部主：张景岳："部主，谓各部所主也，如肾主精，肺主气，脾主津液，肝主血，心主脉也。"张隐庵："各有部主者，谓精之藏于肾，血之主于心，气之主于皮肤，津之发于腠理，液之淖于骨，资于脑，脉之循于脏腑形身。"

(2) 其贵贱善恶，可为常主：张景岳："贵贱善恶，以衰旺邪正言。如春夏则木火为贵，秋冬则金水为贵，而失时者为贱也；六气之得正者为善，而太过不及者为恶也。贵贱善恶，主各有时，故皆可为常主。"张隐庵："（六气）各有所主之部，然以心肾为常主。五谷与胃为大海，津液血气，乃胃海之所生也。夫心为君主之官而居上，水性润下而居下；火之精为血，水之精为精；水性柔善，火性猛恶，其贵贱善恶，可为六气之常主也。盖水火者，阴阳之征兆也，谓六气辨为六名，然总归阴阳之一气。"

(3) 然五谷与胃为大海也：张景岳："然六气资于五谷，五谷运化于胃，是为水谷之海，故胃气为脏府之本。"

〔提要〕

六气的状况可由所主部位或脏腑的状况测知；反过来，由六气的状况也可测知所主部位或脏腑的情况。本段强调，六气虽与五脏都有关系，但脾胃消化吸收饮食物的精微，是六气生化的源泉。

〔讨论〕

一、对六气"贵贱善恶"、"各有部主"、"可为常主"的理解

对于"贵贱"的理解，注家分歧较大。张景岳认为，贵是当令的意思。如春夏肝木心火当令为贵，秋冬肺金肾水当令为贵。反之，失时者，则为贱。他进一步提出，"贵贱善恶，主各有时，故皆可为常主"，谓六气各有所主的脏器和时令。因此，根据六气的生理病理，可以测知其所主脏器。如从精的情况可测知肾的情况，从血的情况可测知肝的情况。这种解释本身虽有道理，但用来解释原文，恐失于牵强。因为，"贵贱"本意是重要与次要的意思，如《素问·灵兰秘典论》中的"贵贱"即是此意："愿闻十二脏之相使、贵贱何如。"对该处的"贵贱"，张景岳注为："君臣上下之分"，但他在本篇却将"贵贱"与是否当令相联系。对于"各有部主"，他的解释很有可取之处。"部主，谓各部所主也，如肾主精，肺主气，脾主津液，肝主血，心主脉也。"

张隐庵认为，"贵贱"是指位置高低而言。"居上者为尊贵，居下者为卑贱"，并进一步认为这是"言此六气主于心肾"。对于"各有部主"，他对张介宾的注释作了很好的补充。"精之藏于肾，血之主于心，气之主于皮肤，津之发于腠理，液之淖于骨、资于脑，脉之循于脏腑形身"，并认为"可为常主"是指"（然）以心肾为主"。他进一步发挥说："水性柔善，火性猛恶，其贵贱善恶，可为六气之常主也。"他的这些观点中，对"各有部主"的理解颇佳，但将"可为常主"仅局限在心肾上面，就过于狭窄了。

马莳认为，"各有部主"是指身体各部皆有六气。如阳明有气亦有血，但六气在身体各部的分布不同，对各部来说，重要性也不同。"本部所重者为贵为善，别部所有者为贱

为恶，其本部各为常主。”他的意思是身体各部皆存在六气，而各部的六气多少以及对六气的需求各不相同。但他仅是一般的讲了这个规律，而没像张介宾、张志聪那样将六气与身体各部（包括五脏）的关系明确起来。

综合以上各家的注释，以上问题可以这样理解：本篇所言“贵贱”，与《素问·灵兰秘典论》中的“贵贱”相同，即重要与次要的意思。对于六气分“贵贱”的问题如何理解呢？六气各有它们的分布部位和所主脏器，而所主脏器是依其是否主时分为贵贱的，因此六气的重要、次要以及六气的正常与否，都能够就它们的分布部位和所主脏器的情况所测知。从文字上看，“可为常主”一句中的“常”是恒的意思。如气主于皮肤，津发于腠理，液淖于骨、资于脑，脉循于脏腑形身，以及肾主精、肺主气、脾主津液、肝主血、心主脉，这些规律是不变的。“可为常主”应理解为：六气的情况可以由它所主部位和脏气的情况所测知。这样理解也易与下一句“然五谷与胃为大海也”在意思上衔接起来。虽然如此，但对六气形成、功能影响最大的，还要属消化吸收水谷的脾胃了。这种观点在临床上很有意义。由于精、气、津、液、血、脉皆本于先天，生于饮食水谷精微，故后世对六气的亏损，往往从补益脾胃、资其生化之源来治疗。

二、本篇的主要内容

有人将精分为精液、血液、津液三大类（见周学海《读医随笔》）。如果从这种观点出发，可以认为本篇虽名为“决气”，谈了精、气、津、液、血、脉，但实质上重点谈了精的问题，包括精的含义、生成、功用等内容。

（张井宇）

肠胃第三十一

本篇叙述了消化道中各个器官的大小、长短及其部位和容量等。古人认为整个消化过程以肠胃为主体，故以“肠胃”名篇。

〔原文〕

黄帝問於伯高曰：余願聞六府傳穀者，腸胃之大小長短，受穀之多少奈何？伯高曰：請盡言之，穀所從出入[1]、淺深、遠近、長短之度。

唇至齒長九分，口廣二寸半，齒以後至會厭[2]深三寸半，大容五合[3]。舌重十兩，長七寸，廣二寸半。咽門[4]重十兩，廣一寸半，至胃長一尺六寸。

胃紆曲[5]屈，伸之長二尺六寸，大一尺五寸，徑五寸，大容三斗五升。

小腸[6]後附脊，左環回周[7]疊積[8]，其注於回腸者，外附於臍，上回運環[9]反十六曲，大二寸半，徑八分分之少半[10]，長三丈三尺[11]。

回腸[12]當臍，左環回周葉積[13]而下，回運環反十六曲，大四寸，徑一寸寸之少半[14]，長二丈一尺。

廣腸[15]傳脊[16]，以受回腸，左環葉積[17]上下，辟大[18]八寸，徑二寸寸之大半，長二尺八寸。腸胃所入至所出，長六丈四寸四分，回曲環反，三十二曲也。

〔注释〕

（1）谷所从出入：即饮食物从其所入至其所出的全部消化器官。

（2）会厌：即喉咙上面的软骨片，主掩盖喉咙，不使饮食物窜入肺中。

（3）合：容量单位，一升的十分之一。

（4）咽门：食道上端。咽门至胃长一尺六寸，即食道之长度。

（5）纡曲：张景岳：“曲折也。”

（6）小肠：根据本篇所言小肠的部位和长度，当是指止于脐部的小肠长度，即今之十二指肠和空肠。

（7）环回周：即环绕一周的意思。

（8）叠积：即重叠的意思。

（9）回运环：即环绕叠积的意思。

（10）分之少半：分之少半就是一分中的三分之一，分之大半就是一分中的三分之二。

（11）三丈三尺：根据《灵枢·平人绝谷》篇，当作“三丈二尺”，才能与本篇末“肠胃所入至所出，长六丈四寸四分”句相合。

（12）回肠：张景岳：“即大肠也。”根据本篇所言小肠的长度，即今之回肠和结肠上段。

（13）叶积：张景岳：“叶积，如叶之积，亦叠积之意。”

(14) 寸之少半：寸之少半就是一寸中的三分之一，寸之大半就是一寸中的三分之二。

(15) 广肠：张景岳："大肠下节也，亦名直肠。"

(16) 传脊：张景岳："直肠居后，绕脊而下，故曰传脊。传，布也。"即位于脊柱附近的意思。

(17) 叶积：与叠积同义。

(18) 辟大：即周长。张景岳："辟，闢同。以其最广，故云辟大八寸。"

〔提要〕

本篇叙述了消化道中各个器官（包括口、唇、齿、舌、会厌、咽门、胃、小肠、回肠、广肠等）的长度、宽度、圆周、直径、重量、容量及肠道的部位，并对胃肠道的迂曲回环叠积的形状作了描述。

〔讨论〕

本篇消化道解剖与今之解剖的比较

本篇根据古代解剖学知识，描述了消化道各器官的大小、长短及其部位和容量等。篇中所述咽门至胃长一尺六寸，显然是食道之长度。但所述小肠的长度与部位，并非今之小肠，而是今之十二指肠和空肠。从所述回肠的长度来看，亦非今之大肠，而是今之回肠和结肠上段。所述广肠，当是今之乙状结肠和直肠。如果将本篇所言之小肠、回肠、广肠，与今之解剖学的小肠、大肠、直肠等同看待，则小肠太短，而大肠太长，显然既不符合原文精神，又不符合事实。还须说明，篇中所称丈尺系古代的度量，和现代的不同。因此，有人将本篇所载消化道长度与近代斯巴德何辞（spalteholz）所著的《人体解剖学图谱》（以下简称《图谱》）作了比较。本篇记载食道长为1.6尺，《图谱》为25厘米；本篇记载肠道长56.8尺（小肠长33尺，回肠长21尺，广肠长2.8尺），《图谱》为925厘米（小肠750厘米，大肠175厘米）。食道与肠道的长度比例，本篇为1.6尺∶58.6尺=1∶36，《图谱》为25厘米∶925厘米=1∶37，几乎相等。这说明，《内经》所载消化道的长度是比较准确的。

（周安方）

平人绝谷第三十二

平人，指健康的人。绝谷，就是不进饮食。

本篇着重分析健康人七日不进饮食则死的道理，如张隐庵所说："人之脏腑形骸，精神气血，皆藉水谷之所资生，水谷绝则形与气俱绝矣。"故称为"平人绝谷"。

〔原文〕

黄帝曰：願聞人之不食七日而死，何也？伯高曰：臣請言其故，胃大(1)一尺五寸，徑(2)五寸，長二尺六寸。横屈(3)受水穀三斗五升，其中之穀常留二斗，水一斗五升而滿。上焦泄氣，出其精微，慓悍滑疾(4)，下焦下溉諸腸(5)。小腸(6)大二寸半，徑八分分之少半，長三丈二尺，受穀二斗四升，水六升三合合之大半。回腸(7)大四寸，徑一寸寸之少半，長二丈一尺，受穀一斗，水七升半。廣腸(8)大八寸，徑三寸寸之大半，長二尺八寸，受穀九升三合，八分合之一。腸胃之長，凡五丈八尺四寸，受水穀九斗二升一合合之大半。此腸胃所受水穀之數也。

〔注释〕

(1) 胃大：指胃的周长。

(2) 径：指胃腔的直径。

(3) 横屈：指正常人的胃在腹腔中的位置和形态，与《灵枢·肠胃》篇中"胃纡曲，屈伸之"同意。

(4) 上焦泄气，出其精微，慓悍滑疾：泄，宣泄之意。张景岳云："精微慓悍滑疾，言水谷之精气也。"全句意为：进入胃中的饮食物经过消化吸收之后，通过上焦的宣泄发散作用，将慓悍滑疾的水谷精气输布于全身。

(5) 下焦下溉诸肠：《甲乙经》在"溉"下有"泄"字。张景岳云："溉诸肠，言水谷之质粕也。"《灵枢经白话解》云："在下焦方面，则分别下行，渗溉于诸肠中。"

(6) 小肠：指今之十二指肠和空肠。

(7) 回肠：即今之回肠和结肠上段。

(8) 广肠：指今之乙状结肠和直肠。

〔提要〕

本段提出平人七日不食而死的问题，并叙述了胃、小肠、回肠、广肠在解剖学上的尺寸及容纳水谷之数量。

〔原文〕

平人[(1)]则不然，胃满则腸虚，腸满則胃虚，更虚更满[(2)]，故氣得上下[(3)]，五藏安定，血脉和則[(4)]，精神乃居，故神者，水穀之精氣[(5)]也。故腸胃之中常留穀二斗，水一斗五升，故平人日再後，後二升半[(6)]，一日中五升，七日五七三斗五升，而留水穀盡矣。故平人不食飲七日而死者，水穀精氣津液皆盡故也。

〔注释〕

(1) 平人：健康的人。

(2) 胃满则肠虚，肠满则胃虚，更虚更满：是说当水谷入胃，则胃中被饮食物所充满，而肠已将糟粕排空；当饮食物由胃下入于肠，则胃中空虚而肠中充满。在生理状态下，胃肠两者总是一满一虚，一虚一满地交互变换着。其与《素问·五脏别论》所说的“水谷入口则胃实而肠虚，食下则肠实而胃虚”含义同。

(3) 气得上下：人体气机得以上下通达。

(4) 血脉和则：《甲乙经》“则”作“利”。

(5) 神者，水谷之精气：张隐庵云：“《六节脏象论》曰，五味入口藏于肠胃，味有所藏以养五脏，气和而生，津液相成，神乃自生，故神者，水谷之精气也。”这里指的是，精虽生成于先天，但必须赖后天以滋养，只有水谷精气充足，五脏和调，神的生机才能旺盛。

(6) 日再后，后二升半：后，指排大便而言。日再后，即每日排大便两次。后二升半，就是说每次排大便二升半。与《难经·四十三难》“日再至圊一行二升半”意同。

〔提要〕

本段解释了文章开始提出的“平人不食饮七日而死”的问题，是因为“水谷精气津液皆尽”之故，并且指出人体精神、意识、思维活动——神，与后天之精——水谷精微的密切关系。

〔讨论〕

一、关于“平人不食饮七日而死”的问题

饮食是供给机体营养物质的源泉，是维持人体正常生命活动、保证生命生存下去必不可少的条件。因而饮食对人体来说十分重要。《内经》中深刻地阐述了这个问题。如《素问·平人气象论》说：“人以水谷为本，故人绝水谷则死。”《灵枢·五味》篇也说：“故谷不入半日则气衰，一日则气少矣。”说明人若少进饮食或不进饮食就会造成精气乏竭，势必影响机体的健康，甚至造成生命活动的终止。

古代医家在长期的生活和医疗实践中，根据色、味、性的不同，按五行学说的理论，将饮食物分类归属五脏，如《素问·宣明五气篇》所说：“酸入肝，辛入肺，苦入心，咸入肾，甘入脾。”由此看出，每种食物饮料的色味不同，属性亦不同，它与五脏亲和力的强弱亦有所差异。正是由于气味与五脏之间有特殊亲和力的关系，才使五脏各得其所养，从而使其功能活动正常。由脏腑功能活动所产生的精神、意识、思维活动——神，表现出充沛旺盛之象。如《素问·六节脏象论》说："天食人以五气，地食人以五味……五味入口，藏于肠胃，味有所藏以养五气，气和而生，津液相成，神乃自生。"而五脏六腑、四肢百骸、五官九窍之所以能够进行正常的活动，彼此协调，维持人体新陈代谢，是因为气、血、精、津液营运不息，如环无端，周流全身的结果。气、血、精、津液的产生又来自于饮食五味，故《灵枢·营卫生会》篇说："人受气于谷，谷入于胃以传肺，五脏六腑皆以受气，其清者为营，浊者为卫。"《素问·痹论》也说："荣者，水谷之精气也，和调于五脏，洒陈于六腑，乃能入于脉也，故循脉上下，贯五脏络六腑也。卫者，水谷之悍气也，其气慓疾滑利，不能入于脉也，故循皮肤之中，分肉之间，熏于肓膜，散于胸腹。"说明饮食五味在人的脾胃中消化吸收，化生气血津液，向内灌溉五脏六腑，向外濡润滋养四肢九窍，温养保卫机体，不使遭受邪气的侵袭。所以如果人不进饮食，则作为人体营养物质的水谷精微就会日益衰少，人体生命活动的动力也就日趋低下，健康就会受到损害，正如《灵枢·五味》篇所云："故谷不入，半日则气衰，一日则气少矣。"由此可知，饮食水谷作为人体生命活动的能源，对人体是必不可少的。人体的生命活动——新陈代谢，每日每时都在不停地进行着，它的营养物质——能量，也必然不断地消耗着。所以要想保证生命活动正常地进行，就需要不断地补充适当的养料——水谷饮食。如果人体不进任何饮食，也就意味着营养的来源断绝，机体的新陈代谢告于终止，人的生命活动便完结了。

至于篇中所说的"故肠胃之中常留谷二斗，水一斗五升，故平人日再后，后二升半，七日五七三斗五升而留水谷尽矣"，不能从实理解，而应理解为：正常人体内贮存的营养物质——水谷精微是有一定限量的，必须得到及时的补充。倘若长久的不进食，则营养物质逐渐被消耗尽，人的生命活动亦告停止。所以文章的结论"故平人不食饮七日而死者，水谷精气津液皆尽也"是正确的。

二、关于"神者，水谷之精气也"

神是人体生命活动现象的总称，是精神、意识、思维、知觉、运动等一切生命活动的最高统帅。人体脏腑的正常生理活动便是由神体现出来的。神以精作为其存在的物质基础，所以"精为神之宅"。神由先天之精所化生，当胚胎形成之际，生命之神已孕育于其中了。正如《灵枢·本神》中指出："故生之来谓之精，两精相搏谓之神。"可以看出，先天之精乃是神的物质基础，神生于先天。生命的形成，神的产生，虽为先天之精所化生，但生命的生长发育、进行正常的活动及由此而表现出来的现象——神，却是依赖后天水谷精气不断滋养，才能很好地发挥功用。只有水谷精气充足，五脏和调，神的生机才能旺盛。所以《素问·六节脏象论》说："天食人以五气，地食人以五味……五味入口，藏于肠胃，味有所藏，以养五气，气和而生，津液相成，神乃自生。""神者，水谷之精气也"，正是强调了神与水谷精气之间的密切关系。它强调了水谷精气对人体的重要性。饮食水谷在人体内经过脾胃的吸收、输布，五脏六腑得到水谷精气营养，经脉畅通，气血安和，机体健康，神机自然旺盛。假若机体得不到所需要的营养物质，则水谷精气匮乏，脏脏功能也就会随之而减弱，由此反映出来的生命活动现象——神的活动也相应地减弱，甚至神去身亡。所以后天水谷精气作为神的补养，是十分重要的。它与“先天之精”一样，对神来说是不可或缺的。

（安效先）

海论第三十三

海是百川汇聚之处。因胃、冲脉、膻中、脑为人身营卫气血、十二经脉汇合之处，为人身精神气血的来源，故被喻为人身之四海。本篇进而论述人身四海在有余不足情况下所出现的证候，指出了针刺调治方法。因篇内以人身四海为论述中心，故篇名“海论”。

〔原文〕

黄帝問於岐伯曰：余聞刺法於夫子，夫子之所言，不離於營衛氣血。夫十二經脉者，内屬於府藏，外絡於肢節，夫子乃合之於四海乎。岐伯答曰：人亦有四海，十二經水。經水者，皆注於海[1]，海有東西南北，命曰四海。黄帝曰：以人應之奈何？岐伯曰：人有髓海，有血海，有氣海，有水穀之海，凡此四者，以應四海也。黄帝曰：遠乎哉，夫子之合人天地四海也，願聞應之奈何？岐伯曰：必先明知陰陽表里滎輸所在[2]，四海定矣。黄帝曰：定之奈何？岐伯曰：胃者水穀之海，其輸上在氣街（衝），下至三里；衝脉者，爲十二經之海，其輸上在於大杼，下出於巨虚之上下廉；膻中[3]者，爲氣之海，其輸在於柱骨之上下[4]，前在於人迎；腦爲髓之海，其輸上在於其蓋[5]，下在風府。黄帝曰：凡此四海者，何利何害？何生何敗？岐伯曰：得順者生，得逆者敗[6]；知調者利，不知調者害[7]。

〔注释〕

（1）人亦有四海，十二经水。经水者，皆注之于海：即人身也有四海，和与四海连属的代表十二经水的十二条经脉。经水的流行都从四方合注于海中。《灵枢·经水》篇云：“夫经水者，受水而行之。”又说：“经脉者，有外合于十二经水，而内属五脏六腑。”

（2）必先明知阴阳表里荥腧所在：必先明确了解经脉的阴阳、脏腑的内外表里以及井荥输经合各穴的所在部位。

（3）膻中：指胸中而言。肺在胸中，主一身之气，不仅有行使呼吸、交换气体的功能，且能布散水谷精气以充养全身，所以把膻中称为气之海。

（4）柱骨之上下：张景岳说：“柱骨，项后天柱也。《忧恚无言》曰：‘颃颡者，分气之所泄也。’故气海运行之输，一在颃颡之后，即柱骨之上下，谓督脉之瘖门、大椎也，一在颃颡之前，谓足阳明胃经之人迎也。”据此，柱骨之上下，就是指项后发际，即哑门和大椎穴（督脉所主）。

（5）上在于其盖：盖，指位于头顶中央督脉之百会穴。张隐庵说：“盖，谓督脉之百会。督脉应天道之环转覆盖，故曰盖。”

（6）得顺者生，得逆者败：人体四海的作用正常，可维持人的生命活动；四海作用反常，人就易于败亡。

（7）知调者利，不知调者害：懂得调理四海的道理（规律），就有利于身体；不懂得调理的，便会有害于身体。

〔提要〕

人身四海是精神气血的来源，为营卫气血、十二经脉汇合之处，其循行和输注具有一定的规律性。如胃受纳饮食水谷，为水谷之海，其气血输注出入的重要穴位，上在气冲，下在足三里；冲脉上循脊里，与十二经脉会聚而贯通全身，称为十二经之海，其上在足太阳膀胱经的大杼穴，下出足阳明胃经的上巨虚和下巨虚；膻中为气的会聚之处，称为气海，其气血输注出入的重要穴位，上在柱骨之上下（督脉的哑门和大椎穴），前在足阳明胃经的人迎穴；脑为髓液汇聚之处，称为髓海，其气血输注出入的重要穴位，上在头顶中央的百会穴，下在督脉的风府穴。了解掌握四海的循行和输注规律，就可以懂得调养和治疗方法。人身四海对人来说是很重要的，得顺则生，得逆则败。

〔原文〕

黄帝曰：四海之逆顺奈何？岐伯曰：氣海有餘者，氣滿胸中，悗息面赤[(1)]；氣海不足，則氣少不足以言。血海有餘，則常想其身大，怫然不知其所病[(2)]；血海不足，亦常想其身小，狹然不知其所病。水穀之海有餘，則腹滿；水穀之海不足，則饑不受谷食。髓海有餘，則輕勁多力，自過其度[(3)]；髓海不足，則腦轉耳鳴，脛痠眩冒，目無所見，懈怠安卧。黄帝曰：余已聞逆順，調之奈何？岐伯曰：審守其俞[(4)]，而調其虚實，無犯其害[(5)]，順者得復，逆者必敗。黄帝曰：善。

〔注释〕

（1）悗息面赤：郁闷喘息，气上逆而面部发红。

（2）不知其所病：张景岳说："病在血者，徐而不显，故茫然不觉其病。"指血海病变表现有余，常因病程缓慢，平时看不出患病的样子。

（3）自过其度：指因髓海充足，其年寿可超过一般人，而获高寿。《素问·上古天真论》云："此其天寿过度，气脉常通，而肾气有余也。"

（4）审守其俞：谨守与四海相通的上下腧穴。

（5）无犯其害：张景岳："无犯其害，无盛盛，无虚虚。"就是说在治疗上不要犯虚虚实实的错误。

〔提要〕

本段指出了四海有余不足的症状和针刺原则。膻中候胸中之气，其病变有余则气逆，忧闷喘息，面部发赤，其气不足则少气不足以息；冲为血海，血有余则觉身体重滞不舒，血不足则觉身体瘦小，胸宇紧闷不舒；胃为水谷之海，胃气有余，则病腹胀满，胃气不足则饥不欲食；髓为脑之液，髓海充足则身轻劲足，体力强盛，髓海不足则会出现脑转耳鸣，小腿发酸、神志恍惚、目无所见、四肢乏力等症状。治疗这些病变，必须根据病情，谨守与四海相通的上下腧穴，虚则补之，实则泻之，避免犯虚虚实实的错误。

〔讨论〕

一、膻中为气之海

膻中有多种解释。《灵枢·胀论》云："膻中者，心主之宫城也。"即膻中为心主包络的屏障，位于膈上两乳间。本篇中，膻中指胸中，位近心肺，因"诸气者皆属于肺"，主一身之气，不仅有行使呼吸、交换气体的功能，而且能布散水谷之精气以充养全身，所以把膻中称为气海。因"其输在于柱骨之上下"，即项后发际（项后天柱骨下）的哑门和大椎穴。二穴皆属督脉，其运行沟通了督脉与全身的联系。

膻中为气之海的含义：①为宗气的发源地。"宗气积于胸中，出于喉咙，贯心脉而行呼吸，故膻中为气之海。"宗气即胸中大气，既能维持肺的呼吸运动，又能促进心主血脉功能，维持血液循环，故喻嘉言在《医门法律》中说："五脏六腑大经小络昼夜循环不息，斡旋其间。"《灵枢·五味》篇说："谷始入于胃，其精微者，先出于胃之两焦，以溉五脏，别出两行营卫之道，其大气之搏而不行者，积于胸中，命曰气海，出于肺，循咽喉，故呼则出，吸则入。"这就说明，胸中宗气乃人身至关重要的物质。②膻中为臣使之官，喜乐所出。宗气能为心肺转输气血、协调阴阳，使志意舒畅，精神愉快，故有"臣使之官"之称，而为喜乐之所出。张景岳说："膻中在上焦，亦各上气海，主奉行君相之令而布施气化。膻中为二阳所居，故喜乐出焉。"

气海的病变主要表现为有余和不足。气海有余则邪气盛，可见气满胸中、郁闷喘息，气上逆则面部发赤等，大都属实证，可用理气降气法治疗。气海不足则表现为正气虚，气少不足以息，"言而微，终日乃复言者，夺气也。"喻嘉言后创大气论，以阐明胸中阳气的重要性。张锡纯则继嘉言之后，制诸升陷汤以治大气下陷证。其皆是在气海理论上进一步发展的。

二、胃为水谷之海

《灵枢·胀论》说："胃者，太仓也。"饮食入口，经过食道而容纳于胃，"其输上在气街，下在三里"。人受气于水谷，水谷入口藏于胃以养五脏气，故五脏六腑之气味皆出于胃。《灵枢·动输》云："胃为五脏六腑之海。"《素问·五脏别论》云："胃者，水谷之海，六腑之大源也。"一方面，营卫气血的化生必赖于胃盛贮纳降水谷精微，另一方面，只有水谷精微不断地供应营养，四肢百骸、五脏六腑才能维持其正常的功能活动，故《素问·痿论》说："阳明者，五脏六腑之海，主润宗筋，宗筋主束骨而利机关。"《素问·平人气象论》云："平人之常气禀于胃，胃者平人之常气也。"这都说明，胃乃后天之本。

本篇云："水谷之海有余，则腹满；水谷之海不足，则饥不受谷食。"因此，水谷之海不足或有余的病变主要表现在消化道功能的紊乱。胃气以下行为顺，若饮食入胃，不能传送下行，水谷留滞于中，则表现为腹胀满，在下则大便秘结。此有余之病变。若胃气不足则脾虚不足以运化，胃不能纳，故饥不受谷食，以至于"谷不入半日则气衰，一日则气少"，而出现不足病症。故调理脾胃为临床重要一环。

三、冲为十二经之海

冲为要冲，亦即十二经脉之要冲。冲脉分布广泛，有行身之前者，有行身之后者，有上行唇口者，有下行至足趾间者，不仅联络任、督、带脉，而且注于少阴，合于阳明，及于太阳，“其输上在大杼，下出巨虚上下廉”，故为十二经之海。《素问·骨空论》云：“冲脉者，起于气街，并少阳之经，挟脐上行，至胸中而散。”《灵枢·五音五味》篇说：“冲脉、任脉皆起于胞中……”正因为冲脉与其他经脉广泛联络，为十二经精血所聚，主渗灌溪谷，甚至五脏六腑亦赖其输注，故《灵枢·逆顺肥瘦》说：“夫冲脉者五脏六腑之海，五脏六腑皆禀焉。”《灵枢·百病始生》篇云：“所谓伏冲者，以其最深也，故凡十二经之气血，此皆变之以荣养周身，所以为五脏六腑之海也。”《素问·痿论》亦说：“冲脉者经脉之海，主渗灌溪谷，与阳明合于宗筋，阴阳总宗筋之会，会于气街，而阳明为之长，皆属于带脉而络于督脉。”由此可见，冲脉有总领诸经气血之功，故又有“血海”之称。

冲脉既为十二经脉之海，又有血海之称，故其为病也是比较广泛的，具体表现为：

1. 生殖病变

冲任同起于胞中，上络唇口，《素问·上古天真论》云：“任脉通，太冲脉盛，月事以时下”，在男子则化精之所，在女子则责之受胎之处，皆为冲脉所系，故生育艰难多责之于冲。

2. 妇科疾病

冲任二经与肝肾关系密切，人身气血转输流注各随其经，若一处受病，则他处亦受影响。若冲脉气血流注阻滞，可表现为气滞血瘀而为病，如妇女的产后瘀血癥瘕崩漏、室女经闭血枯、男子劳瘵等。张锡纯制温冲汤治妇人血海虚寒不孕，固冲汤治妇女血崩，安冲汤治漏下不止，理冲汤治产后瘀血癥瘕、室女经闭月枯、男子劳瘵等。

3. 冲气上逆之病

《素问·骨空论》说：“冲脉为病，逆气里急。”产生冲脉逆气里急为病的机制有：①肾气虚而冲气不敛。冲为血海，必得气化相通，一要肾脏相弼，二为任脉相连，若肾气虚而不弼，气化不行，是以冲逆为病。②胃失和降。冲脉隶于阳明，胃气失降则冲脉亦上逆，如腹中胀满、哕、呃逆连连不止，甚则两胁胀疼，头晕目眩。③肝气恣横，暴突而为，以致膈塞逆气，胸腹里急。

四、脑为髓之海

脑藏于颅骨内，上至天灵盖，下至风府穴。风府以下脊椎骨内之髓，称为脊髓，脊髓经项后复骨下之髓孔，上道于脑，合称脑髓，故本篇指出：“其输上在于盖，下在风府。”因脑与全身骨髓有直接关联，故又云：“诸髓者，皆属于脑。”

脑髓的来源有二：①先天之精。经云：“人始生，先成精，精成而脑髓生。”②后天之精。脑和髓都深藏于骨腔之中，赖骨孔与骨外相交，所以，必赖饮食物所化之精液，经骨孔而补益脑髓。肾生骨髓，藏于骨中，脑髓充足与否与肾藏精有密切关系。

脑在人身是一个极为重要的器官，不能有丝毫损伤，《素问·刺禁论》云：“刺头，中脑户，入脑立死。”脑是人精神活动的主宰，举凡人类思虑意志的活动，莫不是脑之为用的结果，故李时珍说：“脑为元神之府。”《本草备要》指出：“人之记性，皆在脑中。”

“凡人追忆往事，恒闭目上瞪，凝神为脑，是影留于脑之明征。”蒲辅周指出：“《内经》云：主明则下安，主不明则十二官危。十二官指脏腑，其中心脏也在内，因此我认为主要是指大脑。脑为髓之海，说明古人对脑早有认识。”因此，脑髓必须充足，“髓海有余，则轻劲多力，自过其度”。

“头为精明之府”，因脑在颅骨之中，“头倾视深，精神将夺矣”，说明脑髓不足可严重影响到精神状态。因此，本篇指出：“髓海不足，则脑转耳鸣，腰痠眩冒，目无所见，懈怠安卧。”《内经》有关大脑的这些论述都是难能可贵的。因精由肾主，精是髓的物质基础，因此补肾填精是补益脑髓的根本方法。

（程昭寰）

五乱第三十四

本篇主要讨论了五种乱病的证和治，故名“五乱“。篇内论述了脏腑经脉之气悖逆，阴阳反顺，营卫不调，清浊混淆，互相扰乱，以致形成气乱于心、乱于肺、乱于肠胃、乱于臂胫、乱于头五种不同病症，并针对这些病症应取的经穴和治疗方法作了介绍。

〔原文〕

黄帝曰：經脉十二者，别爲五行[(1)]，分爲四時，何失而亂[(2)]？何得而治？岐伯曰：五行有序，四時有分，相順則治，相逆則亂。黄帝曰：何謂相順？岐伯曰：經脉十二者，以應十二月。十二月者，分爲四時。四時者，春秋冬夏，其氣各异，營衛相随，陰陽已和，清濁不相干，如是則順之而治。黄帝曰：何謂逆而亂？岐伯曰：清氣在陰，濁氣在陽[(3)]，營氣順脉，衛氣逆行[(4)]，清濁相干，亂於胸中，是謂大悗，故氣亂於心則煩心密嘿[(5)]，俯首静伏[(6)]；亂於肺則俯仰喘喝[(7)]，接手以呼[(8)]；亂於腸胃，則爲霍亂；亂於臂脛，則爲四厥；亂於頭，則爲厥逆，頭重眩仆。

〔注释〕

（1）别为五行：指十二经脉可按四时五行（木火土金水）的配属，构成其内在联系。

（2）何失而乱：乱，扰乱不和，意即怎样才算失调呢？

（3）清气在阴，浊气在阳：清气为阳，本应在上主升，今反在下，浊气属阴主降，今反在上。清浊失司，是以扰乱。

（4）卫气逆行：卫气属阳，白天行于阳，夜间行于阴，逆行则不按照常规乱行，应在阳反入阴，应在阴而反出于阳。

（5）密嘿：嘿同默。密嘿是形容沉默而寂无声息的样子。

（6）俯首静伏：俯着头静伏而懒动。

（7）俯仰喘喝：扰乱于肺，忽儿俯伏，忽儿仰卧，并喘促而喝喝有声。

（8）接手以呼：《甲乙经》“接”为“按”，即两手交接着按在胸部呼吸。

〔提要〕

人身十二经脉分属于五行，五行的相互关系具有一定的顺序，四时气候具有寒热温凉的变化规律。人身脏腑经络必须与四时五行的变化规律相顺应，才能维持正常生理活动，营气和卫气才能内外相随，循环运转，表里阴阳，平和协调，体内清升浊降，保持其动态平衡。如果这种平衡失调，就会逆乱而为病。以清浊而言，“清气在阴，浊气在阳”，反行其位；以营卫而言，“营气顺脉，卫气逆行”。这种病理逆乱反常可出现在不同的部位。如清浊相干，扰乱于胸中，就会出现大闷；乱于心则“烦心密默”，即心中烦闷，沉默无声，俯着头静伏而懒动；乱于肺就会使人忽儿俯伏，忽儿仰卧，并喘促得喝喝有声，“接手以呼”；扰乱于肠胃，就会出现吐泻交作的霍乱；扰乱于手臂、足胫部，会使人肢厥；扰乱于头，就会发生厥气上逆，头部沉重、眩晕而仆倒在地。这就是五乱的病理和症状。

〔原文〕

黄帝曰：五亂者，刺之有道[1]呼？岐伯曰：有道以來，有道以去[2]，審知其道，是謂身寶[3]。黄帝曰：善，願聞其道。岐伯曰：氣在於心者，取之手少陰心主之俞；氣在於肺者，取之手太陰滎，足少陰俞；氣在於腸胃者，取之足太陰、陽明，不下者[4]，取之三里；氣在於頭者，取之天柱、大杼，不知，取足太陽滎俞；氣在於臂足，取之先去血脉，後取陽明、少陽之滎俞。

〔注释〕

（1）道：指经脉各有循行道路，针刺则有一定规律。

（2）有道以来，有道以去：清浊相干，谓之有道以来；阴阳相和，谓之有道以去。本句是说，疾病有一定的发生规律，而治疗必须合乎其规律，才能祛除疾病。

（3）身宝：张隐庵说：“审之逆顺之道，是谓养身之宝。”

（4）不下者：谓不见效者。

〔提要〕

疾病的发生和变化有一定的规律，医生治病也必须采用合乎规律的治疗措施。只有采用符合疾病规律的治疗方法，才能提高疗效。以五乱的刺法而言，乱于心则取心经俞穴神门、心包络俞穴大陵；乱于肺，取肺经荥穴鱼际，肾经俞穴太溪；乱于肠胃，取脾胃两经，不效，加刺足三里；乱于头，取膀胱经天柱、大杼，不效加刺荥穴通谷，俞穴束骨；乱于手臂，取大肠经荥穴二间，俞穴三阳，三焦经荥穴液门、俞穴中渚；病在足者，取胃经荥穴内庭、俞穴陷谷，胆经荥穴侠溪、俞穴临泣等。可见治疗措施必须符合经脉所络属脏腑的病变规律，并注意其表里内外的关系。

〔原文〕

黄帝曰：補瀉奈何？岐伯曰：徐入徐出，謂之導氣[1]。補瀉無形，謂之同精[2]。是非有餘不足也，亂氣之相逆也[3]。黄帝曰：允乎哉道，明乎哉論，請著之玉版，命曰治亂也。

〔注释〕

（1）徐入徐出，谓之导气：徐缓地进针，徐缓地出针，着重在导引其气，恢复正常，这就叫做导气。

（2）补泻无形，谓之同精：营卫者，精气也，同生于水谷之精，谓之“同精”。补以平其正气，泻以导其邪气，在补泻手法上无固定形式，都以保养精气为主。

（3）是非有余不足也，乱气之相逆也：这里指经穴的刺法，不是要求泻有余补不足，而是采用导气法以平复因乱气相逆而发生的病变。

〔提要〕

针刺治乱的方法在于导乱气之所逆，无一定“泻有余补不足”的手法，一般采用

“徐入徐出”以导其气，即可达到治乱的效果。

〔讨论〕

一、五乱的部位和病症

五乱，是指气容易发生扰乱的五个部位，即心、肺、肠胃、臂胫、头。这些部位乃经脉内外营卫所行之处，而乱气的发生也正是清浊相干，营卫相逆所形成的，因此营卫所留所行之处必多表现出气机逆乱的病症。

乱气的病机主要包括：①清浊相干。《灵枢·阴阳清浊》：“受谷者浊，受气者清，清者注阴，浊者注阳，浊而清者上出于咽，清而浊者则下行。清浊相干，命曰乱气。”②营卫逆行。营卫之气在体内运行有一定常度，经气行于脉外，营气行于脉内。如果这种循行失常，就会出现相应病症。③升降失司。脉与四时相合为顺，是说人身脏腑经脉的功能与五行四时气候密切联系，如春夏主升，秋冬主降，人身经脉之气亦然。如清气宜升，当在于阳，反在于阴，浊气宜降，当在于阴，而反在于阳，即是乱气为病。

五乱所表现的病症主要是：①气乱于心，则烦心密嘿，俯首静伏。心主神明，心包又为喜乐所出，本证是阴阳逆乱而成。②乱于肺，则俯仰喘喝，接手以呼。宗气积胸中，贯心脉而行呼吸，逆乱相干而见上症。③乱于肠胃则为霍乱，乃清浊扰乱于肠胃而为上吐下泻之症，所谓“清气在下则生飧泻，浊气在上则生䐜胀”。④乱于臂胫，则为四厥。循脉之营卫宗气从胸而上出于心肺，顺脉而下，以营四末。若荣卫逆乱，不荣于四末，则四厥矣。⑤乱于头，则为厥逆、头重眩仆。“头为精明之府”，宜清气以养之。若清气当升不升，浊气主降不降，清浊相干，其气逆行于头，则为眩晕头重；若厥逆，则仆倒不知人事。“气之与血，并走于上，是为大厥”，亦属乱气为病。

二、五乱的刺法

治疗五乱的原则与一般刺法不同，应按其所逆之经脉，导引其气。其选用的腧穴，当在乱气的经脉。如乱于心，当取手少阴心经的俞穴神门和手心主包络的俞穴大陵等，余同此法。

三、补泻与导气

乱气为病，不表现为邪气的有余和正气的不足，乃因气之逆乱，故只须徐入徐出的方法，以导其气之来去，使乱气复故而已。补是导其正气，泻为导其邪气，都是以补养精气为主。

（程昭寰）

胀论第三十五

"胀"，指从形体上可以观察到的胸腹胀大、皮肤浮肿等一类疾病。本篇列举了各种类型的胀病，如脉胀、肤胀、五脏胀、六腑胀等，并讨论了这些胀病的发生原因、病理机制、症状、诊断和治法，故名"胀论"。

〔原文〕

黄帝曰：脉之應於寸口[1]，何如而脹？岐伯曰：其脉大堅以濇者，脹也[2]。黄帝曰：何以知藏府之脹也？岐伯曰：陰爲藏，陽爲府[3]。

〔注释〕

(1) 脉之应于寸口：脉，指脉象。脉之应于寸口，意为反应于寸口之脉象。为了强调脉象，而将"脉"字提前，放在句首。

(2) 其脉大坚以涩者，胀也：张景岳："脉大者，邪之盛也。脉坚者，邪之实也。涩因气血之虚而不能流利也。大都洪大之脉，阴气必衰。坚强之脉，胃气必损。故大坚以涩，则病当为胀。"就是说，胀病是因邪气盛实而气血两虚形成的，故在寸口表现为大坚以涩的脉象。

(3) 阴为藏，阳为府：张隐庵："以脉之阴阳知脏腑之胀矣。"就是说，若出现滞涩之阴脉，为五脏之胀，出现大坚之阳脉，为六腑之胀。

〔提要〕

本段指出了胀病的脉诊问题。即胀病反应于寸口的是"大坚以涩"的脉象。根据脉象的阴阳，可以辨别是属于五脏胀还是六腑胀。由此可以看出，胀病的形成是由于邪气盛实而正气虚衰。

〔原文〕

黄帝曰：夫氣之令人脹[1]也，在於血脉之中耶？藏府之内乎？岐伯曰：三者皆存焉[2]。然非脹之舍[3]也。黄帝曰：願聞脹之舍。岐伯曰：夫脹者，皆在於藏府之外，排藏府而郭胸脅[4]，脹皮膚[5]，故命曰脹。

〔注释〕

(1) 气之令人胀：气机滞涩而使人发生胀病。

(2) 三者皆存焉："三者"，一血脉，二五脏，三六腑也。"三"，《甲乙》、《太素》均作"二"，若改为"二"者，则一血脉，二脏腑。两说均通。

(3) 胀之舍：指胀之病邪留止之处。

(4) 排藏府而郭胸胁：排，排挤也。郭，古通"廓"字，扩也，大也。排脏腑而郭胸胁，是说胀病之邪气舍于脏腑之外、胸胁之内，故对内排挤脏腑，对外压迫胸胁。

（5）胀皮肤：胀于外者，则在皮肤腠理之间。

〔提要〕

本段叙述了胀病邪舍于人体的部位。气机滞涩而发生胀病，虽然血脉、五脏、六腑中都可留存，但这不是胀病的病所。其病所一为皮肤腠理之间，一为胸胁之内、脏腑之外的空阔之处。

〔原文〕

黄帝曰：藏府之在胸脅腹裹之内也，若匣匱[(1)]之藏禁器[(2)]也，各有次舍[(3)]，异名而同處，一域之中，其氣各异，願聞其故。黄帝曰：未解其意，再問[(4)]。岐伯曰：夫胸腹，藏府之郭[(5)]也。膻中者，心主之宫城也。胃者，太倉也。咽喉、小腸者，傳送也[(6)]，胃之五竅者，閭里門户也[(7)]。廉泉、玉英[(8)]者，津液之道[(9)]也。故五藏六府者，各有畔界[(10)]，其病各有形狀。營氣循脉，衛氣逆爲脉脹[(11)]。衛氣并脉，循分爲膚脹[(12)]。取三里而瀉之[(13)]，近者一下，遠者三下[(14)]，無問虚實，工在疾瀉[(15)]。

〔注释〕

（1）匣匮：匮，古通“柜”。匣匮，即藏物之器具。大者为匮，小者为匣。

（2）禁器：泛指珍秘之器。

（3）各有次舍：指五脏在人的胸腹之内，各有一定的次序和部位。

（4）黄帝曰：未解其意，再问：此九个字《甲乙经》、《太素》均无，且和上下文意不符，故钱煦祚云：“其为衍文无疑。”应删去。

（5）郭：谓外郭，与上文之“郭”不同义。

（6）咽喉、小肠者，传送也：张景岳：“咽喉传送者，谷气自上而入，小肠传送者，清浊自下而出。”

（7）胃之五窍者，闾里门户也：张景岳：“闾，巷门也。里，邻里也。胃之五窍，为闾里门户者，非言胃有五窍，正以上自胃脘，下至小肠大肠，皆属于胃，故曰闾里门户。如咽门、贲门、幽门、阑门、魄门，皆胃气之所行也，故总属胃之五窍。”

（8）廉泉、玉英：二穴俱属任脉。玉英，即玉堂穴。

（9）津液之道：谓廉泉、玉英二穴是津液之通道。张隐庵：“盖水谷入胃，其味有五，津液各走其道：酸先入肝，苦先入心，甘先入脾，辛先入肺，咸先入肾。五脏主藏水谷之精者也，其流溢于下焦之津液，从任脉而出于廉泉、玉英，以濡上之空窍。”

（10）五藏六府者，各有畔界：畔，边际也。五脏六腑的位置，彼此各有边际和界限。

（11）营气循脉，卫气逆为脉胀：张景岳：“清者为营，营在脉内，其气精专，未即致胀。浊者为卫，卫行脉外，其气慓疾滑利，而行于分肉之间，故必由卫气之逆，而后病及于营，则为脉胀。是以凡病胀者，皆发于卫气也。”

（12）卫气并脉循分为肤胀：《甲乙经》：“循分”为“循分肉”。张景岳：“卫气逆而并于脉，复循分肉之间，故为肤胀。”

（13）取三里而泻之：张景岳：“三里，足阳明经穴。阳明为五脏六腑之海而主肌肉，故胀在肌肤者当以针泻之。”

（14）近者一下，远者三下：张景岳：“一下三下，谓一次再次三次也。盖邪有远近，故泻有难易耳。”

（15）无问虚实，工在疾泻：脉胀、肤胀为病邪客于肌表，这时医者应不拘于虚实，立即采用泻法以驱表邪，避免其内传而客于脏腑。

〔提要〕

本段主要说明脏腑居于胸腹之中，彼此的部位和功用各不相同，因而五脏六腑之胀有不同的症状。本段还论述了脉胀和肤胀的发病机理与治法，指出这两种胀病都是卫气逆乱造成的，卫气逆乱而影响营气的正常运行，则为脉胀。卫气逆而并于血脉，复循皮肤分肉之间，则为肤胀。因脉胀和肤脉均为邪在肌表，所以应立即取三里穴以泻之，使在表之邪迅速祛除，不致久留而内传脏腑。

〔原文〕

黄帝曰：願聞脹形。岐伯曰：夫心脹者，煩心短氣，卧不安。肺脹者，虛滿而喘咳。肝脹者，脅下滿而痛引小腹。脾脹者，善噦，四肢煩悗[(1)]，體重不能勝衣[(2)]，卧不安[(3)]。腎脹者，腹滿引背，央央然腰髀痛[(4)]。六府脹：胃脹者，腹滿，胃脘痛，鼻聞焦臭[(5)]，妨於食，大便難。大腸脹者，腸鳴而痛濯濯[(6)]，冬日重感於寒，則飧泄不化[(7)]。小腸脹者，少腹䐜脹，引腰而痛[(8)]。膀胱脹者，少腹滿而氣癃[(9)]。三焦脹者，氣滿於皮膚中，輕輕然而不堅[(10)]。膽脹者，脅下痛脹，口中苦，善太息。

凡此諸脹者，其道在一[(11)]，明知逆順，針數不失[(12)]。瀉虛補實，神去其室[(13)]，致邪失正[(14)]，真不可定[(15)]，粗之所敗，謂之夭命。補虛瀉實，神歸其室，久塞其空[(16)]，謂之良工。

〔注释〕

（1）四肢烦悗：悗，闷乱也。脾主四肢，故脾胀则四肢烦扰闷胀。

（2）体重不能胜衣：身体重滞异常，好像连衣服的重量也承受不了。

（3）卧不安：脾胀不时呃逆，四肢烦扰闷胀，故不得安卧。

（4）肾胀者，腹满引背，央央然腰髀痛：肾胀而腹满，大概有以下几种情况：①肾为水脏，故肾胀则水泛，停蓄于腹部而胀满。②脾胃失肾阳之温煦，则消食、运化之功能失常，水或气积于腹部而胀满。③肾脉络膀胱，肾病则膀胱气化不利，水液蓄积于小腹而不出，造成小腹胀满。又因膀胱之经脉行于背，肾之经脉过髀股，腰又为肾府，故肾胀可引起腹满引背、腰髀痛。“央央然”，张景岳注为“困苦貌”，是非常困倦痛苦的意思。

（5）鼻闻焦臭：似指鼻有异样嗅觉而言。但若说系胃胀引起，可能是胃肠之消化力减弱，致食物停积胃中，其焦腐之气从口鼻嗳出，使其鼻常闻及焦腐之气味。

（6）濯濯：张景岳：“濯濯，肠鸣水声也。”

（7）冬日重感于寒，则飧泄不化：飧泄不化，指完谷而泄。《素问·灵兰秘典论》中说：“大肠者，传道之官，变化出焉。”患大肠胀之病人，本来就有“肠鸣而痛濯濯”等症状，更加冬令重感于寒，大肠传导、变化功能复受其伤，故成完谷而泄。

(8) 小肠胀者，少腹䐜胀，引腰而痛：小肠居于腹中，前临少腹，后系腰脊，故小肠胀则少腹䐜胀，引腰而痛。

(9) 气癃：张景岳："膀胱气闭，小水不通也。"

(10) 三焦胀者，气满于皮肤中，轻轻然而不坚：《金匮要略》说："腠者，是三焦通会元真之处，为血气所注理者，是皮肤脏腑之纹理也。"由此可知，三焦的功能之一是通会元真到皮肤腠理。三焦之气化不利，决渎失司，则水气满溢于皮肤之中。"轻轻然"，《甲乙经》作"壳壳然"，是浮而不实的意思。

(11) 凡此诸胀者，其道在一：张景岳："胀有虚实，而当补当泻，其道唯一，无二歧也。"就是说，诸如以上所说的五脏胀、六腑胀，只能用虚则补之、实则泻之的治疗原则，而绝不能相反。

(12) 明知逆顺，针数不失：针数，即针术。是说医生应明了病人营卫气血的逆顺关系，采用和病机相符合的针刺方法。

(13) 神去其室：神，指神气。去，离去、离开。由于用了虚虚实实的错误刺法，因而造成神气耗散，离开了其内守的地方。

(14) 致邪失正：致病邪深入，正气丧失。

(15) 真不可定：真，指真气，又称真元。真不可定指真气动摇，不能稳定地内守而充养全身。

(16) 久塞其空：空，与"孔"同，指皮肤孔窍而言。马莳说："久塞其空，虚则补之，其穴空皆正气充塞。"是说要经常保持皮肤穴窍致密，使正气充塞而不外泄。

〔提要〕

本段论述了五脏胀、六腑胀的症状以及针刺治疗的注意事项，指出医生应对胀病患者作细致的诊断，明确其营卫气血的逆顺关系，从而采用和病机相符合的针刺方法。倘若粗枝大叶，泻虚补实，就会造成"神去其室，致邪失正，真不可定"的不良后果，严重的还会使人夭伤。只有采用正确的治疗方法，使神气充沛于内，皮肤孔窍经常固密而不使真气耗泄，才能称之为高明的医工。

〔原文〕

黄帝曰：脹者焉生，何因而有？岐伯曰：衛氣之在身也，常然并脉，循分肉，行有逆順[(1)]，陰陽相隨，乃得天和[(2)]，五藏更始[(3)]，四時循序[(4)]，五穀乃化[(5)]。然後厥氣在下，營衛留止，寒氣逆上，真邪相攻，兩氣相搏，乃合爲脹也[(6)]。黄帝曰：善。何以解惑[(7)]？岐伯曰：合之於真[(8)]，三合而得[(9)]。帝曰：善。

〔注释〕

(1) 常然并脉，循分肉，行有逆顺：卫气在人身的循环运转，经常和血脉并行，循行于分肉之间，其走向有逆有顺。

(2) 阴阳相随，乃得天和：人体营卫之气由阴出阳，由阳入阴，往返相随，和自然界阴阳交替的和合之气是一致的。

(3) 五脏更始：张隐庵："五脏更始者，谓营行于脏腑经脉，外内出入，阴阳递更，终而复始也。”

（4）四时循序：张隐庵：“四时有序者，谓卫气日行于阳，夜行于阴，应四时寒暑之往来也。”这里的四时，是将一日的平旦、日中、日西、夜半喻为春夏秋冬四时，循序是指一日的昼夜变化中，人体卫气日行于阳，夜行于阴，有规律地运行着。

（5）五谷乃化：阴阳和平，就能将饮食化生精微以养人体。这里的五谷泛指一切饮食物。

（6）厥气在下，营卫留止，寒气逆上，真邪相攻，两气相搏，乃合为胀也：罗东逸说：“厥气在下者，此病根也……大气既厥，则营卫之流行经络者留止，而无根之阴气于是逆上，与真气相搏，寒气流（留）而不行，乃为胀也。”

（7）何以解惑：通过岐伯以上的解释，胀病的病机弄清楚了，但病邪留存于何处，仍是个疑惑的问题，对此应该怎样辩解呢？

（8）合之于真：谓胀病是邪气与真气相合，互相交错而形成的。

（9）三合而得：此是根据前文“三者皆存焉”，认为胀病之邪气可能留存于血脉、五脏或六腑之中。如张景岳云：“胀虽由于卫气，然有合于血脉之中者，在经络也。有合于脏者，在阴分也。有合于腑者，在阳分也。三者既明，得其真矣。”

〔提要〕

本段论述了胀病的成因和病理机转。“厥气在下”是本病的病根，大气既厥，则营卫流行失常，在下的寒水之气上逆，与真气相搏，阴邪聚而不散，留而不行，伤及人体血脉和五脏六腑，乃成为胀。

〔原文〕

黄帝問於岐伯曰：《脹論》言無問虛實，工在疾瀉，近者一下，遠者三下[(1)]，今有其三而不下[(2)]者，其過焉在？岐伯對曰：此言陷於肉肓，而中氣穴者也[(3)]。不中氣穴，則氣內閉，針不陷肓，則氣不行[(4)]，上越中肉，則衛氣相亂，陰陽相逐[(5)]。其於脹也，當瀉不瀉，氣故不下，三而不下，必更其道[(6)]，氣下乃止，不下復始，可以萬全，烏有殆者乎[(7)]？其於脹也，必審其胗[(8)]，當瀉則瀉，當補則補，如鼓應桴，惡[(9)]有不下者乎？

〔注释〕

（1）近者一下，远者三下：一下、三下，指一次、三次。胀病有轻有重，只要针刺得法，轻的一次即愈，重的不过三次。

（2）不下：张景岳：“不下者，言胀不退也。”

（3）陷于肉肓，而中气穴者也：杨上善：“肉肓者，皮下肉上之膜也。”陷于肉肓，指针刺深度应达到肌肉空隙之处。气穴，是全身穴位的总称。因每一个穴位都与脏腑经络之气相通，故又称为气穴。此句是说，针刺治疗胀病，要想取得较好疗效，必须陷于肉肓，并须中于气穴。

（4）不中气穴，则气内闭，针不陷肓，则气不行：言针刺若不刺中穴位，或没有达到应有的深度，则气不畅行，而邪气仍然郁闭于内。

（5）上越中肉，则卫气相乱，阴阳相逐：上越，指针不陷肓而言，谓针入其皮，不透其肓。中肉，指不中气穴而言，谓误中于分肉之间也。张景岳云："不中穴，不陷肓，则妄中于分肉之间矣。故卫气相乱，而阴阳之邪反相逐以乘之也。"

（6）必更其道：杨上善："必须更取余穴，以行补泻。"

（7）乌有殆者乎：乌，疑问词，和现代的"哪"相当。殆，危殆也，意为危险。乌有殆者乎，是说哪里会有什么危险的病情发生呢？

（8）必审其胗：胗，与"诊"同。《甲乙》、《太素》均作"诊"。必审其胗，谓必须详细地诊断病情。

（9）恶：在此处为疑问词，同"乌"，作"哪"讲。恶有不下者乎，意为哪里会有不消退的呢。

〔提要〕

本段论述了针刺治疗胀病的原则，说明治疗胀病必须明确诊断，"当泻则泻，当补则补"，并注意用针要"陷于肉肓"、"中于气穴"，才能取得较好的疗效。如果针不陷肓，或不中气穴，则不但胀病不愈，还可引起"卫气相乱，阴阳相逐"的不良后果。

〔讨论〕

一、胀病的含义

本篇对胀病的症状是这样记载的："夫胀者，皆在于脏腑之外，排脏腑而郭胸胁，胀皮肤，故名曰胀。"这里的"排"、"郭"、"胀"，是形容胀病有排挤、撑胀、浮肿等表现。由此可知，本篇所论胀病的范围是比较广泛的，除包括气或水停留脏腑之外、胸腹之内所引起的胸腹胀大等一类疾病之外，还包括皮肤浮肿等一类疾病。这与后世所说的胀病在含义上是不尽相同的。后世所谓胀病，多指胸腹膨大有形的一类疾病，是从"诸腹胀大"、"腹满䐜胀"等《内经》经文的意义而来的。而皮肤浮肿等一类疾病，则多归到"水肿"、"痰饮"等病中。

本篇将胸腹胀满和皮肤浮肿均列为胀，说明二者是不能截然分开的。我们临床所见，胸腹胀满常可引起皮肤浮肿，皮肤浮肿也常引起胸腹胀满，二者常互为因果。所以本篇将二者统称为胀病，是有道理的。我们临床上必须将二者密切联系起来，才能全面地诊疗疾病。

二、胀病的原因和病理机转

关于胀病的形成原因，本篇没有详细论述。根据《内经》其他章节的记载，胀病的原因甚多，大致可分以下几方面：

1. 风、寒、热、湿

（1）《素问·风论》云："胃风之状，颈多汗恶风，食饮不下，鬲塞不通，腹善满，失衣则䐜胀，食寒则泄，诊形瘦而腹大。"这里的"腹善满"、"䐜胀"、"腹大"，是由于风或寒引起的。

（2）《素问·阴阳应象大论》云："寒胜则浮。"《素问·异法方宜论》云："脏寒生满病。"这里的"浮"、"满病"是因寒引起的。

（3）《素问·阴阳应象大论》云："热胜则肿。"《素问·至真要大论》云："诸腹胀大，皆属于热。”这里的“肿”和“诸腹胀大”是由于热引起的。

(4)《素问·至真要大论》云：“诸湿肿满，皆属于脾。”这里的“肿满”虽不全由于湿，但湿邪中于人体，或者更有脾的运化不利，确实常常引起肿满。

2. 饮食起居失节

《素问·太阴阳明论》云：“食饮不节，起居不时者，阴受之……阴受则入五脏……入五脏则䐜满闭塞。”

3. 脏腑本身病变

《灵枢·邪气脏腑病形》篇云：“胃病者，腹䐜胀，胃脘当心而痛。”《灵枢·本神》篇云：“脾气虚则四肢不用，五脏不安，实则腹胀、经溲不利。”

由上可知，凡外感风寒热湿，或饮食起居失节，或脏腑本身功能不足，都可引起胀病。由于上述各种因素造成人体营卫气血之逆乱，就能发生胀病。正如本篇所说：“营气循脉，卫气逆为脉胀，卫气并脉循分为肤胀。”“厥气在下，营卫留止，寒气逆上，真邪相攻，两气相搏，乃合为胀也。”这就说明，胀病的病理机转是：厥气在下→营卫留止→寒气逆上→真邪相攻，两气相搏→胀。

“厥气在下”，这是病根，大气既厥，则营卫流行失其常度，于是寒气上逆，与真气相搏，寒气留而不行，乃成为胀。

三、胀病的分类

本篇所指的胀病，有脉胀、肤胀、五脏胀、六腑胀等。无论是五脏胀还是六腑胀，都决非其脏器本身发生肿胀，实际上是指胸腹胀满、皮肤浮肿等症。这里提到心、肺、肝、脾、肾、胃、大肠、小肠、膀胱、三焦、胆诸胀，主要是以脏腑为提纲，将胀病的复杂症状加以归类，在临床治疗上是有一定意义的。

实际上，胀病与肺、脾、肾和三焦的关系最为密切。如张景岳说：“《至真要大论》曰：诸湿肿满，皆属于脾。《水热穴论》曰：其本在肾，其末在肺，皆聚水也。又曰：肾者，胃之关也。关门不利，故聚水而从其类也。由此言之，则诸经虽皆有胀，然无不干于脾、肺、肾三脏。盖脾属土，其主运化；肺属金，其主气；肾属水，其主五液。凡五气所化之液，悉属于肾，五液所化之气，悉属于肺，转输于二脏之中，以致水生金者，悉属于脾。所以肿胀之生，无不由此三者。”另外，三焦乃决渎之官而通水道，若三焦气化不利，决渎不能，往往引起胀满水肿。所以，肺、脾、肾、三焦四者，乃是与水肿胀满病有直接关系者。本篇所述五脏六腑皆能致胀，其主要精神无非包括以下两方面：一是其他脏腑的原发病影响到肺、脾、肾、三焦等脏器的功能，从而继发肿胀之病；二是原患胀病而累及其他脏腑，致使胀病患者同时又有其他脏腑之兼症。如心脏病日久而传及肺、脾、肾、三焦而继发肿胀，或原患肿胀，又邪犯心脏而继发烦心短气、卧不安等心经症状，均可称之为心胀。这样就将胀病按脏腑加以归类，使辨证、用药均有依据，不致见症治症。

四、胀病的脉诊

本篇指出，胀病反应于寸口的脉象是“大坚以涩”。由于胀病是因邪气盛实而气血两虚形成的，所以见到大坚以涩的脉象是无可非议的。但由于疾病是极其复杂的，不可能在所有患胀病的人中，或在胀病的任何阶段，都一律见到“大坚以涩”的脉象。本篇之所以这样论述，应当认为是用“大坚以涩”的脉象来说明胀病的邪气盛实、营卫逆乱、气血两虚的病机，决非所有胀病都必见“大坚以涩”的脉象。

五、关于“无问虚实，工在疾泻”的问题

本篇在讲到脉胀、肤胀的治疗时说：“取三里而泻之，近者一下，远者三下，无问虚实，工在疾泻。”这是说病邪尚在肌表，不必拘于虚实，而应立即采用泻法，去其肌表之邪，勿使其内传入脏腑而致病势加重。这里的“无问虚实，工在疾泻”是积极治疗、防其内传之意，决非一遇胀病，均用泻法。相反，本篇论述针刺治疗胀病时对补泻的选择是相当严格的。如文中说：“当泻则泻，当补则补。”告诫人们不可犯泻虚补实的错误，否则将造成“神去其室，致邪失正，真不可定，粗之所败，谓之夭命”的严重后果。只有采用正确的治疗方法，补虚泻实，使“神归其室，久塞其空”，才能称得上高明的医生。

本篇还指出，针刺治疗胀病必须“陷于肉肓，而中气穴”。若不陷肓、不中穴、只是“上越中肉”地乱刺，不但不能达到预期目的，反会引起“卫气相乱，阴阳相逐”，以致病情加重。这些都是胀病治疗中应当注意的问题。

（卢丙辰）

五癃津液别第三十六

本篇主要讨论人体津液的区别，即五谷所化生的津液可分别转变为汗、溺、唾、泪、髓五种。还论述了水液癃闭的病变及原因：津液逆行，水液不能下达膀胱，停留于下焦，则产生水胀等病，所以篇名称“五癃津液别”。

〔原文〕

黄帝問於岐伯曰：水穀入於口，輸於腸胃，其液别爲五。天寒衣薄則爲溺與氣，天熱衣厚則爲汗，悲哀氣并則爲泣，中熱胃緩則爲唾[(1)]。邪氣内逆，則氣爲之閉塞而不行，不行則爲水脹[(2)]，余知其然也，不知其何由生？願聞其道。

岐伯曰：水穀皆入於口，其味有五，各注其海[(3)]。津液各走其道，故三焦出氣[(4)]，以温肌肉，充皮膚，爲其津，其流而不行者爲液。

〔注释〕

（1）中热胃缓为唾：中焦有热，胃气松缓，胃气不降而气逆为唾。

（2）水胀：病名。指三焦气化失职，水液停留下焦，不得渗于膀胱，产生下焦胀满、水流四溢的水胀病。

（3）各注其海：“海”，一般谓“四海”，指人身脑为髓之海，冲脉为血海，膻中为气海，胃为水谷之海。各注其海，指水谷精微（包括津液）分别输注于人身的四海以营养周身。所以张景岳云：“各注其海者，人身有四海，脑为髓海，冲脉为血海，膻中为气海，胃为水谷之海也。五脏四海，各因经以受水谷之气味，故津液随化而各走其道。”

（4）三焦出气：由饮食所化生的营卫气血津液等精气均由三焦输出而散布全身，如宗气出上焦，营气出中焦，卫气出下焦，皆属三焦出气。

〔提要〕

本段主要论述三个问题：①人体津液的正常转输过程及津液分别为溺、汗、泣、唾的原因。水谷入口，输于肠胃，其精微化生为营卫气血津液，经三焦的气化，各走其道以营养全身。如果受外界寒暑影响，或衣着厚薄、情志所伤，或内在病变，则津液可变化为溺、汗、泣、唾、髓五种。②概括说明水胀病的病机是邪气内逆，气为之闭塞而不行。③简述了津与液的区别：温肌肉、充皮肤者为其津，流而不行者为液。

〔原文〕

天暑衣厚則腠理[(1)]開，故汗出，寒留於分肉之間，聚沫[(2)]則爲痛。天寒則腠理閉，氣濕不行，水下留於膀胱，則爲溺與氣[(3)]。五藏六府，心爲之主[(4)]，耳爲之聽[(5)]，目爲之候[(6)]，肺爲之相[(7)]，肝爲之將[(8)]，脾爲之衛[(9)]，腎爲之主外[(10)]。故五藏六府之津液盡上

滲於目[11]，心悲氣并，則心系急[12]。心系急則肺舉，肺舉則液上溢[13]。夫心系與肺不能常舉，乍上乍下[14]，故咳而泣出矣。中熱則胃中消谷，消谷則蟲上下作[15]。腸胃充郭[16]，故胃緩，胃緩則氣逆，故唾出。五穀之津液和合而爲膏者[17]，内滲入於骨空，補益腦髓，而下流於陰股[18]。

〔注释〕

（1）腠理：此处作汗孔解。吴崑："腠，汗孔也；理，肉纹也。"

（2）聚沫：津液凝聚而为沫。

（3）为溺与气：马莳："天寒则腠理闭，内之气与湿俱不行，其水下留于膀胱，则为前溺与后气（屁）耳。"

（4）心为之主：在五脏六腑当中，心起主导作用。在心的主导下，其他脏腑、组织、器官才能发挥正常的功能。

（5）耳为之听：耳的听觉功能，也是在心的主导作用下才能正常。

（6）目为之候：候，伺望、视察之意。此处指眼睛的视觉功能。

（7）肺为之相：肺主治节，能调节一身之气，好像总理国事的宰相一样。

（8）肝为之将：肝主谋虑、决断，好像是智勇双全的将军。

（9）脾为之卫：脾主运化水谷精微，营养五脏六腑、肌肉组织、四肢百骸，乃至卫护全身。

（10）肾为之主外：肾主藏精，并灌精于与外界相通的空窍而濡养之。正如张隐庵所说："肾主外者，肾主藏津液，所以灌精濡孔窍者也。"

（11）尽上渗于目：眼目是十二经脉会聚上注之处，所以五脏之精气津液都上渗而灌注于目。

（12）心悲气并，则心系急：心受悲哀情绪的精神刺激，则五脏六腑之气皆上并于心，就会使心的脉络（心系）呈现紧张状态。

（13）肺举则液上溢：肺主气，肺举是肺叶张大，肺叶张大则水液随着气行而充溢（满）于上。

（14）乍上乍下：气行伴随呼吸运动忽上忽下。

（15）虫上下作：虫，指肠道寄生虫。肠道寄生虫因中焦脾胃有热而被扰动，或上或下地窜动于肠胃之间。

（16）肠胃充郭：郭，即廓，扩张的意思。肠胃充郭就是饮食后肠胃扩张而充满。

（17）和合而为膏者：饮食化生的精微与肾所藏的精气相和合，经过变化而成为精髓脂膏，如脑脊液、骨髓之类。所以张景岳说："此津液之为精髓也。膏，脂膏也。"

（18）而下流于阴股：五谷化生的津液向下则可流通于大腿内侧。阴股即大腿内侧。杨上善说："下流阴中，补益于精。"

〔提要〕

本段分别论述了汗、溺、泣泪、唾、髓的生成机理及其病理变化。可归纳为：天暑衣厚，腠理开泄则汗出；天寒地冻，腠理闭则水流于膀胱而为溺；津液上渗，注于眼目则为泣泪；中热消谷，胃缓气逆则为唾；水谷之精与肾精和合成为脂膏状，渗于骨空、补养脑髓者为髓。其中一部分又下流于阴股。

本篇内容说明，春夏阳气发泄，气血趋向于表，表现为皮肤松弛，疏泄多汗；秋冬阳气收藏，气血趋向于里，表现为皮肤致密，少汗多溺，或从呼吸和皮肤蒸发散泄水分。这是人体对外界环境的一种适应性调节反应，同时也说明，自然环境的变化对人体生理的影响。另外，本段说明了肾精与骨髓、脑髓的重要关系。骨髓、脑髓是由水谷之精微与肾精结合而成。

〔原文〕

陰陽不和，則使液溢而下流於陰[1]，髓液皆減而下，下過度則虚，虚，故腰背痛而脛痠。陰陽氣道不通，四海閉塞，三焦不瀉[2]，津液不化[3]，水穀并行腸胃之中，别於回腸[4]，留於下焦，不得滲膀胱，則下焦脹，水溢則爲水脹，此津液五别之逆順[5]也。

〔注释〕

（1）阴阳不和，则体液溢而下流于阴：精属阴，气属阳，阴阳不和则精气不相统摄，而精液溢出，从阴窍流泄。张景岳曰："阴阳不和则精气俱病，气病则不摄，精病则不守，精气不相统摄，故液溢于下，而流泄于阴窍。"

（2）三焦不泻：三焦的决渎功能失职，不能输泄津液。

（3）津液不化：津液不能布化于全身。

（4）别于回肠：饮食物不得运化而聚集合并于肠胃之中，其糟粕也不得入于回肠。

（5）津液五别之逆顺：五别，指津液分别出的溺、汗、泣、唾、髓五液。津液代谢循环正常，即能正常地分别出五液，为顺。若津液代谢发生障碍，津液流通之道癃闭不通，则发生水胀等病，称为逆。

〔提要〕

本段主要讨论腰背痛、胫痠及水胀病的病因病机。腰背痛、胫痠的病因是阴阳不和，精气不能统摄，精液从阴窍流泄过度，造成肾精亏虚。腰为肾之府，肾虚则腰痛；肾主骨生髓，肾虚则胫痠。水胀病的病因是阴阳之气道不通，四海闭塞，三焦气化失常，津液不得布化而留于下焦，不能渗于膀胱而泛溢肌肤。二者都指出了阴阳失调，津液代谢障碍是主要病机所在。

〔讨论〕

本篇主要讨论了津液代谢的若干生理病理问题。诸如津液之五别，水液之癃闭，及津液在人体内的正常循环代谢等。津液是精的组成成分之一，是维持人体生命活动的基本物质，同时又是生命活动的代谢产物，如尿、汗等。关于津液的论说是中医理论的重要内容，其与脏腑、经络、精神、气血共同构成一个完整的理论体系。本篇是专论津液之说，所以是研究津液之重要篇章。现就有关津液的若干问题讨论如下：

一、津液的含义

津液的含义：一是泛指体内一切水液而言；二是指由饮食水谷精微通过胃、脾、肺、肾、三焦等脏腑的共同作用所化生的营养物质，其在经脉内者成为血液的成分，在经脉外者则遍布于组织间隙，成为组织间液；三是指汗、尿、泪、涕、唾及脑脊液等。《灵枢·决气》篇说："腠理发泄，汗出溱溱，是谓津。"此津即指汗液。又如《素问·灵兰秘典论》说："膀胱者，州都之官，津液藏焉。"这个津液就是指尿液而言。所以广义的津液包括上述三个方面的含义。

津和液在性质上均属流体的、液状的营养物质或代谢产物（如唾液、汗液、胃液、肠液等），所以津液常常并称。但二者在性质、分布部位及具体功能方面又有所不同：其较清者称津（如汗、尿、泪等），较稠浊者称液（如腺体的分泌液、唾、髓等）；分布于肌肤之间（组织间隙）温润肌肤者为津，分布于关节、脑髓、孔窍而濡润者称液。正如本篇指出："以温肌肉，充肌肤为其津，其流而不行者为液。"另外，津属阳，随卫气运行于周身体表，液属阴，随营气循经脉运行于体内。但从整体功能而言，津与液又是互相影响，互相转化，属同类异名也。

二、津液的生成、来源、输布及排泄——体液代谢过程

本篇开始就说："水谷入于口，输于肠胃，其液别为五。"阐明了津液来源于水谷精微。其生成是水谷经过脾胃的运化，再经三焦的气化作用分别变化而成。津随着三焦运行，内及脏腑，外至皮毛，布化于全身；液则经三焦分别注入骨节、孔窍、脑髓，从而发挥其应有的作用。正如本篇所说："水谷皆入于口，其味有五，各注其海，津液各走其道，故三焦出气。"津液都是饮食所化，由三焦输出，布散于全身内外。具体来讲，津液的形成、输布和排泄是通过肺的通调水道、脾的运化和为胃行其津液、肾的司开合与蒸腾化气、三焦的化气转输、膀胱的气化等共同完成的。《素问·经脉别论》说："饮入于胃，游溢精气，上输于脾，脾气散精，上归于肺，通调水道，下输膀胱，水精四布，五经并行"，正是对水液在体内循环代谢的生动阐述。机体依靠这些脏腑的联合作用，以维持体内水液代谢的动态平衡。

应当指出的是，中医学对体液循环代谢的认识和研究较为深刻。如《灵枢·痈疽》说："肠胃受谷，上焦出气，以温分肉而养骨节，通腠理。中焦出气如露，上注溪骨而渗孙脉，津液和调，变化而赤为血。血和则孙络先满溢，乃注于络脉，络脉皆盈，乃注于经脉。"说明津液在循环过程中渗入孙络，由孙络而归还经脉之中，仍为血液的组成部分。这与现代生理学关于体液循环的认识是一致的。

三、津液的功能

津和液的功能是有区别的，现分述于下：

津的功能有三：一是布散全身，滋润充养脏腑、肌肉、经脉、器官、皮肤等，以维持其正常的生理功能。津不断地循环周流，把各种精微营养物质输送布散到各组织器官，以保证其能量来源，所以文中说："温肌肉，充皮肤为其津。"二是组成血液，不断补充血液中的水分，使血液保持一定的黏稠度，在周身环流不息，故《灵枢·痈疽》篇说："津液和调，变化而赤为血。"因为津在脉中是血液的组成成分，所以汗多、尿多不仅伤津，也要伤血。《灵枢·营卫生会》篇就指出："夺血者无汗，夺汗者无血。"故有"汗血同源"及"津血同源"之说。临床上对大出血的病人禁用发汗药，对汗出过多的人慎用破血药，就是根据这一道理。三是为汗液、尿液等的主要成分，排泄体外以维持机体水液代谢

平衡。

液的功能有二：一是填精补髓，如骨髓、脑髓都由液来充养。文中指出："五谷津液，和合而为膏者，内渗于骨空，补益脑髓。"二是滑利关节，濡润空腔窍道，滋润皮肤。如《灵枢·决气》说："谷入气满，淖泽注于骨，骨属屈伸，泄泽补益脑髓，皮肤润泽，是谓液"，很明确地指明了液这方面的功能。

四、津液的病理

津液之来源不足、环流障碍，脏腑病变，外邪侵袭等皆可引起津液的病变。现结合本文所论述的内容将津液的虚实病理简述如下：

1. 津液不足

（1）病因：多由大汗、失血、呕吐、泄泻、多尿及高热耗伤津液所引起，或因肺、脾、肾、三焦功能失常，津液的生化障碍所致。

（2）主证：津液不足的临床表现主要是口渴咽干，心烦，唇燥舌干，舌少津，甚或无津，皮肤干燥，甚则干瘪而肌肤干裂，或见下肢痿弱（肺热叶焦），或小便短少，大便干结（无水行舟），脉多细数。若并见气短神疲，舌质较淡，苔少或光滑无苔，脉虚无力，则属气阴两亏。在急性胃肠炎、急性传染病等病程中常见上述症状。

（3）治法：滋养津液或益气生津。在热性病的治疗中，对津液的存亡非常重视，有"保得一分津液，便有一分生机"之说。

常用方剂：增液汤、生脉散、五汁饮等。

常用药物：生地、麦冬、天冬、玄参、石斛、花粉、玉竹、北沙参、人参、甘蔗汁、梨汁、荸荠汁、西瓜等。

2. 水液内停

（1）病因：多由肺、脾、肾、三焦对水液的转输、布化、排泄障碍，局部或全身水液停积过多，因而出现痰饮、水肿、鼓胀等。

（2）主证：痰饮内停者，表现为咳嗽多痰，头晕目眩，心下悸，短气，或胁下胀满，咳唾引痛，脉弦，舌苔白滑。若见下肢浮肿或一身面目悉肿，或腹水腹满，胀大如鼓，舌质暗红等，则为水肿、鼓胀。慢性支气管炎、肺心病、肾炎及肝硬化腹水等可见上述临床表现。

（3）治法：温化痰饮（病痰饮者，当以温药和之）或利水消肿（根据病程及病情分别选用开鬼门、洁净府、去菀陈莝等大法）。

常用方剂：治痰饮常用苓桂术甘汤、大小青龙汤等，治水肿、鼓胀常用五苓散、五皮饮、实脾饮、真武汤、济生肾气丸、防己黄芪汤、越婢汤、已椒苈黄丸等。

常用药物：温化痰饮如桂枝、半夏、细辛、干姜、茯苓、白术、陈皮等，利水消肿如车前子、猪苓、泽泻、大腹皮、五加皮、茯苓皮等。

（陈士奎）

五阅五使第三十七

五脏内在变化在人体外表上可观察到的外候称“五阅”；外表呈现的不同色泽等变化，又是内在五脏所指使和反映，称为“五使”。由于本篇主要讨论五脏与五官、五色的内外相应关系及观察五官、五色的变化以测候内在五脏的正常与否，所以称“五阅五使”。

〔原文〕

黄帝問於岐伯曰：余聞刺有五官五閱[(1)]，以觀五氣[(2)]。五氣者，五藏之使也[(3)]，五時之副也[(4)]。願聞其五使當安出[(5)]？岐伯曰：五官者，五藏之閱也。黄帝曰：願聞其所出[(6)]，令可爲常[(7)]。岐伯曰：脉出於氣口[(8)]，色見於明堂[(9)]，五色更出，以應五時，各如其常[(10)]，經氣入藏，必當治里[(11)]。帝曰：善。五色獨决於明堂乎？岐伯曰：五官已辨[(12)]，闕庭必張[(13)]，乃立明堂[(14)]，明堂廣大，蕃蔽見外[(15)]，方壁高基，引垂居外[(16)]，五色乃治，平博廣大[(17)]，壽中百歲。見此者，刺之必已。如是之人者，血氣有餘，肌肉堅致，故可苦以針[(18)]。

〔注释〕

（1）五官五阅：五官即眼、耳、鼻、舌、唇。五阅即五脏内在的变化显现于外的可以观察到的表象。五官五阅则是说五脏的内在变化呈现于五官方面的表象。正如张景岳说：“阅，外候也，五脏主于中，五官见于外，内外相应，故为五脏之阅。”

（2）五气：指五脏内在变化反映在外表上的五种气色，即肝青、心赤、脾黄、肺白、肾黑。

（3）五藏之使：指五种色气的变化，是受内在五脏变化所指使。

（4）五时之副：五时是指春、夏、长夏、秋、冬。副，辅佑的意思，在此作配合讲。五时之副是说反映五脏变化的五色变化亦与五时气候变化相应。

（5）其五使当安出：五脏所指使的五色在外表的变化是从哪里反映出来的？

（6）其所出：指五脏内在病理变化所反映出来的病象。

（7）令可为常：使它成为一项诊断上的常规。

（8）脉出于气口：五脏的脉象可以从气口部位反映出来。

（9）色见于明堂：明堂，指鼻准部位。色见于明堂，指五脏的气色变化可在鼻准部显现出来。

（10）各如其常：指春、夏、秋、冬不同季节相应的出现不同的气色，表现出五色的更迭变化。

（11）经气入藏，必当治里：经络之邪气如果深入内脏，则必须着重调治在里的病变。

（12）五官已辨：健康人的五官必须是能够很正常地辨别色、香、味、声音等。

（13）阙庭必张：阙，指鼻根与两眉毛之间的部位。庭，指额的中央部位。阙庭必张，形容自发际至两眉间的前额部位开阔而又平满。

（14）乃立明堂：就此确立以明堂（鼻部）作为测候部位。

（15）蕃蔽见外：马莳曰："蕃，颊侧也。蔽，耳门也。"蕃蔽见外，形容颊侧与耳门之间广大，像明堂的藩屏一样显露于外。

（16）方壁高基，引垂居外：张隐庵说："方壁高基者，四方之墙壁坚固而基高厚也。引垂居外者，边陲在外，为中土之保障也。"这里形容耳的四周方正，地基高厚，像在外有着巩固的边陲一样，保卫着中央的明堂。

（17）平博广大：形容五官的位置平正开阔，有神气。

（18）可苦以针：能经得起针刺，适宜于用针刺治疗。

〔提要〕

本段叙述五官五阅诊断方法的临床应用及五官、五阅、五气、五时的相应关系，同时论述了明堂及面部望诊的临床意义，特别指出五脏的内在变化可以通过外在的五官及体表、面部相应气色变化加以测候。也就是说，内脏的变化可以在体表、五官表现出一定的表象，这是中医望诊的理论基础。另外，还描述了健康人的面部望诊表现，诸如五官已辨、阙庭必张、蕃蔽见外、方壁高基、引垂居外、平博广大等。

〔原文〕

黄帝曰：願聞五官。岐伯曰：鼻者，肺之官也[(1)]；目者，肝之官也[(2)]；口唇者，脾之官也[(3)]；舌者，心之官也[(4)]；耳者，腎之官也[(5)]。

〔注释〕

（1）鼻者，肺之官也：肺开窍于鼻，鼻内属于肺脏，为肺的门户，是司嗅觉及呼吸的器官。鼻与肺密切相关。

（2）目者，肝之官也：肝开窍于目，目内属于肝脏，是司视觉、审长短、辨黑白五色的器官。目与肝密切相关。

（3）口唇者，脾之官也：脾开窍于口，口唇内属于脾脏，是受纳水谷的器官。口唇与脾密切相关。

（4）舌者，心之官也：舌为心之苗，内属于心脏，是司味觉、辨五味的器官。舌与心密切相关。

（5）耳者，肾之官也：肾在上开窍于耳，耳内属于肾脏，是司听觉、辨五音的器官。耳与肾密切相关。

〔提要〕

本段叙述五官的名称及五官与五脏的关系。

〔原文〕

黄帝曰：以官何候[(1)]？岐伯曰：以候五藏。故肺病者，喘息鼻張；肝病者，眦青[(2)]；脾病者，唇黃；心病者，舌卷短，顴赤；腎病者，顴與顏黑。黄帝曰：五脉安出[(3)]，五色

安見[(3)]，其常色殆者[(4)]如何？岐伯曰：五官不辨[(5)]，闕庭不張，小其明堂[(6)]，蕃蔽不見[(7)]，又埤其墻[(8)]，墻下無基[(9)]，垂角去外[(10)]，如是者，雖平常殆[(11)]，况加疾哉。

〔注释〕

（1）以官何候：从五官的表象可以测候哪些情况。

（2）眦青：眦，眼角。青，肝之色。肝病者，眼角发青。

（3）安出、安见：张景岳说："安出安见，言脉色安然无恙也。"就是说脉象和气色都很正常。

（4）常色殆者：指气色表现和正常人一样，而一旦有病就很危重的人。殆，危重之意。

（5）五官不辨：五官功能失常，不能辨别声、色、香、臭、味。

（6）阙庭不张，小其明堂：天庭部位不开阔，明堂部位又狭小。

（7）蕃蔽不见：颊侧与耳门之间狭窄不显。

（8）又埤其墙：埤，低墙曰埤。又埤其墙是形容面部四周又低又窄小。

（9）墙下无基：耳边以下的地阁部位平陷。

（10）垂角去外：垂，指耳垂珠。角，指耳上角。垂角去外，指耳垂珠和耳上角向外反出的状态。

（11）虽平常殆：虽在平常没有疾病的时候，已有夭寿危殆的不良征象。

〔提要〕

本段主要讨论五脏病变在五官和面部表现出来的气色变化，说明诊查五官五色变化可以测候内在五脏的病变。同时叙述了一种人，其气色表现和正常人一样，而一旦有病便很危重。这种人的面部形态特点是：阙庭不张，小其明堂，蕃蔽不见，又埤其墙，墙下无基，垂角去外。这在临床上是可供参考的。

〔原文〕

黄帝曰：五色之見於明堂，以觀五藏之氣[(1)]，左右高下，各有形乎[(2)]？岐伯曰：府藏之在中[(3)]也，各以次舍[(4)]，左右上下，各如其度[(5)]也。

〔注释〕

（1）五藏之气：气，功能也。五脏之气，指五脏功能。

（2）左右高下，各有形乎：明堂（鼻）部位的左右上下各有一定形之于外的表现吗？

（3）府藏之在中：五脏六腑深在胸腔腹腔之中，如《灵枢·胀论》说："脏腑之在胸胁腹里之内也，若匣匮之藏禁器也。"

（4）各以次舍：脏腑分别以不同的位置依次排列于胸腹腔中。

（5）各如其度：指显现于面部的五色与脏腑的位置一样，内外相应，在面部也是上下左右，各有其一定的范围和部位。例如，古人常以天庭部候面首的病变，阙上部候咽喉的病变，阙中（两眉间）测肺的病变，下极（山根）测心的病变，直下（鼻梁正中）测肝的病变，鼻准测脾的病变，方上（鼻翼部位）测胃的病变等等。

〔提要〕

本段论述通过明堂部位所显现的五色变化可判断五脏功能变化，指出内在的五脏由于有不同的排列位置，所以面部上下左右的色泽变化也分别有相应的分布规律，像脏腑的位置那样有着固定的常度，内外相应。这是古人长期临床实践经验的总结。至于其内在联系的机理，尚需进一步研究。

〔讨论〕

本篇主要论述人体五脏与五官、五色内外相应的密切关系，同时阐明内脏功能的正常与病变可反映在外表，尤其是面部五官及明堂部位出现不同的色泽变化。通过外观五官五色可测知内在脏腑的正常或病变，是中医“体表内脏相关”理论的重要内容，更是中医四诊中望诊的理论根据和主要内容。现就有关问题讨论如下：

一、五官与五脏的关系——五官五脏相关论

中医学对五官与五脏的关系极为重视，认为它们是密切相关的：在经脉上互相连属，在生理功能上互相配合，在病理上互相影响，有肺开窍于鼻、肝开窍于目、脾开窍于口、舌为心之苗、肾开窍于耳之说。五脏所藏精气通过相应的经脉贯注充养五官。五脏的功能正常，方能维持五官的正常功能。五脏发生病变可直接影响五官功能，如肺病见鼻塞不通、鼻翼煽动等，肝病见两目干涩、视物昏花等，脾病见口淡无味、不思饮食等，心病见舌卷红赤、口舌生疮等，肾病见耳聋耳鸣等。所以五脏的内在变化可反映于五官，通过五官外部表象的观察可测知五脏的内在状况。这在临床诊断和治疗上都有指导意义。五官与五脏相关理论是中医基本理论的重要内容。上海师范大学生物系脑功能研究室运用内脏慢性埋藏电极的方法，开展了中医学“体表内脏相关”的理论研究，取得了一些成就。五脏五官相关论，正是“体表内脏相关”的一部分，我们应认真研究，现将五官五脏相关的若干问题列表如下：

表 9 五官五脏相关表

五脏	相应五官	正常功能	异常变化	治则
肺	鼻	肺和则鼻能知臭香	肺气不宣则鼻塞不通、不知香臭，肺热壅盛则鼻翼翕动	鼻塞不通则宣肺通窍，肺热壅盛则清热化痰平喘
肝	目	肝和则目能辨五色	肝经风热上壅则目赤肿痛，肝血不足则两目干涩、视物不清	肝经风热则清肝明目，疏风热，肝血不足则滋补肝血，养肝明目
脾	口（唇）	脾和则口能知五谷	脾胃失和则不思饮食，腹胀呕吐，脾气虚弱则不思饮食、口淡无味、乏力	健脾和胃，补脾益气
心	舌	心和则舌能知五味	心火上炎则舌赤红肿、口舌生疮	泻心火
肾	耳	肾和则耳能闻五音	肾亏精少则头晕、耳鸣、耳聋	补肾益精

二、关于中医望闻问切四诊的客观化研究

中医对人体病理生理状态的调查过程是通过望、闻、问、切来完成的，这就是所谓四诊。经过几千年的经验积累，历代医家不断充实，使中医四诊方法尤其望色泽、望舌、切脉等颇有独到之处。从控制论的“黑箱”理论来看，中医学正是在不打开机体这个“黑箱”的情况下，通过四诊方法对人体输入输出信息的研究，采用随机调节、负反馈调节、建立模型等方法，有效地了解人体“黑箱”，并达到改造人体“黑箱”的目的。

中医四诊的过程是病人与医生之间的一种信息交流，对医生来说是收集和获得从病人机体各输出端（如五官、脉象、色泽等）输出的信息（中医称表象）。如望面部是体查五色、五官的变化，闻诊是接收语言的信息，切诊则是接收脉搏跳动的信息。这些信息从不同角度反映了病人的状况，医生正是通过这些信息的综合分析来判断和取得病人状态矢量各个分量的数据（或依据）。

但是，中医的四诊没有任何科学仪器的帮助，单凭医生的视觉、听觉、触觉、嗅觉来取得病人状态的数据（依据），在很大程度上要靠观察者本人的经验，这就不能从根本上消除来自观察者自身的主观干扰因素。因此临床上常常会遇到同一病人，由于观察者不同而获得不同的体征表象（信息）。中医学用四诊诊法对人体症状系统的研究虽然很细腻、很深入，但取得的材料不够准确，没有适当的数据度量标准，容易产生差误及失真，在重复实验、交流经验、检验理论等方面有很多困难，对医学的发展是非常不利的。因此，如何运用现代科学知识和近代科学技术，改进中医诊断方法，积极创造代替眼望舌、手摸脉等的科学仪器，使中医四诊客观化，是一个迫切的研究课题。

当代科学技术的发展，特别是电子计算机技术的发展，使四诊客观化有了可能。如我国已研制成功脉象仪，建立了脉象模型；在对阴虚、阳虚的诊断研究方面，已初步摸索到实验诊断的客观指标等。日本也有了一定的研究成果，如森和氏等用光电比色法测定皮肤颜色，代替视觉观察皮肤颜色和体型变化，使望诊客观化，竹之内诊佐夫用彩色温度记录器和彩色照相法测定面部皮肤温度以诊断疾病等，都是根据中医的基本理论，采用现代科学技术而获得的新成果。今后我们要为发展中医学的诊断技术而努力。

（陈士奎）

逆顺肥瘦第三十八

本篇主要论述了十二经脉的行走方向和气血上下逆顺的关系，以及肥瘦壮幼之人由于体质不同而采用的不同针刺手法，故称为“逆顺肥瘦”。

〔原文〕

黄帝問於岐伯曰：余聞針道於夫子，衆多畢悉矣。夫子之道，應若失[(1)]而據未有堅然者[(2)]也。夫子之問學熟乎，將審察於物而心生之乎[(3)]？岐伯曰：聖人之爲道者，上合於天，下合於地，中合於人事，必有明法，以起度數，法式檢押[(4)]，乃後可傳焉。故匠人不能釋尺寸而意短長，廢繩墨而起平水[(5)]也，工人不能置規而爲圓，去矩而爲方。知用此者，固自然之物，易用之教，逆順之常也[(6)]。

〔注释〕

（1）应若失：病痛随应而解，爽然若失。

（2）据未有坚然者：张景岳：“若无坚据之难破者也。”

（3）将审察于物而心生之乎：还是从审察事物中而心有所得呢？

（4）以起度数，法式检押：度数就是尺度、标准。法式，即方法、法则。检押，就是规则。张景岳说：“检押，规则也。有法有则，以防其错乱。”全句的意思是，要制订一个尺度标准、方法和规则。

（5）平水：就是水平线。马莳说：“万物之平，莫过于水，故曰平水。”

（6）固自然之物，易用之教，逆顺之常也：张景岳：“此言圣人之道合于三才，工匠之巧成于规矩，固皆出于自然之理。知自然之妙者，是谓易用之教，逆顺之常也。”教，在这里当理讲。易用之教，就是容易掌握和运用的道理。逆顺之常，就是正常和反常的变化规律。

〔提要〕

本段阐述了针刺的道理在于：上要配合天文，下要配合地理，中要配合人事，必须符合自然变化的规律，并按照一定的法度和规则进行，不可任意行事。

〔原文〕

黄帝曰：願聞自然奈何？岐伯曰：臨深决水[(1)]，不可功力，而水可竭也。循掘决衝[(2)]，而經[(3)]可通也。此言氣之滑澀，血之清濁，行之逆順也。

〔注释〕

（1）临深决水：指决放很深的河流里面的水。

（2）循掘决冲：掘，古与“窟”通，即掘地为孔穴的意思。冲，指上冲而言。循掘决冲，形容掘地取水，沿着孔穴深掘，结果能使穴地的水冲决而出。

（3）经：这里指水流。

〔提要〕

本段用“临深决水”和“循掘决冲”的形象比喻，进一步说明针刺时要根据病人气之滑涩、血之清浊、行之逆顺而采用相应的手法，因势利导进行治疗，才能收到事半功倍的效果。

〔原文〕

黄帝曰：願聞人之白黑肥瘦小長，各有數乎？岐伯曰：年質壯大[(1)]，血氣充盈，膚革[(2)]堅固，因加以邪[(3)]，刺此者，深而留之，此肥人也。廣肩腋項[(4)]，肉薄厚皮而黑色，唇臨臨然[(5)]，其血黑以濁[(6)]，其氣澀以遲。其爲人也，貪於取與[(7)]，刺此者，深而留之，多益其數也[(8)]。

〔注释〕

（1）年质壮大：指年龄大、身体魁梧的人。

（2）肤革：去了毛的兽皮叫革。肤革，就是皮肤的意思。

（3）因加以邪：就是感受病邪。

（4）广肩腋项：肩腋和项部都很宽阔。

（5）唇临临然：形容口阔唇厚，好像下垂一样。张景岳说：“临临，下垂貌，唇厚质浊之谓。”

（6）血黑以浊：《素问·六节脏象论》说：“心者，生之本……其华在面，其充在血脉。”血色都要显示于颜面，所以这里的血黑就是指面色漆黑而言。浊，是肤色浑厚重浊的意思。

（7）贪于取与：贪，这里作“好胜”解。取，勇于争取。与，是给予别人，也就是慷慨的意思。全句是说，生性好胜，勇于争取，但亦很慷慨。

（8）多益其数：指增加针数和针刺的次数。

〔提要〕

本段说明年质壮大之人的生理特点是：气血充盛，肤革坚固，血浊气涩，应视同肥人，用深刺留针的手法。而对皮厚色黑，慷慨好胜的肥壮之人，除深刺外，还应增加针数和针刺的次数。

〔原文〕

黄帝曰：刺瘦人奈何？岐伯曰：瘦人者，皮薄色少，肉廉廉然[(1)]，薄唇輕言，其血清氣滑，易於脱氣，易於損血，刺此者，淺而疾之。

〔注释〕

（1）肉廉廉然：廉，就是薄的意思。肉廉廉然，形容肌肉异常瘦薄，有皮无肉的样子。

〔提要〕

本段说明瘦人的生理特点是：皮薄色少肉消，血清气滑，易于脱气也易于损血，故针刺时要采用浅刺和迅速出针的方法。

〔原文〕

黄帝曰：刺常人奈何？岐伯曰：視其黑白，各爲調之，其端正敦厚[(1)]者，其血氣和調，刺此者，無失常數也[(2)]。

〔注释〕

(1) 端正敦厚：指肥瘦适中的常人。

(2) 常数：正常的针刺方法。张景岳说："《经水》篇曰：足阳明刺深六分，留十呼。足太阳深五分，留七呼。足少阳深四分，留五呼。足太阴深三分，留四呼。足少阴深二分，留三呼。足厥阴深一分，留二呼。手之阴阳，其受气之道近，其气之来疾，其刺深者皆无过二分，其留皆无过一呼。其少长大小肥瘦以心撩之。此即常数之谓，而用当酌其宜也。"

〔提要〕

本段说明端正敦厚、气血和调的常人，可按照一般的方法行针。肤色白的常人多体弱，当用刺瘦人的针法，肤色黑的常人多结实，可用刺肥人的针法，不能因肥瘦适中就一概而论。

〔原文〕

黄帝曰：刺壯士真骨[(1)]者奈何？岐伯曰：刺壯士真骨，堅肉緩節，監監然[(2)]，此人重則氣澀血濁，刺此者，深而留之，多益其數；勁[(3)]則氣滑血清，刺此者，淺而疾之。

〔注释〕

(1) 真骨：指坚固的骨骼。古人认为到了壮年，骨骼变得坚强了，就称为真骨。

(2) 监监然：形容坚强有力的样子。张景岳说："监监，坚固貌。"

(3) 劲：这里是劲急易发，行动轻捷的意思。

〔提要〕

本段论述了两种壮人的生理特点和针刺手法：不好动而安静的壮人，气涩血浊，针刺时要用深刺和留针的方法；劲急易发的壮人，气滑血清，针刺时要用浅刺和快出针的方法。实际上是前者视同肥人，后者视同瘦人。

〔原文〕

黄帝曰：刺嬰兒奈何？岐伯曰：嬰兒者，其肉脆，血少氣弱，刺此者，以豪針，淺刺而疾發針，日再[(1)]可也。

〔注释〕

(1) 日再：张景岳："若邪有未尽，宁日加再刺，不可深而久也。"

〔提要〕

本段说明婴儿的生理特点是肉脆，血少气弱，故针刺时要用毫针浅刺，出针要快，宁可一日再刺，也不要深刺而留针。

〔原文〕

黄帝曰：臨深决水，奈何？岐伯曰：血清氣濁[(1)]，疾瀉之，則氣竭焉。黄帝曰：循掘决衝，奈何？岐伯曰：血濁氣澀，疾瀉之，則經可通也。

〔注释〕

（1）血清气浊：张景岳："浊当作滑。"从前后文来看，浊应改为滑。

〔提要〕

本段仍用"临深决水"和"循掘决冲"的形象比喻，来说明血清气滑之人和血浊气涩之人的针刺手法是截然不同的。前者轻刺即可奏效，疾泻反会耗竭真气。后者必须疾泻方可收功。

〔原文〕

黄帝曰：脉行之逆順[(1)]，奈何？岐伯曰：手之三陰，從藏走手；手之三陽，從手走頭；足之三陽，從頭走足；足之三陰，從足走腹。

〔注释〕

（1）脉行之逆顺：张景岳："凡手之三阴，自脏走手为顺，自手而脏则逆；手之三阳，自手走头为顺，自头而手则逆；足之三阴，自足走腹为顺，自腹而足则逆；足之三阳，自头走足为顺，自足而头则逆。此经之所以有逆顺，而刺之所以有迎随也。"

〔提要〕

本段主要叙述手足三阴三阳经脉的循行逆顺。

〔原文〕

黄帝曰：少陰之脉獨下行[(1)]，何也？岐伯曰：不然，夫衝脉者，五藏六府之海也，五藏六府皆稟焉。其上者，出於頏顙[(2)]，滲諸陽，灌諸精[(3)]；其下者，注少陰之大絡[(4)]，出於氣街，循陰股内廉，入膕中，伏行骭骨[(5)]内，下至内踝之後屬而别。其下者，并於少陰之經，滲三陰[(6)]；其前者，伏行出跗屬[(7)]，下循跗，入大趾間，滲諸絡而温肌肉[(8)]。故别絡結則跗上不動[(9)]，不動則厥，厥則寒矣。黄帝曰：何以明之？岐伯曰：以言導之，切而驗之，其非必動，然後乃可明逆順之行也[(10)]。黄帝曰：窘乎哉！聖人之爲道也，明於日月，微於毫厘，其非夫子，孰能道之也。

〔注释〕

（1）少阴之脉独下行：这里是问，足三阴经的走向都是自足上行至腹，为什么独有足少阴肾经是向下行。

（2）颃颡：指咽上上颚骨的上窍。

（3）渗诸阳，灌诸精：张景岳："其上行者，输在于大杼，足太阳经也，故出于颃颖，主渗灌诸阳之精。”

(4) 注少阴之大络：流注于足少阴肾经的大络（大钟穴）。

(5) 骭骨：骭（gàn，音干）骨，就是足胫骨，指小腿部。

(6) 渗三阴：张景岳：“自少阴以渗及肝脾二经，是为三阴。”

(7) 跗属：就是跟骨结节上缘。《灵枢·骨度》篇：“膝腘以下至跗属，长一尺六寸，跗属以下至地，长三寸。”

(8) 渗诸络而温肌肉：《灵枢·动输》篇作“注诸络以温足胫”，附此作参考。

(9) 别络结则跗上不动：冲脉在下肢分出的支络受邪而瘀结，则足背上的脉不跳动。

(10) 其非必动，然后乃可明逆顺之行也：张景岳：“其有素所必动而今则非者，如冲阳、太溪、太冲等脉，当动不动，乃可知其不动者为逆，动者为顺，而其厥逆微甚可以明矣。”

〔提要〕

本段的内容有三个方面：①叙述了冲脉的功能，认为冲脉能渗诸阳，灌诸精，并于少阴之经渗三阴，温肌肉，为五脏六腑之海。②阐述了冲脉的循行路线。③论述了病邪瘀结于冲脉在下肢的支络而发生的病理现象。

〔讨论〕

一、对形体肥瘦、气血滑涩清浊的认识

本篇认为，人的肤色白是由于血清，肤色黑是由于血浊。肤色白的人体质弱，皮色黑的人体质强。实际上，人的肤色黑或白，不在于血的浊和清。体质的强弱，也不在于肤色的黑白。古人为历史条件所限，不可能对此有一个科学的认识，但就其强调对不同年龄、不同体质的人，要用不同的针刺手法这点来看，却又是科学而客观的。形体的肥瘦，固然是进针深浅的一个依据，但主要还应看患者的体质究竟如何，对针刺敏感不敏感，这些在很大程度上决定了得气的快慢、针感的强弱、手法的轻重。前面《灵枢·根结》篇和《灵枢·寿夭刚柔》篇里谈到，对膏粱菽藿之人和“布衣”、“大人”针刺时，手法要有不同，就是这个道理。《灵枢》的作者为了让医者能异中求同，同中求异，正确地判断患者的体质强弱，对针刺是否敏感，以体之肥瘦、色之黑白、血之清浊、气之滑涩来做衡量的标准。我们应体会这个精神，在临床上四诊合参，辨证施治，从实践中确定适合病人的针刺方法。

二、冲脉的起止、循行和作用

关于冲脉的循行，本篇只谈及上行出于颃颡的一支和下行出于气街的一支，后一支又有三个分支，一支下至内踝之后属而别，一支并少阴之经，渗三阴，一支下循跗，入大趾间，但没有谈到冲脉起始于何处。

《灵枢·五音五味》篇说：“冲脉、任脉皆起于胞中，上循背里，为经络之海。其浮而外者，循腹右上行（《甲乙经》背做脊，腹下无右字）会于咽喉，别而络唇口。”《灵枢·海论》说：“冲脉者，为十二经之海，其输上在于大杼，下出于巨虚之上下廉。”《素问·痿论》说：“冲脉者，经脉之海也，主渗灌溪谷，与阳明合于宗筋。阳明总宗筋之会，合于气街，而阳明为之长，皆属于带脉而络于督脉。”

王冰在《素问·骨空论》的注释中说：“然任脉、冲脉、督脉者，一源而三歧也，故经或谓冲脉为督脉也。何以明之？今《甲乙》及《经脉流注图经》以任脉循脊者谓之督脉，自少腹直上者谓之任脉，亦谓之督脉，是则以背腹阴阳别为名目尔。”其认为任脉、督脉、冲脉，名异而同体也。由此可见，任、冲、督三脉皆起于胞中。但它们由何处而别呢？张景岳认为：“会阴，任脉也，在大便前，小便后，任、冲、督脉三脉所会，故曰会阴。任由此行腹，督由此行背。”这样看来，任、冲、督三脉是从会阴处分为三支，行于背者为督脉，行于腹者为任脉，行于背腹之间的是冲脉。冲脉由此再上行，其中一支出于气街，一支循腹上行，并少阴之经，挟脐上行，入肺中，至颃颡，然后输注于足太阳经之大杼穴，其支者别络唇口，还有一支出肺，至胸中而散。出于气街那一支，如上所述，又分为三支。这样似乎就概括了冲脉的全貌。而冲脉之所以能够渗诸阳，渗三阴，渗诸络，灌诸精，温肌肉，为五脏六腑之海，除和它的循行路线有关外，其主要原因还在于，它与阴阳会于气街，从足阳明经禀受胃中水谷精微之气，所以后世医家有“冲脉隶于阳明”之说。

奇经八脉，除督、任二脉外，其他六脉都没有独立穴位。《难经》和《十四经发挥》都认为，十二经和奇经的关系，就像沟渠和湖泊的关系一样，奇经是对十二经气血起调节作用的经脉，正如《十四经发挥》中所说：“诸经满溢，则流入奇经焉……譬如圣人图设沟渠，以备水潦，斯无滥溢之患，人有奇经，亦若是也。”由于冲脉有上述的生理特点，所以它就在阴经和阳经之间、督脉和任脉之间起重要的联系和调节作用。除此以外，冲脉和任脉的盛衰，还直接关系到妇女胎、产、经、带等一系列生理功能和病理变化。所以关于冲脉的生理和病理及其在人体中的作用，都有待于我们更深入地研究。

（胡兆垣）

血络论第三十九

血络，指瘀血的络脉。本篇主要是论述刺络泻血所出现的不同情况和原理，及观察血络的方法，意在使人们掌握识别的原则，不致误刺。由于全篇是以刺络泻血为中心，所以称为“血络论”。

〔原文〕

黄帝曰：願聞其奇邪(1)而不在經者。岐伯曰：血絡(2)是也。

〔注释〕

(1) 奇邪：张景岳曰：“奇邪，即《缪刺论》所谓奇病也。在络不在经，行无常处，故曰奇邪。”是指在络不在经，行无常处，异于寻常的一种病邪。

(2) 血络：张隐庵曰：“血络者，外之络脉、孙络见于皮肤之间，血气有所留积，则失其外内出入之机。”是泛指皮肤表面的络脉和孙络而言。

〔提要〕

本段所谓奇邪，即留滞于血络中的病邪。

〔原文〕

黄帝曰：刺血絡而仆者(1)何也？血出而射者(2)何也？血少黑而浊(3)者何也？血出清而半为汁(4)者何也？发针(5)而肿者何也？血出若多若少，而面色苍苍(6)者何也？发针而面色不变，而烦悗(7)者何也？多出血而不动摇者何也？愿闻其故。

〔注释〕

(1) 刺血络而仆者：刺血络放血而使病者昏仆倒地。

(2) 血出而射者：放出的血向外喷射。

(3) 血少黑而浊：《甲乙经》“少”作“出”。浊，浓厚而稠。全句意为，出血较少，色黑而浓厚。

(4) 血出清而半为汁：清即清稀、淡薄之意。全句谓，血出清稀、淡薄，而一半属于汁液。

(5) 发针：《辞海》：“发，出也。”即出针。

(6) 面色苍苍：面色苍白貌。

(7) 烦悗：悗，《辞海》：“烦满也。”张景岳云：“悗，乱也。”烦悗即烦闷之意。

〔提要〕

本段列举了针刺血络所发生的昏仆倒地、血向外射出、出血少而色黑浓厚、出血清薄而一半为汁液、出针后皮肤发肿、出血多少不等而面色苍白、出针后面色不变而烦闷、出血多而毫无不良反应八种不同的临床表现。

〔原文〕

岐伯曰：脉氣盛而虚者，刺之則脱氣，脱氣則仆[(1)]。血氣俱盛而陰氣多者，其血滑，刺之則射[(2)]。陽氣畜積久留而不瀉者[(3)]，其血黑以濁，故不能射。新飲而液滲於絡，而未合和於血也[(4)]，故血出而汁别焉。其不新飲者，身中有水，久則爲腫[(5)]。陰氣積於陽，其氣因於絡[(6)]，故刺之。血出而氣先行，故腫。陰陽之氣[(7)]，其新相得而未和合[(8)]，因而瀉之，則陰陽俱脱，表里相離，故脱色而蒼蒼然。刺之出血多，色不變而煩悗者，刺絡而虚經，虚經之屬於陰者，陰脱，故煩悶[(9)]。陰陽相得而合爲痹者[(10)]，此爲内溢於經，外注於絡，如是者，陰陽俱有餘，雖多出血，而弗能虚也。

〔注释〕

（1）脉气盛而虚者，刺之脱气，脱气则仆：《灵枢经》校勘本在“脉气盛而”之后有“血”字。张景岳：“气虽盛而血则虚者，若泻其气则阴阳俱脱，故为仆倒。”张隐庵：“三阳之气主于皮肤肌腠之间，血虚则脱气者，血为气之守也。”

（2）血气俱盛而阴气多者，其血滑，刺之则射：张隐庵云：“此言经脉之内，皮肤之间，皆有血气，而有阴阳之分焉。经脉为阴，皮肤为阳，俱盛者，经脉内外之血气俱盛也。如脉中之阴气多者，其血滑，故刺之则射。”

（3）阳气畜积久留而不泻者：畜同蓄。张隐庵云：“如皮肤之阳气蓄积，久留而不泻者，其血黑以浊，故不能射也。”张景岳云：“阳气久留而不泻，则阳邪日盛，阴血日枯，故血黑以浊，所出不多，不能射也。”

（4）新饮而液渗于络，而未合和于血也：张景岳：“新饮入胃，未及变化而渗入于络，故血汁相半也。”

（5）其不新饮者，身中有水，久则为肿：张隐庵：“盖言血乃水谷之津液所化，若不新饮而出为汁者，乃身中之水也。”全句谓，如果不是刚渴了饮液的缘故，那就是病人的体内有水液停留积聚，久则成为水肿。

（6）阴气积于阳，其气因于络：《辞海》：“因，由也，从也。”张隐庵云：“脏腑经脉为阴，皮肤肌腠为阳，脏腑之阴气积聚于皮肤之阳分者，其气因于大络、孙络而出。血未出血气先行者，谓脏腑之气先行而血随气出者也。”

（7）阴阳之气：指阴阳内外的营卫血气而言。

（8）其新相得而未和合：张景岳云：“新相得而未和合者，言血气初调，营卫甫定也。当此之时，根本未固，而妄施以泻，则阴阳表里俱致脱离，而衰危之色故见于面也。”

（9）刺络而虚经，虚经之属于阴者，阴脱故烦闷：张景岳云：“取血者，刺其络也，若出血过多，必虚及于经。经之属阴者，主脏，脏虚则阴脱，故为烦闷。”张隐庵云：“如血出多而色不变者，刺其络而虚其经也，经虚之属，则阴脱矣。心主脉而包络主血，阴脏之血脱，故烦闷也。”

（10）阴阳相得而合为痹者：张隐庵：“痹者闭也。”张景岳云：“阴阳相得，言表里之邪相合也，经络之病俱有余，虽多出血，皆邪气耳，故弗能虚。”

〔提要〕

本段具体解释针刺血络发生昏仆倒地、血向外射出、出血少而色黑浓厚、血出清而半为汁、发针而肿、出血若多若少而面色苍白、发针面色不变而烦闷、多出血而不动摇八种不同临床表现的病理机制。

〔原文〕

黄帝曰：相[(1)]之奈何。岐伯曰：血脉者，盛堅横以赤[(2)]，上下無常處[(3)]，小者如針，大者如箸，刺而瀉之萬全也。故無失數[(4)]矣，失數而反，各爲其度[(5)]。

〔注释〕

(1) 相：张景岳："相，视也。"

(2) 盛坚横以赤：张隐庵云："盛坚横以赤者，血盛于脉中也。"指瘀血的络脉都是坚盛胀满而发赤的。

(3) 上下无常处：张隐庵云："上下无常处者，血气之流行也，小者如针，留血之在孙络也。大者如筋，留血之在经隧也。"

(4) 数：张隐庵云："数者，血脉出入之度数。"

(5) 失数而反，各如其度：张景岳："若失其数而反其法则为仆、为脱、为虚、为肿等证，各如刺度以相应也。"

〔提要〕

本段论述了临床观察血络的方法，示人以识别的原则，"无失数，刺而泻之万全也。"

〔原文〕

黄帝曰：針入而肉著[(1)]何也？岐伯曰：熱氣[(2)]因於針則針熱，熱則肉著於針，故堅焉。

〔注释〕

(1) 肉著：张景岳："肉著者，吸著于针也。针入而热，肉必附之，故紧涩难转而坚不可拔也。"

(2) 热气：张隐庵："热气，阳气也。"

〔提要〕

本段叙述了针刺过程中的滞针现象，指出滞针的机理是：刺进肌肉中的针接触到热气，针身发热，肌肉便会紧紧附着于针身，使其紧涩难转，坚不可拔。

〔讨论〕

一、针刺血络出现的异常情况及其与人体气血的关系

针刺血络是临床治疗疾病的一种方法，运用得当可随手取效。所谓血络是指皮肤表面的络脉和小络而言，是全身经络的组成部分。而经络是人体运行气血、联络脏腑、沟通内外、贯穿上下的径路。两者各不相同。经系经脉，譬如途径，贯通上下，是经络系统中的主干部分，位置较深，难以看见。络是络脉，譬如网络，比经脉细微，纵横交错，网络全身，是系统中的分支部分。从络脉分出更细小的支脉叫孙络。无论是络脉还是孙络，均位置较浅，容易见到。《灵枢·脉度》说："经脉为里，支而横者为络，络之别为孙。"经络

之间虽有区别，但其循行分布紧密相连，彼此衔接，内联脏腑，外系四肢百骸、五官九窍、皮肉筋脉，构成一个循环系统。人体内外组织器官就是通过经络系统昼夜无休止地运行气血，才得到濡养灌溉，维持正常的生理活动，从而使整个机体保持协调平衡。

气血对人体来说是极为重要的。它们由摄入人体的水谷精微所化生。就气而言，是指流通着的微小难见的物质，同时又指机体组织的活动能力。就血而言，是由水谷精微通过气化作用而生成的一种赤色物质，运行于脉中，营养机体。《灵枢·决气》说："中焦受气取汁，变化而赤，是为血。"人体就是通过血的滋养灌溉，气的温煦卫外，抵御着邪气入侵，推动着新陈代谢不断进行。故《灵枢·营卫生会》说："人受气于谷，谷入于胃，以传于肺，五脏六腑，皆以受气，其清者为营，浊者为卫，营在脉中，卫在脉外，营周不休，五十而复大会，阴阳相贯，如环无端。"《素问·痹论》也指出："营者，水谷之精气也，和调于五脏，洒陈于六腑，乃能入于脉也。故循脉上下，贯五脏络六腑也。卫者，水谷之悍气也，其气慓疾滑利，不能入于脉也，故循皮肤之中，分肉之间，熏于肓膜，散于胸腹。"由此可知，气血是维持人体生命活动不可缺少的基本物质，是组成机体的必要成分。正是由于气血在体内进行着环流不息的运动，供给机体营养，才能使机体充分发挥其功能，而经络是气血运行的通道。气血凭借着经络周流全身，无处不到。由于经络具备沟通内外表里、上下左右的作用，所以外邪袭入可由表循经内传。反之，内脏发生病变，同样也会循着经络反映到体表上来。这就是针刺血络可以治疗疾病的病理生理基础。

针刺之所以能治疗疾病，就是因为经络的特定部位——腧穴可以疏通经气，调其阴阳气血，恢复脏腑机能活动。正如《灵枢·根结》说："故曰用针之要，在于知调阴与阳，调阴与阳，精气乃光，合神与气，使神内藏。"刺络泻血是针刺的一种方法。《素问·三部九候论》说："孙络病者，治其孙络血……上实下虚，切而从之，索其结络脉，刺出其血，以见通之。"通过刺络泻血，可使郁结之气血得以疏通，恢复经气的运行，调整气血，平衡阴阳，从而收到良好的效果。但必须指出，刺络泻血毕竟是一种泻法，它不仅能祛除邪气，通泻瘀血，而且能伤人气血，耗散正气。所以对此必须有客观的认识，施术必须有明确的指征，故本文强调："血脉者，盛坚横以赤，上下无常处，小者为针，大者为筋，刺而泻之万全也"，告诫人们掌握识别的方法，切勿违反其应用原则。

本篇提出的针刺血络所发生的八种异常情况，就是因为人体阴阳气血不同，形体强弱各异。"刺络而仆者"，是指因刺络泻血致使病人昏仆倒地。其病理机制，正如文中指出："脉气盛而（血）虚者，刺之脱气，脱气则仆。"血虚气脱是发生昏仆的机理。人身之中无非气与血尔。气为肺所主，《素问·五脏生成论》说："诸气者，皆属于肺。"血为心所主，《素问·五脏生成论》又说："诸血者，皆属于心。"血在经脉之中运行，必依赖于气的推动，所以气血之间关系十分密切，正如古人所说："气之与血，如影随形。气为血帅，气行血行，气滞血凝。气为阳，血为阴，气血之间，一阴一阳，相辅相成，不能分离。"《素问·阴阳应象大论》说："阴在内，阳之守也，阳在外，阴之使也。"气以血为基础，而血以气为动力。若血虚则气亦虚，本文虽云"脉气盛"，但并非真正的正气充沛，"盛"只是相对而言，从本质上看，气仍属不足。若刺络泻血，则虚其虚，血失于外，则气亦随之而脱，造成阴阳气血俱脱，昏仆倒地的情况。这与临床上晕针现象十分相似，多由于患者体质虚弱、饥饿、疲劳或精神紧张等造成。表现为头晕目眩，心烦欲呕，面色苍白，甚至昏厥，肢冷汗出等虚脱症状。治疗措施包括：立即停针并安慰患者，嘱其平卧，轻者饮以热开水，重者针刺水沟、中冲等穴，或灸百会、足三里。

“血出而射者”是因病者血气俱盛，经脉之中阴气有余，其血流行滑利，感邪后刺络泻血而见血向外喷射。“血少黑而浊者”是因阳气久蓄而不泻，气行不利，血行亦不畅，留之日久，已成瘀血，故刺络泻血，血少而色黑稠厚。“血出清而半为汁者”是因“新饮而液渗于络，而未和合于血也。”人所进之饮食水谷，经中焦脾胃的消化吸收后注之于脉，乃能化为血液。故《素问·经脉别论》说：“食气入胃，浊气归心，淫精于脉。”《灵枢·邪客》篇也说：“营气者，泌其津液，注之于脉，化以为血。”当这些水谷精微作为血液之前身，渗入络而未与血相合时，刺络泻血则所出之血清稀，半为汁。假若水饮留溢于患者皮肤之中，刺络则血水同时外出，血液稀释，也可见半为汁液的情况。“发针而肿者”是因脏腑阴气积于皮肤之阳分。刺络泻血之时，气先行而血随之出，故针处肿胀。这与临床上所见的针后皮下血肿相似。遇此情况可加压按之，防止进一步出血，血止后可热敷，以促进血肿消散。“血出若多若少，而苍苍然者”，“发针而面色不变，而烦悗者”，是因刺络泻血伤其血。心主血，其华在面，刺络血出或多或少，但患者气血初调，营卫气血甫定，故刺之徒使阴阳气血俱虚，而面色先见苍白。若出血过多则伤其血，使心脉虚寒而见烦闷之征。

总之，刺络泻血是临床常用的治疗方法。经络通达脏腑组织，系气血循行通路，刺之不当可虚其气血。气血失调则引起上述种种异常情况。

二、关于“针入而肉著”的问题

在针刺的过程中，可出现“针入而肉著”的现象，其病机正如本文所指出的，“热气因于针则针热，热则肉著于针，故坚焉。”这一现象属于临床上滞针范畴。所谓滞针，就是针刺入肌肉组织后，针下异常紧涩，不能捻转和提插。滞针发生的原因，有因肌肉一时性紧张，有因针身有轻度的剥蚀瘢痕，受肌纤维缠绕而不能退出。此时可根据不同情况予以处理。如属肌肉紧张，应留针一段时间，然后再行捻转出针，或在所刺的部位上重掐，或再刺针，以缓解局部紧张状态，即可顺利退出。如为针身被肌纤维缠绕而不能退出的，应当或左或右地轻轻捻转，将缠绕的肌纤维回释，再轻度提插，待松弛后方可退出。

（安效先）

阴阳清浊第四十

本篇分述了体内清浊之气的输注过程，指出清者注阴，浊者注阳的规律，并根据阴阳的道理，说明清中有浊，浊中有清，及清浊之气的性质和特点。当清浊相干而病时，可根据这些特点而决定刺法。由于主要是论述清浊之气内注脏腑，及其阴阳属性的特点等，所以篇名为“阴阳清浊”。

〔原文〕

黄帝曰：余聞十二經脉，以應十二經水[1]者，其五色各异，清濁不同。人之血氣若一，應之奈何？岐伯曰：人之血氣苟能若一，則天下爲一矣，惡有亂者乎[2]！黄帝曰：余聞一人，非問天下之衆。岐伯曰：夫一人者，亦有亂氣[3]，天下之衆，亦有亂人，其合爲一耳。

〔注释〕

（1）十二经水：行于地上的十二条主要水系。

（2）恶有乱者乎：恶，与乌字通，为疑问词，做“哪”、“何”解。本句答帝之问，以说明十二经脉各有不同性质和功用，肯定其血气多少清浊是不同的。

（3）乱气：乱，即混乱无序而失常。乱气指脏腑经络的功能失常，互相干扰而发生的病理状态。

〔提要〕

人体十二经脉的血气清浊多少是不同的，必须互相配合才能保持正常的生理状态。也正因为互相影响和依赖，发生疾病时也就容易互相干扰。此处用简单的社会情况来说明这个道理。

〔原文〕

黄帝曰：願聞人氣之清濁。岐伯曰：受穀者濁[1]，受氣者清[2]，清者注陰[3]，濁者注陽[4]，濁而清者上出於咽[5]，清而濁者則下行[6]，清濁相干，命曰亂氣。

〔注释〕

（1）受谷者浊：饮食水谷为浊重之质，受纳水谷的器官亦具此浊降之性，所以受谷者皆为浊。

（2）受气者清：气指吸入的自然界空气。以其为轻清之物，受纳空气的器官亦具此轻清之性，所以称之为清。

（3）清者注阴：轻清之精气皆藏于脏，故称为注阴。

（4）浊者注阳：水谷之浊质皆行于腑，故称为注阳。

（5）浊而清者上出于咽：清者像天，性主上升，浊者像地，性主下降。然浊中有清，将上升。咽为水谷所入之道路，胃之上窍。胃受纳清浊未分之水谷，故胃之清气复上升而出于咽。

（6）清而浊者则下行：清中复有清浊之分，有其质的稠厚轻清之异，其浊者仍再下行诸经。这由肺的肃降功能使然，也是浊气的性质所决定。

〔提要〕

本段进一步说明清气和浊气的性质与特点。清气注阴，藏于五脏，浊气注阳，行于六腑。清者升而浊者降。其清中有浊，又再下行，浊中有清，又再上腾，这就是清浊之气的规律。本段在说明清浊二气生理特性及其与脏腑关系的同时，又明确了乱气的发生原因。

〔原文〕

黄帝曰：夫陰清而陽濁，濁者有清，清者有濁，清濁别之奈何？岐伯曰：氣之大别[1]，清者上注於肺，濁者下走於胃，胃之清氣上出於口，肺之濁氣下注於經[2]，内積於海[3]。黄帝曰：諸陽皆濁，何陽濁甚乎？岐伯曰：手太陽獨受陽之濁[4]，手太陰獨受陰之清，其清者上走空竅[5]，其濁者下行諸經。諸陰皆清，足太陰獨受其濁[6]。

〔注释〕

（1）气之大别：清浊之气的大概区别。

（2）肺之浊气下注于经：肺之浊气，指上达于肺的脉中之血，以其质稠，故称之为浊。其由肺宣发输布于诸经，以肺位最高，故称下注。

（3）内积于海：海，指膻中，膻中称上气海。

（4）手太阳独受阳之浊：手太阳经所合之腑为小肠，主受胃腑传来之糟粕。有形质重者为浊，糟粕但浊无清，故称小肠为受浊中之浊甚者。

（5）其清者上走空窍：清中之浊即达于肺之精血，将下行诸经。留于肺者，只清轻之气。清气上出咽喉，为音为声。肺主治节诸气，司皮腠汗孔之开合，行呼吸之出入，但不论其为声音，为呼吸，为煦濡皮腠，皆出入于一定的空窍，故称上走空窍，以清气上升故也。

（6）足太阴独受其浊：谷气为浊，天气为清。清者注阴，足太阴脾所受，乃胃中水谷所化生之精气，尚未与天气合，故较他脏为浊。浊与清乃相对之言，脾受之浊与小肠之浊有本质的不同，一为精血，乃清中之浊，一为糟粕，乃浊中之甚者，必别之而勿混淆。

〔提要〕

本段更进一层地论述清浊之气的产生及其输注的生理过程，较上段更具体地说明清者上注于肺、浊者下走于胃的规律，说明了脏与腑、阴经与阳经在生理功能方面的差异。又通过论述诸阳经有浊之轻重，诸阴经受清亦有不同，说明不但脏与腑的功能不同，即脏与脏或腑与腑之间，也各有各的生理特点，功能差异。

〔原文〕

黄帝曰：治之奈何？岐伯曰：清者其氣滑[1]，濁者其氣澀[2]，此氣之常也。故刺陰

者，深而留之[3]，刺陽者，淺而疾之[4]。清濁相干者，以數調之[5]也。

〔注释〕

（1）清者其气滑：清气轻滑，其行也速，像天气之动。

（2）浊者其气涩：浊气性降行迟，质重而涩，像地之静。

（3）刺阴者，深而留之：浊气干犯而病滞塞不利时，宜深刺而留针，因经气不易速至，难于得气之故。阴，指病位深，故针宜深。

（4）刺阳者，浅而疾之：病血实、气滑而浮于表时，宜浅刺而疾出针，以经气易至故。如《灵枢·逆顺肥瘦》篇说："血清气滑，易于脱气，易损于血，刺此者，浅而疾之。"阳，指病位浅表，故针亦宜浅。

（5）清浊相干者，以数调之：数，常数、术数之谓，即一般的治疗规律和大法。指用上述刺清浊滑涩的规律，来指导清浊混淆、互相干犯疾病的治疗。浊气干犯以致应升之清不能升而经脉滞涩的，深而留针，必待气至。清气不升以致应降之浊不能降而实邪浮越的，则浅而疾之，气至而止，以得气为经气得行之故。

〔提要〕

本段指出了清气之行滑利、浊气之行涩迟的特点，从而为针刺治疗指明了方法。

〔讨论〕

本篇主要论述的是清浊之气的性质、特点和所注脏腑的分别等问题。篇首指出，十二经脉的血气清浊不一，篇末则根据清浊之气的特点，针对其发病规律进行治疗。在刺阴刺阳的问题上，有认为阴阳是指部位的深浅，有认为是阴经阳经刺法。至于清浊之气的输注过程，十二经脉血气清浊的问题，清浊相干的变化，下面略加讨论。

一、清浊之气的性质、特点及输注过程的分别

气血的生成来源于饮食水谷，消化后必须与吸入的天气合化，方可成人身之精而为人体所用。文中首先以受谷者胃、受气者肺分别清浊，即用清浊来说明这两种物质的性质，并说明脏腑生理功能的不同。

水谷在体内通过各脏腑的协调作用，消化、吸收、产生精血并敷布周身以奉养机体，同时，消化后不能被吸收的糟粕要排出体外。本文接着指出了饮食消化后产生的不同物质有两个基本方面的区别：一清一浊。这里用清浊来代表精微物质与糟粕。所谓"清者上注于肺"，就是分离出来的营养物质被输送至肺；"肺之浊气下注于经，内积于海"，就是质稠之精血下注于经脉，靠宗气的鼓动和统帅，循血脉而布周身。所谓"毛脉合精，行气于腑"即指这个过程而言。所谓"手太阳独受阳之浊"，说明小肠所受纳的是由胃向下传送的糟粕，将继续向下排出体外。这是谷气的输注过程。然本篇所论的清浊并非仅此而已，还有更深的含义。

"胃之清气上出于口"，这个清气既不是吸入之天气，也不是水谷精微之质。胃纳水谷，水谷于未经消化之时统称为浊，既经消化，产生的精微物质要由脾而输至肺，不是上

出于口。因此，这里乃指胃气有上腾之能，将上达于咽、舌、唇、面。胃气，也就是胃腑与阳明经的生理功能及分布位置，如《灵枢·胀论》就称咽为胃之外窍。

清浊之气的特点是清升浊降，体内物质的转输也是符合这个规律的，所以，容受“清气”与精微物质的脏器具备升的生理功能，而容纳“浊气”的脏器则具有降的生理功能。转输至肺的黏稠精血，在中焦时清，故可升，至肺时与肺的特性比较就为浊，所以仍要下行。由此可以明确，六腑的功能以通降为顺，而五脏的功能以升藏为宜。这仅是“气之大别”，其清中有浊，升中有降者，如肺之肃降功能，浊中有清，降中当升者，如胆木之升发功能。

可以看出，本篇所要说明的是脏腑的生理功能和特点。清气所以能升，乃是有赖于脾的上升功能。如若脾气虚弱，或为阴邪所困，则会产生清气不升之病。浊质所以能降，是因为胃肠的生理功能是向下传送。若此功能失常，也将发生浊质不降、中满闭塞之病。所以，各脏器正常功能的发挥，相互之间保持协调，是营养物质从摄入到消化、吸收、敷布及排泄等各个环节正常进行的保证。

二、对十二经脉气血清浊的认识

本篇开始即指出，十二经脉犹如十二经水，其血气的多少、清浊是各不相同的，而且篇中所论述的又是精血的输注，因此乍看似乎指的就是清浊之气在阴经与阳经的输注，似乎是经脉中循行着气血，而且十二经脉的气血各有清浊多少不同。然而，仔细分析就会发现，并非如此。如上面讨论时指出，本篇论述清浊之气的输注，乃是要说明脏腑的功能特点。十二经络的功能是脏腑功能的反映，所以在说明各经所受清浊之异时指出：“诸阳皆浊，手太阳独受阳之浊；诸阴皆清，手太阴独受阴之清，足太阴独受阴之浊。”这里完全是用经名以代脏名，说明经即是脏，脏所受即经所受，经气即是脏气。同样提法在本书其他各篇中也常见。所以，本篇所说的浊与清，是通过论述其输注过程，来说明脏腑的生理作用不同。

每一脏或腑有着异于其他脏器的特殊生理功能。本篇所说的十二经脉血气清浊的不同，就是以此来说明各个脏器组织的特殊构造，或性质上的差别，并自然地说明了各自生理特性的不同。

不同脏腑的生理特性，决定其不断摄取的、组成自身组织的物质有所不同。脏腑又通过经络而影响与之相关的部位和组织，并互相影响。本篇所说的受清受浊，乃指各个脏腑输送转运营养物质的生理作用而言。

三、经脉与血脉的区别

这里需要指出的是，十二经脉并非血脉，十二经脉与血脉俱分布周身，但其循行、功能等是不同的。十二经脉与脏腑的关系密切，并联属全身各部；血脉分布周身，则主要起运送血液以维持机体各部需要的作用。

所谓“壅遏营气、令无所避”，“肺朝百脉”等，都是指血脉而言。血脉的作用是贮藏运输营血，其主为心；而十二经脉与五脏六腑相合，脏腑之间，脏腑与五官九窍、四肢百骸之间，皆赖经脉以连属，即所谓“内属脏腑而外络肢节”。

四、乱气的发生与治疗

本篇论述清浊之气的特点后指出，清浊相干者曰乱气。“清浊相干者，以数调之”，这就提出了乱气的发生与治疗问题。

所谓清浊相干，即清浊之气输注失常，也就是升降失常而互相干扰。例如：胃不降则影响脾的上升，脾不升亦妨碍胃的受纳。不升之甚则将下陷，不降之甚亦将上逆。如《素问·阴阳应象大论》中“清气在下，则生飧泄，浊气在上，则生䐜胀”，就是清浊之气升降失常而出现的病理现象。

清者注阴，浊者注阳。就脾胃升降来说，清气不升之病必须健脾，浊气不降之病则必和胃。然于清不升而浊不降，或因浊不降而清不升，清浊交互为病时，则当治其先发，即治其本，令清升而浊降。

东垣所制升阳益胃汤，是较典型的适于清浊相混之病的方剂。其作用就是令脾健而清气升，胃和则浊得降，清升浊降，互不干扰矣。

（高　铎）

阴阳系日月第四十一

阴阳，包括自然界之阴阳、人身上下之阴阳和经脉之阴阳。日月，即年、月、日的日月。古人记日用天干，记月用地支。因日为阳、月为阴，故天干为阳、地支为阴。在人身，腰以上为阳，腰以下为阴。手在腰上属阳，且左右十指应十天干之数，故手之经脉和天干相应；足在腰下属阴，且左右十二足经应十二地支之数，故足之经脉和地支相应。本篇主要是根据日月相对转移的现象，说明自然界阴阳盛衰的情况，并进一步与人体手足阴阳经脉联系起来，即将自然界之阴阳、人体上下之阴阳、经脉之阴阳和用十天干、十二地支代表的日月联系起来，故以“阴阳系日月”为篇名。

〔原文〕

黄帝曰：余聞天爲陽，地爲陰，日爲陽，月爲陰。其合之於人奈何？岐伯曰：腰以上爲天，腰以下爲地，故天爲陽，地爲陰[(1)]。故足之十二經脉，以應十二月[(2)]。月生於水[(3)]，故在下者爲陰。手之十指，以應十日[(4)]。日主火，故在上者爲陽。

〔注释〕

(1) 天为阳，地为阴：因腰以上为天，腰以下为地，故此句中的天、地分别代表腰以上、腰以下。“天为阳，地为阴”是说腰以上属阳，腰以下属阴。

(2) 足之十二经脉，以应十二月：足之十二经脉，指足三阳和足三阴，左右两足共十二条经脉。十二月，即一年的十二个月份。因两足位于腰部以下而属阴，月与日相对也属阴，故足之十二经脉和十二月相应。

(3) 月生于水：张景岳：“月为阴精，故月生于水。”

(4) 手之十指，以应十日：手在腰以上，属于阳，日与月相对，也属于阳，故手之十指可以与一旬中的十日相应。

〔提要〕

本段简要说明了日为阳，人身腰以上和手经亦为阳，月为阴，人身腰以下和足经亦为阴。故手之十指以应十日，足之十二经以应十二月，从而将手足阴阳经脉与日月的推移联系起来，说明人体阴阳和自然界阴阳的变化是密切相关的。

〔原文〕

黄帝曰：合之於脉，奈何？岐伯曰：寅[(1)]者，正月之生陽也，主左足之少陽。未者六月，主右足之少陽。卯者二月，主左足之太陽。午者五月，主右足之太陽。辰者三月，主左足之陽明。巳者四月，主右足之陽明。此兩陽合於前，故曰陽明。申者七月之生陰也，主右

足之少陰。丑者十二月，主左足之少陰。酉者八月，主右足之太陰。子者十一月，主左足之太陰。戌者九月，主右足之厥陰。亥者十月，主左足之厥陰。此兩陰交盡，故曰厥陰(2)**。**

〔注释〕

（1）寅：十二地支之一。古人将十二个地支，按其先后顺序，从寅开始，分配于十二个月，称为月建。即正月建寅，二月建卯，三月建辰，四月建巳，五月建午，六月建未，七月建申，八月建酉，九月建戌，十月建亥，十一月建子，十二月建丑。这是古人观察斗纲所指的方位定出来的。由七颗星组成的北斗，其第一颗名魁星，第五颗名衡星，第七颗名杓星，这三颗星在每年正月的黄昏时分，杓星指向寅位，夜半时衡星指向寅位，平旦时魁星指向寅位。到了二月，则同样地分别指向卯位，三月指向辰位，其余各月均以此类推。

（2）寅者，正月之生阳也……亥者十月，主左足之厥阴。此两阴交尽，故曰厥阴：张景岳："此言十二支为阴，足亦为阴，故足经以应十二月也。然一岁之中，又以上半年为阳，故合于足之六阳。下半年为阴，故合于足之六阴。人之两足，亦有阴阳之分，则左为阳，右为阴。以上下半年之阴阳而合于人之两足，则正二三为阳中之阳，阳之进也，故正月谓之生阳。阳先于左而后于右，故正月主左足之少阳，二月主左足之太阳，三月主左足之阳明。四五六为阳中之阴，阳渐退阴渐生也，故四月主右足之阳明，五月主右足之太阳，六月主右足之少阳。然则一岁之阳会于上半年之辰巳两月，是为两阳合于前，故曰阳明。阳明者，言阳之盛也。七八九为阴中之阴，阴之进也，故七月谓之生阴。阴先于右而后于左，故七月主右足之少阴，八月主右足之太阴，九月主右足之厥阴。十月十一十二月为阴中之阳，阴渐退阳渐生也，故十月主左足之厥阴，十一主左足之太阴，十二月主左足之少阴。然则一岁之阴会于下半年之戌亥两月，是谓两阴交尽，故曰厥阴。厥者，尽也，阴极于是也。"

〔提要〕

本段主要是根据人与自然界相关的理论，用月属阴、腰以下也属阴的道理，将逐月的阴阳盛衰变化与人体足经三阴三阳的盛衰联系起来，推出足之十二经以应十二月的道理。其具体配合见下表。

表 10　　足之十二经应十二月表

前半年属阳						后半年属阴					
↗			↘			⇢↗			⇢↘		
正月（寅）	二月（卯）	三月（辰）	四月（巳）	五月（午）	六月（未）	七月（申）	八月（酉）	九月（戌）	十月（亥）	十一月（子）	十二月（丑）
左足少阳	左足太阳	左足阳明	右足阳明	右足太阳	右足少阳	右足少阴	右足太阴	右足厥阴	左足厥阴	左足太阴	左足少阴

注：↗表示阳气渐进，属阳中之阳

↘表示阳气渐退，属阳中之阴

⇢↗表示阴气渐进，属阴中之阴

⇢↘表示阴气渐退，属阴中之阳

〔原文〕

甲主左手之少陽，己主右手之少陽。乙主左手之太陽，戊主右手之太陽。丙主左手之陽明，丁主右手之陽明。此兩火并合，故爲陽明。庚主右手之少陰，癸主左手之少陰。辛主右手之太陰，壬主左手之太陰。

〔注释〕

张景岳："此言十干为阳，手亦为阳，故手经以应十日也。十日之中，居前者木火土为阳，居后者金水为阴。阳亦应阳经，阴以应阴经，亦如足之与月也。故甲主左手之少阳，乙主左手之太阳，丙主左手之阳明，己主右手之少阳，戊主右手之太阳，丁主右手之阳明。十干之火在于丙丁，此两火并合，故为阳明也。自已以后，则庚辛壬癸，俱金水为阴，故庚主右手之少阴，辛主右手之太阴，癸主左手之少阴，壬主左手之太阴。第足言厥阴而手不言者，盖足以岁言，岁气有六；手以旬言，旬惟五行而已。且手厥阴者心包络也，其脏附心，故不言耳。"

〔提要〕

本段主要是根据人与自然界相关的理论，用日属阳、腰以上也属阳的道理，将一旬中逐日的阴阳盛衰变化与人体手经阴阳经脉的盛衰联系起来，推出手经应十日干的道理，其具体配合见下表。

表 11　　手之十经应十日干表

前六干（为木、火、土）属阳						后四干（为金、水）属阴					
↗			↘			↗（虚线）			↘（虚线）		
甲 左手 少阳	乙 左手 太阳	丙 左手 阳明	丁 右手 阳明	戊 右手 太阳	己 右手 少阳	庚 右手 少阴	辛 右手 太阴	壬 右手 厥阴	癸 左手 厥阴	左手 太阴	左手 少阴

注：↗表示阳气渐进，属阳中之阳

↘表示阳气渐退，属阳中之阴

↗（虚线）表示阴气渐进，属阴中之阴

↘（虚线）表示阴气渐退，属阴中之阳

〔原文〕

故足之陽者，陰中之少陽也；足之陰者，陰中之太陰也。手之陽者，陽中之太陽也；手之陰者，陽中之少陰也[(1)]**。腰以上者爲陽，腰以下者爲陰。**

其於五藏也，心爲陽中之太陽，肺爲陽中之少陰，肝爲陰中之少陽，脾爲陰中之至陰，腎爲陰中之太陰[(2)]**。**

〔注释〕

(1) 故足之阳者……阳中之少阴也：张景岳："阴中无太阳，阳中无太阴。故足为阴，而阴中之阳惟少阳耳，阴中之阴则太阴也。手为阳，阳中之阴惟少阴耳，阳中之阳则太阳也。"

（2）其于五藏也……肾为阴中之太阴：马莳："心肺居膈之上，本为阳也。然心为牡脏，为阳中之太阳；肺为牝脏，为阳中之少阴。脾肝肾居膈之下，本为阴也，然肝为牝脏，为阴中之少阳；脾为牝脏，为阴中之至阴；肾为牝脏，为阴中之太阴。盖以阴阳之大义，阴中有阳，阳中有阴，阴中有太有少，阳中有太有少，故分之为阴阳者，其妙如是矣。"

按：关于"至阴"，《内经》中有两种意义。如《中医名词术语选释》说："至阴，①至，即到。至阴即到达阴的意思。如太阴为三阴之始，故太阴又可称为至阴。太阴属脾，至阴常作脾的代词。《素问·金匮真言论》：'腹为阴，阴中之至阴，脾也。'②至，作最或极讲。至阴，即属阴之最甚者。《素问·水热穴论》：肾者，至阴也。至阴者，盛水也。"

〔提要〕

本段主要说明阴阳之中复有阴阳。以上下分，"腰以上者为阳，腰以下者为阴"，故手经为阳，足经为阴。手经再分阴阳，则其中之阳者为阳中之太阳，阴者为阳中之少阴。足经再分阴阳，则其中之阴者为阴中之太阴，阳者为阴中之少阳。

以五脏而论，则膈上之心肺为阳，膈下之肝脾肾为阴。若阳中再分阴阳，则心为阳中之太阳，肺为阳中之少阴。阴中再分阴阳，则肝为阴中之少阳，肾为阴中之太阴。因脾为三阴之始，故为阴中之至阴。

〔原文〕

黄帝曰：以治之奈何？岐伯曰：正月二月三月，人氣[1]在左，無刺左足之陽；四月五月六月，人氣在右，無刺右足之陽；七月八月九月，人氣在右，無刺右足之陰；十月十一十二月，人氣在左，無刺左足之陰。

〔注释〕

（1）人气：即人的生气。张隐庵说："阳气从左而右，故正二三月人气在左，四五六月人气在右。阴气从右而左，故七八九月人气在右，十月十一十二月人气在左。"古人认为，人的正气所在不能针刺，刺之则伤正气，如张景岳说："人气所在，不可以刺，恐伤其正气也。"

〔提要〕

本段主要说明逐月之人体正气所在，并提出针刺时应忌刺正气所在之经脉，以免损伤正气。

〔原文〕

黄帝曰：五行以東方爲甲乙木王春，春者蒼色，主肝，肝者足厥陰也。今乃以甲爲左手之少陽，不合於數[1]何也？岐伯曰：此天地之陰陽也，非四時五行之以次行也[2]。且夫陰陽者，有名而無形，故數之可十，推之可百，數之可千，推之可萬，此之謂也。

〔注释〕

（1）不合于数：是说本篇的"甲主左手之少阳"等说法，与四时五行的一般顺序和规律不相符合。

（2）此天地之阴阳也，非四时五行之以次行也：张景岳：“天地之阴阳，言变化之多也。夫干支手足者，分上下也。左右少太者，辨盛衰也。今甲为天干之首，故当主左手之少阳，非四时五行之次，厥阴风木之列也。”就是说，因天地间阴阳的变化是多种多样的，这里的“甲主左手之少阳”，不是四时五行中甲主厥阴风木而行令于春的意思，所以和四时五行的次序不相符合。

〔提要〕

本段是解释十天干和十二地支与人体手足经脉的配属，与四时五行的循环规律不一致的原因，说明阴阳有名而无形，不是具体事物的本身，而是事物相对的两种不同属性，故阴阳数之可十，推之可百，数之可千，推之可万。

〔讨论〕

一、阴阳太少问题

本篇的阴阳太少有两种含义：

前半篇中的少阳、太阳、阳明、少阴、太阴、厥阴，是指脏腑经脉而言。盖五脏为阴，其经络也属阴；六腑为阳，其经络也属阳。阴经中又根据阴气之强弱分为太阴、少阴、厥阴，阳经又以阳气之强弱而分太阳、阳明、少阳。这是以经络阴阳之气的强弱而分太少的。

后半篇中所谓“足之阳者，阴中之少阳也。足之阴者，阴中之太阴也。手之阳者，阳中之太阳也。手之阴者，阳中之少阴也……心为阳中之太阳，肺为阳中之少阴，肝为阴中之少阳，脾为阴中之至阴，肾为阴中之太阴。”其主要意义在于说明阴阳之中复有阴阳。因足经为阴，足三阴经为阴中之阴，其阴气最盛，故为阴中之太阴；手经为阳，手三阳经为阳中之阳，其阳气最盛，故为阳中之太阳。至于足三阳经虽为阳，乃阴中之阳，手三阴经虽为阴，乃阳中之阴，故称足之阳经为阴中之少阳，手之阴经为阳中之少阴。心、肝、脾、肺、肾的阴阳太少道理与此相同。

所以，本篇中的太阴、太阳、少阴、少阳，前后的意义是完全不同的。

二、关于足之十二经应十二月、手之十指应十日干和四时五行的次序不相符合的问题

本篇指出：“阴阳者，有名而无形，故数之可十，推之可百，数之可千，推之可万。”这就说明，万事万物都有阴阳之分。阴阳是事物的两种属性，而非事物的本身，故同一事物在此场合可以属阳，在另一场合又可以属阴。如心，其为脏，和六腑相对而为阴，其经脉为手少阴。在五脏中，心肺因居膈上而属阳。在心肺中，心又为阳中之阳，故本篇称心为阳中之太阳。心之经脉手少阴和手之阳经相对为阴，而和足经相对，又因其在腰上而为阳。由此可知，阴阳是相对的，决非死板固定的划分。所以甲在四时、四方、五行中，主东方木、色青、应春，和足厥阴肝经相应，而在十干应手经中，又应阳气初盛的左手之少阳经。

除本篇之外，《内经》中关于三阴三阳配合天干地支、四时、十二月的提法尚有多种，

例如：

《素问·四气调神大论》说："逆春气则少阳不生"，"逆夏气则太阳不长"，"逆秋气则太阴不收"，"逆冬气则少阴不藏"，是分别以少阳代表春生之气，太阳代表夏长之气，太阴代表秋收之气，少阴代表冬藏之气的。

《素问·脉解》篇说："正月太阳寅，寅太阳也。""阳明者午也。""太阴子也。""厥阴者辰也。"此处正月所以为太阳，因正月是三阳之月；三月所以属厥阴，因三月春气升发，和厥阴之木气相应；五月所以是阳明，因五月乃阳气盛极之月；十一月所以为太阴，因十一月阴气大盛，和太阴相应也。这里的太阳、阳明、太阴、厥阴代表某月阴阳之气的盛衰。

另外，《素问·诊要经终论》说："正月二月人气在肝，三月四月人气在脾，五月六月人气在头，七月八月人气在肺，九月十月人气在心，十一月十二月人气在肾。"《内经》关于四季的五行配属是：春主肝木，夏主心火，长夏主脾土，秋主肺金，冬主肾水。论及六气主时，则初之气厥阴风木，二之气少阴君火，三之气少阳相火，四之气太阴湿土，五之气阳明燥金，六之气太阳寒水。

由此可以看出，三阴三阳和四时十二月的配属有多种方法，它们是从不同的角度说明问题的。这是阅读《内经》时应注意的。

（卢丙辰）

病传第四十二

本篇论述了邪气淫胜，伤及脏腑后的传乘次序，指出在五脏遍伤的情况下，皆死于始发脏所不胜之时这一规律，以及多种疗法的正确应用等问题。由于主要是说明病邪在脏腑间的传变规律，所以篇名为“病传”。

〔原文〕

黄帝曰：余受九針於夫子，而私覽於諸方[1]，或有導引行氣，蹺摩、灸、熨、刺、焫、飲藥之一者，可獨守[2]耶？將盡行之乎？岐伯曰：諸方者，衆人之方[3]也，非一人之所盡行也。黄帝曰：此乃所謂守一勿失，萬物畢者也[4]。

〔注释〕

（1）诸方：多种治病的方法。

（2）独守：只使用其中一种疗法。

（3）众人之方：众人之病不一，所以分别适宜各种疗法。为多种疾病而设，故称众人之方。

（4）守一勿失，万物毕者也：多种疗法各有所长，乃是针对多种病因而设。因此，治疗每一个具体的病症，都要选用恰中病情的疗法，能够做到这一点，便可应付各种病症的治疗。

〔提要〕

本段说明一种疗法有一种疗法的特点，作为医生，只有熟知各种疗法的特点和所利，才能正确地运用多种方法治愈各种疾病。

〔原文〕

今余已聞陰陽之要，虚實之理，傾移之過[1]，可治之屬[2]，願聞病之變化，淫傳絶敗[3]而不可治者，可得聞乎？岐伯曰：要乎哉問。道，昭乎其如日醒[4]，窘乎其如夜瞑[5]。能被而服之[6]，神與俱成[7]，畢將服之，神自得之[8]。生神之理，可著於竹帛，不可傳於子孫[9]。黄帝曰：何謂日醒？岐伯曰：明於陰陽，如惑之解，如醉之醒。黄帝曰：何謂夜瞑？岐伯曰：喑乎其無聲，漠乎其無形，折毛發理，正氣横傾[10]，淫邪泮衍[11]，血脉傳溜[12]，大氣[13]入藏，腹痛下淫，可以致死，不可以致生[14]。

〔注释〕

（1）倾移之过：过，指疾病而言。倾移，指气血的偏盛偏衰。

（2）可治之属：即前数种病为可治之病。

（3）淫传绝败：过盛之邪乘其所胜为淫传。正气耗竭而不支谓之绝败。

（4）昭乎其如日醒：昭，明显、明白的意思。日醒，如白天那样清醒。掌握并汇通了医理的人，对疾病的传变及可治不可治就会清楚了。

（5）窘乎其如夜瞑：不知其理则蒙蒙昧昧，对疾病的内在变化不能了解，如处于夜幕之中，昏昏然无从下手。

（6）被而服之：被，被动，有接受的意思。服之，信而掌握并应用之义。

（7）神与俱成：神，在此指医生的医术，包括医理与诊治手段。意为：医生的医术将随着他对这个至关重要的道理的掌握而逐步学成。

（8）毕将服之，神自得之：毕，全部之义。如能全部地掌握这个道理，他的医术自然就会达到极好的地步。

（9）生神之理，可著于竹帛，不可传于子孙：神，指高超的医术。意为：这是作为一个良医所必须掌握的要道，由于它对医业至关重要，故应书于竹帛而广泛流传，以救人济世，不可为私，只保守于一家而湮没。

（10）折毛发理，正气横倾：折毛，皮毛焦枯之义。发，发泄。理，腠理。腠理乃三焦通会元真之处，血气所注，今皮毛焦枯不荣，腠理开疏不密，是为气血已竭，脏气已败，身失其守，故称之正气横倾。横倾，乃虚而偏移之甚，无丝毫可以守位之义。

（11）淫邪泮（pàn 判）衍：流散之义。过盛之邪流传漫延的意思。

（12）血脉传溜：邪从皮毛而入，必经血脉而传入脏腑。溜，同流。

（13）大气：指过盛之邪气。

（14）腹痛下淫，可以致死，不可以致生：腹痛下淫，说明邪气下传所入之深。五脏乃藏精之处，神之所舍，脏虚邪胜，则神精内败，气血竭绝，所谓失神者亡，况又加淫邪内犯不止，故说不可以致生。

〔提要〕

本段着重说明病邪内传五脏的原因，和掌握传变规律以指导医疗的重要性。并且叙述了邪气淫胜而正气内虚的后果，揭示了正气内守、精神内存对抗御病邪保持生机的重要性，强调一个好的医生只有掌握病传规律，才能正确地处理这类危重疾病。上段讨论了如何运用多种疗法来治病的问题，而本节强调要掌握病传的原因和规律。只有掌握了这个规律，才能正确地使用上述诸方，也就是强调了理论的指导意义。因此，本段实处于承上启下的地位。

〔原文〕

黄帝曰：大氣入藏奈何？岐伯曰：病先發於心，一日而之肺，三日而之肝，五日而之脾，三日不已，死[1]，冬夜半，夏日中[2]。病先發於肺，三日而之肝，一日而之脾，五日而之胃，十日不已死，冬日入，夏日出[3]。病先發於肝，三日而之脾，五日而之胃，三日而之腎，三日不已，死，冬日入，夏蚤食[4]。病先發於脾，一日而之胃，二日而之腎，三日而之膂膀胱，十日不已，死，冬人定，夏晏食[5]。病先發於胃，五日而之腎，三日而之膂膀胱，五日而上之心，二日不已，死，冬夜半，夏日昳[6]。病先發於腎，三日而之膂膀胱，三日而上之心，三日而之小腸，三日不已，死，冬大晨，夏晏晡[7]。病先發於膀胱，

五日而之膂，一日而之小腸，一日而之心，二日不已，死，冬鷄鳴，夏下晡[8]**。諸病以次相傳，如是者，皆有死期**[9]**，不可刺也，間一藏，及二三四藏者**[10]**，乃可刺也。**

〔注释〕

(1) 病先发于心，一日而之肺，三日而之肝，五日而之脾，三日不已死：病先发于心，再一日即传其所胜而病肺，再过三日而由肺传其所胜之肝，肝病再三日，即传其所胜之脾。此时尚可竭力为之，如《素问·玉机真脏论》所说："犹可按，可药，可灸，可浴，可导引按跻等法，若再过三日仍不愈，肾亦当受病，此时五脏皆伤，成逆不可回之势，故不敢望生而称死。"

(2) 冬夜半，夏日中：冬为阴盛之时，夜半则阴气尤甚；夏为阳盛之季，日中阳气尤甚。当此子午阳气偏盛偏绝之时，心病则难以当之。如张隐庵说："冬夜半者，以水胜而火灭，夏日中者，亢极而自焚也。"

(3) 冬日入，夏日出：冬季日入在申酉时，乃金气主时亢极之刻；夏之日出在寅时。夏时金气不支，寅时木旺金气尤衰。亢极将死，竭绝亦当死。

(4) 冬日入，夏蚤食：蚤，即早字。木应春气升发之象而当旺于平旦，人气之始隆也。冬日入于申酉金旺木气竭乏之时；夏早食，乃木气隆盛之时，亢极之象。故冬时木衰而死于尤衰之日入时，夏时木旺而死于尤亢之晨时。

(5) 冬人定，夏晏食：人定在亥时，冬时寒水盛，于亥时尤胜，而土难制之，夏日湿土大行，晏食为巳时，土旺之极。故脾病于其亢极衰极之时皆难当之，故死。

(6) 冬夜半，夏日昳（dié 叠）：昳，日过午偏斜而临未时。冬日水盛，夜半盛极，土衰而水反侮之，乃衰极之时；未时土旺，夏日未时为土旺之极。故于衰极亢极之时皆难生。

(7) 冬大晨，夏晏晡：大晨，天明日升阳气渐盛，为阴衰之时。晡，申时。晏晡，近昏之时。近昏为阳气入而阴气渐盛之时。冬为阴盛时，于阳虚者不利，而反死于阳升之时，夏为阳盛，于阴虚者不利，而反死于阴盛之时，以肾乃水火之脏，冬时阳病而衰，于当旺时与阴格而不胜，夏时病阴而亏，于阴当旺之时亦难胜阳，故皆死。

(8) 冬鸡鸣，夏下晡：膀胱与肾为表里，病则死期同。

(9) 诸病以次相传，如是者，皆有死期：《素问·玉机真脏论》谓："五脏相通，移皆有次，五脏有病，则各传其所胜。""病之且死，必先传行，至其所不胜病乃死。此言气之逆行也，故死。""传，乘之名也。"所谓以次相传，即乘其所胜，按相克之序遍伤五脏，故称有死期。

(10) 间一藏，及二三四藏：间，不连接、隔断的意思。间脏之传不同于相克之传，不能遍伤五脏，故称其为可治之顺证。

〔提要〕

本段较具体地列举了邪气入脏的传乘次序，及邪气淫传以至脏气绝败的死亡时刻，从而说明了掌握五脏之间生克乘侮规律的重要性。

文中分别举出了心、肺、肝、脾、肾五脏之病的传乘规律，同时又论及胃与膀胱的病变及伤及五脏的次序。这是因为胃为水谷之海，五脏六腑气血的生化之源，胃病可及于五脏。膀胱病，即太阳经之病。太阳主表，为诸阳主气，表虚失守将致邪气直中于内，故在此与五脏并列而论之。

本段最后指出：五脏以相克之次传承发展，则五脏俱伤而难治；不以相克之次传则为顺传，可治。

〔讨论〕

学习本篇，应与《素问·标本病传》、《素问·玉机真脏论》两篇合参。

本篇主要论述的是五脏受邪后在脏腑间的传乘次序，说明邪气淫胜、五脏失守而成不可治之症。但在具体论述病传之先，先概括地说明了医生掌握这个规律的重要性，由此而方可言治，故于篇首先论治法，而后逐步深入。然而，掌握和正确运用各种疗法，必须先知脏腑间乘侮生克之逆顺，由此而“神自得之”，良医之技可成。

一、“守一勿失，万物毕者”的含义

本篇首先论述了多种治疗方法的正确应用问题，指出诸方为应于众人之病而设，非一人之所尽行，最后指出守一勿失。关于守一勿失，就是说每一种病都应选择一种适应的疗法。也就是说，每种病因所致的病都各有特点，每种疗法也各有特点，临证要选择针对性强、与病情切合的疗法，而不要盲目滥施，逐一应试。复杂多变的病症，在各个不同阶段，其伤害部位、病的性质都在发展变化着，我们自然不可拘泥于一方而不变，而应针对其各个阶段的主因和病机，施以恰中病情的治法。正如张隐庵所说：“邪在皮毛者，宜砭而去之；在于脉肉筋骨者，宜针而泻之；邪入于中者，宜导引行气以出之；寒邪之入深者，宜熨而通之；邪在内而虚者，可饮以甘药；实者，毒药以攻之；陷于下者，宜灸之。”但这并不是说一个病要遍采诸法，而是告诉我们要善于运用多种疗法，掌握治病求本的原则。因此，“守一勿失”的“一”，指的是病因，所谓“一者因得之”。本篇所指的疗法，不能仅看作治疗方式的不同，而应从疗法的特性方面理解其治疗原则。所谓“守一勿失”，“一者因得之”，虽然一指疗法的应用，一指病因的询察，然而都是示人“谨守病机”，辨证求本而施治，含同病异治、异病同治之理于其中。要做到这一点，必须熟知疾病传变的规律，临证之时方可“如日之醒”，如“惑之解”，而心中了然，施治有方。

二、病传规律

本篇主要论述的是疾病伤及五脏的传变规律。五脏之病的传变反映了脏腑之间的生制关系，彼此是密切关联，相互影响的。关于正气与病邪的关系，必脏气虚而后邪气方能乘虚而入，然外邪淫胜之时也会影响脏气，而致正虚。在脏腑间生克规律的基础上，在脏气虚衰与否的情况下，疾病的发展变化不外两种传变形式：

是按脏腑相克之序而传。这是当五脏气竭、邪气淫胜时出现的一种逆变，特点是五脏受邪皆乘其所胜，五脏间正常的生克关系被破坏，有胜气而无复气，也就是五脏间调节机能的丧失。如《素问·六微旨大论》说：“亢则害，承乃制。制则生化，外列盛衰。害则败乱，生化大病。”有胜无复之变，就是所谓害则败乱，也就是本篇所描述的以相克之序而传，病势迅速发展，脏腑功能衰竭。也有外感之病邪暴烈，伤人后传变迅速，以致脏腑的调节功能来不及发挥（或功能有限，不能抗御和阻止病势的急剧恶化），此时应视为相克之逆传。如多种急性传染病的发生和演变。

《素问·玉机真脏论》指出："五脏皆受气于其所生，传之于其所胜，气舍于其所生，死于其所不胜。病之且死，必先传行，至其所不胜，病乃死。此言气之逆行也，故死。"这既概括了五脏之间的关系，又说明了病情传变的规律。同时提示，无论是五脏气衰，还是邪气过烈，都是在脏腑彼此已无相生能力的情况下，即亢而无制的情况下，才会出现本篇所描述的逆传次序。

二是按相生之序而传，所谓间脏者生。这是因为发病后，脏腑间正常的生制关系使发病之脏的正气逐渐补充，使偏亢的功能得到抑制。所谓胜复之变的出现，就属于这个正常的调节范围。如《素问·至真要大论》说："胜至则复，无常数也，衰乃止耳。复已而胜，不复则害。"这就说明了脏病而出现偏亢变化时所将发生的调节过程。此脏气胜复之理不但于杂病脏气偏盛偏衰时出现，即急性外感热病，亦有此变化。如秋燥本为寒凉之气，治应温润为法，正如吴鞠通所说："燥属金而克木，木之子，少阳相火也，火气来复，故现燥热干燥之症。《经》谓燥金之下，火气承之……《素问》所谓燥化于天，热反胜之，治以辛凉，佐以甘苦法也。"不独秋燥一病有胜复之变，伤寒、杂病皆如此。兹再引吴鞠通说："仲景《伤寒论》中之麻桂、姜附，治寒之胜气也，治寒之正化也，治寒之本病也。白虎、承气，治寒之复气也，治寒之对化也，治寒之标病也。余气俱可从此类推。"可见，不惟内伤之病有胜复之作，即外感之病亦如此。不独脏气之间彼此生克制化，亢害承制，即天之六气、六淫伤人，也同样会出现亢害承制的胜复变化。这个变化反映了体内的生机，说明正气仍存在，病势多应为顺而易治。反之，若无此复气出现，则将出现遍伤五脏的逆证，也就是"正气横倾"，而无抗病之能了。

所以，要掌握病传的趋势，必须先了解脏腑间生克乘侮的规律，了解正气与邪气的关系，这是极其重要的。无论诊断还是治疗疾病，都不能离开这个理论的指导。

本篇说："要乎哉问道。"一句话指出了这个规律的重要性。明了了这个规律，便掌握了疾病的传变逆顺，临床诊断和治疗时就会有所遵循，心目了然，而昭乎其如日醒。"被而服之，神与俱成，毕将服之，神自得之。"若不知用此规律，不知五脏六腑之间是互相影响的，在诊断和治疗疾病之时，也就掌握不了疾病的转归，对千变万化的病情茫然不知所措，所谓"痞乎其无声，漠乎其无形"。察觉不到疾病的深入发展和变化，治疗时也必然会一筹莫展。因此，掌握和运用五脏间生克规律及亢害承制的胜复理论，就可以变垂危之症为可生。所谓"生神之理"，就是指此理论而言。

由此可知，五行生克乘侮的规律应用于医学，描述各脏腑间的相互关系是正确的。它大体上反映了各脏腑间相互依赖、相互制约的复杂生理病理关系。

三、五脏病以次相传是否死证

五脏病传是否死证而不可治呢？这个问题本篇已做了很好的回答。

本篇在论述每一脏的始发病，及其乘所胜之脏而相传的变化时，都未言死，只是在五脏尽伤而治疗未已（即治疗不当）后方言死。如《素问·玉机真脏论》说："病入舍于肺，名曰肺痹……弗治，肺即传而行之肝，病名曰肝痹，当是之时可按，若刺耳，弗治，肝传之脾……当此之时，可按可药可浴。弗治，脾传之肾……当此之时，可按可药。弗治，肾传之心……可灸可药，弗治，满十日，法当死。”由此可以看出，所谓病传的死证，在当时也不尽死。死与不死的关键，在于是否精通了医理，是否掌握了病传规律，了解了脏腑间生克乘侮规律，以及能否用此理论为指导，正确而及时地施以治疗。

当然，在五脏尽伤，“正气横倾，淫邪泮衍”的情况下，气血竭绝，生机已无，纵然有良好的医术，也将无从下手。此乃因误而致不治，并非病起就属不治。不治是因为体内已无调动生机以御邪的希望了。所以，《内经》一再强调“上工治未病”，强调治病宜早，所谓“邪风之至，疾如风雨，故善治者治皮毛，其次治肌肤，其次治筋脉，其次治六腑，其次治五脏，治五脏者，半死半生也。”（《素问·阴阳应象大论》）因此，正确运用五行间生克承制理论，可以及早掌握病势的深度和趋向，利于及时采取有效的治疗方法，当其未至垂危便治愈其病。

对于病的可治不可治，《内经》很客观地做了大量论述。在《灵枢·九针十二原》中说：“今夫五脏之有疾也，譬犹刺也，犹污也，犹结也，犹闭也。刺虽久，犹可拔也，污虽久，犹可雪也，结虽久，犹可解也，闭虽久，犹可决也。或言久疾之不可取者，非其说也……言不可治者，未得其术也。”在此论述的虽是顽固久病，未指急暴逆传之证，但其认识问题的思路是正确的。所谓逆传之不可治，亦属未得其术也，主要还是对疾病的机理认识不清楚。若能掌握病传的内在原因，掌握多种疗法的正确应用，也就会有相应的办法来治疗这些传变迅速、危害严重的疾病了。

（高　铎）

淫邪发梦第四十三

淫邪，指偏胜的病邪。本篇重点讨论因淫邪扰乱脏腑而发梦的病理情况，故名“淫邪发梦”。

〔原文〕

黄帝曰：願聞淫邪泮衍[1]，奈何？岐伯曰：正邪[2]從外襲内，而未有定舍，反淫[3]於藏，不得定處，與營衛俱行，而與魂魄[4]飛揚，使人卧不得安而喜夢；氣淫於府[5]，則有餘於外，不足於内；氣淫於藏[6]，則有餘於内，不足於外。

〔注释〕

(1) 淫邪泮衍：淫邪，就是偏胜的病邪。泮，是散的意思；衍，是充满盈溢，因而蔓延或繁衍的意思。淫邪泮衍，指病邪散在地蔓延于全身。张景岳：“淫邪泮衍，言奇邪为梦，变幻无穷也。”

(2) 正邪：张景岳：“正邪者，非正风之谓，凡阴阳劳逸之感于外，声色嗜欲之动于内，但有干于身心者，皆谓之正邪，亦无非从外袭内者也。惟其变态恍惚，未有定舍，故内淫于脏，则于营卫魂魄无所不乱，因令人随所感而为梦。”

(3) 淫：这里做侵害讲。

(4) 魂魄：人的精神思维活动之一。《灵枢·本神》说：“两精相搏谓之神，随神往来者谓之魂，并精而出入者谓之魄。”

(5) 气淫于府：张景岳：“气盛于阳也。”

(6) 气淫于藏：张景岳：“气盛于阴也。”

〔提要〕

本段主要说明邪气从外袭内，与营卫俱行，扰乱五脏六腑，与魂魄飞扬，使人卧不得安而喜梦的病机，以及邪气分别淫于脏腑的有余和不足。

〔原文〕

黄帝曰：有餘不足，有形乎？岐伯曰：陰氣盛，則夢涉大水而恐懼；陽氣盛，則夢大火而燔焫[1]；陰陽俱盛，則夢相殺。上盛則夢飛，下盛則夢墮；甚饑則夢取，甚飽則夢予；肝氣盛，則夢怒，肺氣盛，則夢恐懼、哭泣、飛揚[2]；心氣盛，則夢善笑恐畏[3]；脾氣盛，則夢歌樂，身體重不舉[4]；腎氣盛，則夢腰脊兩解不屬[5]。凡此十二盛者，至而瀉之，立已[6]。

〔注释〕

(1) 燔焫：燔，焚烧或烤的意思。焫（ruò，音若），同“爇”，烧的意思。燔焫，燃烧之意。

（2）肺气盛，则梦恐惧、哭泣、飞扬：张景岳："肺在志为忧，故梦恐惧哭泣；肺主气，故梦飞扬。"

（3）心气盛，则梦善笑恐畏：张景岳："心在志为喜，在变动为忧也。"

（4）脾气盛，则梦歌乐，身体重不举：张景岳："脾喜音乐，在声为歌，其主肌肉也。"丹波元简："《甲乙经》：重下有手足二字。"

（5）肾气盛，则梦腰脊两解不属：张景岳："腰为肾之府，故若腰脊不相连属。"

（6）凡此十二盛者，至而泻之，立已：张景岳："阳盛则有余于腑，阴盛则有余于脏，但察其邪之所在，而以针泻之则已。"马莳："凡此十二盛者，在腑则有余于外，在脏则有余于内。凡有梦至时，即知其邪之在何脏腑，遂用针以泻之，其邪可立已矣。盖腑梦泻腑，脏梦泻脏也。"

〔提要〕

本段论述了十二种实证所形成的不同梦境，以及盛则泻之的针刺疗法，说明梦境的发生，是与脏腑的功能、阴阳气的盛衰等情况密切相关的。

〔原文〕

厥氣客於心[(1)]，則夢見丘山烟火[(2)]；客於肺，則夢飛揚，見金鐵之奇物；客於肝，則夢山林樹木；客於脾，則夢見丘陵大澤，壞屋風雨；客於腎，則夢臨淵，没居水中；客於膀胱，則夢游行[(3)]；客於胃，則夢飲食；客於大腸，則夢田野[(4)]；客於小腸，則夢聚邑衝衢[(5)]；客於膽，則夢斗訟自刳[(6)]；客於陰器，則夢接内；客於項，則夢斬首；客於脛，則夢行走而不能前，及居深地窌苑[(7)]中；客於股肱，則夢禮節拜起；客於胞脏，則夢溲便[(8)]。凡此十五不足者，至而補之立已也[(9)]。

〔注释〕

（1）厥气客于心：厥气，即逆行之气。张隐庵："夫邪之所凑，其正必虚。上章论邪气之有余，此论正气之不足。厥气者虚气，厥逆于脏腑之间，客者薄于脏腑之外也。"

（2）梦见丘山烟火：张景岳："心属火也。"以下肺、肝、脾、肾者同。邪气客于五脏，则梦其所属。

（3）客于膀胱，则梦游行：张景岳："膀胱为足太阳经，属三阳之表也。"马莳："以膀胱经遍行头项背腰胻足也。"

（4）客于大肠，则梦田野：张景岳："大肠为传导之官，其曲折纳汙，类田野也。"马莳："以大肠为传导之官，其曲折广大，似田野也。"张志聪："田野者，水谷之所生也。大肠为传导之官，主受水谷之余，济泌别汁。止梦见田野者，大肠之气虚也。"

（5）聚邑冲衢：邑，城市。聚邑，即人众聚集的通都大邑。冲，通行的大道。丹波元简："冲，《说文》：通道也。与街同意。气冲，一名气街。可证。"衢（qú，音渠），大路。冲衢，就是四通八达的交通要道。张景岳："小肠为受盛之官，物之所聚，类邑衢也。"马莳："邪气客于小肠，则梦会聚之邑居，或冲要之道衢，以小肠为受盛之官，其物之所聚，似邑衢也。”

(6) 自刳：刳，剖开。自刳，自己剖腹。张景岳：“胆主决断，其气刚也。刳，音枯，剖腹也。”

(7) 窌苑：窌，同窖，地窖。苑，古代养禽兽、植林木的地方。窌苑，即留居在深处地下窖园之中。张景岳：“厥逆之邪在下也。窌，窖同。”

(8) 客于胞䐈，则梦溲便：胞，这里指膀胱。䐈，指直肠。张景岳：“胞，溲脬也。䐈，大肠也。在前则梦泄，在后则梦便。胞，音抛。䐈，音直。”张隐庵：“客于胞则梦泄前溺，客于䐈肠则梦后便。”

(9) 凡此十五不足者，至而补之立已也：张景岳：“当各随其经，以针补之。”马莳：“凡此十五不足者，在腑则不足于内，在脏则不足于外。凡有梦至时，即知其邪之在何脏腑，遂用针以补之，其邪可立已矣。盖腑梦补脏，脏梦补腑也。”

〔提要〕

本段论述因人体正气不足的十五种虚证产生的梦境，再一次说明梦境的形成与人体脏腑器官的生理功能及脏气的虚实密切相关，并提出不足则补之立已的针刺治疗方法。

〔讨论〕

本篇主要论述由于病邪侵扰五脏六腑，扰乱神志而发梦的问题。由于邪气侵扰的部位不同，机体发生多种梦幻。在整个《内经》中，谈到梦的除本篇外，还有《素问·脉要精微论》和《素问·方盛衰论》。现将其内容与本篇比较分析如下：

《素问·脉要精微论》：“是知阴盛则梦涉大水恐惧，阳盛则梦大火燔灼，阴阳俱盛则梦相杀毁伤，上盛则梦飞，下盛则梦堕，甚饱则梦予，甚饥则梦取，肝气盛则梦怒，肺气盛则梦哭，短虫多则梦聚众，长虫多则梦相击毁伤。”除最后两条关于寄生虫扰乱人脏腑神志而发梦的条文以外，其基本与本篇中“十二盛”而发梦的文字相同，没有超出本篇范围。

《素问·方盛衰论》：“是以肺气虚则使人梦见白物，见人斩血藉藉，得其时则梦见兵战。肾气虚则使人梦见舟船溺人，得其时则梦伏水中，若有畏恐。肝气虚则梦见菌香生草，得其时则梦伏树下不敢起。心气虚则梦救火阳物，得其时则梦燔灼。脾气虚则梦饮食不足，得其时则梦筑垣盖屋。”这段论述虽然和本篇不太一样，但仍是从五脏的五行属性和脏气的盛衰出发来论述梦的病机的。

本篇比较完整地论述了梦的起因、病机及治疗问题。

一、病因

本篇题目为“淫邪发梦”，很明确地告诉我们，淫邪——即偏胜的病邪，是发梦的主要原因。这里淫邪具体指的是“正邪从外袭内，未有定舍，反淫于脏”。关于什么是正邪，《素问·八正神明论》说：“正邪者，身形若用力汗出，腠理开，逢虚风，其中人也微，故莫知其情，莫见其形。”王冰解释说：“正邪者，不从虚之乡来也。以中人微，故莫知其情意，莫见其形状。”《难经·五十难》说：“自病者为正邪”，是指脏腑受到和本脏同一属性的病邪侵犯而致病。一般来说，正邪是人在正常的气候条件下，感受风寒暑湿燥火六气而发生轻微疾病的原因，所以常常“莫知其情，莫见其形”。实际上，正邪作为发梦的病因，泛指有碍于人身心健康的各种内外因素。所以张景岳说：“正邪者，非正风之谓，凡阴阳劳逸之感于外，声色嗜欲之动于内，但有干于身心者，皆谓之正邪，亦无非从外袭内者也。惟其变态恍惚，未有定舍，故内淫于脏，则于营卫魂魄，无所不乱，因令人随所感而为梦。”其解释是比较确切的。

二、病机

1. 邪气侵扰脏腑之气而发梦

“正邪从外袭内，而未有定舍，反淫于脏，不得定处，与营卫俱行，而与魂魄飞扬，使人卧不得安而喜梦。”魂魄，《灵枢·本神》中说：“两精相搏谓之神，随神往来者谓之魂，并精而出入者谓之魄。”《素问·宣明五气》篇：“心藏神，肺藏魄，肝藏魂，脾藏意，肾藏志，是谓五脏所藏。”说明人的五脏六腑是和人的精神思维活动密切联系着的。病邪侵入人体，不得定处，与营卫之气一起周流于全身内外，滋扰五脏六腑，随魂魄而飞扬，故使人夜不能安卧，而发为种种不同的梦幻。

2. 梦境的形成不仅由于邪气滋扰脏腑，而且由于侵犯的部位不同

人身的脏腑有阴阳内外的不同，《素问·金匮真言论》说：“夫言人之阴阳，则外为阳，内为阴。言人身之阴阳，则背为阳，腹为阴。言人身之脏腑中阴阳，则脏者为阴，腑者为阳。肝、心、脾、肺、肾五脏皆为阴，胆、胃、大肠、小肠、膀胱、三焦六腑皆为阳。”所以本文中说：“气淫于腑，则有余于外，不足于内；气淫于脏，则有余于内，不足于外。”就是说当邪气滋扰于六腑时，则阳气盛于外，阴气不足于内；邪气滋扰于五脏时，则阴气有余于内，而阳气不足于外。这样，便产生了文中叙述的“十二盛者”和“十五不足者”所形成的各种不同的梦境。文中各种梦境形成的病机主要可分为以下几大类：例如，“阴气盛，则梦涉大水而恐惧；阳气盛，则梦大火而燔焫”，与阴阳气的盛衰有关。“客于胃，则梦饮食”，“客于胞脯，则梦溲便”，与脏腑的生理功能有关。“厥气客于心，则梦见丘山烟火；客于肺，则梦飞扬，见金铁之奇物”，与脏腑的五行属性有关。因此，我们可以根据梦境来判断病邪所客的部位、人体阴阳的盛衰和脏腑的虚实。

三、治疗

文中提出根据脏腑气的虚实而治疗的针刺法则：“凡此十二盛者，至而泻之，立已也。”“凡此十五不足者，至而补之，立已也。”即“盛则泻之，虚则补之”的大法。虽然短，但很明确。

四、对临床工作的启发

本文将不同梦境形成的原因主要归结为“虚证”和“实证”两大类，是符合临床实际的。任应秋老师曾经谈到，临床中遇到的病人，若所述梦境多为日常生活中常见的事物，大多数是虚证，而作恶梦、怪梦的人，多属实证。因此，文中提到通过梦来了解疾病

的病位，判断脏腑的虚实盛衰，可以作为临证参考。文中提到用针刺补泻的方法来进行治疗，可启发我们的思路。

文中关于五脏六腑发梦与五行属性相合的描述，有很多牵强附会的地方。例如“客于阴，则梦山林树木；客于脾，则梦见丘陵大泽，坏屋风雨；客于肾，则梦临渊，没居水中”等等，未免机械。

（肖燕军）

顺气一日分为四时第四十四

“一日分为四时”，即一日的阴阳变化，可以用一年春夏秋冬四季的阴阳变化来理解、分析。“顺气”，即治疗疾病时要顺着一日四时中自然界和人体阴阳之气的盛衰变化。本篇主要讨论了怎样把一天划分为四时，并运用于诊断和治疗，以及如何顺应四时之气等内容，故称“顺气一日分为四时”。

〔原文〕

黄帝曰：夫百病之所始生者，必起於燥濕寒暑風雨，陰陽喜怒，飲食居處[1]。氣合而有形[2]，得藏而有名[3]，余知其然也。夫百病者，多以旦慧晝安，夕加夜甚，何也？岐伯曰：四時之氣使然。

黄帝曰：願聞四時之氣。岐伯曰：春生夏長，秋收冬藏，是氣之常也，人亦應之。以一日分爲四時，朝則爲春，日中爲夏，日入爲秋，夜半爲冬[4]。朝則人氣始生，病氣衰，故旦慧。日中人氣長，長則勝邪，故安。夕則人氣始衰，邪氣始生，故加。夜半人氣入藏，邪氣獨居於身，故甚也。

黄帝曰：其時有反者[5]何也？岐伯曰：是不應四時之氣，藏獨主其病者[6]。是必以藏氣之所不勝時者甚[7]，以起所勝時者起[8]也。黄帝曰：治之奈何？岐伯曰：順天之時，而病可與期[9]，順者爲工，逆者爲粗[10]。

〔注释〕

（1）必起于燥湿寒暑风雨，阴阳喜怒，饮食居处：张景岳：“燥湿寒暑风雨，外感也。阴阳喜怒，饮食居处，内伤也。”此处是说，百病的产生皆以外感或内伤为病因。

（2）气合而有形：气合，指邪气合于人体。形，指病形。即病邪客于人体后表现的形状、脉证。张隐庵：“盖六淫之邪外合于形而病于形也。”

（3）得藏而有名：张隐庵：“阴阳喜怒，饮食居处，内因于人之失调，得之于脏而有病名。如伤喜则得之于心，而有心病矣。伤怒则得之于肝，而有肝病矣。伤悲则得之于肺，而有肺病矣。伤恐则得之于肾，而有肾病矣。伤于饮食，则得之脾胃，而有脾胃之病矣。”“盖内因之病，得之于脏而病脏也。”

（4）朝则为春，日中为夏，日入为秋，夜半为冬：朝则太阳从左而升，犹春季阳气之升。日中则火热盛极，犹夏季之阳气盛隆。日入则阳气降下，犹秋季之阳降阴长。夜半则阳气闭藏，犹冬季之阳伏阴盛。

（5）时有反者：指经常有和“旦慧昼安，夕加夜甚”的变化规律不符合的情况。

（6）是不应四时之气，藏独主其病者：指病情和一日四时之气的变化不相应，而仅受脏气变化影响的疾病。

（7）藏气之所不胜时者甚：脏气之所不胜，就是根据五行相克的规律，脏气所主的五行被时日所主的五行相克之时。如肝病不能胜申酉时之金气，心病不能胜亥子时之水气，脾病不能胜寅卯时之木气，肺病不能胜巳午时之火气，肾病不能胜辰戌丑未之土气。五脏之病遇其所不胜时就要加重。

（8）以其所胜时者起：起，指病情减轻或痊愈。其所胜，指脏气所主的五行能克制时日所主的五行。如肝病遇辰戌丑未之土时，心病遇申酉之金时，脾病遇亥子之水时，肺病遇寅卯之木时，肾病遇巳午之火时等，病情将好转或痊愈。

（9）顺天之时，而病可与期：病可与期，指可以估计疾病预后的善恶。如张景岳说："顺天之时者，因时气之盛衰，知阴阳之虚实，故病之凶吉可期。"

（10）顺者为工，逆者为粗：指能够顺应时气的盛衰，根据脏腑的虚实而进行补泻调治的，才算是高明的医生；违反这个原则的，就是粗率的医生。

〔提要〕

本节主要说明人的正气和一日、一年四季的阴阳盛衰是一致的。随着一日的阴阳盛衰变化，人的正气也产生相应的盛衰变化，因而病情出现旦慧、昼安、夕加、夜甚的现象。有些和此规律不相应的疾病，也一定会受自然界阴阳变化的影响，其病情可能会在该脏所不胜之时加重，在其所胜之时减轻或痊愈。因而医生要顺应时气的盛衰，根据脏腑之虚实进行适当的治疗。

〔原文〕

黄帝曰：善。余聞刺有五變，以主五輸[(1)]，願聞其數。岐伯曰：人有五藏，五藏有五變，五變有五輸[(2)]，故五五二十五輸，以應五時。

黄帝曰：願聞五變。岐伯曰：肝爲牡藏[(3)]，其色青，其時春，其音角，其味酸，其日甲乙。心爲牡藏[(3)]，其色赤，其時夏，其日丙丁，其音徵，其味苦。脾爲牝藏[(3)]，其色黄，其時長夏，其日戊己，其音宫，其味甘。肺爲牝藏[(3)]，其色白，其音商，其時秋，其日庚辛，其味辛。腎爲牝藏[(3)]，其色黑，其時冬，其日壬癸，其音羽，其味咸，是爲五變。

〔注释〕

（1）刺有五变，以主五输：言针刺有五种变化，分别与五输穴相应。此五种变化即或刺井，或刺荥，或刺输，或刺经，或刺合。

（2）五藏有五变，五变有五输：张隐庵："五脏有五变者，有五时、五行、五音、五色之变异。五变有五输者，一脏之中有春刺荥、夏刺输、长夏刺经、秋刺合、冬刺井之五输。"就是说，人之五脏各有脏、色、时、音、味五变，与之相应的有井、荥、俞、经、合五输。

（3）肝为牡藏……心为牡藏……脾为牝藏……肺为牝藏……肾为牝藏：这里牡指阳性，牝指阴性。张景岳："肝属木，为阴中之少阳，故曰牡脏。""心属火，为阳中之太阳，曰牡脏。""脾属土，为阴中之至阴，故曰牝脏。""肺属金，为阳中之少阴，故曰牝脏。""肾属水，为阴中太阴，故曰牝脏。"

〔提要〕

本节说明了一年四季及一日四时中，均有阴阳盛衰和五行的变化。治疗疾病时应顺应这些变化，而采用五变之刺。

〔原文〕

黄帝曰：以主五輸奈何[(1)]？藏主冬，冬刺井[(2)]；色主春，春刺滎[(3)]；時主夏，夏刺輸[(4)]；音主長夏，長夏刺經[(5)]；味主秋，秋刺合[(6)]。是謂五變，以主五輸。

黄帝曰：諸原安合，以致六輸[(7)]？岐伯曰：原獨不應五時，以經合之以應其數[(8)]，故六六三十六輸。

黄帝曰：何謂藏主冬，時主夏，音主長夏，味主秋，色主春？願聞其故。岐伯曰：病在藏者，取之井。病變於色者，取之滎。病時間時甚者，取之輸。病變於音者，取之經。經滿而血者病在胃，及飲食不節得病者，取之於合[(9)]。故命曰味主合，是謂五變也。

〔注释〕

（1）以主五输奈何：张景岳："此言五输之主五时也。"历代注家均认为，此句后应有"岐伯曰"三字，当从之。

（2）藏主冬，冬刺井：张景岳："五脏主藏，其气应冬，井之气深，亦应乎冬，故凡病之在脏者，当取各经之井穴也。"

（3）色主春，春刺荥：张景岳："五色蕃华，其气应春，荥穴气微，亦应乎春，故凡病之在色者，当取各经之荥也。"

（4）时主夏，夏刺输：张景岳："五时长养，其气应夏，俞穴气盛，亦应乎夏，故病之时作时止者，当取各经之俞也。"

（5）音主长夏，长夏刺经：张景岳："五音繁盛，气应长夏，经穴正盛，亦应长夏，故病在声音者，当取各经之经也。"

（6）味主秋，秋刺合：张景岳："三味成熟，以养五脏，其气应秋，合穴气敛，亦应乎秋，故凡经满而血者、病在胃及因饮食内伤者，当取各经之合也。"按："三味"似应为"五味"。这里的意思是说，五味成熟于秋，合穴气敛亦应秋，故凡与五味有关的胃病、饮食所伤及出血诸病，均当取各经合穴而刺之。

（7）诸原安合，以致六输：诸阳经尚有原穴，故称六输。"诸原安合"，是问原穴和五时怎样相应？

（8）原独不应五时，以经合之以应其数：上文只论及五输和五时相应的关系，而没有论及六腑的原穴，是因为原穴和经穴相合而不单独应时。即长夏应经亦应合，经、合相合以应五行之数。

(9) 经满而血者病在胃，及饮食不节得病者，取之于合：张隐庵说："肺与阳明，主秋之金令。饮入于胃，上输于肺，食气于胃，淫精于脉，脉气流经，经气归于肺，肺朝百脉，输精于皮毛，毛脉合精，行气归于腑，而通于四脏，是入胃之饮食，由肺气通调输布，而生此营卫血脉。故经满而血者，病在胃；饮食不节者，肺气不能转输而得病也。按《灵》《素》经中，凡论五脏必兼论胃腑，以胃为五脏之生原也。肺与阳明，并主秋令。此章以腑合脏，而脏合于四时五行，味主秋，则秋令所主之脏腑，皆隐于中矣。"此句是说，饮食五味入胃后，其消化吸收并化生为营卫血气，再敷布到人体全身，主要与胃肠和肺脏有关，因肺与阳明胃主秋，味也主秋，故经满而血及饮食不节而病在胃者，均可刺与秋相应的合穴。

〔提要〕

本节论述了五变主五输的具体情况，提出病在脏者取之井，病变于色者取之荥，病时间时甚者取之俞，病变于音者取之经，经满而血者病在胃，及饮食不节得病者取之合五种变化刺法。至于六腑各多一原穴，则提出"以经合之以应其数"，即将原穴和经穴一样看待，以应五时即可。

〔讨论〕

一、关于"百病者，多以旦慧昼安，夕加夜甚"的问题

本篇根据一年四季和一日昼夜中阴阳变化对人体的影响，说明人和自然界是息息相关的。一年之中存在着春生、夏长、秋收、冬藏的自然变化，人体也出现春夏阳气发泄、气血趋向于表，秋冬阳气收藏、气血趋向于里的相应变化。在一日的昼夜晨昏中，"朝则为春，日中为夏，日入为秋，夜半为冬。"其四时的寒温变化虽没有四季那样明显，但对人体的确有一定的影响。如《素问·生气通天论》说："故阳气者，一日而主外，平旦人气生，日中阳气隆，日西而阳气已虚，气门乃闭。"本篇所谓"旦慧昼安，夕加夜甚"，则是人体正气随一日四时阴阳变化而变化的结果。临床上，大多数疾病确实存在着清晨至中午比较轻、下午至晚上逐渐加重的规律。本篇对此的解释是："朝则人气始生，病气衰，故旦慧；日中人气长，长则胜邪，故安；夕则人气始衰，邪气始生，故加；夜半人气入脏，邪气独居于身，故甚也。"应该说，这种解释是比较符合客观实际的，它体现了祖国医学关于人与自然是统一整体的基本精神。

至于和"旦慧昼安，夕加夜甚"不相符合的疾病，本篇则提出"必以脏气之所不胜时者甚，以其所胜时者起也"。对此理解不可拘泥。如慢性咳喘之肺金病，因其多为感受风寒而起，故多于巳午之火时缓解，而于寅卯之木时增剧。所以对时日与疾病的五行生克应灵活理解。古人无非是说，有些疾病虽与"旦慧昼安，夕加夜甚"的规律不相符合，但与昼夜的阴阳盛衰变化仍是有密切关系的。人体与自然界是一个统一的整体，其生理和病理时刻受自然界的影响。

二、关于五变应五输的问题

本篇提出的五变有两种含义：一是与五行相应的五脏中各有脏、色、时、音、味五种变化，二是和脏、色、时、音、味相应的有刺井、刺荥、刺输、刺经、刺合五种刺法。所以说“五脏有五变，五变有五输”。为了易于研究和运用本篇所述的刺法，特将五脏二十五输穴列表示意如下：

表 12　五脏五变应二十五输简表

五变	五时	五输	肝经	心经	脾经	肺经	肾经
脏	冬	井	大敦	少冲	隐白	少商	涌泉
色	春	荥	行间	少府	大都	鱼际	然谷
时	夏	俞	太冲	神门	太白	太渊	太溪
音	长夏	经	中封	灵道	商丘	经渠	复溜
味	秋	合	曲泉	少海	阴陵泉	尺泽	阴谷

关于这种取穴法的应用，一定不可拘泥。所谓“是谓五变，以主五输”，是说自然界的阴阳及人体的气血盛衰在永恒的变化中，因而在治疗疾病时，一定要根据这些变化，分别采取不同的刺法。凡时在春夏，或邪在肌表，皆可刺相应的荥、输、经诸穴；而时在秋冬，或邪在脏腑，皆可刺主里的合、井诸穴。对此应灵活掌握，不可按图索骥，致生殆害。

值得一提的是，本篇所说的五时应五输和后世说法不完全相同。本篇五时之刺以应五输，谓冬刺井、春刺荥、夏刺输、长夏刺经、秋刺合，和《灵枢·本输》所谓“春取络脉诸荥”，“夏取诸输”，“秋取诸合”，“冬取诸井”是相符的。而《难经·七十四难》却说：“《经》言春刺井，夏刺荥，季夏刺输，秋刺经，冬刺合”，可能系《难经》之误。诸针刺大家均宗《难经》之说，以春夏刺井荥，秋冬刺经合立论。可见后一种说法也是有一定实践基础的。究竟哪一种说法更切实际，尚需进一步地研究。

（卢丙辰）

外揣第四十五

揣，估计，忖度的意思。《说文》：量也。《六书通》：凡称量忖度，皆曰揣。本篇作揣摩或推测讲。因本篇有“司外揣内”、“司内揣外”的内容，故名“外揣”。

本篇主要是探讨用针之道和指导疾病诊断治疗的理论，说明中医基础理论对医疗实践有高度概括性和指导性，这个理论就是阴阳学说。人体是一个内外相应的统一整体，我们可以从人体外表五音五色的变化中，推测出内在五脏的疾病，即文中“司外揣内”、“司内揣外”之意。

〔原文〕

黄帝曰：余聞九針九篇[(1)]，余親受其調[(2)]，頗得其意。夫九針者，始於一而終於九[(3)]，然未得其要道也。夫九針者，小之則無内，大之則無外，深不可爲下，高不可爲蓋，恍惚無窮，流溢無極，余知其合於天道人事四時之變也，然余願雜之毫毛，渾束爲一[(4)]，可乎？岐伯曰：明乎哉問也，非獨針道焉，夫治國亦然。

黄帝曰：余願聞針道，非國事也。岐伯曰：夫治國者，夫惟道焉[(5)]，非道，何可小大深淺，雜合而爲一乎？

〔注释〕

(1) 九针九篇：九针，是指古代医生应用的九种不同形状和用法的针。其名称是：镵针、圆针、鍉针、锋针、铍（pí 皮）针、圆利针、毫针、长针、大针。见《灵枢·九针十二原》。九篇，是指关于九针的九篇文章。

(2) 亲受其调：受，就是接受，即领会体察的意思。调，是指规律而言。张景岳：“调，法度也。言颇得其详也。”

(3) 始于一而终于九：这里是指九针的作用分别与天、地、人及各种自然现象相应。《素问·针解》篇说：“余闻九针，上应天地四时阴阳，愿闻其方，令可传于后世以为常也。岐伯曰：夫一天、二地、三人、四时、五音、六律、七星、八风、九野，身形亦应之，针各有所宜，故曰九针。”张景岳：“始于一终于九者，尽天地之大数也。针数应之，故小则无内，大则无外，深则无下，高则无上，其于天道人事四时之变，无所不合，故散之则杂如毫毛，约之则浑束为一，一者欲得其要也。”

(4) 浑束为一：浑，齐同的意思。束，就是约束。浑束为一，是指把许多复杂的问题归纳起来，成为一个总的问题。

(5) 夫惟道焉：张景岳：“至大至小，至浅至深，无不有道存焉。故治国有道，治针亦有道。必知乎道，乃可合万变而为一矣。”

〔提要〕

本节概括地论述了九针的作用，及其与天、地、人各种自然现象相应。探讨用针的道理，即用针刺治疗疾病的理论，强调基础理论对于医疗实践的高度概括性和指导性。

〔原文〕

黄帝曰：願卒聞之。岐伯曰：日與月焉，水與鏡焉，鼓與響焉。夫日月之明，不失其影，水鏡之察，不失其形，鼓響之應，不後其聲，動摇則應和，盡得其情[(1)]。

黄帝曰：窘乎哉！昭昭之明不可蔽，其不可蔽，不失陰陽也[(2)]。合而察之，切而驗之，見而得之[(3)]，若清水明鏡之不失其形也。五音不彰，五色不明，五藏波蕩[(4)]，若是則内外相襲[(5)]，若鼓之應桴[(6)]，響之應聲，影之似形[(7)]。故遠者，司外揣内，近者，司内揣外[(8)]，是謂陰陽之極，天地之蓋[(9)]，請藏之靈蘭之室[(10)]，弗敢使泄也。

〔注释〕

（1）动摇则应和，尽得其情：张景岳：“道本无形，何从察之，在明其理，得其情耳。故如日月之于影，水镜之于形，鼓之于声，有动则有应，有应则可知，惟其至明，故能尽得其情。”

（2）不失阴阳也：张景岳：“道者一也，一生二，阴阳而已。不失阴阳，则昭昭之明不可蔽也。”就是说，道理只有一个，即阴阳的规律，抓住了这一点，看问题就明确了，不会被蒙蔽了。

（3）合而察之，切而验之，见而得之：张景岳：“合而察之，参合阴阳而详察也，切而验之，从其切要而辨证也，故可见可得，如清水明镜之无所失也。”马莳：“合阴阳而察之，切阴阳而验之，见阴阳而得之。”

（4）五藏波荡：形容五脏功能紊乱。马莳：“设使五音不能彰，五色不能明，则阴阳不明，而五脏在人身者，如水波荡然，紊乱无纪，故必知内外有相袭之妙。”

（5）内外相袭：袭，承受的意思。内外相袭，就是指内外相互影响而言。

（6）桴：鼓槌。

（7）影之似形：张景岳：“五音五色见于外，因脏气而彰明也。五脏之气藏于内，因形声而发露也。外之不彰不明者，知内之波荡也。即如鼓非桴也，得桴而后鸣，响非声也，得声而后应；影非形也，得形而后见，是皆内外相袭而然。袭，因也。桴，音孚。”

（8）故远者，司外揣内，近者，司内揣外：张景岳：“揣，推测也。司，主也。远者主外，近者主内。察其远，能知其近；察其内，能知其外。病变虽多，莫能蔽吾之明矣。”马莳：“人身之音与色，是之谓远可以言外也，而即外可以揣五脏之在内者。人身之五脏，是之谓近可以言内也，而即内可以揣音与色之在外者。此乃阴阳之极，天地之秘，盖不可以轻泄之乎。”

（9）天地之盖：盖，包罗一切的意思。这里主要是指天地之大，一切事物无不包罗在阴阳的范围之内。张景岳：“内外远近，无所不知，以其明之至也，阴阳之道尽于此矣。天地虽大，又安能出于是哉。”

（10）灵兰之室：即灵台兰室，相传是黄帝收藏书籍的地方。

〔提要〕

本节说明所谓用针之道，就是阴阳的规律，指出人体是一个内外相应的统一整体。如果我们在治疗时，能做到“合而察之，切而验之，见而得之”，那么，就能通过人体外表五音五色的变化，正确地推测内在五脏的疾病，并可通过五脏的不适，寻求体表音和色等的变化。这就是本篇所说的“司外揣内”、“司内揣外”的基本内容。

〔讨论〕

本篇从探讨用针之道开始，说明了医学理论对于医疗实践的高度概括性和指导性，指出这个基本理论就是阴阳学说，继而进一步说明人体是一个内外相应的统一整体，在治疗过程中必须细致地全面诊察，这样就能从外表五音五色的变化中，推测出内在五脏的疾病，亦可从五脏的不适来寻求外表的病变。

本篇首先谈到“夫九针者，始于一而终于九”，“其合于天道人事四时之变”，说明九针与天地人以及自然界是相应的。《素问·针解》篇说：“余闻九针，上应天地四时阴阳，愿闻其方，令可传于后世以为常也。岐伯曰：夫一天，二地，三人，四时，五音，六律，七星，八风，九野，身形亦应之，针各有所宜，故曰九针。”九针在医疗上的作用是非常广泛的，针道的内容也是很丰富深刻的，正所谓“小之则无内，大之则无外，深不可为下，高不可为盖，恍惚无穷，流溢无极”。惟有针道，才能将其“杂之毫毛，浑束为一”。“非道，何可大小深浅，杂合而为一乎。”张景岳解释说：“始于一终于九者，尽天地之大数也。针数应之，故小则无内，大则无外，深则无下，高则无上，其于天道人事四时之变，无所不合，故散之则杂如毫毛，约之则浑束为一，一者欲得其要也。”又说：“至大至小，至浅至深，无不有道存焉。故治国有道，治针亦有道。必知乎道，乃可合万变而为一矣。”指出了理论的重要性。文中提到：“昭昭之明不可蔽，其不可蔽，不失阴阳也。”“是谓阴阳之极，天地之盖，请藏之灵兰之室，弗敢使泄也。”张景岳解释说：“道者一也，一生二，阴阳而已。不失阴阳，则昭昭之明不可蔽也。”将道归结到阴阳上。中医学从朴素的唯物主义观点出发，将天地万物分为阴阳这样既互相对立、又互为依存的两个方面，作为认识事物和分析事物本质的总纲领。《素问·阴阳应象大论》说：“阴阳者，天地之道也，万物之纲纪，变化之父母，生杀之本始，神明之府也。治病必求于本。”说明认识疾病的本质要从阴阳入手。《素问·生气通天论》说：“凡阴阳之要，阳密乃固，两者不和，若春无秋，若冬无夏，因而和之，是谓圣度。故阳强不能密，阴气乃绝，阴平阳秘，精神乃治，阴阳离绝，精气乃绝。”告诉我们，疾病产生的根本原因在于阴阳失调，而治疗疾病的关键在于调和人身阴阳，取得平衡。用刺针的方法治疗疾病当然也不例外。因此本篇虽没有深入讨论这个问题，却提出“阴阳”这个纲领来，作为认识和治疗疾病的一把钥匙。

本篇详细论述的另一个问题，就是人体是一个内外相应的统一整体。五脏在人身之内，虽不可见，但其内在病变却可通过外表的五音五色来推知。五音五色和五脏的相互关系，《内经》中的论述是很多的。如《素问·阴阳应象大论》说：“在脏为肝，在色为苍，在音为角”；“在脏为心，在色为赤，在音为徵”；“在脏为脾，在色为黄，在音为宫”；

“在脏为肺，在色为白，在音为商”；“在藏为肾，在色为黑，在音为羽。”因此，如果“五音不彰，五色不明”，就可以知道“五脏波荡”，因为它们是“内外相袭”的，“若鼓之应桴，响之应声，影之似形。”内脏发生病变，必然要反映在外表的五音五色中。正如张景岳所解释的那样：“五音五色见于外，因脏气而彰明也。五脏之气藏于内，因形声而发露也。外之不彰不明者，知内之波荡也。即如鼓非桴也，得桴而后鸣。响非声也，得声而后应，影非形也，得形而后见，是皆内外相袭而然。”因此，了解了这一点，我们在治疗工作中，只要全面地运用“望、闻、问、切”四诊，做到“合而察之，切而验之，见而得之”，那么内在五脏的疾病对于我们来说，就“若清水明镜之不失其形”一样清晰。这也就是本篇所说的“司外揣内”、“司内揣外”的基本内容，对于我们现在的诊疗工作仍是很有意义的。

（肖燕军）

五变第四十六

本篇用刀斧砍伐树木以及自然界风霜旱雨对质地不同的树木所造成的不同损害来做比喻，说明疾病的形成，虽有外邪的侵袭，但主要还是取决定人的体质强弱，并列举了五种不同的病变，说明疾病的发生同人体骨节、皮肤、腠理的坚固与否有着密切的关系，所以称为“五变”。

〔原文〕

黄帝問於少俞曰：余聞百疾之始起也，必生於風雨寒暑，循毫毛而入腠理，或復還，或留止，或爲風腫汗出，或爲消癉[1]，或爲寒熱，或爲留痹，或爲積聚。奇邪[2]淫溢，不可勝數，願聞其故。夫同時得病，或病此，或病彼，意者天之爲人生風乎，何其异也[3]？少俞曰：夫天之生風者，非以私百姓[4]也，其行公正平直，犯者得之，避者得無殆，非求[5]人而人自犯之。

〔注释〕

(1) 消瘅：又名热瘅，即消渴病。消，指消耗津液而见消瘦；瘅，指内热。消瘅就是邪热内炽，消灼津液，而见多饮食且消瘦的证候。

(2) 奇邪：反常的气候形成的病邪。

(3) 天之为人生风乎，何其异也：自然界的风吹袭到人身上，其区别何在？

(4) 非以私百姓：就是对百姓没有偏私。

(5) 求人：在这里当伤人讲。

〔提要〕

本段首先指出，百病皆由风雨寒暑等外邪侵入人体而引起，并列举了风肿汗出、消瘅、寒热、留痹、积聚五种病变，最后提出了“避者得无殆”之预防为主的思想。

〔原文〕

黄帝曰：一時遇風，同時得病，其病各异，願聞其故。少俞曰：善乎哉問！請論以比匠人。匠人磨斧斤[1]礪刀，削斲[2]材木。木之陰陽，尚有堅脆，堅者不入，脆者皮弛[3]，至其交節，而缺斤斧焉。夫一木之中，堅脆不同，堅者則剛，脆者易傷，况其材木之不同，皮之厚薄，汁之多少，而各异耶。夫木之蚤花[4]先生葉者，遇春霜烈風，則花落而葉萎；久曝大旱，則脆木薄皮者，枝條汁少而葉萎；久陰淫雨，則薄皮多汁者，皮潰而漉[5]；卒風暴起，則剛脆之木，枝折杌傷[6]；秋霜疾風，則剛脆之木，根摇而葉落。凡此

五者，各有所傷，况於人乎！

〔注释〕

(1) 斤：古代砍伐树木的工具叫斤。

(2) 斲：斲（zhuó，音浊）在这里当砍削讲。

(3) 皮弛：弛，松弛的意思。皮弛，形容树皮松弛而裂开。

(4) 蚤花：蚤同早。蚤花，就是早期开花。

(5) 皮溃而漉：漉，是水流徐徐下渗的样子。皮溃而漉，形容久经水湿，树皮溃烂，渗出的水分淋漓不止的现象。

(6) 枝折杌伤：杌（wù，音勿），没有枝叶的树木叫做杌。枝折杌伤，就是形容树枝折断，树干损伤的样子。

〔提要〕

本段主要通过对树木的描述，说明由于质地的差异，不同的树木对风雨旱霜等气候变化，可以有不同的反应。人也会因体质的强弱不一，对疾病有不同的反应。

〔原文〕

黄帝曰：以人應木，奈何？少俞答曰：木之所傷也，皆傷其枝。枝之剛脆而堅，未成傷也。人之有常病也，亦因其骨節皮膚腠理之不堅固者，邪之所舍也，故常爲病。

〔提要〕

本段承接上段，仍以樹木作比喻，説明在發病中起决定性作用的，還是人體内在因素。

〔原文〕

黄帝曰：人之善病風厥漉汗[1]者，何以候之？少俞答曰：肉不堅，腠理疏，則善病風。黄帝曰：何以候肉之不堅也？少俞答曰：䐃肉[2]不堅，而無分理。理者粗理[3]，粗理而皮不致者，腠理疏。此言其渾然[4]者。

〔注释〕

(1) 漉汗：就是汗出不止。

(2) 䐃肉：䐃，《甲乙经》作䐃，䐃肉就是肩、肘、髀、膝等肌肉隆起的地方。

(3) 粗理：就是纹理粗疏。

(4) 浑然：丹波元简："浑然即无分理之谓。"

〔提要〕

本段以风厥漉汗的病证为例，说明䐃肉不坚，皮肤纹理粗疏的人容易感受风病。

〔原文〕

黄帝曰：人之善病消癉者，何以候之？少俞答曰：五藏皆柔弱者，善病消癉。黄帝

曰：何以知五藏之柔弱也？少俞答曰：夫柔弱者，必有剛强[(1)]，剛强多怒，柔者易傷[(2)]也。黄帝曰：何以候柔弱之與剛强？少俞答曰：此人薄皮膚，而目堅固以深[(3)]者，長衝直揚[(4)]，其心剛，剛則多怒，怒則氣上逆，胸中蓄積，血氣逆留，寬皮充肌[(5)]，血脉不行，轉而爲熱，熱則消肌膚，故爲消癉。此言其人暴剛而肌肉弱者也。

〔注释〕

(1) 柔弱者，必有刚强：丹波元简："形体者，五脏之外合也。薄皮肤而肌肉弱，则五脏皆柔弱矣。夫柔弱者必有刚强，谓形质弱而性气刚也。"

(2) 刚强多怒，柔者易伤：性气刚暴而肌肉弱者，乃易于伤，故善病消瘅。

(3) 目坚固以深：目坚固是指两目视物时坚定牢固。深，是说眶骨高耸，眼珠深凹。

(4) 长冲直扬：《甲乙经》冲作衡。衡就是眉上。长衡，即睁目竖眉。直扬，形容视直而光露的样子。前《王莽传》有"肝衡厉色，振扬武怒"一句，其注曰："眉上曰衡。肝衡，举目扬眉也。"

(5) 宽皮充肌：宽皮，指内有积聚，使皮肤扩张的意思。宽皮充肌，形容气分的运行失常，充塞于皮肤肌肉之间。

〔提要〕

本段指出五脏柔弱的人容易病消瘅，其外候是心性刚强，眶骨高耸，皮薄肉弱。并阐明了消瘅的发病机制。

〔原文〕

黄帝曰：人之善病寒熱者，何以候之？少俞答曰：小骨肉弱者，善病寒熱[(1)]。黄帝曰：何以候骨之小大，肉之堅脆，色之不一也？少俞答曰：顴骨者，骨之本也[(2)]。顴大則骨大，顴小則骨小。皮膚薄而其肉無䐃，其臂懦懦然[(3)]，其地色殆然，不與其天同色[(4)]，污然獨异[(5)]，此其候也。然後臂薄者[(6)]，其髓不滿，故善病寒熱[(7)]也。

〔注释〕

(1) 小骨肉弱者，善病寒热：张景岳："骨属肾，肉属脾，皆至阴之所在也，阴不足则阳邪易以入之，故善病寒热。"

(2) 颧骨者，骨之本也：张隐庵："夫肾主骨，颧者肾之外候也，故颧骨为骨之本。"张景岳："目下颊骨曰颧，周身骨骼大小，可验于此。"

(3) 懦懦然：柔弱貌。

(4) 地色殆然，不与其天同色：地色，指地阁（下巴）的色泽。殆然，形容神色不足。天，这里指天庭。全句的意思是说，地阁的色泽不荣润，和天庭的色泽不一致。

(5) 污然独异：就是蒙着污浊之气，而与其他地方不一样的意思。

(6) 后臂薄者：后是指臀部，后臂薄就是臀部与臂膊的肌肉瘦薄。

(7) 其髓不满，故善病寒热：其髓不满，张隐庵："骨小则其髓不满矣，善病寒热。""夫在外者皮肤为阳，筋骨为阴，骨小皮薄则阴阳两虚矣。阳虚则生外寒，阴虚则发热，故其人骨小皮薄者，善病寒热也。”

〔提要〕

本段主要阐明骨小、肉弱、皮薄之体质脆弱者善病寒热的道理，以及在临床上如何对病人的皮、肉、色等外候进行全面的观察。

〔原文〕

黄帝曰：何以候人之善病痹者？少俞答曰：粗理而肉不堅者，善病痹。黄帝曰：痹之高下有處乎？少俞答曰：欲知其高下者，各視其部(1)**。**

〔注释〕

（1）各视其部：张景岳：“人之上下左右，虚实自有不同，故当各视其部。”

〔提要〕

本段说明皮肤纹理粗疏、肌肉不坚实的人容易患痹病，而身体最虚弱的部分也最容易患病。

〔原文〕

黄帝曰：人之善病腸中積聚者，何以候之？少俞答曰：皮膚薄而不澤，肉不堅而淖澤(1)**。如此則腸胃惡**(2)**，惡則邪氣留之，積聚乃傷腸胃之間，寒温不次**(3)**，邪氣稍至，蓄積留止，大聚乃起。**

〔注释〕

（1）淖泽：张景岳：“淖泽者，湿滞多也。”

（2）肠胃恶：马莳：“恶者犹俗云不好也。”肠胃恶，就是指肠胃功能不健全而言。

（3）寒温不次：不次，就是不能按照次序。这里主要是形容饮食的寒温不节。

〔提要〕

本段说明皮肤、肌肉状况不佳的人，其肠胃的功能亦差，再加上饮食寒温不节，就容易使邪气留止而患积聚。

〔原文〕

黄帝曰：余聞病形，已知之矣！願聞其時。少俞答曰：先立其年，以知其時(1)**。時高則起，時下則殆**(2)**，雖不陷下，當年有衝通，其病必起**(3)**，是謂因形而生病**(4)**，五變之紀也。**

〔注释〕

（1）先立其年，以知其时：张景岳：“先立其年，则五运六气各有所主，故知其时。”先立其年，在这里指首先确立代表年岁的干支。

（2）时高则起，时下则殆：张景岳：“凡病遇生旺，则时之高也，故可以起。起，言愈也。如逢衰克，则时之下也，病当危殆矣。”马莳说：“时高者，方临方复之时也；时下者，胜者复而复者又胜也。”这里的方临方复，是指正常的运气相临，客主加临，胜复变化。张、马二氏的解释可互为补充。

（3）虽不陷下，当年有冲通，其病必起：张景岳：“虽非衰克陷下之时，而年有所冲，则气有所通，其病亦因而起。”这里的起字不能当愈讲，当生病讲。

（4）因形而生病：形，指与五行属性相联系的五种形体。结合当年岁运所属的五行，根据五行相克的规律，以五运六气相临的盛衰为标准，来说明气候变化对人体发病的影响，即所谓因形而生病的意思。张景岳说：“水火相冲，火当畏水，金木相冲，木当畏金，然火胜则水亦病，木胜则金亦病。故有以金形之人而反病于丁壬年者，有以木形之人而反病于甲己年者，是谓凶形生病，五变之起也。”

〔提要〕

本段指出，发病除与患者的体质有关，还与气候的变化有密切关系。作为一个医生，应当重视和掌握这个规律。

〔讨论〕

一、关于消渴

本病各代医家论述颇多。张从正认为：“夫一身之心火，甚于上为膈膜之消，甚于中为肠胃之消，甚于下为膏液之消，甚于外为肌肉之消。上甚不已则消及于肺，中甚不已则消及于脾，下甚不已则消及于肝肾，外甚不已则消及于筋骨。四脏皆消尽，则心始于自焚而死矣。故《素问》有消瘅、消中、风消、膈消、肺消之说。消之证不同，归之火则一也。”刘河间认为，“消渴之病，本泣寒之阴气极衰，燥热之阳气太盛故也。治当补肾水阴寒之虚，泻心火阳热之实，除肠胃燥热之甚，济身中津液之衰，使道路散而不结，津液生而不枯，气血和而不涩，则病自已。”明朝的袖珍方认为：“三消皆本于肾。”柯柏斋认为：“造化之机，水火而已，交则为既济，不交则为未济。消渴证，不交而火偏盛也。”张景岳把以上诸家的论述总结为：“观此诸论，则凡治消渴者，在清火壮水。”他又列举了《内经》中的几段经文，从另一个角度阐发了消渴病的病机：“《气厥论》曰：心移寒于肺为肺消，饮一溲二死不治。此言元阳之衰而金寒水冷，则为肺肾之消也。《邪气脏腑病形》篇曰：五脏之脉微小者，皆为消瘅，此言寸口之弱见于外，以血气之衰而消于内也。”并总结说：“夫消者，消耗之谓，阳胜固能消阴，阴胜独不能消阳乎？故凡于精神血气肌肉筋骨之消，无非消也。”此段论述颇为精当，也使我们对消渴病的认识更加全面。但本篇所说的消瘅，还是指阳胜消阴而言。现在临床上治疗消渴病，也大多采用清热泻火、益气养阴等法，而温肾壮阳的方法则很少应用。

二、对于“时高则起，时下则殆”的看法

张景岳和马莳所说的生克、衰旺、胜复，主要是根据五运六气所配合的干支，通过五行属性的生克关系，来说明运气相临的顺逆情况。其中不但有气生运、气克运、运生气、运克气、运气相同等情况，而且在一年的气候中，有主气和客气的区别。在运气相临和客主加临中，顺表示本年气候的异常变化不大，人体发病也轻而缓，这就是“时高则起”的意思。逆表示本年气候异常变化较大，人体发病重而急，这就是“时下则殆”的意思。一般的说，气生运为顺化，气候变化平和。气克运为天刑，气候变化剧烈，发病亦重。运生气为小逆，虽为相生，但子居母上，仍主微病。运克气为不和，以下克上，故主病甚。运气相同为天符，发病急剧而危险。至于太乙天符之年，气候变化倍剧，发病也急暴而容易死亡。在客主加临里，“主胜逆，客胜从”，也就是主气胜客气为逆，客气胜主气为顺。“君位臣则顺，臣位君则逆”，这里的君是指君火，臣是指相火。如司天之气为少阴君火，主气三之气为少阳相火，这就是君位臣，主顺；司天右间为少阳相火，主气二之气为少阴君火，这就是臣位君，主逆。另外，客气在泉与岁运属性相同的还有同天符、岁会和同岁会。其中同天符与天符一样，气候变化剧烈，发病也重。岁会和同岁会气候变化都较小，发病也缓慢，病程也长。平气之年，气候变化也相对小些，对疾病的影响也较小。

综上所述，气候与疾病之间的关系是密切的，气候的变化对预防和治疗疾病都有一定的影响，这也就是本篇提出“先立其年，以知其时”的道理所在。至于其中的某些规律，则还有待我们更深入地进行探讨。

（胡兆垣）

本藏第四十七

“本”谓根本，“脏”为脏腑。篇中首论人之精神血气魂魄皆藏于五脏，而水谷津液皆化行于六腑，故人以脏腑为根本，脏腑正常则人常平，继论人体病变的产生亦本乎脏腑，脏腑异常则病变从生，故名“本脏”。

〔原文〕

黄帝問於岐伯曰：人之血氣精神者，所以奉[(1)]生而周[(2)]於性命者也。經脉者，所以行血氣而營陰陽[(3)]，濡筋骨[(4)]，利[(5)]關節者也。衛氣者，所以温分肉[(6)]、充[(7)]皮膚、肥腠理[(8)]、司關合[(9)]者也。志意[(10)]者，所以御[(11)]精神，收魂魄[(12)]，適寒温[(13)]，和喜怒[(14)]者也。是故血和則經脉流行，營覆陰陽[(15)]，筋骨勁强，關節清利矣。衛氣和則分肉解利[(16)]，皮膚調柔，腠理致密矣。志意和則精神專直[(17)]，魂魄不散，悔怒不起，五藏不受邪矣。寒温和則六府化穀，風痹不作，經脉通利，肢體得安矣。此人之常平[(18)]也。五藏者，所以藏精神血氣魂魄者也。六府者，所以化水穀而行津液者也。此人之所以具受於天[(19)]也，無愚智賢不肖[(20)]，無以相倚[(21)]也。然有其獨盡天壽[(22)]，而無邪僻[(23)]之病，百年不衰，雖犯風雨卒寒大暑，猶有弗能害也；有其不離屏蔽[(24)]室内，無怵惕[(25)]之恐，然猶不免於病，何也？願聞其故。岐伯對曰：窘[(26)]乎哉問也！五藏者，所以參天地[(27)]，副陰陽[(28)]，而連四時[(29)]，化五節[(30)]者也。五藏者，固有小大高下堅脆[(31)]端正偏傾者，六府亦有小大長短厚薄結直[(32)]緩急[(33)]。凡此二十五[(34)]者，各不同，或善或惡，或吉或凶，請言其方[(35)]。

〔注释〕

（1）奉：养也。

（2）周：周全之意。张景岳：“人身以血气为本，精神为用，合是四者以奉生，而性命周全矣。”

（3）营阴阳：营，荣养之谓。阴阳，概指人体内外脏腑组织器官，内为阴，外为阳。

（4）濡筋骨：濡，润也。经脉运行血气，故可濡润筋骨。

（5）利：滑利也。

（6）分肉：张景岳：“肉有分理，故云分肉。”

（7）充：充养之谓。

（8）肥腠理：肥，《说文》：“多肉也”，引申为丰盈厚盛之谓。本处即肥盛之意。腠理，张景岳：“皮肤之隙。”张隐庵：“肌肉之纹理。”总指肌肤之间隙纹理，赖卫气充养。

（9）司关合：司，主也；关，《素问·生气通天论》、《素问·阴阳应象大论》王冰注引《灵枢》文作“开”，故当改作“开”较妥。开合，指皮肤腠理之开合（包括汗孔）。

（10）志意：《灵枢·本神》：“心有所忆谓之意，意之所存谓之志。”本处概指神魂魄意志人体诸种精神活动。

（11）御：张景岳：“统御也”，即统帅、统管之意。

（12）收魂魄：收，收聚之意。魂魄，《灵枢·本神》：“随神往来者谓之魂，并精而出入者谓之魄。”张景岳：“魂之为言，如梦寐恍惚变化游行之境皆是也……魄之为用，能动能作，痛痒由之而作也。”

（13）适寒温：适，调适之意；寒温，概指外界气候之寒温变化。

（14）和喜怒：和，调和之谓；喜怒，概指人体七情变化。

（15）营覆阴阳：覆，《辞海》：“盖也，被也”，言其全也。张景岳曰：“包藏也。”意指血气调和，经脉流行，荣养整个人体之内外阴阳。

（16）解利：《灵枢经白话解》：“解，是形容肌肉之间气行的通路开解。解利，也就是指气行滑润通利的意思。”

（17）精神专直：指精神专一。张景岳：“专直如易，系所谓其静也专，其动也直，言其专一而正也。”

（18）常平：平，亦常也，指人之正常状态。

（19）具受于天：受，禀受；天，先天。指脏腑之作用，是受之于先天的本能。

（20）不肖：不贤也。

（21）倚：张景岳：“偏也，一曰当作异”，即不同之意。

（22）天寿：即天年，指人之自然寿命。

（23）邪僻：僻亦邪也。邪僻指乖戾不正之气。

（24）屏蔽：屏，蔽也；蔽，掩覆也。即掩蔽周严之意。

（25）怵惕：张景岳：“怵，恐也；惕，惊也。”

（26）窘：穷迫之意。张景岳：“难言也。”

（27）参天地：参，合也。合于天地，与天地相应之意。

（28）副阴阳：副，同符。符合阴阳之变化规律。

（29）连四时：连，张景岳：“通也”。五脏通于四时，《素问·六节藏象论》云：“心者……通于夏气；肺者……通于秋气；肾者……通于冬气；肝者……通于春气；脾者……通于土气。”

（30）化五节：张景岳：“应五行之节序而为之变化也。”指五脏间的相互关系，按五行相互间之规律进行变化。

（31）坚脆：坚指坚固，脆谓脆弱。

（32）结直：结，本为凝合之意，此处相对于直而言，指六腑郁结不畅；直，指六腑平顺通畅之意。

（33）缓急：缓言其弛缓柔和，急言其紧张坚实。

（34）二十五：《甲乙·卷一·第五》谓此后有“变”字，方与后文合。指五脏之小大、高下、坚脆、端正、偏倾五变，合为二十五变。

（35）请言其方：方，《辞海》："道义也"。请言其方，即请让我系统讲讲这些道理。

〔提要〕

本段总冠全篇，总论脏腑、经脉、血气、精神、志意、魂魄的生理功能，提出虽然脏腑经脉气血精神人人俱受之于天，但人有寿夭之别，又有病或不病之异，均与脏腑之性质、位置、形态之不同有关，并具体指出与五脏之小大、高下、坚脆、端正、偏倾及六腑之大小、长短、厚薄、结直、缓急有关。

〔原文〕

心小則安，邪弗能傷，易傷以憂；心大則憂不能傷，易傷於邪(1)。心高則滿於肺中，悗而善忘，難開以言(2)；心下則藏外，易傷於寒(3)，易恐以言(4)。心堅則藏安守固(5)，心脆則善病消癉熱中(6)。心端正則和利難傷(7)；心偏傾則操持不一，無守司也(8)。肺小則少飲，不病喘喝(9)；肺大則多飲(9)，善病胸痹喉痹逆氣(10)。肺高則上氣肩息咳(11)；肺下則居賁迫肺，善脅下痛(12)。肺堅則不病咳上氣，肺脆則苦(13)病消癉易傷(14)。肺端正則和利難傷，肺偏傾則胸偏痛也。肝小則藏安，無脅下之病(15)，肝大則逼胃迫咽(16)，迫咽則苦膈中(17)，且脅下痛。肝高則上支賁，切脅悗，爲息賁(18)；肝下則逼胃(19)，脅下空，脅下空則易受邪。肝堅則藏安難傷，肝脆則善病消癉易傷。肝端正則和利難傷，肝偏傾則脅下痛也。脾小則藏安，難傷於邪也；脾大則苦凑眇而痛(20)，不能疾行。脾高則眇引季脅而痛(21)；脾下則下加於大腸(22)，下加於大腸則藏苦受邪(23)。脾堅則藏安難傷，脾脆則善病消癉易傷。脾端正則和利難傷，脾偏傾則善滿善脹(24)也。腎小則藏安難傷，腎大則善病腰痛，不可以俯仰，易傷以邪。腎高則苦背膂痛(25)，不可以俯仰；腎下則腰尻(26)痛，不可以俯仰，爲狐疝(27)。腎堅則不病腰背痛，腎脆則善病消癉易傷。腎端正則和利難傷，腎偏傾則苦腰尻痛也。凡此二十五變者，人之所苦常病(28)。

〔注释〕

（1）心小则安……易伤于邪：张景岳："心小则怯，故必多忧，大则不固，故邪易伤之。"张隐庵曰："心小则神气收藏，故邪弗能害，小心故易伤以忧也；心大则神旺而忧不能伤，大则神气外弛，故易伤于邪也。"余脏仿此。

（2）悗而善忘，难开以言：悗，音义同闷。张景岳："高则满于肺而窍多不利"，以致心气抑郁，心神不畅，故闷而善忘。在心主言，心窍不利，心气抑郁，故"难开以言"。

（3）心下则藏外，易伤于寒：心下指心脏位置偏于低下。藏外，指心阳之气外散。《素问·刺禁论》曰"心布于表"，心阳有卫外作用，故心阳外散则易伤于寒。

（4）易恐以言：心气虚则恐，若闻危言或高声，则使其怵惕不安，故"易恐以言"。

（5）心坚则藏安守固：坚指坚固、坚实（以下各脏同）。故心坚则心脏安定守固，而不易为外邪所伤，七情所动。

（6）心脆则善病消瘅热中：脆指脆弱、虚弱（以下各脏同），故易为邪气所伤。消瘅，张景岳："内热病也。"心脏脆弱，阴血不足，故火必易动而成消瘅热中之病。张隐庵曰："按邪气脏腑篇，五脏脉微小为消瘅，盖五脏主藏精者也，五脏脆弱则津液微薄，故皆成消瘅。"

（7）和利难伤：张隐庵曰："心正则精神和利，而邪病难伤。"指脏气平和通利，邪气难以损伤。以下各脏同。

（8）操持不一，无守司也：操持，主司、主持之谓；守，精神内守；司，主管之谓。心为君主之官，五脏六腑之大主。若心偏倾则神气散乱，不能主司其事。

（9）肺小则少饮，不病喘喝：张隐庵："肺主通调水道，故小则少饮，大则多饮。"喘喝，张景岳："气喘声急也"。喘喝为肺气壅塞之实证，故肺小则少病之。

（10）胸痹喉痹逆气：痹，闭也，气机闭阻不通之意。张志聪："肺居胸中，开窍于喉，以司呼吸，故……大则善病胸痹喉痹。"逆气，肺气上逆作喘之证。

（11）上气肩息咳：上气，气上逆也。肩息咳，张景岳："耸肩喘息而咳也。"

（12）居贲迫肺，善胁下痛：居，《甲乙》作"逼"，似较妥。贲，张隐庵："贲乃胃脘之贲门，在胃之上口，下则肺居贲间，而胃脘迫肺，血脉不通，故胁下痛。"

（13）苦：《甲乙》《太素》均作"善"，二者皆通。

（14）易伤：指肺易受伤。

（15）无胁下之病：肝居胁下，肝小则脏气安定，故无胁下之病。

（16）逼胃迫咽：张隐庵："肝居胃之左，故大则逼胃，而胃脘上迫于咽也。"

（17）苦膈中：《灵枢经白话解》："因上迫咽喉就会使咽喉苦闷。"

（18）上支贲，切胁悗，为息贲：上支，指肝经上行之支脉。贲通奔。切，迫切之谓。息贲为肺之积，《难经·五十六难》："肺之积，名曰息贲，在右胁下，复大如杯，火不已，令人洒淅恶寒，喘咳，发肺壅。"张景岳："谓肝经上行之支脉贲壅迫切，故胁为悗闷，为息贲喘急也。"丹波元简："此肝病及肺也。"

（19）肝下则逼胃：张隐庵："肝居胃旁，故下则逼胃。"

（20）脾大则苦凑䏚而痛：苦，作"苦于"或"以…为苦"解，下同。凑，《说文》："聚也"。䏚（miǎo，音秒），胁下无肋之空软处。脾居胁下，故脾大则聚于胁下空软处，致充塞作痛。

（21）䏚引季胁而痛：引，牵引。季胁，张景岳："小肋也，在胁下两傍。"因其在䏚之上，故脾之位置高则由䏚向上牵引季胁而痛。

（22）下加于大肠：脾居大肠之上，故脾位低下则加于大肠。

（23）藏苦受邪：指脾脏易受邪气所害。

（24）善满善胀：满即腹满。脾主运化，若脾偏倾则脾气失其和利，运化欠佳，故生胀满之病。

（25）背膂痛：张景岳："膂，吕同，脊骨曰吕，象形也。一曰夹脊两旁之肉曰膂。"背膂为足太阳及督脉所过之处。足太阳之脉"挟脊抵腰中，入循膂，络肾属膀胱"（《灵枢·经脉》），督脉"贯脊属肾"，又"与太阳……挟脊抵腰中，入循膂，络肾"（《素问·骨空论》)，故“肾高则苦背膂痛，不可俯仰。”

(26) 尻：脊骨尽处曰尻。腰尻皆为足少阴之脉及督脉所过之处，故肾下则腰尻痛。

(27) 狐疝：张景岳：“疝者，前阴少腹之病。”《素问·大奇论》：“肾脉大急沉皆为疝。”又曰：“三阴急为疝。”《素问·骨空论》：“任脉为病，男子内结七疝。”《难经·二十九难》曰：“七疝乃五脏疝及狐疝㿗疝也。”《素问·四时刺逆从论》有“狐疝风”之称，张景岳注云：“其出入上下不常，与狐相类，故曰狐疝。”

(28) 常病：经常好发之病。

〔提要〕

本段具体分述五脏之小大、高下、坚脆、端正、偏倾不同引起人之不同生理特点及病变特点，统称二十五变。

〔原文〕

何以知其然也？岐伯曰：赤色小理者心小，粗理者心大[(1)]。無髑骬[(2)]者心高，髑骬小短舉[(3)]者心下。髑骬長者心下堅[(4)]，髑骬弱小以薄者心脆[(5)]。髑骬直下不舉[(6)]者心端正，髑骬倚[(7)]一方者心偏傾也。白色小理者肺小，粗理者肺大。巨肩反膺陷喉者肺高[(8)]，合腋張脅[(9)]者肺下。好肩背厚者肺堅，肩背薄者肺脆。背膺厚者肺端正，脅偏疏[(10)]者肺偏傾也。青色小理者肝小，粗理者肝大。廣胸反骹[(11)]者肝高，合脅兔骹[(12)]者肝下。胸脅好[(13)]者肝堅，脅骨弱[(14)]者肝脆。膺腹好相得[(15)]者肝端正，脅骨偏舉[(16)]者肝偏傾也。黄色小理者脾小，粗理者脾大。揭唇[(17)]者脾高，唇下縱[(18)]者脾下。唇堅者脾堅，唇大而不堅者脾脆。唇上下好[(19)]者脾端正，唇偏舉[(20)]者脾偏傾也。黑色小理者腎小，粗理者腎大。高耳[(21)]者腎高，耳後陷者腎下。耳堅者腎堅，耳薄不堅者腎脆。耳好前居牙車者[(22)]腎端正，耳偏高者腎偏傾也。凡此諸變者，持則安，減則病[(23)]也。帝曰：善。然非余之所問也。願聞人之有不可病者，至盡天壽，雖有深憂大恐，怵惕之志，猶不能減[(24)]也，甚寒大熱，不能傷也；其有不離屏蔽室内，又無怵惕之恐，然不免於病者，何也？願聞其故。岐伯曰：五藏六府，邪之舍[(25)]也，請言其故[(26)]。五藏皆小者少病[(27)]，苦燋心，大愁憂[(28)]；五藏皆大者，緩於事[(29)]，難使以憂。五藏皆高者，好高舉措[(30)]；五藏皆下者，好出人下[(31)]。五藏皆堅者，無病；五藏皆脆者，不離於病[(32)]。五藏皆端正者，和利得人心[(33)]；五藏皆偏傾者，邪心而善盗[(34)]，不可以爲人平[(35)]，反復言語[(36)]也。

〔注释〕

(1) 赤色小理者心小，粗理者心大：赤色，指体表肌肤之颜色；理，肌肤之纹理。张隐庵：“小理者，肌肉之文理细密；粗理者，肉理粗疏。大肉䐃脂，五脏之所生也，故候肉理之粗细，即知脏形之大小。”以下各脏同。

(2) 髑骬：即胸骨剑突。

(3) 短举：短而向外突起。剑突短小而突起，则心位置较低。

(4) 心下坚：《甲乙》、《太素》无“下”字，与下句之“心坚”相应。指剑突长者心脏坚实。

（5）弱小以薄者心脆：剑突小而薄弱的心脏脆弱。

（6）直下不举：指剑突直下不偏，又不向外突起。

（7）倚：偏也。

（8）巨肩反膺陷喉者肺高：巨，大也。巨肩即大肩，指两肩高而开阔。反膺，指胸部外突。陷喉，指咽喉内陷。张景岳："胸前两旁为膺，胸突而向外者是为反膺，肩高胸突，其喉必缩，是为陷喉。"张志聪："肺居肩膺之内，胁腋之上，视其肩背膺腋，即知肺之高下坚脆偏倾。"

（9）合腋张胁：张景岳："腋敛胁开也。"《灵枢经白话解》："合腋是形容两腋的距离狭窄，合而不开的样子。胁就是腋下至肋骨尽处，张胁即胁部开张的意思。"由于肺位偏下，故两肩下垂，向前内收，即合腋而张胁。

（10）胁偏疏：胁骨倾斜而稀疏不密。张景岳："胁骨攲斜而不密也。"攲同敧，《辞海》："不正也"。

（11）广胸反骹：广胸，指胸胁开阔；骹，物之末端曰骹，言其细也。张景岳："胫骨近足之细处曰骹，今详此。反骹兔骹以候肝，似以胁下之骨为骹也。反骹者，胁骨高而张也。"肝居胁下，故广胸反骹为肝高。

（12）合胁兔骹：合胁，指胁部狭窄。兔骹，张景岳："胁骨低，合如兔也。"

（13）胸胁好：指胸胁部发育完好健壮。

（14）胁骨弱：指胁骨细弱。

（15）膺腹好相得：相得，两相适应。指胸膺及腹部位置协调，两相适应则肝脏端正。肝位腹中而居胁下，且肝脉循腹上胁，内则从肝别贯膈，故膺腹相得者说明肝端正。

（16）胁骨偏举：指胁骨偏斜而突起，说明肝偏倾不正。

（17）揭唇：揭，《说文》："高举也"。揭唇，形容口唇向上翘起之状。张景岳："脾气通于口，其荣在唇，故脾之善恶，验于唇而可知也。"

（18）纵：弛纵。

（19）唇上下好：指口唇上下均匀端正。

（20）偏举：指口唇偏斜。

（21）高耳：即耳高。张景岳："肾气通于耳，故肾之善恶验于耳而可知也。"

（22）耳好前居牙车者：牙车，又称颊车。车取在下载上物之意，牙所载也，故曰牙车，即下颌角处。耳丰满端正而居于牙车之前的，则肾脏端正。

（23）持则安，减则病：持，守持，保持人精神血气之正常；安，安好，不病也；减，损伤之谓。张景岳："凡以上诸变，使能因其常而善持守，则可获安。若少有损减，则不免于病矣。"

（24）减：损伤之谓。《甲乙》、《太素》作"感"，亦通，释为感受。

（25）邪之舍：舍，居处也。张景岳："五脏六腑所以藏精神水谷者也，一有不和邪乃居之，故曰邪之舍也。"

（26）其故：指病与不病之道理。

（27）五藏皆小者少病：张隐庵："五脏者，所以藏精神血气魂魄志意者也，故小者血气收藏而少病。"观前文各脏"小则安"或"小则脏安"即知。

（28）苦燋心，大愁忧：苦，当"苦于"解。燋，同焦。燋心，即焦虑而烦心。张隐庵："小则神怯，故苦焦心大愁忧也。"

（29）缓于事：缓，迟缓也。缓于事，即做事迟缓。

（30）好高举措：举措，《辞海》："指一切举动及行为而言。"好，读去声，喜好也。好高举措，指五脏高者其举动行为皆好高骛远。

（31）五藏皆下者，好出人下：五脏位低的，其行为举动皆甘居人下。

（32）五藏皆脆者，不离于病：指五脏都脆弱的常爰患病。

（33）五藏皆端正者，和利得人心：五脏端正则平和通利，其行为能得人心。

（34）邪心而善盗：邪，不正也。邪心，即存心不良。善盗，指常有偷窃行为。

（35）不可以为人平：张景岳："谓其心邪多昧，便佞不可化也。"张志聪《灵枢集注》引倪冲之曰："不可以为平正人也。"言其奸佞险恶，不可教化也。《甲乙》"平"作"卒"，亦难以解通。

（36）反复言语：言语反复无常。

〔提要〕

本段从人体体表形态表现来认识和判断五脏之小大、高下、坚脆、端正、偏倾，即五脏五变之外候特点，并总结了五脏五变和疾病及人之行为的关系，指出病与不病与五脏有关。

〔原文〕

黄帝曰：願聞六府之應[1]。岐伯答曰：肺合大腸，大腸者，皮其應。心合小腸，小腸者，脉其應。肝合膽，膽者，筋其應。脾合胃，胃者，肉其應。腎合三焦膀胱[2]，三焦膀胱者，腠理毫毛其應[3]。黄帝曰：應之奈何？岐伯曰：肺應皮，皮厚者大腸厚，皮薄者大腸薄。皮緩腹裹大[4]者大腸大而長，皮急者大腸急而短。皮滑者大腸直[5]，皮肉不相離者大腸結[6]。心應脉，皮厚者脉厚，脉厚者小腸厚；皮薄者脉薄，脉薄者小腸薄。皮緩者脉緩，脉緩者小腸大而長；皮薄而脉冲[7]小者，小腸小而短。諸陽經脉皆多紆屈者[8]，小腸結。脾應肉，肉䐃[9]堅大者胃厚，肉䐃麽[10]者胃薄。肉䐃小而麽者胃不堅；肉䐃不稱身者胃下[11]，胃下者下管約不利[12]。肉䐃不堅者胃緩，肉䐃無小裹累者胃急[13]。肉䐃多少裹累者胃結[14]，胃結者上管[15]約不利也。肝應爪[16]，爪厚色黄者膽厚，爪薄色紅者膽薄。爪堅色青者膽急，爪濡[19]色赤者膽緩。爪直色白無約[20]者膽直，爪惡[19]色黑多紋者膽結[20]也。腎應骨，密理厚皮者三焦膀胱厚，粗理薄皮者三焦膀胱薄。疏腠理[21]者三焦膀胱緩，皮急而無毫毛者三焦膀胱急。毫毛美而粗者三焦膀胱直，稀毫毛者三焦膀胱結也。黄帝曰：厚薄美惡[22]皆有形，願聞其所病。岐伯答曰：視其外應，以知其內藏，則知所病矣。

〔**注释**〕

（1）应：外应，指六府和体表组织的相应情况。

（2）肾合三焦膀胱：《灵枢·本输》：“引肾合膀胱，膀胱者，津液之府也，少阳属肾，肾上连肺，故将两脏。”

（3）三焦膀胱者，腠理毫毛其应：张景岳：“肾本合骨，而此云三焦膀胱者，腠理毫毛其应何也？如《五癃津液别》篇曰：三焦出气以温肌肉，充皮毛，此其所以应腠理毫毛也。”丹波元简曰：“《本输》篇曰：三焦者中渎之府也，水道出焉，属膀胱。盖三焦膀胱，但是指下焦膀胱。膀胱为太阳经，主身之表，肾与膀胱合，所以应腠理也。”丹波氏之三焦但指下焦的说法虽未必妥，但合二家之说，则膀胱之应腠理毫毛者，以其属太阳而主一身之表也。三焦之应腠理毫毛者，以“三焦出气，以温肌肉充皮肤”也。

（4）皮缓腹里大：皮缓指皮肤松弛，腹里大指腹部膨大。里，《甲乙》作“裹”，《太素》作“果”，亦是形容腹大之意。

（5）皮滑者大肠直：滑，指皮肤滑润；直，言大肠通利。

（6）皮肉不相离者大肠结：不相离，张景岳：“坚实之谓。”指皮肉紧贴在一起，则大肠郁结不畅。

（7）冲：张景岳：“冲，虚也。”

（8）诸阳经脉皆多纡屈者：纡（yū，音淤），屈曲也。张景岳：“诸阳经脉言脉之浮浅而外见者也。纡屈，盘曲不舒之谓。”

（9）䐃：张景岳：“肉之聚处也。”

（10）么：么（yāo，音夭），《博雅》：“微也。”即微小之意。

（11）肉䐃不称身者胃下：言肌肉瘦薄，与身形不相称者，胃之位置偏下。

（12）下管约不利：下管，指胃之下脘幽门处。约，《说文》：“缠束也。”张景岳：“不舒也。”指胃之下口约束不利。

（13）无小里累者胃急：里，《甲乙》作“裹”，《太素》作“果”。杨上善云：“果音颗，谓肉䐃无小颗段连累。”张景岳：“高志斋谓其䐃肉而少有累然结实者之谓。”《灵枢经白话解》综合《甲乙经》、《太素》之说法，认为“小里累是形容皮肤上面细小而累累的颗粒”。录之以供参考。胃急，指胃气急迫。

（14）多少里累者胃结：少，《甲乙》、《太素》作“小”，方与上文合。里，同上，当改“果”。胃结，指胃气郁滞不舒。言肌肤多有小颗粒累累者，则胃气郁滞。

（15）上管：指胃之上脘贲门。

（16）肝应爪：爪，《甲乙》作“筋”。爪为筋之余，故肝应爪亦通。杨上善云：“肝以合胆，胆以应筋，爪为筋余，故以爪候胆也。”

（17）濡：柔润之意。

（18）无约：约，当系“纹”字传写之误，方与下句相合。

（19）爪恶：指爪甲畸形。

（20）胆结：张景岳：“胆气不舒之谓。”

（21）疏腠理：即腠理稀疏。

（22）美恶：美，言其正常丰满之形态；恶，言其瘦薄畸形之状。

〔提要〕

本段论述六腑之外应。观察体表组织器官之形态，可知六腑之小大、厚薄、长短、结直、缓急等特点，并可进一步知其所病。

〔讨论〕

一、内因为主、五脏为本的发病观点

本篇曾两次指出："有其独尽天寿而无邪僻之病，百年不衰，虽犯风雨卒寒大暑，犹有弗能害也；有其不离屏蔽室内，无怵惕之恐，然犹不免于病，何也？"其病与不病究竟为何？《内经》虽然一再指出："邪之所凑，其气必虚"，"正气存内，邪不可干"，强调正气为主的发病学观点，但正气主要是指五脏正气，故本篇又具体论述了五脏是人病与不病之根本，提出："五脏六腑，邪之舍也"，指出病与不病虽与六淫七情有关，但关键是五脏之强弱虚实。篇中指出："五脏皆坚者无病，五脏皆脆者，不离于病。"指出五脏之位置、形态、性质不同对人之健康及发病的影响，明确了病的个体差异性，实际上是从体质之不同论述了对病变的影响，并具体阐述了五脏之小大、高下、坚脆、端正、偏倾及六腑之小大、长短、厚薄、结直、缓急等对人体生理病理的影响。

虽然在当时条件下，古人尚无法直接观察脏腑的内部变化，仅从反复的观察和长期的临床中，利用当时的医学理论，进行类比推测而得出这些结论，但其基本精神——"脏腑不同，病变各异"，则是毋庸置疑的。

当然，由于历史条件的限制，有些内容在今天看来是不合理的，特别是有关五脏和人的意识行为的关系，如"五脏皆端正者，和利得人心；五脏皆偏倾者，邪心而善盗，不可以为人平，反复言语也。"但这毕竟只占一小部分，大部分内容还是谈及对病变的影响。这些内容合理与否，应进行具体的分析研究和实践总结。笼统地进行肯定或否定，都是不利于我们学习的。

本篇不仅论述了病与不病的根本原因在于五脏，而且进一步提出了"持则安、减则病"的问题。

五脏之变不同，仅是具有了发病的基础，但是否发病还关系到人体能否进行正确的有规律的调养，以保持其脏腑功能的正常。若不能如此，则易使脏气损伤，发生疾病。此"持则安、减则病"的概念，和《内经》一贯的养生学观点是一致的。就是说，在脏腑有位置、形态、性质等病变倾向的情况下，仍可以通过合理的调养预防疾病的发生。反之，即使五脏的发育本来良好，若不注意调养而一味损伤，又岂能不病？提出这一点是有其积极意义的。

二、从"视其外应以知其内脏"来认识中医藏象学说的特点

本篇用很大的篇幅论述了脏腑和外在体表组织器官的相应联系，论述了从体表组织器

官的形态变化来观察内在脏腑生理病理变化的诊察方法。归纳为一句话，就是本篇在最后指出的，“视其外应，以知其内脏，则知病所矣。”这些大大地丰富了中医学的生理病理学说，反映了《内经》藏象学说一个很大的特点就是：“脏腑相合，内外相应”的整体观。

论中指出：“肺合大肠，大肠者，皮其应；心合小肠，小肠者，脉其应；肝合胆，胆者，筋其应；脾合胃，胃者，肉其应；肾合三焦膀胱，三焦膀胱者，腠理毫毛其应。”这是脏腑相合、内外相应的总的规律。本篇还具体论述了脏腑二十五变在体表组织器官的相应表现。所谓二十五变，实际上远非二十五变，就本篇所及，亦有七十变之多，只不过是强调五脏为中心，而用“五脏二十五变”来概括脏腑的这些变化。通过观察外在组织器官的变化来认识内脏，这是《内经》一个基本的研究方法。因为在当时条件下，无法对人体内在的脏腑进行进一步精细的研究，这就迫使人们不得不进行大量的观察和实践，借以了解内部脏腑的变化。这种方法对中医学的发展有很大的影响，对形成统一整体观也是不无作用的。

当然，如前所述，在这些相应关系中，不能否认相当一部分内容是推导出来的。其中有些是很难理解或现在无法理解的，如以髑骬（剑突）之有无、大小、长短、厚薄来衡量心之高下坚脆、端正偏倾，在今天看来似乎是可笑的。但当时是作为一种直观想象的方法提出来的。即使如此，也不能否认和低估《内经》藏象学说这种整体观和以外测内研究方法的科学性和对现实的指导意义。我们应透过这些现象掌握其本质的东西，就是脏腑相合和脏腑同体表组织器官相应的理论。

篇中论述了肺和肩膺胸喉的关系，肝和胁的关系，脾和唇的关系，肾和耳的关系，以及皮和肺、大肠的关系，脉和心、小肠的关系，肉和脾胃的关系，爪、筋和肝胆的关系，腠理毫毛和三焦膀胱的关系等等。在《内经》的指导下，这些理论后世有了极大的丰富和发展。我们现在仍然是以这种方法为指导的。

在学习这部分内容时，还要注意藏象学说的另一个特点，就是对脏腑的认识，既要从形态上来理解，更重要的是从功能上来理解，不要拘泥于单纯形态位置的变化。如六腑之结直缓急，不能仅从六腑形态的变化来理解，还要从六腑之气的变化来理解。结言其邪结，直言其条达，缓言其弛缓，急言其急迫，等等。总之，通过本篇的学习，可使我们对藏象学说的特点和中医学的研究方法，有更进一步的认识。

三、对“肾合三焦膀胱”的认识

脏腑相合是中医藏象学说中一个重要的组成部分，它反映了脏腑的有机联系。但在脏腑相合的关系中，一般都是一脏一腑表里相合。如肺与大肠相合，心与小肠相合，肝和胆相合，脾与胃相合，而惟独三焦、膀胱和肾相合是二腑合一脏。除本篇外，《内经》其他篇章也有谈及。如《灵枢·本输》云：“肾合膀胱，膀胱者，津液之府也。少阳属肾，肾上连肺，故将两脏。三焦者，中渎之府也，水道出焉，属膀胱，是孤之府也。”少阳即手少阳三焦。如马玄台释为：“少阳，三焦也。三焦之正脉至项，散胸中，而肾脉亦上连于肺。三焦之下输，属于膀胱，而膀胱为肾之合，故三焦亦属乎肾也。”

从一般的脏腑相合来说，肾和膀胱相合本无非议。因膀胱为州都之官，津液之腑，主水液之贮藏排泄。正如《素问·灵兰秘典论》所说："膀胱者，州都之官，津液藏焉，气化则能出矣。"其经络属膀胱而络肾。肾主水液，司人之气化，其经脉属肾而络膀胱，故肾与膀胱表里相合，甚为得当。

脏仅有五，而腑却有六。虽然有时把心包亦作为一脏，以为六脏六腑，则三焦和心包相表里，但这更多是指其经脉表里相合而言。如《素问·血气形志》篇所言："少阳与心主为表里。"而在以脏立论时，很少将心包列入五脏之中，故以脏腑相合，则三焦似无相合者，因而提出肾与三焦相合的问题。二者何以相合呢？从功能而言，《素问·灵兰秘典论》曰："三焦者，决渎之官，水道出焉。"上文所引《灵枢·本输》篇亦称其为"中渎之府"。张景岳云："谓如川如渎，源流皆出其中也。即水谷之入于口，出于便，自上而下，必历三焦，故曰中渎之府，水道出焉。"《灵枢·营卫生会》之"上焦如雾，中焦如沤，下焦如渎"，亦是指其作为水道主水液代谢而言。而肾主水，故二者相合，此其一也。又《难经·三十八难》指出，三焦为"原气之别焉，主持诸气"。原气发源于肾中，为命门所藏之先天真火所化生，通过三焦布散于全身，故三焦亦有相火，二者是息息相通的，此其相合二也。从上所引，知二者之经脉亦有联系，如手少阳三焦之正脉散于胸中，而肾脉亦上连于肺。三焦之下输"出于委阳，并太阳之正，入络膀胱，约下焦。"（《灵枢·本输》）膀胱为肾之合，肾足少阴之脉亦络于膀胱，此其相合三也。由此看出，肾合三焦是不无道理的，它符合以脏为主，脏统率腑的基本原则。正如张景岳所言："三焦为中渎之府，膀胱为津液之府，肾以水脏而领水腑，理之当然，故肾得兼将两脏。"肾既合三焦膀胱，何以《灵枢·本输》篇又称三焦为"孤之府"也？张景岳指出："然于十二脏之中，惟三焦独大，诸脏无于匹者，故名曰孤之府也。"从五脏五腑相合，而三焦无有合者，似可云"孤"，但仅是相对而言。综上所论，则肾合三焦膀胱，甚为允当。如是，有人认为应将《灵枢·本输》篇之"少阳属肾"改为"少阴属肾"，方易理解，确系多此一举。

（姚乃礼）

禁服第四十八

禁，禁诫；服，服从。本篇主要说明针灸治病的原理是十分高深渊博的，对这些法则既要有所禁诫，又应服从。张隐庵：“诫其佩服，而禁其轻泄也”，故篇名“禁服”。

〔原文〕

雷公問於黄帝曰：細子(1)得受業，通於九針六十篇(2)，旦暮勤服(3)之，近者編絶(4)，久者簡垢(5)，然尚諷誦(6)弗置，未盡解於意矣。外揣言渾束爲一(7)，未知所謂也。夫大則無外，小則無内(8)，大小無極，高下無度，束之奈何？士之才力，或有厚薄，智慮褊淺(9)，不能博大深奥，自强於學若細子(10)。細子恐其散於后世，絶於子孫，敢問約之奈何？黄帝曰：善乎哉問也。此先師之所禁(11)，坐私傳之(12)也，割臂歃血之盟(13)也，子若欲得之，何不齋(14)乎。雷公再拜而起曰：請聞命於是也，乃齋宿(15)三日而請曰：敢問今日正陽(16)，細子願以受盟。黄帝乃與俱入齋室，割臂歃血，黄帝親祝曰：今日正陽，歃血傳方，有敢背此言者，反受其殃。雷公再拜曰：細子受之。黄帝乃左握其手，右授之書，曰：慎之慎之，吾爲子言之。

〔注释〕

（1）细子：即俗称小子，是自卑的称呼。

（2）九针六十篇：指古经所载有关九针的六十篇文章。张景岳说：“六十篇，古经数也，今失其传。”

（3）勤服：服，信服。勤服，指孜孜不倦地钻研而言。

（4）编绝：编，说文：“次简也。”因为古时无纸，都书于竹简，用熟皮把它连贯起来，称为编。编绝，指此种连贯竹简用的熟皮已经断了，也就是竹简已有散失的意思。

（5）简垢：垢，是尘垢。简垢，指竹简上已有污损，模糊不清的意思。

（6）讽诵：背书叫讽。讽诵，就是背诵。

（7）浑束为一：张景岳：“一者，欲得其要也。九针之道，散之则杂如毫毛，约之则浑束为一。”

（8）大则无外，小则无内：其博大的程度，大到不可再大，在它的外面，已没有比它更能包罗更大更广的东西了；其精细的程度，小到不可再小，在它的里面，也没有比它更能蕴藏更小更细的东西了。

（9）褊浅：褊（biǎn，音扁），狭小的意思。浅是浮浅。

（10）自强于学若细子：像我一样自勉而勤奋地学习。

（11）禁：禁诫、保密的意思。

（12）坐私传之：意思是不轻易地传授给他人。张隐庵：“非其人勿教，非其人勿授。”

（13）割臂歃血为盟：歃（shà，音霎）血，是用血涂于口旁。歃血为盟，是古代最郑重的一种仪式，以示决不背信弃约。

（14）斋：古人在祭祀前必先斋戒，沐浴更衣，不饮酒，不茹荤，止其嗜欲，耳不听乐，心不苟虑，借以使心志专一，以示至诚。

（15）斋宿：宿与肃通，当戒讲。斋肃，就是斋戒。

（16）正阳：就是正当中午的时候。

〔提要〕

本段言针刺原理博大精深，只有诚心诚意、刻苦勤学的人才能掌握它。

〔原文〕

凡刺之理，經脈爲始，營其所行，知其度量，内刺五藏，外刺六府，審察衛氣，爲百病母[(1)]，調其虛實，虛實乃止，瀉其血絡，血盡不殆矣[(2)]。雷公曰：此皆細子所以通，未知其所約[(3)]也。

〔注释〕

（1）审察卫气，为百病母：张景岳：“卫气者，阳气也，卫外而为固也。阳气不固，则卫气失常，而邪从卫入，乃生疾病，故为百病母。”

（2）泻其血络，血尽不殆矣：张景岳：“病在血者调之络，邪血去尽则不殆矣。”

（3）约：约束、归纳的意思，也就是前《灵枢·外揣》篇“浑束为一”之义。

〔提要〕

本段主要说明要掌握针刺治病的原理，首先要熟悉经脉的理论。经脉的运行、长短、大小，气血容量的多少，都应通晓，治疗方有效。

〔原文〕

黄帝曰：夫約方[(1)]者，猶約囊也；囊滿而弗約，則輸泄[(2)]，方成弗約，則神與弗俱[(3)]。雷公曰：願爲下材者，勿滿而約之[(4)]。黄帝曰：未滿而知約之以爲工，不可以爲天下師[(5)]。

〔注释〕

（1）约方：方，就是有法，有理。针灸取穴也要配方，并且要精练，不要杂乱无章，这就叫约方。

（2）囊满而弗约，则输泄：若不将其口束扎起来，里面盛的东西就会输泄而倾。

（3）方成弗约，则神与弗俱：神，指好到入神的境地。神与弗俱，就是指不能入神，也就是不能妙用的意思。张景岳说：“《易》曰：精义入神，以致用也。不得其精，乌能入神。有方无约，即无神也。故曰神与弗俱。”

（4）愿为下材者，勿满而约之：下材，指学识粗劣的人才；满，指学问渊博。勿满而约之，意思是没有具备丰富的学识而欲返约。

（5）未满而知约之以为工，不可以为天下师：张景岳：“因满而约，约之善也。由博而精，精之至也。未满而知约，何约之有？未博而言精，何精之有？若是者谓之工，安足为天下师？是以言约者非满不可，言精者非博不可也。”

〔提要〕

本段主要是论述满和约的辩证关系：有满而无约，则不能执简而驭繁；未满而言约，则无约可言。所以，只有在丰富的理论知识和实践经验的基础上，由博而返约，才能举一反三，出神入化。

〔原文〕

雷公：願聞爲工。黄帝曰：寸口主中，人迎主外[1]**，兩者相應，俱往俱來，若引繩大小齊等**[2]**。春夏人迎微大，秋冬寸口微大**[3]**，如是者，名曰平人。**

〔注释〕

（1）寸口主中，人迎主外：张景岳：“太阴行气于脏，故寸口主中。阳明行气于腑，故人迎主外。”

（2）若引绳大小齐等：意思是说，人迎、寸口之脉往来相应，大小相等，像引动一根绳索那样均匀。

（3）春夏人迎微大，秋冬寸口微大：人迎主阳，所以春夏微大。寸口主阴，所以秋冬微大。这是脉与四时的相应关系。

〔提要〕

本段主要阐述了人迎脉和寸口脉在临床上的诊断意义及其与四时相应的脉象。

〔原文〕

人迎大一倍於寸口，病在足少陽，一倍而躁，在手少陽。人迎二倍，病在足太陽，二倍而躁，病在手太陽。人迎三倍，病在足陽明，三倍而躁，病在手陽明[1]**。盛則爲熱，虚則爲寒，緊則爲痛痹，代則乍甚乍間**[2]**。盛則瀉之，虚則補之，緊痛則取之分肉，代則取血絡，且飲藥**[3]**，陷下則灸之**[4]**，不盛不虚，以經取之，名曰經刺**[5]**。人迎四倍者，且大且數，名曰溢陽，溢陽爲外格**[6]**，死不治。必審按其本末，察其寒熱，以驗其藏府之病。**

〔注释〕

（1）人迎大一倍于寸口……病在手阳明：人迎，谓足阳明脉。阳明主表而行气于三阳，所以人迎大一倍于寸口，病在足经之少阳。若大一倍而加以躁动，为阳中之阳，则病在上面的手经之少阳。凡二倍、三倍，病皆在足，而躁皆在手也。下仿此。

（2）代则乍甚乍间：张景岳：“此言人迎脉也，乍甚乍间即下文乍痛乍止之谓。”张隐庵：“乍痛乍止者，病在血气之交，或在气或在脉，有交相更代之义，故脉代也。”代脉在这里主实证，是因病邪结聚而致脉气不能衔接，所以见歇止。另外，代脉还主脏气衰微或脾气脱绝的虚证、危证，所以《濒湖脉学》里有“结生代死自殊途”一说。代脉的脉象是，脉来动而中止，不能自还，良久复动，止有定数。

（3）代则取血络，且饮药：代脉在这里主邪结经络，血气不调，所以要针刺血络，并且饮药以和之。

（4）陷下则灸之：张景岳："脉陷下不起者有寒滞，故宜灸之。"

（5）不盛不虚，以经取之，名曰经刺：张景岳："若不因血气之盛虚，而病有留于经络者，则当随经所在，或饮药，或灸刺以取之也。"《灵枢·官针》篇说："经刺者，刺大经之结络经分也。"也就是刺患病的本经上经与络结聚不通之处，随其所在施针。

（6）溢阳为外格：张景岳："人迎盛至四倍，且大且数者，乃六阳偏盛之极，盈溢于腑，格柜六阴，是谓外格。"

〔提要〕

本段主要阐述了人迎脉倍于寸口脉的七种不同的病变，以及人迎出现盛、虚、紧、代四种脉象时，各自所主的病症和诊治大法，并提出"外格"及其预后。

〔原文〕

寸口大於人迎一倍，病在足厥陰，一倍而躁，在手心主。寸口二倍，病在足少陰，二倍而躁，在手少陰。寸口三倍，病在足太陰，三倍而躁，在手太陰[(1)]。盛則脹滿、寒中、食不化，虛則熱中、出糜、少氣、溺色變[(2)]，緊則痛痹，代則乍痛乍止。盛則瀉之，虛則補之，緊則先刺而後灸之[(3)]，代則取血絡，而後調之，陷下則徒[(4)]灸之。陷下者，脉血結於中，中有著血，血寒，故宜灸之。不盛不虛，以經取之。寸口四倍者，名曰內關，內關者，且大且數，死不治[(5)]。必審察其本末之寒温，以驗其藏府之病。

〔注释〕

（1）寸口大于人迎一倍……在手太阴：张景岳："人迎寸口，相为表里，故上文云人迎一倍，病在足少阳，此云寸口一倍，病在足厥阴，胆与肝为表里也。一倍而躁，人迎在足少阳，寸口在手心主，三焦包络为表里也。凡后二倍三倍表里皆然。"

（2）盛则胀满……溺色变：张景岳："此言寸口脉也，盛则外实中虚，故为胀满、寒中、食不化。虚则真阴不足，故为热中、出糜、少气、溺色变。糜为泄泻糜烂之物。"

（3）紧则先刺而后灸之：张景岳："紧则为寒，故宜先刺后灸，欲其经易通，寒易去也。"

（4）徒：仅可或只可的意思。马莳："徒灸之徒，但也。"

（5）寸口四倍者，名曰内关，内关者，且大且数，死不治：张景岳："脉口四盛，且大且数者，乃六阴偏盛，盈溢于脏，表里隔绝，是为内关，主死不治。"

〔提要〕

本段主要阐述了寸口脉倍于人迎脉的七种不同的病变，寸口出现盛、虚、紧、代四种脉象时，各自所主的病症以及诊治大法，并提出"内关"及其预后。

〔原文〕

通其營輸[(1)]，乃可傳於大數[(2)]。大數曰：盛則徒瀉之，虛則徒補之，緊則灸刺且飲藥，陷下則徒灸之，不盛不虛，以經取之。所謂經治[(3)]者，飲藥，亦曰[(4)]灸刺，脉急則引[(5)]，脉大以弱，則欲安静，用力無勞也[(6)]。

〔注释〕

（1）营输：营，指经脉而言，因它是营运气血的通路，所以简称为营。输，指全身的腧穴。

（2）大数：这里指医疗上的大法而言。

（3）经治：张景岳："或饮药，或灸刺，皆可随经所宜而治也。"

（4）亦曰：《甲乙经》："亦曰作亦用。"

（5）脉急则引：张景岳："脉急者，邪盛也，宜设法引去之。"

（6）脉大以弱，则欲安静，用力无劳也：张景岳："脉大弱者，阴不足也，宜安静以养阴，用力无劳也。"用力无劳，就是虽有用力，但不至大劳。

〔提要〕

本段是全篇的总结，再次强调，只有在通晓了经脉和腧穴的生理功能及其在诊断治疗上的作用后，才可以传授针灸治病的大法。这个大法就是：盛则徒泻之，虚则徒补之，紧则灸刺，且饮药，陷下则徒灸之，不盛不虚，以经取之。并指出了经治的原则。

〔讨论〕

一、关于人迎、寸口诊脉法

本篇阐述的通过人迎脉和寸口脉盛衰变化的对比，进行诊断和预后的方法，近世已较少采用，但在《内经》里却屡见不鲜。张仲景在其《伤寒杂病论》序文中也提到这种诊脉法，并批评当时许多医生"人迎趺阳，三部不参，动数发息，不满五十"，可见这种切脉的方法不是凭空杜撰出来的，而是通过长期的医疗实践总结出来的，有一定的临床价值，值得我们重视和加以研究。从本篇我们可以认识到，人迎为足阳明脉，主阳，可候六阳经的生理、病理变化。寸口为手太阴脉，主阴，可候六阴经的生理、病理变化。人迎脉盛则为热，虚则为寒，寸口脉盛则为寒，虚则为热。人迎和寸口出现紧脉，则都为痛痹。人迎四倍于寸口，且大且数为外格，是六阳偏盛之极。寸口四倍于人迎，且大且数，为内关，是六阴偏盛之极。二者皆主死不治。这在临床上都有一定的指导意义。至于人迎几倍于寸口，寸口几倍于人迎之说，主要还在于全面领会其中的精神，通过人迎和寸口正常与反常的脉象来观察和判断阴阳的盛衰，脏腑的生理、病理变化，以确定治疗的大法。这些都有待进一步探讨。

二、对关格的认识

对于关格的看法，历代医家颇不一致。如朱丹溪认为关格是病名，特立关格一门，曰此证多死，寒在上，热在下，脉两寸俱盛四倍以上。马莳和张景岳则认为，关格是指脉体而言，并非病名。张仲景既谈到脉象，又谈到病症。《伤寒论》里的平脉法第二篇说："上微头小者，则汗出；下微本大者，则为关格不通，不得尿。头无汗者可治，有汗者死。""寸口脉浮而大，浮为虚，大为实。在尺为关，在寸为格。关则不得小便，格则吐逆。"又说："趺阳脉伏而涩，伏则吐逆，水谷不化，涩则食不得入，名曰关格。"这种说法源于《难经》。《难经》中的三难指出："关之前者，阳之动也，脉当见九分而浮。过者，法曰太过；减者，法曰不及。遂上鱼为溢，为外关内格，此阴乘之脉也。关以后者，阴之动也，脉当见一寸而沉。过者，法曰太过；减者，法曰不及。遂入尺为复，为内关外格，此阳乘之脉也，故曰复溢，是真脏之脉，人不病而死也。”溢脉是阳脉太过而阴脉不及，故脉上于鱼际而尺部无脉。复脉是阴脉太过而阳脉不及，故脉下移尺部而寸部无脉。仲景宗之，故有“在尺为关，在寸为格”一说。

张景岳不同意这种看法，认为《内经》上明明说的是人迎四倍、寸口四倍，不是说的尺和寸，而且认为吐逆就是指的隔食证，不得小便就是指的癃闭证，二证未必至死。他也不同意朱丹溪的看法，认为按朱氏所说，两寸俱盛四倍，那就谈不上寒在上、热在下。综观《素问》中《六节藏象论》、《脉要精微论》和《灵枢》中《始终》、《禁服》、《脉度》等篇，在谈到关格时，虽指脉象，指病名，但主要还是从病机的角度来阐发的。如《素问·六节藏象论》、《灵枢·终始》篇和本篇谈的是脉象，在《六节藏象论》里说：“人迎……四盛以上为格阳。寸口……四盛以上为关阴。人迎与寸口俱盛四倍以上为关格，关格之脉赢，不能极于天地之精气，则死矣。”《素问·脉要精微论》谈的是病名，指出：“阴阳不相应，病名曰关格。”《灵枢·终始》和《灵枢·脉度》两篇则对病机阐述得比较详细。《灵枢·终始》篇说：“人迎与脉口俱盛三倍以上，命曰阴阳俱溢，如是者不开，则血脉闭塞，气无以行，流淫于中，五脏内伤。”《灵枢·脉度》篇说：“故邪在腑则阳脉不和，阳脉不和则气留之，气留之则阳气盛矣。阳气太盛则阴不利，阴脉不利血留之，血留之则阴气盛矣。阴气太盛则阳气不能荣也，故曰关。阳气太盛，则阴气弗能荣也，故曰格。阴阳俱盛，不得相荣，故曰关格，关格者，不得尽期而死也。”如此看来，关格的病机是邪在于腑，影响到相应阳经的经气运行，气滞不行，形成阳气偏盛的一面。又由于“阴阳相贯，如环无端”，阳经的邪气滞留，必然会影响到阴经气血的运行，血瘀滞而不通，又形成了阴气偏盛的一面。这样，病邪由气及血，由阳及阴，形成一个阴阳俱盛、气血不荣（营）、上下隔绝的局面。阳不得交阴，阴也不得交阳，故称之为关格。血脉闭塞，气无以行，病邪充斥内外，不得以出，必流淫于中，伤及五脏，耗其真精，所以《素问·六节藏象论》说：“关格之脉赢，不能极于天地之精气则死矣。”由于“阴胜则阳病，阳胜则阴病”，阳胜则伤阴，阴胜则损阳，阴阳俱盛，最后势必造成阴阳俱虚的局面。因此，我们在分析关格的病机时，既要看到实的一面，又要看到虚的一面，既要看到阴虚的一面，又要看到阳虚的一面。所以，张仲景在分析关格的脉象时说：“寸口脉浮而大，浮为虚，大为实。”喻嘉言在其《医门法律·关格门》一篇里也说：“从两手寸口，关阴格阳过盛中，察其或浮或大，定其阳虚阳实，阴虚阴实，以施治疗……不尔，关则定为阴实，格则定为阳实矣，抑何从得其微细耶。”诚为至理之言。

张景岳在《类经·四盛关格之刺》篇里认为，外格是六阳偏盛之极，盈溢于腑，格拒六阴，内关是六阴偏盛，盈溢于脏，表里隔绝。二者都主死不治。关格是阴阳各盛其盛，不得相交，所以可与言死期。这种看法，与《内经》是一致的。他在该篇里又认为，格阳是六腑之阴脱，格阴是五脏之阴脱，“脏腑之阴俱脱，故云关格”，并解释说：“正以脉盛之极为无阴，无阴则无根，而孤阳浮露于外耳，凡犯此者，必死无疑。”他看到了真阴耗竭这一点，是符合《内经》宗旨的，也与《难经》的复溢之脉是“真脏之脉”相吻合。

但认为关格就是真阴欲脱，孤阳浮越，只谈虚而不及实，只讲阴虚而不言阳虚，与经旨是不符的。这是他重于养阴所造成的偏见。

现在，大多数医家对关格的看法都宗仲景之说，认为关就是不得小便，格就是吐逆，两种病症俱备，就是关格。其实，《内经》中并未谈及任何病症，仅从病机的角度来认识关格，较为妥当。吐逆和小便不通固然可以认为是关格，但关格并不一定就单指这两个病症而言，因为此时人迎和寸口脉俱盛三倍以上，并非涉及一两个脏腑，当然也就不会仅出现这两个症状了。所以，凡是人迎和寸口脉四倍，且大且数，机体功能处在严重失调和紊乱的状况，出现了阴阳偏胜、偏虚、阴阳离绝的危象，都可以看做是关格。

关格的病机是阴阳偏胜（邪气）、偏虚（正气），脏腑的功能处在一个衰竭的状况下，虚实错杂，扶阳则伤阴，补阴则损阳，泻实则伤正，补虚则碍实，颇为棘手。喻嘉言根据这种情况，制订了一个进退黄连汤，不偏阴偏阳，一味冲和无忤，“求之于中，握枢而运，以渐透于上下”，听胃气自为敷布，冀其营卫通达，阴阳和调，于九死中求其一生。其立法颇具匠心，故附录于此，以供参考。

黄连（姜汁炒）一钱五分　干姜（炮）一钱五分　人参（人乳拌蒸）一钱五分

桂枝一钱　半夏（姜制）一钱五分　大枣二枚

进法用本方七味，俱不制。水三茶盏，煎一半，温服。退法不用桂枝，黄连减半，或加肉桂五分，加上逐味制熟。煎服法同。但空朝服崔氏八味丸三钱，半饥服煎剂耳。

（胡兆垣）

五色第四十九

本篇列举了脏腑反映在面部的色泽各有一定的部位。根据面部色泽的变化，可以推测脏腑的疾病，辨别疾病的浅深、新久和预后的吉凶。由于本篇主要是阐明以五色来观察疾病的问题，所以叫做“五色”。

〔原文〕

雷公問於黃帝曰：五色獨决於明堂[(1)]乎？小子未知其所謂也。黃帝曰：明堂者，鼻也；闕[(2)]者，眉間也；庭者，顏也[(3)]；蕃者，頰側也；蔽[(4)]者，耳門也。其間欲方大[(5)]，去之十步，皆見於外，如是者壽，必中百歲。雷公曰：五官之辨[(6)]，奈何？黃帝曰：明堂骨高以起，平以直[(7)]，五藏次於中央，六府挾其兩側[(8)]，首面上於闕庭[(9)]，王宮在於下極[(10)]，五藏安於胸中，真色以致，病色不見，明堂潤澤以清[(11)]，五官惡得無辨乎？雷公曰：其不辨者，可得聞乎？黃帝曰：五色之見也，各出其色部。部骨陷者[(12)]，必不免於病矣。其色部乘襲者[(13)]，雖病甚，不死矣。雷公曰：官五色[(14)]奈何？黃帝曰：青黑爲痛[(15)]，黃赤爲熱，白爲寒[(16)]，是謂五官。

〔注释〕

（1）明堂：鼻部。

（2）阙：两眉之间。

（3）庭者，颜也：额部。

（4）蔽：这里是形容耳门好像藩篱一样屏蔽于四旁。

（5）方大：端正宽大的意思。

（6）五官之辨：由于五官为五脏之外候，所以辨别五官的病色，可以推测脏腑的疾病。

（7）明堂骨高以起，平以直：鼻骨高而隆起，平正而端直。

（8）五藏次于中央，六府挟其两侧：五脏依次排列在面部中央，六腑夹附于它的两旁。

（9）首面上于阙庭：额部和两眉之间的部位反映头面的疾病。

（10）王宫在于下极：因为“心者，君主之官”，为五脏之主宰，所以把心所属的部位叫做王宫。下极在两目之间。

（11）五藏安于胸中，真色以致，病色不见，明堂润泽以清：在胸腹之中的五脏安定平和而没有病，在相应的部位上就出现正常的色泽，见不到病色，鼻部的色泽也必然清润。

（12）部骨陷者：部，指五脏分属于面部的各个部位。骨陷，指该部所出现的病色，有深陷入骨的征象。

（13）其色部乘袭者：指子色见于母位，例如脾之黄色显现于心之下极部位。

（14）官五色：官，主的意思。官五色，就是五色所主的证候。

（15）青黑为痛：青黑为风寒之色，故主痛。

（16）白为寒：阳虚阴盛，寒从内生，出现清肃之白色。这种白色需与脱血、夺气、亡津液之白色鉴别。

〔提要〕

本段从总的方面论述五色的部位和主病。

〔原文〕

雷公曰：病之益甚，與其方衰，如何？黄帝曰：外内皆在焉。切其脉口，滑小緊以沉者，病益甚，在中[(1)]，人迎氣大緊以浮者，其病益甚，在外[(2)]。其脉口浮滑者，病日進[(3)]；人迎沉而滑者，病日損[(4)]。其脉口滑以沉者，病日進，在内[(5)]；其人迎脉滑盛以浮者，其病日進，在外[(6)]。脉之浮沉及人迎與寸口氣小大等者，病難已[(7)]；病之在藏，沉而大者，易已，小爲逆[(8)]；病在府，浮而大者，其病易已[(9)]。人迎盛堅者，傷於寒[(10)]，氣口盛堅者，傷於食[(11)]。

〔注释〕

（1）切其脉口，滑小紧以沉者，病益甚，在中：脉口为太阴肺脏之脉，所以说病在中而主五脏。脉口滑小紧沉，说明阴分之邪盛，所以主病甚。

（2）人迎气大紧以浮者，其病益甚，在外：人迎，阳明腑脉，主外及六腑之病。浮脉主外，大脉主邪盛，紧脉主寒盛，所以主阳邪盛而病益甚。

（3）其脉口浮滑者，病日进：脉口为阴，浮为阳，阳气在阴，故主病进。

（4）人迎沉而滑者，病日损：人迎为阳，沉为阴，阴气出阳，故病日渐减轻。

（5）其脉口滑以沉者，病日进，在内：脉口属阴主内，沉主内，滑主邪气盛，故主在内之病日进。

（6）其人迎脉滑盛以浮者，其病日进，在外：人迎主外，浮脉主外，滑主邪盛，故主在外之病日进。

（7）脉之浮沉及人迎与寸口气小大等者，病难已：浮脉主外，沉脉主内，人迎主外，寸口主内，表里脏腑形气俱病，故病难已。

（8）病之在藏，沉而大者，易已，小为逆：脏为阴，大属阳，阴病见阳脉，故为易已；小为阴，阴病见阴脉，故为逆。

（9）病在腑，浮而大者，其病易已：腑为阳，浮大为阳，脉症相应，故病易已。

（10）人迎盛坚者，伤于寒：人迎主外，盛坚为紧脉之象，紧主寒，故主在外之寒邪。

（11）气口盛坚者，伤于食：气口主里，脉盛而坚，主伤食。

〔提要〕

本段论述了人迎、寸口脉象之主病。

〔原文〕

雷公曰：以色言病之間甚[(1)]，奈何？黄帝曰：其色粗以明，沉夭者爲甚[(2)]，其色上行者，病益甚；其色下行，如雲徹散者，病方已[(3)]。五色各有藏部，有外部，有内部也[(4)]。色從外部走内部者，其病從外走内；其色從内走外者，其病從内走外。病生於内者，先治其陰，后治其陽，反者益甚。其病生於陽者，先治其外，后治其内，反者益甚[(5)]。其脉滑大，以代而長者，病從外來，目有所見，志有所惡[(6)]，此陽氣之并也，可變而已[(7)]。

〔注释〕

(1) 病之间甚：指病之轻重。间为轻，甚为重。

(2) 其色粗以明，沉夭者为甚：据《甲乙经》所载，为“其色粗以明为间”。其意义较为明显。就是说病人面部的色泽明亮，为病轻；色泽沉夭晦滞，为病重。

(3) 其色上行者，病益甚；其色下行，如云彻散者，病方已：色上行，表示病邪正盛，故病益甚；下行，表示邪气已衰，散主邪轻，故病易已。

(4) 五色各有藏部，有外部有内部也：疾病的内在变化，反映在面部的色泽，各有其一定的部位，外部属于六腑，内部属于五脏。

(5) 病生于内者……反者益甚：这里是说明治疗方面的标本问题，可参阅《素问·标本病传论》。

(6) 目有所见，志有所恶：眼有妄见，志意上有厌恶的感觉。

(7) 可变而已：治疗方面可以变通，灵活运用，将病治愈。

〔提要〕

本段论述从五色的变化来观察疾病的轻重。

〔原文〕

雷公曰：小子聞風者，百病之始也，厥逆者，寒濕之起也，别之奈何？黄帝曰：常候闕中，薄澤爲風，冲濁爲痹[(1)]。在地爲厥[(2)]。此其常也，各以其色言其病。雷公曰：人不病卒死，何以知之？黄帝曰：大氣[(3)]入於藏府者，不病而卒死矣。雷公曰：病小愈而卒死者，何以知之？黄帝曰：赤色出兩顴，大如母指者，病雖小愈，必卒死。黑色出於庭，大如母指，必不病而卒死。雷公再拜曰：善哉！其死有期乎？黄帝曰：察色以言其時。

〔注释〕

(1) 薄泽为风，冲浊为痹：风病在阳，皮毛受之，故色泽浮薄光泽；痹病在阴，肉骨受之，故色泽沉滞晦浊。冲，有深的意思。

(2) 在地为厥：病色出现在地阁（下巴），属于寒湿引起的厥逆病。厥逆起于四肢，病在于下，故色亦见于下。地阁，在面的下部。

(3) 大气：大邪之气，指极厉害的邪气。

〔提要〕

本段论述了色的死候以及风、痹、厥三证在色泽上的鉴别。

〔原文〕

雷公曰：善乎！願卒聞之。黄帝曰：庭者，首面也[(1)]；闕上者，咽喉也[(2)]；闕中者，肺也[(3)]，下極者，心也[(4)]；直下者，肝也；肝左者，膽也[(5)]；下者，脾也；方上者，胃也[(6)]；中央者，大腸也；挾大腸者，腎也[(7)]；當腎者，臍也[(8)]；面王以上者，小腸也；面王以下者，膀胱子處也[(9)]；顴者，肩也；顴後者，臂也；臂下者，手也[(10)]；目内眦上者，膺乳也[(11)]；挾繩而上者，背也[(12)]；循牙車以下者，股也[(13)]；中央者，膝也；膝以下者，脛也；當脛以下者，足也[(14)]；巨分者，股里也[(15)]；巨屈者，膝臏也[(16)]。此五藏六府肢節之部也。

〔注释〕

（1）庭者，首面也：额部，主头面部的疾病。

（2）阙上者，咽喉也：眉心之上，主咽喉的疾病。

（3）阙中者，肺也：两眉之间，主肺的疾病。

（4）下极者，心也：两目之间，主心的疾病。

（5）直下者，肝也；肝左者，胆也：下极直下的鼻柱部位，主肝的疾病；肝的左面，主胆的疾病。

（6）下者，脾也；方上者，胃也：鼻柱以下至鼻准之端，主脾的疾病；鼻准两旁的鼻隧，主胃的疾病。

（7）中央者，大肠也；挟大肠者，肾也：鼻隧至颊部之间的中央（颧骨之下），主大肠的病；由此外开的颊部，主肾的病。

（8）当肾者，脐也：肾脏所属颊部的下方，主脐部的病。

（9）面王以上者，小肠也；面王以下者，膀胱子处也：在鼻准之端上方两侧，鼻与颧之间的部位，主小肠的病；在鼻准之端下方的人中部位，主膀胱和子宫的病。

（10）颧者，肩也；颧后者，臂也；臂下者，手也：颧部主肩的病；颧部的后方，主臂的病；臂的下方，主手的病。

（11）目内眦上者，膺乳也：眼内角的上方，主胸膺部和乳房部位的病。

（12）挟绳而上者，背也：绳，指耳边。靠近耳边直上的部位，主背的病。

（13）循牙车以下者，股也：沿牙车以下的部位，主大腿的病。

（14）中央者，膝也；膝以下者，胫也；当胫以下者，足也：上下颌骨之间，主膝的病；由此向下的部位，主足胫的病；足胫部位以下，主足的病。

（15）巨分者，股里也：口吻旁和颊前肉之空软处，主大腿内侧的病。

（16）巨屈者，膝膑也：颊下曲骨的部位，主膝盖骨的病。

〔提要〕

本段详细论述了五脏六腑四肢关节在面部的相应部位。

〔原文〕

各有部分[(1)]。有部分，用陰和陽，用陽和陰[(2)]，當明部分，萬舉萬當。能别左右，是謂大道[(3)]；男女异位，故曰陰陽[(4)]。審察澤夭，謂之良工。沉濁爲内，浮澤爲外[(5)]。黄赤

爲風，青黑爲痛，白爲寒，黄而膏潤爲膿，赤甚者爲血痛[6]，甚爲攣，寒甚爲皮不仁[7]。五色各見其部，察其浮沉，以知淺深[8]；察其澤夭，以觀成敗[9]；察其散摶，以知遠近[10]；視色上下，以知病處[11]；積神於心，以知往今[12]。故相氣不微，不知是非，屬意勿去，乃知新故[13]。色明不粗，沉夭爲甚，不明不澤，其病不甚[14]。其色散，駒駒然，未有聚；其病散而氣痛，聚未成也[15]。腎乘心，心先病，腎爲應，色皆如是[16]。男子色在於面王，爲小腹痛[17]；下爲卵痛[18]；其圜直爲莖痛，高爲本，下爲首，狐疝㿗陰之屬也[19]。女子在於面王，爲膀胱子處之病，散爲痛，摶爲聚，方圓左右，各如其色形[20]。其隨而下至胝，爲淫，有潤如膏狀，爲暴食不潔[21]。左爲左，右爲右[22]。其色有邪，聚散而不端，面色所指者也[23]。色者，青黑赤白黄，皆端滿有别鄉。别鄉赤者，其色赤，大如榆莢，在面王爲不日[24]。其色上鋭，首空上向，下鋭下向，在左右如法[25]。以五色命藏，青爲肝，赤爲心，白爲肺，黄爲脾，黑爲腎[26]。肝合筋，心合脉，肺合皮，脾合肉，腎合骨也。

〔注释〕

（1）各有部分：人体脏腑各部的疾病反映在面部，各有一定的部位。

（2）有部分，用阴和阳，用阳和阴：由于脏腑在面部各有一定的部位，了解了这种区别，在治疗上，对于阳盛阴虚的病，就可以用助阴的方法，以调和阳的偏盛，对于阴盛阳虚的病，就可以用助阳的方法，以调和阴的偏盛。

（3）能别左右，是谓大道：能够辨别阳左阴右的属性，就是所谓符合阴阳相对的规律。

（4）男女异位，故曰阴阳：男女病色的转移，其位置是不同的，因此说，必须了解阴阳的规律。

（5）沉浊为内，浮泽为外：面色沉滞晦浊的，为在里在脏的病；轻浮光泽的，为在表在腑的病。

（6）黄而膏润为脓，赤甚者为血痛：这里是指疮疡，不是指气色。疮疡黄而油润，为化脓而接近表面，欲溃；赤甚是热毒逼使血液积于局部。这是疮疡阳证初期尚未化脓的局部表现。

（7）甚为挛，寒甚为皮不仁：血液受寒邪，流行不畅，不通则痛，痛甚则筋脉挛急；寒凝血滞而营卫运行不利，故皮肤麻木不仁。

（8）察其浮沉，以知浅深：色浮主病浅，色沉主病深。

（9）察其泽夭，以观成败：色润泽，预后良好；色枯晦，预后不良。

（10）察其散抟，以知远近：色散在，为病程短暂；色聚结，为病程久远。

（11）视色上下，以知病处：观察病色的在上在下，可以知道疾病的部位。

（12）积神于心，以知往今：全神贯注地察色辨证，就可以心中有数，知道疾病的既往与现在。

（13）相气不微，不知是非，属意勿去，乃知新故：诊察病人的气色不够深刻精微，就不知道病情的是非；专心致志而不分散注意力，就可以知道病情的过去和新近的情况。

（14）色明不粗，沉夭为甚，不明不泽，其病不甚：面色明亮而不显露，但见沉滞而枯晦的现象，其病重；色不明亮也不润泽，没有沉滞枯晦的现象，其病不会趋向严重。

(15) 其色散，驹驹然，未有聚；其病散而气痛，聚未成也：病色散在，没有固定的地方，则病势亦将分散，即使有痛证，也多是气分而不是积聚的病。驹，稚马。驹驹然，形容病色如驹无定，散而不聚的样子。

(16) 肾乘心，心先病，肾为应，色皆如是：肾水凌心，黑色出现于心所属的两目之间，必先是由于心有病，肾脏相应的黑色现于外。不仅心肾是这样，其他脏器的病色也一样。

(17) 男子色在于面王，为小腹痛：男子在面王（鼻准之端）的上方两侧出现病色，主小肠的病，当在少腹部发生疼痛。

(18) 下为卵痛：病色出现在面王以下的人中部位，当发生睾丸作痛。

(19) 其圜直为茎痛，高为本，下为首，狐疝㿉阴之属也：病色出现于圆而直的人中沟上，当发生阴茎作痛。在人中的上半部，主茎根的病痛；在下半部，主茎头的病痛，大多是属于狐疝㿉阴之类的疾病。狐疝，是睾丸偏有大小，时上时下的病。㿉阴，是阴囊偏大的病。

(20) 散为痛，抟为聚，方圆左右，各如其色形：病色散在的，为气滞作痛；如果病色聚结在一起，为血凝而有积聚的病；积聚或左或右，或方或圆，分别和显现在外面的病色相一致。

(21) 其随而下至胝，为淫，有润如膏状，为暴食不洁：其色随着下行，相应地就至尾骶部发生疾患。如浸淫带浊，有油润如膏状的污物排出，为暴食不洁之物。

(22) 左为左，右为右：病色见于左，就是左侧有病；病色见于右，就是右侧有病。

(23) 其色有邪，聚散而不端，面色所指者也：凡面色有不正之气，或聚或散而不端正的，观其面色所指的部位，就知道病的所在了。

(24) 色者，青黑赤白黄……在面王为不日：所谓五色，就是青、黑、赤、白、黄，在正常情况下，其色泽都是端正充润，不但可见于本部，也会出现在别的部位上。在不正常的时候，例如心所主的色泽为赤，倘在别的部位上出现赤色，大如榆荚一样，就不是应有的正色，尤其是出现在面王的部位，说明病情在不多几天内就会有变化。

(25) 其色上锐，首空上向，下锐下向，在左右如法：若病色的形状在上的边缘是尖锐的，说明头面部的正气空虚，邪气有向上发展的趋势；若尖端的形状在下，则邪气有向下发展的趋向；尖端在左在右，都可以照上述原则，推测病邪发展的趋向。

(26) 以五色命藏，青为肝，赤为心，白为肺，黄为脾，黑为肾：以五色和五脏相应的关系来说，青色属肝，赤属心，白属肺，黄属脾，黑属肾。

〔提要〕

本段详述了观察五色的方法。观察五色，首先要了解五脏六腑各部在面部的部位，懂得五色与五脏相应的关系。同时指出，审察五色的浮沉、泽夭、散抟、上下，可以测知疾病的浅深轻重。色浮、泽、散者，主病轻，预后良好；色沉、夭、抟者，主病重，预后不良。色的上下左右，表示疾病的或上或下向左向右。临床还可以按照五脏之间的生克关系，了解疾病的情况，例如肾水凌心，则黑色现于心的部位；还可根据病色边缘尖锐的向上向下向左向右，推测疾病发展的趋势。

〔讨论〕

一、察色必须察神

中医认为，察色的关键，首先在于察神。神色是脏腑气血盛衰的外露征象。气血旺盛，则色具神采，明润光泽；反之则枯萎不荣。有神者吉，无神者凶。《素问·五脏生成》篇的“青如草兹者死，黄如枳实者死，黑如炲者死，赤如衃血者死，白如枯骨者死……青如翠羽者生，赤如鸡冠者生，黄如蟹腹者生，白如豕膏者生，黑如乌羽者生”，着重阐述了色有神无神的问题，可与本篇互参。

二、关于“赤色出两颧”

关于“赤色出两颧”，笔者认为常见于两种情况：

1. 虚劳、痨瘵

颧内应肺，肺属金，赤色属心，心属火，肺阴虚，心火刑金，故赤色见于两颧，说明病情严重，预后不良。现代医学的肺结核亦可出现这种病色。

2. 肾阳外脱

见于阴盛于下，格阳于上的戴阳证。现代医学的二尖瓣狭窄亦可出现这种情况。

“赤色出两颧”的鉴别诊断包括：①阳毒证：面色赤，身斑如锦纹。②阳实证：面赤，潮热，谵语。③阴虚证：黄昏颊赤，潮热，盗汗。④戴阳证：面赤嫩红带白，触之感凉，游移不定。

赤色出两颧，不论是见于虚劳还是戴阳，均属病情危笃，需积极救治。

三、关于“黑色出于庭”

本篇说：“黑色出于庭，大如母指，必不病而卒死。”由于天庭属心的部位，黑色属肾，肾水早亏，心阳暴绝，水克火，故黑色出于庭，不病而卒死。此证多见于暴病，需与以下几种慢性病做鉴别：

1. 支饮

面目黧黑，咳逆倚息，短气不得卧，其形如肿。

2. 酒疸

面黑微黄，目青，心中如啖蒜齑状，大便正黑，皮肤爪之不仁。

3. 女劳疸

额上黑，身黄，膀胱急，少腹满，足下热等。

（段荣书）

论勇第五十

本篇主要是说明勇与怯在诊断和治疗上的意义，所以叫做“论勇”篇。

〔原文〕

黄帝問於少俞[(1)]曰：有人於此，并行并立[(2)]，其年之長少等也，衣之厚薄均也，卒然遇烈風暴雨，或病或不病，或皆病，或皆不病，其故何也？少俞曰：帝問何急？黄帝曰：願盡聞之。少俞曰：春青風[(3)]，夏陽風[(4)]，秋凉風，冬寒風。凡此四時之風者，其所病各不同形。黄帝曰：四時之風，病人如何？少俞曰：黄色薄皮弱肉者，不勝春之虚風[(5)]；白色薄皮弱肉者，不勝夏之虚風；青色薄皮弱肉，不勝秋之虚風；赤色薄皮弱肉，不勝冬之虚風也。黄帝曰：黑色不病乎？少俞曰：黑色而皮厚肉堅，固不傷於四時之風，其皮薄而肉不堅，色不一[(6)]者，長夏至而有虚風者，病矣。其皮厚而肌肉堅者，長夏至而有虚風，不病矣。其皮厚而肌肉堅者，必重感於寒，外内皆然，乃病[(7)]。黄帝曰：善。

〔注释〕

(1) 少俞：相传是黄帝的臣子，懂医学。

(2) 并行并立：一同行走，一同站立。

(3) 春青风：《甲乙经》“青风”作“温风”。青风与温风名异实同，因为春属木，其色青，因此把春季的温风称为青风。

(4) 夏阳风：火为阳，夏阳风，就是夏季的热风。

(5) 虚风：凡在不当令的季节中所发生的风，如春天起北风，夏天起东风之类，即称为虚风。

(6) 色不一：肤色经常变化而不固定。

(7) 必重感于寒，外内皆然，乃病：外受风邪，又重复感受寒邪，体表和体内都受邪气侵犯，因而生病。

〔提要〕

本段主要说明体质与发病的关系。体质强、皮厚而肌肉坚的勇士，虽受外邪，亦不易发病；体质弱、皮薄而肉弱的怯士，感受同样的外邪，则容易发病。同时还论述了皮肤色泽的不同与受病的关系。

〔原文〕

黄帝曰：夫人之忍痛與不忍痛者，非勇怯之分也。夫勇士之不忍痛者，見難則前，見痛則止[(1)]；夫怯士之忍痛者，聞難則恐，遇痛不動[(2)]。夫勇士之忍痛者，見難不恐，遇痛不動；夫怯士之不忍痛者，見難與痛，目轉面盻[(3)]，恐不能言，失氣[(4)]，驚，顔色變化，

乍死乍生[5]。余見其然也，不知其何由，願聞其故。少俞曰：夫忍痛與不忍痛者，皮膚之薄厚，肌肉之堅脆緩急之分也[6]，非勇怯之謂也。黄帝曰：願聞勇怯之所由然。少俞曰：勇士者，目深以固，長冲直揚[7]，三焦理横，其心端直，其肝大以堅，其膽滿以傍[8]，怒則氣盛而胸張，肝舉而膽横，眦裂而目揚，毛起而面蒼，此勇士之由然者[9]也。黄帝曰：願聞怯士之所由然。少俞曰：怯士者，目大而不减，陰陽相失[10]，其焦理縱，䯏骬短而小，肝系緩，其膽不滿而縱[11]，腸胃挺[12]，脅下空[13]，雖方大怒，氣不能滿其胸，肝肺雖舉，氣衰復下，故不能久怒，此怯士之所由然者也[14]。

〔注释〕

（1）见难则前，见痛则止：见到困难，勇往直前；遇到疼痛，反会畏缩不前。

（2）闻难则恐，遇痛不动：听到困难就恐惧不安，遇到疼痛反会不动声色。

（3）目转面盻：目转，形容极度惊恐时目晕眼花，视物旋转。面盻（xì，音系），形容面部斜侧向外，惊慌得不敢直视的样子。

（4）失气：神气散荡的意思。

（5）惊，颜色变化，乍死乍生：惊悸不宁，面部的颜色变化无常，恐慌得像忽然死去，又忽然活过来的样子。

（6）肌肉之坚脆，缓急之分也：肌肉有坚有脆，有弛缓有紧张的区别。

（7）目深以固，长冲直扬：目眶高耸，眼珠深凹，视物坚定牢固，目不转睛，眉毛竖起，视线直对而露光。

（8）三焦理横，其心端直，其肝大以坚，其胆满以傍：皮肤肌肉的纹理粗疏，象横生一样，他的心脏正常，肝脏大而坚实，胆汁充足，胆囊饱满而有向四旁扩张的样子。

（9）怒则气盛而胸张，肝举而胆横，眦裂而目扬，毛起而面苍，此勇士之由然者也：在发怒时气势雄壮而胸廓张大，肝气上举，胆气横溢，眼睛睁得很大，像要裂开一样，目光四射，毛发竖起，面现青色。这些是由于心、肝、胆的功能强健，是决定勇士性格的基本原因。

（10）目大而不减，阴阳相失：眼大而无神，目睛的转动不很灵活，阴阳血气失于协调。

（11）其焦理纵，䯏骬短而小，肝系缓，其胆不满而纵：肌肉的纹理纵而不横，弛缓而松，胸骨剑突的形态也短而小，肝系松弛，胆汁不充实，胆囊长而下垂的样子。䯏骬，胸骨剑突。

（12）肠胃挺：挺，直而没有弯曲的意思。肠胃挺，形容肠胃不强健，其形态瘦细而直，曲折很少的样子。

（13）胁下空：形容肝气不充实。

（14）虽方大怒，气不能满其胸，肝肺虽举，气衰复下，故不能久怒，此怯士之所由然者也：虽然大怒发作，愤气也不能充满胸中。肝肺之气既使有冲动而上举，其气随即渐衰，仍复下散，所以不能持久发怒，这就是决定怯士性格的基本原因。

〔提要〕

本段阐述了忍痛与不忍痛有体质和情志两方面的原因。体质强健的勇士，有忍痛的，也有不忍痛的；体质怯弱者，也有忍痛和不忍痛的。除了体质原因以外，情志也是一个重要原因。文中对此做了具体而形象的描述。勇士与怯士这两种不同的体质，是由于内脏功能强弱所决定的。本段对勇士与怯士的外部形态和内脏情况，都做了具体而形象的说明。

〔原文〕

黄帝曰：怯士之得酒，怒不避勇士者[1]，何臟使然？少俞曰：酒者，水谷之精，熟穀之液也，其氣慓悍[2]，其入於胃中，則胃脹，氣上逆，滿於胸中，肝浮膽横[3]，當是之時，固比於勇士，氣衰則悔[4]。與勇士同類，不知避之，名曰酒悖也[5]。

〔注释〕

（1）怒不避勇士者：发怒时气壮胆大，不知避忌，像勇士一样。

（2）酒者，水谷之精，熟谷之液也，其气慓悍：酒是水谷之精华，是谷类经发酵后而成的液汁，它的性气慓悍猛急。

（3）肝浮胆横：肝气盛而浮动，胆气壮而横溢。

（4）当是之时，固比于勇士，气衰则悔：在酒醉的时候，虽然象勇士那样勇敢无比，但酒醒气衰之后，自己也会感到懊悔。

（5）与勇士同类，不知避之，名曰酒悖也：这种喝醉了酒的人，表面上虽可像勇士那样地勇敢，不知避忌，其实这叫做“酒悖”。受了酒的刺激，才会使行为悖逆，所以叫做酒悖。

〔提要〕

本段论述了酒悖并非真勇的问题。怯士喝了酒，毫无畏惧顾虑，勇往直前，表面上像勇士一样，其实，这是由于受到酒的刺激的缘故，并不是真正的勇敢。

〔讨论〕

关于“勇”与“怯”的体质问题

本文将人的体质分为勇与怯两种类型，分别指出它们在外部形态上的特征和内在原因，从而说明这种体质分型在诊断和治疗上的意义。《素问·经脉别论》所说“诊病之道，观人勇怯骨肉皮肤，能知其情，以为诊法也”，说明了勇怯分型的诊断意义。《灵枢·论痛》所说“人之骨强、筋弱、肉缓、皮肤厚者，耐痛，其于针石之痛、火焫亦然……胃厚、色黑、大骨及肥者，皆胜毒，故其瘦而薄胃者，皆不胜毒也”，说明了勇与怯分型的治疗意义。《素问·血气形志》篇将人的形态与精神结合起来，提出因人的情志不同而治疗不同：“形乐志苦，病生于脉，治之以灸刺；形乐志乐，病生于肉，治以之针石……”《灵枢·阴阳二十五人》又进一步将人分为二十五种类型，使体质学说的内容更加丰富。这种体质学说的精神，直到今天，仍然有着重要的意义。现代医学的研究证明，体质分型是有物质结构、代谢基础的，值得进一步发扬光大。

（段荣书）

背腧第五十一

本篇主要介绍了位于背部的五脏腧穴的位置和检验方法，所以称为“背腧”篇。由于这些腧穴宜于灸疗，不宜妄行针刺，故同时介绍了灸疗的补泻方法。

〔原文〕

黄帝問於岐伯曰：願聞五藏之腧[(1)]，出於背者。岐伯曰：背中大腧，在杼骨之端[(2)]，肺腧在三焦之間[(3)]，心腧在五焦之間，膈腧在七焦之間，肝腧在九焦之間，脾腧在十一焦之間，腎腧在十四焦之間，皆夾脊相去三寸所[(4)]，則欲得而驗之，按其處，應在中而痛解[(5)]，乃其腧也。灸之則可，刺之則不可。氣盛則瀉之，虛則補之。以火補者，毋吹其火，須自滅也；以火瀉者，疾吹其火，傳其艾，須其火滅也[(6)]。

〔注释〕

(1) 腧：张景岳：“腧，音恕。本经腧、输、俞，三字俱通用。”

(2) 背中大腧，在杼骨之端：大腧，指大杼穴。因为在背俞穴之中，它的部位高居于五脏六腑各俞穴之上，所以称为大腧。杼骨之端，是指项后第一椎棘突下两旁，距中行督脉大椎穴左右各旁开一寸半的所在。

(3) 三焦之间：张景岳：“焦即椎之义，指脊骨之节间也。古谓之焦，亦谓之顀，后世作椎。此自大腧至肾俞左右各相去脊中一寸五分，故云挟脊相去三寸所也。”三焦之间，是指第三椎下，即第三、第四胸椎横突之间，脊柱之外方一寸五分之处。其他五焦、七焦等句位置，均可按此类推。

(4) 皆夹脊相去三寸所：所，指有奇零之数，即左右出入之意。夹脊相去三寸所，就是说夹脊两旁的左右腧穴，其距离约为同身寸三寸，如以单侧计算，则距离中线一寸五分许。

(5) 应在中而痛解：杨上善：“取腧法，纵微有不应寸数，按之痛者为正。”张景岳说：“但按其腧穴之处，必痛而且解，即其所也。解，瘆软解散之谓。解读作懈。”据此，应在中而痛解有两种解释：一是指用手指按压在穴位上，病人感觉酸胀痛的是穴位；一是指原有疼痛的，用手指按压能使疼痛缓解，病人感觉快然的便是穴位。

(6) 以火补者，毋吹其火，须自灭也；以火泻者，疾吹其火，传其艾，须其火灭也：张景岳：“不惟针有补泻，而灸亦有补泻。凡欲以火补者，勿吹其火，致令疾速，必待其从容自灭可也。凡欲以火泻者，必疾吹其火，欲其迅速，即传易其艾，须其火之速灭可也，此用火补泻之法。”

〔提要〕

本篇主要论述三点：①重点介绍特定腧穴的位置。五脏背俞都位于脊背正中线的两侧，其中大杼穴在项后第一椎棘突下两旁，肺俞在第三椎下两旁，心俞在第五椎下两旁，膈俞在七椎下两旁，脾俞在第十一椎下两旁，肾俞在第十四椎下两旁，左右相去脊中各一寸五分许。确定腧穴的方法，只要用手指按压在该处，病人感到胀痛酸软，或者原来痛楚的反而缓解，便是穴位的所在处。②指出这些腧穴在临床上都以灸疗为宜，不可妄用针刺。③说明灸法也分补泻，原则也是“气盛则泻之，虚则补之”，具体操作方法是：用艾灸来补的时候，艾炷燃着后，不可吹灭艾火，须等它慢慢地自灭；用艾灸来泻的时候，艾炷燃着后，必须吹旺其火，促使它迅速地燃烧，待病人感觉皮肤上发烫时，加上艾炷再灸，最后使艾火很快地熄灭，以不伤皮肉为度。

〔讨论〕

一、关于五脏俞

本篇特别指出：“灸之则可，刺之则不可。”这是说明背部不可深刺，深刺会伤及肺脏和心脏，发生危险。但这绝不是说背部只宜灸不宜刺。相反，本书中多次提到背部的刺法，如《灵枢·五邪》篇说：“邪在肺……背三节五节之傍，以手疾按之，快然，乃刺之。”又，《灵枢·癫狂》篇说：“咳而动手者，与背腧以手按之立快者是也。”又如《素问·长刺节论》说：“刺侠脊两傍四椎间。”总之，本篇是告诫初学者，背俞的针刺应慎重，但不是绝对不可以刺。正如丹波元简说的：“是知《素问》立言致谨之道，而明医纵横变化，不拘于常法，而卒与法会矣。”

二、关于这些腧穴的取法

“按其处，应在中而痛解，乃其腧也。”这确是经验之谈，而且有一定的科学道理。因为这些腧穴是脏气汇聚所在，内应五脏，五脏有病，必然会在腧穴处有反应。人体脏腑的位置、大小都不是绝对不变，因此它的腧穴也绝不会像针灸模型那样在固定的一条线上、一个点上，所以在大约的位置上寻找反应点，是确定不同个体腧穴位置较为准确客观的方法。很多有经验的针灸医生，也是采用这种方法的。比如在全国新医疗法展览会上曾推广过的“马三针”，就是黑龙江省林区一位民间针灸医生马新亭，针刺背部腧穴治疗疔毒、疮疡乳痈等急性炎症的方法。他主要是在心俞、膈俞等穴位周围寻找皮肤变性、斑点、色素沉着等反应点，或进一步按压其部位，病变处就会有疼痛减轻等反应。以这个反应点作为腧穴，进行点刺放血，疗效很好。这种验证腧穴的方法，有待进一步总结。

三、灸法的作用

对一般针刺所不能治愈的某些疾病，灸法的效果反而更为显著，特别是对久泻、痰饮、厥冷、痿痹等阴寒证，有回阳固脱的作用。但是一般人多以为灸法偏重于补虚，而本篇指出灸法有补有泻。由此可见，只要在适宜和需要的情况下，不论寒、热、虚、实都可用艾灸。例如喉痹、鼻衄等灸少商，伤风、感冒灸风池、风门、大椎，肝阳病灸涌泉等。这些都是属于热证、实证之类。所以灸法只能补而不能泻的说法是不全面的。

（肖德馨）

卫气第五十二

本篇主要谈十二经标本所在和人身有胸腹头胫四个气街，并阐明其部位、主治病症和调治方法。篇首简略谈到营卫之气一行脉内，一循脉外，内外相贯、如环无端之运行规律。因十二经及其标本、六腑气街均与卫气有关，所以把握几者对于防病治病是很重要的，故以“卫气”名篇。

〔原文〕

黄帝曰：五藏者，所以藏精神魂魄者也，六府者，所以受水穀而行化物者也。其氣[1]内干五藏，而外絡肢節。其浮氣[2]之不循經者，爲衛氣；其精氣之行於經者，爲營氣。陰陽相隨，外内相貫，如環之無端[3]。亭亭淳淳[4]乎，孰能窮之。然其分别陰陽，皆有標本虚實所離之處。能别陰陽十二經者，知病之所生；候虚實之所在者，能得病之高下；知六府之氣街[5]者，能知解結契紹於門户[6]；能知虚實之堅軟者，知補瀉之所在；能知六經標本[7]者，可以無惑於天下。

〔注释〕

(1) 其气：张隐庵：“其气者，谓水谷所生之营卫，内荣于五藏，以养精神魂魄，外络于肢节，以濡筋骨关节。”

(2) 浮气：马莳：“卫气阳性慓悍，行于皮肤分肉之间，乃浮而在外者也，故曰其浮气之不循经者为卫气。”

(3) 如环之无端：像圆环一样的无端，周而复始。

(4) 亭亭淳淳：丹波元坚：“前《西域传》注，水止曰亭，《庄子·则阳》篇疏，淳淳，流动貌。”亭是停的意思。古时在道路设亭，供行人休息之用，所以凡有停集的现象，可简称为亭。淳是流动的样子。亭亭淳淳是形容营卫气血运行于周身，途中虽经过了许多停集之处，但仍没有休止地流动着。

(5) 气街：张隐庵：“气街者，气之径路，络绝则径通，乃经脉之血气从此离绝，而出于脉外者也。”又云：“街，路也。”张景岳亦指出：“街，犹道也。”综合二家之谈，气街即营卫之气、阴阳之气通行的道路。

(6) 解结契绍于门户：张隐庵释为：“知六腑之气街，则知血气之结于脉内者，解而通之。脉内之血气与脉外之血气相合相继而行，则知出于气街之门户矣。”张景岳：“契，合也。绍，继也。门户，出入要地也。六腑主表，皆属阳经，知六腑往来之气街者，可以解其结聚。凡脉络之相合、相继，自表自内皆得其要，故曰契绍于门户。”可见结是邪之所聚，或经有不通的意思。疏通经络，去除其邪为解结。契是相合的意思，绍是继承的意思。门户，形容血气出入的要道。气血表里相合，循环不息谓之契绍。

（7）标本：张隐庵："标者，犹树之梢杪，杪绝而出于络外之径路也；本者，犹木之根干，经脉之血气从此而出也。"

〔提要〕

本段先叙营卫之气。营行脉中，卫气循经行于脉外，外内相贯，循环不休，内荣五脏，外濡筋骨关节。继而强调指出掌握十二经脉、六经标本、六腑气街的重要性，在于临诊能知其病所，明虚实补泻，于防病治病可以行而无惑。

〔原文〕

岐伯曰：博哉！聖帝之論。臣請盡意悉言之。足太陽之本，在跟以上五寸中[(1)]，標在兩絡命門[(2)]。命門者，目也。足少陽之本，在竅陰之間，標在窗籠[(3)]之前。窗籠者，耳也。足少陰之本，在内踝下上三寸中[(4)]，標在背俞[(5)]與舌下兩脉[(6)]也。足厥陰之本，在行間上五寸所，標在背俞也。足陽明之本，在厲兑，標在人迎，頰夾頏顙[(7)]也。足太陰之本，在中封前上四寸之中[(8)]，標在背俞與舌本也。

手太陽之本，在外踝之後[(9)]，標在命門之上一寸[(10)]也。手少陽之本，在小指次指之間上二寸[(11)]，標在耳後上角，下外眦[(12)]也。手陽明之本，在肘骨中[(13)]，上至别陽[(14)]，標在顔下合鉗上[(15)]也。手太陰之本，在寸口之中，標在腋内動[(16)]也。手少陰之本，在鋭骨之端[(17)]，標在背俞也。手心主之本，在掌後兩筋之間二寸中，標在腋下下三寸也。

凡候此者，下虚[(18)]則厥，下盛[(18)]則熱；上虚[(18)]則眩，上盛[(18)]則熱痛。故石[(19)]者，絶而止之[(20)]，虚者，引而起之[(21)]。

〔注释〕

（1）跟以上五寸中：足太阳之本在跟以上五寸中，指外踝上三寸筋骨间的跗阳穴。所谓五寸，是由外踝下的地平面足跟处算起的。马玄台云："跗阳本在外踝上三寸，今曰跟上五寸，则踝下至根有两寸，而踝上有三寸，则当是跗阳穴也。"

（2）两络命门：两络指目内眦外的睛明穴，左右各一，故称为两络命门，杨上善："肾为命门，上通太阳于目，故目为命门。"

（3）窗笼：《甲乙经》："窗笼者，耳前上下脉，以手按之动者是也。"这里指听宫穴。听宫穴虽属于手太阳小肠经，但它是手足少阳和太阳经的会穴，所以可作为足少阳胆经的标部。

（4）内踝下上三寸中：张景岳："内踝下上三寸中为踝下一寸，照海也，踝上二寸，复溜、交信也。"即由内踝下一寸的照海穴算起，向上量取三寸为复溜、交信二穴。丹波元简认为："疑下字为衍文，三寸做二寸为是。复溜、交信并在内踝上二寸，止隔一条筋，踝上三寸亦无穴。"其说有一定道理。

（5）背俞：张景岳："背俞，肾俞也。足少阴之标。"

（6）舌下两脉：即舌下静脉，为金津、玉液。张景岳认为："舌下两脉，廉泉也。足少阴之标。"

（7）颊夹颃颡：颃颡，咽上上腭与鼻相通的部位。颊夹颃颡，也就是两颊夹于上腭骨上窍的部位。

（8）中封前上四寸之中：指脾经三阴交穴。中封在足内踝下一寸，三阴交位于内踝上三寸，合计为四寸，所以称为中封前上四寸之中。

（9）外踝之后：这里指尺骨小头上方的养老穴，为手少阳之本。

（10）命门之上一寸：目上一寸，约为攒竹穴。

（11）小指次指之间上二寸：马莳；“手少阳三焦之本，在手小指四指间上两寸，当液门穴。”液门在四、五指缝间，指蹼上方不及一寸，此约当为液门后一寸之中渚穴。

（12）耳后上角，下外眦：张景岳：“耳后上角当是角孙穴，下外眦当是丝竹空也。”

（13）在肘骨中：马莳：“肘骨中，当是曲池穴。”

（14）上至别阳：杨上善：“手阳明脉起大指次指之端，循指上廉至肘外廉骨中，上至背臑。背臑，手阳明络，名曰别阳。”手阳明大肠经无背臑穴。“背”或系“臂”字之误，当是手阳明之臂臑穴。它是手阳明络的会穴，也是手足太阳、阳维的会穴，故有称为别阳。

（15）颜下合钳上：张景岳：“颜，额庭也。钳上即《根结》篇钳耳之义，谓脉由足阳明大迎之次，夹耳之两旁也。”即从耳前直上行额角，入发际之头维穴。

（16）腋内动：张景岳：“腋内动脉，天府穴也。”《灵枢·寒热》篇：“腋下动脉，臂太阴也，名曰天府。”

（17）锐骨之端：张景岳：“锐骨之端，神门穴也。”

（18）下虚，下盛，上虚，上盛：这里上下指标本而言。各经的本部在下，下虚下盛指本部的虚实；各经的标部在上，上虚上盛指标部的虚和实。

（19）石：同实。

（20）绝而止之：决绝邪盛的根源，制止病势的发展。

（21）引而起之：导引气行，使虚陷的正气得以振起。

〔提要〕

本节具体论述手足三阴三阳经的标部、本部所在部位及其气穴，同时论述了标本上下虚实所出现的病症。如在下为本，下虚则厥寒，下盛则发热；在上为标，上虚则眩，上盛则热痛。最后指出调治虚实的原则：实则决绝其邪盛之根源，制止其发展；虚则引其气行，使正气振起。

〔原文〕

請言氣街，胸氣有街，腹氣有街，頭氣有街，脛氣有街。故氣在頭者，止[(1)]之於腦；氣在胸者，止之膺[(2)]與背俞[(3)]；氣在腹者，止之背俞[(4)]，與衝脉於臍左右之動脉者[(5)]；氣在脛者，止之於氣街，與承山踝上以下。取此者，用毫針，必先按而在久，應於手，乃刺而予之。所治者，頭痛眩仆，腹痛中滿暴脹。及有新積，痛可移者，易已也；積不痛，難已也。

〔注释〕

（1）止：张隐庵：“止，尽也。止之于脑者，言头气之街，络脉尽于脑也。”

（2）膺：张景岳：“胸之两旁为膺。”即前胸部两侧的肌肉隆起处，相当于胸大肌的部位。

（3）背俞：张景岳："气在胸之后者在背俞，谓自十一椎膈膜之上，足太阳经诸脏之腧。"

（4）止之背俞：张景岳："腹之背俞，谓自十一椎膈膜以下，太阳经诸脏之腧皆是也。"

（5）脐左右之动脉者：张景岳："冲脉并少阴之经，行于腹与脐之左右动脉，即肓俞、天枢等穴。"

〔提要〕

本段具体论述胸腹头胫四个气街的部位，及胸腹胫三个气街的气穴所在，同时说明了四街的主治病症、预后和针取气街的具体方法。其主治病症为头痛眩晕昏仆，腹痛中脘闷满，突然发胀，及病程不久的积聚等。其预后判断，痛而可移的易愈，有积聚而无痛的为病深，难愈。针刺时要用毫针，并久按其处，待经气至而应手乃刺之。

〔讨论〕

一、十二经的标本与根结

本篇所论十二经之标部、本部及其穴位所在，与《灵枢·根结》篇所论十二经之根结所在部位有相近之处，现试举两篇中关于三阳经之标本根结部位的论述以比较之。

《灵枢·根结》篇云："太阳根于至阴，结于命门，命门者目也。"

本篇云："足太阳之本，在根以上五寸中，标在两络命门，命门者目也。"

《灵枢·根结》篇云："少阳根于窍阴，结于窗笼，窗笼者，耳中也。"

本篇云："足少阳之本，在窍阴之间，标在窗笼之前，窗笼者，耳也。"

《灵枢·根结》篇云："阳明根于厉兑，结于颡大，颡大者，钳耳也。"

本篇云："足阳明之本，在厉兑，标在人迎，颊夹颃颡也。"

张景岳认为："颡大者，意谓项颡之上，大迎穴也。大迎在颊下两耳之旁，故曰钳耳。"颊夹颃颡是两颊夹于上腭骨上窍的部位，二者相去不远。可见三条经之根结标本除足太阳之本在根以上五寸中，其根在于至阴（窍阴）而相去稍远外，余则相近或相同。三阴经之标本根结亦大同小异。所以十二经之根与本，标与结，其位置相近或相同，其生理意义相似。根者，本者，皆为经气相合而始生、始发之地。标与结为经气归结之所。根本于下，标结于上，根本在四肢，标结在头胸。故应将《灵枢·根结》篇与本篇参看，以明十二经标本根结的意义。

根与本，标与结，张隐庵将其比喻为树木的根干与梢杪。四肢在下，为根为本，头身在上，为结为标，一为经气所出，一为经气所归。《内经》强调根与本、标与结的意义，可能是有意突出经气的源和流。根本为源，标结为流。所以四肢，尤其是肘膝以下的穴位，不但能治疗局部疾患，而且能治疗远端、内脏与头身部疾病，头身部穴位则多治疗局部疾患。当然，如二者配合取穴，标本根结兼顾，则疗效更好。明确标本根结、经气源流对于观察经络生理功能，研究针灸治疗有一定的意义。针刺肘膝以下穴位，较头身部穴位容易得气，针感较强，效果较好。针刺感传现象，有可能是经气的表现形式之一。据报导，在针刺循经感传现象的研究工作中，发现肘膝以下穴位容易获得感传，其循经感传率优于头身诸穴。临床效果也是前者优于后者。可见《内经》作者创立经络标本根结理论是有其来源和根据的，是长期临床实践经验的产物。因此，对经络标本根结的提法应进一步进行研究和探讨。

二、关于气街

本篇提出："胸气有街，腹气有街，头气有街，胫气有街。"何谓气街，《灵枢·动输》篇说："四街者，气之径路也。"可见气街是经气聚积运行的道路，总的来说是营气、卫气、阴阳之气通行之道，气之所从出入也。头部气街是头面部气所出入之路，是头面部与脑部的联系，如原文指出的"气在头者，止之于脑"；胸部气街是气由胸部出入的门户和路径，是胸部与颈、上背、上肢的联系，原文指出"气在胸者，止之膺与背俞"；腹部气街是腹部气所从出，是腹部与下背的联系，如原文之"气在腹者，止之背俞"；胫部气街是下肢气所出入之地，是下肢与腰骶部、下腹的联系，如原文"气在胫者，止之于气街与承山踝上以下。"

既然气街是气聚之处和气行之路，提示我们针四街可调治头胸腹、背部或下腹部的疾病。脑部有病可取头面部穴位，五脏六腑有病可取腰骶部、背部或下腹部、腹股沟处的穴位，下肢有病可取腰骶部穴位。

关于气街的具体含义，众说不一，尚需探讨。《内经》描述四街为气之径路，是在经脉之外气所通行的道路。张隐庵认为："气街者，气之径路，络绝则径通。乃经脉之血气从此离绝而出于脉外者也。"据张氏云，并结合《内经》原意，气街乃十二经脉外气循行之路径，即区别于经脉，又与经脉密切相关的气之聚积和通行的道路。

（于振宣）

论痛第五十三

本篇论述了不同体质的人，对于针刺灸火引起疼痛的耐受反应不同，以及对药物耐受力的差异，告诉人们要根据人的不同体质，因人制宜地施用不同的治疗方法。因本篇主要是讨论对针刺灸火的耐痛问题，故名“论痛”。

〔原文〕

黄帝問於少俞曰：筋骨之强弱，肌肉之堅脆[1]，皮膚之厚薄，腠理[2]之疏密各不同，其於針石[3]火焫[4]之痛何如？腸胃之厚薄堅脆亦不等，其於毒藥[5]何如？願盡聞之。少俞曰：人之骨强、筋弱、肉緩、皮膚厚者耐痛，其於針石之痛，火焫亦然。黄帝曰：其耐火焫者，何以知之？少俞答曰：加以黑色而美骨[6]者耐火焫。黄帝曰：其不耐針石之痛者，何以知之？少俞曰：堅肉薄皮者，不耐針石之痛，於火焫亦然。

〔注释〕

（1）肌肉之坚脆：肌肉的坚实有力和脆弱无力。

（2）腠理：皮肤与肌肉交接的地方，即皮里肉外之处称为腠理。

（3）针石：石头做的针，古人以石为针。

（4）火焫：即艾火。

（5）毒药：即内服之药。古人认为凡治病之药都有一定的毒性，所以用毒药泛指一切药物。

（6）美骨：骨骼发育完善，健美。

〔提要〕

本段阐述了因为人有筋骨之强弱，肌肉之坚脆，皮肤之厚薄，腠理之疏密的不同，所以对针石灸火的反应就有耐疼与不耐疼的差异，指出凡骨强、筋弱、肉缓、皮厚者必耐疼，凡坚肉薄皮者不耐疼，然黑色而美骨者更耐于火焫。

〔原文〕

黄帝曰：人之病，或同時而傷，或易已[1]，或難已，其故何如？少俞曰：同時而傷，其身多熱者[2]易已，多寒者[3]難已。

〔注释〕

（1）易已：病容易痊愈。

（2）身多热者：指人阳气胜，而病在阳分，在表。张隐庵：“其身多热者，少阴之生气盛也。”马莳：“盖多热则邪犹在表。”

（3）多寒者：指人的阴气盛，而病在阴分，在里。张隐庵：“多寒者，少阴之生气虚也。”马莳：“多寒则邪入于里。”

〔提要〕

本段论述了不同体质的人患同样的病，而有易愈和难愈之分。指出凡人体阳气较盛，而表现为身多热者，病易于好；人阳气较虚，阴邪较盛而表现为多寒者，病不易痊愈。说明人的体质对于疾病的预后起着重要的作用。

〔原文〕

黄帝曰：人之勝毒[1]，何以知之？少俞曰：胃厚[2]色黑，大骨及肥者，皆勝毒；故其瘦而薄胃者，皆不勝毒也。

〔注释〕

（1）胜毒：即对药物的耐受力。

（2）胃厚：指胃气强。

〔提要〕

本段论述了不同的人对药物耐受力的差异。指出凡胃气强盛，身体健壮者，对药物的耐受力较强；胃气不强，身体瘦弱者，对药物的耐受力较差。

〔讨论〕

一、耐疼与胜毒的基本精神

本篇虽名为“论痛”，但讨论的问题只限于对针刺灸火所引起疼痛的耐受力，与《素问·举痛论》篇所讨论引起疼痛的病机及各种疼痛的特点，是截然不同的。本文讨论的不同体质的人对针刺灸火的疼痛以及对药物耐受力的差异问题，主要告诉我们，人有体质上的区别，有对不同治疗方法适应能力的差异，因此在临床上，要根据人的不同体质，选用最适宜的治疗方法。

本文认为，对针石火焫耐疼者，为“骨强、筋弱、肉缓、皮肤厚”，而耐火焫者，更加一条“黑色而美骨”。骨与肉，一是先天之肾所主，一是后天之脾所主，黑为肾之色，因此张隐庵解释道：“黑色而美骨者，少阴之血气盛也，肉缓皮厚者，阳明之血气盛也。”可见体质较壮者对针石火焫的适应力较强，耐疼性较好；反之，体质较弱者，即坚肉、薄皮者，适应力较差，不耐疼。

对药物的耐受者，文中讲：“凡胃厚色黑，大骨及肥者，皆胜毒。”胃厚即胃气强，色黑是肾气盛，肥者是肌肉丰满，脾气强。因为脾主肌肉，主运化，药物进入人体，全赖脾胃之消化吸收。脾健运，药力才得以发挥，因此耐药与不耐药首先要看脾胃功能的好与坏。而且多数药物对胃都有一定的刺激性，胃的功能好，对这种刺激就容易接受和适应；反之“瘦而薄胃”者，即脾胃功能不好的，对这种刺激就不容易适应，药物在体内的吸收和发挥作用就要受到影响。因此，脾胃的好坏是胜毒不胜毒的关键。

掌握耐疼与胜毒的基本精神，可以使我们因人制宜地选择最适当的治疗方法，因此有其重要的临床意义。

二、“同时而伤，其身多热者易已，多寒者难已”

“同时而伤，其身多热者易已，多寒者难已。”这句话告诉我们，人的体质不同，即使同时感受了同样的病，预后情况也不一样。身多热者，其人阳气盛，人体正气抗邪有力；多寒者，其人阴气盛，正气无力抗邪。正如《素问·脉要精微论》云：“阳气有余为身热无汗，阴气有余为多汗身寒。”肾是人体的先天之本，是阳气生化之源，人身的寒热问题反映了肾气的盛衰，即体质的好坏，不仅是易于发病与否的关键，而且是判断疾病预后的一个重要方面。

（戚燕如）

天年第五十四

天年，即天赋之年寿。本篇讨论了人体的生长、发育、衰老、死亡各个阶段的主要生理特点和血气盛衰，及脏器之强弱与寿夭的关系。因文中主要围绕寿夭问题进行研究，故名为“天年”。

〔原文〕

黄帝問於岐伯曰：願聞人之始生，何氣築爲基？何立而爲楯？何失而死？何得而生？岐伯曰：以母爲基，以父爲楯[1]，失神者死，得神者生[2]也。

黄帝曰：何者爲神？岐伯曰：血氣已和，榮衛已通，五藏已成，神氣舍心，魂魄畢具[3]，乃成爲人。

〔注释〕

(1) 以母为基，以父为楯：基，基础，事物的根本；楯（shǔn，音吮），《说文》：“阑栏也。”《康熙字典》引王逸语：“纵曰栏，横曰楯。”据此，楯之意为栏杆，引申为遮护、保卫之意。又楯与盾意相同，为古时战斗中起保护作用的兵器。综上所说，楯在此处作卫护解。母与父，在此处是阴、阳的代名词，表现了阴阳的相互关系。阴主内，阳主外，即所谓“阳者卫外而为固，阴者藏精而起亟也。”“阴在内，阳之守；阳在外，阴之使也。”

(2) 失神者死，得神者生：张景岳：“夫精全则气全，气全则神全，未有形气衰而神能王者，亦未有神既散而形独存者，故曰失神者死，得神者生。”

(3) 血气已和，荣卫已通，五藏已成，神气舍心，魂魄毕具：言人体在母腹之中，随着胚胎的日渐发育，气血营卫开始周流全身，五脏六腑已初具雏形，则神亦随之而产生，藏于心，魂魄之类也随之自然形成。朱永年注曰：“此言有生之初，得先天之精气，生此营卫气血、五脏神志，而后乃成人。”

〔提要〕

本节指出，人体的初期形成阶段是以阴精作为物质基础，阳气屏护而形成的，阴平阳秘则胚胎得以正常发育。神是在人体气血完备、营卫通畅的基础上产生的，神藏于心，包括魂魄等各个方面。神对人有莫大作用，神在人存，神去人亡。

〔原文〕

黄帝曰：人之壽夭各不同，或夭壽，或卒死，或病久，願聞其道。岐伯曰：五藏堅固[1]，血脉和調，肌肉解利[2]，皮膚致密，營衛之行，不失其常，呼吸微徐[3]，氣以度行[4]，六府化穀，津液布揚[5]，各如其常，故能長久。

黄帝曰：人之壽百歲而死，何以致之？岐伯曰：使道隧以長[6]，基墻高以方[7]，通調

營衛，三部三里起，骨高肉滿[8]，百歲乃得終。

〔注释〕

（1）五藏坚固：指五脏阴精充沛，阳气秘固。

（2）肌肉解利：指肌肉滑润，通利无滞。

（3）呼吸微徐：指气息不急，平和自然。

（4）气以度行：指呼吸定息与脉气循行之间有着密切的联系。《灵枢·五十营》："呼吸定息，气行六寸。""一万三千五百息，气行五十营于身。"

（5）六府化谷，津液布扬：朱永年："此言已生之后，藉水谷之精气，资生营卫津液，资养脏腑形身而后能长久。"

（6）使道隧以长："使道"有几种不同的解释。①指鼻孔和人中沟。杨上善："使道，鼻孔使气之道。"马莳："使道者，水沟也。"②气血的通道。张隐庵："使道者，血脉之道路。《本输》篇之所谓间使之道，盖心包络之主血脉也。"③指七窍而言。如张景岳："使道指七窍而言，谓五脏所使之道路，如肺气通于鼻，肝气通于目……是即五官之道路也。"诸注家多偏于第一说。与后文之"空外以张"相对应，则亦以第一说较通。隧，深邃的意思。

（7）基墙高以方：基墙，指面部。张景岳："基墙，指面部而言。骨骼如基，蕃蔽如墙。"高以方，指高厚方大。相似内容亦散见于《内经》它篇。如"蕃蔽见外，方壁高基。"（《灵枢·五阅五使》）"蕃者颊侧也，蔽者耳门也，其间欲方大，去之十步，皆见于外，如是者，寿必中百岁。"（《灵枢·五色》）

（8）三部三里起，骨高肉满：三部三里，指将面部分为上中下三部，分别以额角、鼻头、下颌为标志。起指隆起。马莳曰："面之三里，即三部也，俗云三停，皆已举起，其骨高，其肉满，所以百岁得终也。"

〔提要〕

本节说明人体脏腑的强弱、气血的盛衰与寿夭有关。如脏腑强壮，营卫调和，血气旺盛则可长寿；反之则夭寿，卒死，或久病。同时指出，观察鼻窍人中的长短、面部的形状可以断判人的寿命。

〔原文〕

黄帝曰：其氣之盛衰，以至其死，可得聞乎？岐伯曰：人生十歲，五藏始定，血氣已通，其氣在下[1]，故好走[2]。二十歲，血氣始盛，肌肉方長，故好趨[2]。三十歲，五藏大定，肌肉堅固，血脉盛滿，故好步[2]。四十歲，五藏六府，十二經脉，皆大盛以平定，腠理始疏[3]，榮華頹落[4]，髮頗斑白，平盛不摇[5]，故好坐。五十歲，肝氣始衰，肝葉始薄，膽汁始滅，目始不明。六十歲，心氣始衰，苦憂悲，血氣懈惰，故好卧[6]。七十歲，脾氣虚，皮膚枯。八十歲，肺氣衰，魄離，故言善誤[7]。九十歲，腎氣焦[8]，四藏經脉空虚。百歲，五藏皆虚，神氣皆去，形骸[9]獨居而終矣。

黄帝曰：其不能終壽而死者，何如？岐伯曰：其五藏皆不堅，使道不長，空外以張[10]，喘息暴疾；又卑基墙薄，脉少血，其肉不石[11]，數中風寒，血氣虚，脉不通，真

邪相攻，亂而相引[12]，故中壽而盡也。

〔注释〕

(1) 其气在下：张景岳："此言人之生长从阴而生，自下而上，故曰其气在下。"

(2) 好走、好趋、好步：《说文》段注云："《释名》曰：徐行曰步，疾行曰趋，疾趋曰走。"

(3) 腠理始疏：腠理指皮肤、肌肉、脏腑的纹理。疏指疏松。即言皮肤、肌肉、脏腑的纹理开始松弛，衰退。

(4) 荣华颓落：心主血，其华在面，气血旺盛，则面色红润。人四十岁已发育到极点，是由盛到衰的起点，气血开始衰竭，故面色容华开始凋落。

(5) 平盛不摇：平盛，指已盛到一定限度。不摇，指好静，亦有人将"摇"做"上"解释，不摇指不再发展。

(6) 血气懈惰，故好卧：心主血脉，心气虚则血行涩少，四肢得不到足够营养，故倦怠而好卧。

(7) 肺气衰，魄离，故言善误：肺藏魄，肺气虚而不能藏魄。八十岁肝心脾肺诸脏皆已俱衰，主持精神思维活动的神、魂、魄、意、思等都已处于相对不足，故语言多有颠倒而易误。

(8) 焦：作枯竭解。

(9) 形骸：形，形体。骸，《释文》："手足骨身也。"即身体。

(10) 空外以张：空同孔，指鼻孔外张。

(11) 其肉不石：石，《太素》作"实"，指肌肉虚弛。

(12) 乱而相引：乱为真气乱。引者，《康熙字典》引《礼记·擅弓》曰："盖引而进之也。"这里指正气乱而邪气人，张景岳注曰："正本拒邪，正气不足，邪反随之而入，故曰相引。"

〔提要〕

本节为全文的中心段落，系统地论述了人体自出生到百岁的生长发育、衰老、死亡的整个过程，分别说明了各个阶段脏器的盛衰情况，以及人体相应的外在表现、活动能力，指出了五脏、气血之盛衰与寿夭的关系，并对"中寿而尽"的原因进行了讨论。

〔讨论〕

一、神的生成及其对人体的重要性

古人认为，神是人体生命活动的具体表现，神与生俱来，随生长发育而逐渐完备。人禀受父精母血而形成胚胎，随着血气已和，营卫已通，五脏已成，神便舍藏于心。这时才可称之为"人"，并随内脏器官的发育成熟，而表现出思维、意识、情感等高级精神情志活动。随着后天的调养，社会知识经验的积集，"神"日益充实完备。中年以后，内脏功能开始衰退，神的功能也开始衰弱，直至百岁，"神气俱去，则形骸独居而终矣"。

由此可见，神为人生命力的具体表现：有生则有神，无神则人死。人不能离开神而单独存在。人之生，先成精，“两精相搏，谓之神”。人之死，“神气俱去”，而只有“形与神俱”，方可“尽终其天年”。由此我们可以认识到：人体内脏的盛衰、气血的虚实和寿夭有直接关系，故避免五脏受到损害，保全精、气、神，是长寿的根本途径。

二、人体生、长、壮、老、已各阶段的具体表现

本文具体讨论了人体自出生到死亡的全部过程，并以十岁为一阶段，与《素问·上古天真论》的“男八女七”的论述可以互相印证。如《素问·上古天真论》认为：“五八肾气衰，发坠齿槁”；而本篇云：“四十岁，五脏六腑，十二经脉，皆大盛以平定，腠理始疏，荣华颓落，发颇斑白，平盛不摇，故好坐。”二文对比，俱将四十岁作为人体发育的极期，也是由盛而转衰的开端。从十岁到三十岁，文中以好走、好趋、好步作为这三个阶段的特点。好走，为快步而行。十岁时正值周身经脉气血通畅流利之时，其活动特点为好走而不倦。疾行曰趋。二十岁气血已渐旺盛，发育也已趋于成熟。好趋者，言其轻捷灵活也。徐行曰步，三十岁已发育到非常强盛的阶段，筋骨隆盛，肌肉满壮，在动作上也显得从容不迫。张景岳说：“盛满则不轻捷，故好步矣”，亦说明了这种变化。到四十岁，人体就已开始向衰落的方面发展，出现了腠理开始稀疏，面衰发斑等，表现为好坐而少动等变化。

自五十岁到一百岁这一阶段是人体衰老到死亡的阶段。人体之寿夭与内脏之盛衰直接相关，五脏强盛则长寿，五脏血气衰惫则不能终寿而死。文中以五脏之衰竭程度作为人体衰老与否的标志。如五十岁肝气衰，肝开窍于目，故视物不清。六十岁心气衰，心主血脉，在志为忧，心衰而气血不利，故见抑郁不乐，而倦怠好卧。七十岁脾气衰，脾主肌肉，肌肉不实，则皮肤亦枯槁不泽。八十岁肺气衰，肺藏魄，肺虚不能藏魄，故人思维意识功能减弱，所以表现言而善误。九十岁肾气衰，肾藏精，肾精枯竭，则其余四脏的化源亦绝。这里表明了五脏间的关系，“肾者主水，受五脏六腑之精而藏之”，脏腑俱衰，无精可藏之于肾。肾为先天之本，为人生命之根本，阳虚而无以蒸腾气化，则为五脏六腑供应活动能力的源泉匮乏；阴虚无精可藏，又无以供奉五脏六腑，故内脏衰竭，气血虚少，经络空虚。百岁内脏精气均已枯竭，故人体自然寿命也已完结，神气俱去，则人生的最后一个阶段也就结束了。

本文所叙述的人体生命过程，从现代的观点来看，也是比较科学和客观的。这反映了古人对生命的发生、发展过程进行了认真的观察和总结，也说明《内经》是前人无数宝贵经验的总结和结晶。

（赵川荣）

逆顺第五十五

本篇中的逆顺，既是指气行的逆与顺，又包括针刺的逆与顺。本篇既说明了针刺可刺与不可刺的时机决定于体气与脉象顺逆盛衰这样一个具体问题，又在针刺逆顺的原则方面给人以重要启示。从本篇来看，广而言之，针刺之逆顺可包括两方面：一是刺法上的逆顺，如脉盛为邪实，用补法则为逆，用泻法则为顺；二是时机上的逆顺，宜用针而不用针则为逆，宜用针即用针则为顺。

〔原文〕

黄帝問於伯高曰：余聞氣有逆順，脉有盛衰，刺有大約(1)，可得聞乎？伯高曰：氣之逆順者，所以應天地、陰陽、四時、五行也(2)；脉之盛衰者，所以候血氣之虚實、有餘不足也(3)；刺之大約者，必明知病之可刺，與其未可刺，與其已不可刺也(4)。

〔注释〕

(1) 大约：主要的法则。

(2) 气之逆顺者，所以应天地、阴阳、四时、五行也：张景岳："人与天地相参，与日月相应，其阴阳升降盛衰之气，当其位而和者为顺，不当其位而乖者为逆。"

(3) 脉之盛衰者，所以候血气之虚实、有余不足也：张景岳："脉之盛衰者，以有力无力言，故可以候血气之虚实。"

(4) 刺之大约者……与其已不可刺也：张景岳："病之可刺者，以其实邪在经也，如《脉度》篇所谓盛者泻之、虚者饮药以补之是也。与其未可刺者，谓有所避忌也，如《终始》篇所谓新内新劳、已饱已饿、大惊大恐者勿刺，及《八正神明论》所谓天忌，《五禁》篇所谓五禁之类皆是也。与其已不可刺者，言败坏无及也，如《本神》篇所谓五者已伤、针不可治之也。"

〔提要〕

针刺必须根据体气顺逆和气血盛衰来决定其刺法和时机，即在疾病的什么阶段可刺，什么阶段不可刺，什么阶段不可再刺。

〔原文〕

黄帝曰：候之奈何(1)？伯高曰：兵法曰，無迎逢逢之氣(2)，無擊堂堂之陣。刺法曰，無刺熇熇之熱，無刺漉漉之汗，無刺渾渾之脉，無刺病與脉相逆者(3)。黄帝曰：候其可刺奈何？伯高曰：上工刺其未生者也，其次刺其未盛者也，其次刺其已衰者也(4)。下工刺其方襲者也，與其形之盛者也，與其病之與脉相逆者也(5)。故曰方其盛也，勿敢毁傷，刺其已衰，事必大昌(6)。故曰：上工治未病不治已病，此之謂也。

〔注释〕

（1）候之奈何：候，诊察、测候疾病是否宜刺。

（2）逢（pén 彭）逢之气：逢，击鼓声。逢逢之气，形容来势急疾而盛。

（3）无刺熇熇之热……无刺病与脉相逆者：熇，火热炽盛。浑浑，又见于《素问·疟论》。王冰："浑浑，言无端绪也。"张隐庵："邪盛而脉乱也。"马莳："不清（指脉象模糊不清——引者）。"张隐庵："熇熇之热，热盛于皮肤也；漉漉之汗，邪盛在肌腠也；浑浑之脉，邪之于经脉也。病与脉相逆者，真邪相攻也。"

（4）上工刺其未生者也……刺其已衰者也：张景岳："未生者，治其几（几者，动之微——引者）也。未盛者，治其萌也。已衰者，知其有隙可乘也。"

（5）下工刺其方袭者也……与脉相逆者也：张景岳："刺其方衰者，不避来锐也。与其形之盛者，见其外不知其内也。病之与脉相逆者，逆有微甚，微逆者防有所伤，未可刺也；甚逆者，阴阳相离，形气相失，已不可刺也。"

（6）故曰方其盛也……事必大昌：张景岳："盛邪当泻，何惧毁伤？正恐邪之所凑，其气必虚，攻邪未去，正气先夺耳，故曰方其盛也，勿敢毁伤。病既已衰，可无刺矣，不知邪气似平，病本方固，乘势拔之，易为力也，故曰刺其已衰，事必大昌。"

〔提要〕

本段论述掌握针刺的时机应根据病势发展、邪正盛衰等情况来决定。强调针刺宜早，既要注意在邪气初侵犯人体或邪气未亢时及时针刺，又要注意在邪气衰退时针之以肃清病邪，这种针法为顺；不要等到邪盛正虚，以致成了病与脉相逆的危重证候时再予以针刺，如此即为逆。

〔讨论〕

关于"无刺"

本篇中有这么一段论述："兵法曰：无迎逢逢之气，无击堂堂之阵。刺法曰：无刺熇熇之热，无刺漉漉之汗，无刺浑浑之脉，无刺病与脉相逆者。"这段话不宜仅仅理解为高热时、大汗时、病情重危时不可针刺。我们应当理解，本篇提出这个问题，主要是强调对邪气应及早祛除，而不要等到邪盛正虚、病情危重时再予以治疗。本篇最后一句点明了这个用意："故曰上工治未病不治已病，此之谓也。"

当然，从通篇来看，我们也不能否认本篇有这样的意思，即当邪气盛正气衰的时候，其锐气暂不应针刺。某些注家（如张隐庵）认为，《素问·离合真邪论》中的"无逢其冲而泻之"也是这个意思，但在临床上要灵活对待。

在治疗上，《素问·疟论》与本篇有相同的提法。"经言无刺熇熇之热，无刺浑浑之脉，无刺漉漉之汗，故其病逆，未可治也。"认为疟应在未发时调治之，"不能治其已发，为其气逆"，正如"经言曰：方其盛时必毁，因其衰也，事必大昌。"因此后世治疟，发疟之时皆不针刺或投药。但是，张景岳根据自己的医疗实践对此提出异议。"古云：治疟之法，凡将发之时与正发际，慎毋勉强施治，即治亦无效。必待阴阳并极，势平气退之后，然后察而治之；或于未发二三时之先，迎而夺之可也。经曰：夫疟之未发也，阴未并阳，阳未并阴，因而调之，真气得安，邪气乃亡，故工不能治其已发，为其气逆也。按：此古法殊，亦不然。予近治疟，每迎锐而击之，最捷最效，是可见古法之有不必泥者。”

再如，除本篇所列举的几个“无刺”外，《灵枢·五禁》篇及《灵枢·玉版》还记载了十几种逆症，都是正虚邪实、脉症不符或阴阳格拒、元气将脱的重危之症，也都列入禁刺范围。随着医学的不断发展，这些古代认为“不可刺”、“不可治”的病症，目前多已可刺、可治，如针刺退高热（熇熇之热），针刺抢救休克（休克时往往见浑浑之脉，漉漉之汗，病与脉相逆等），都有较好的效果。

由此可见，临床上决不应受文献的限制，对邪盛正虚的危重病症，要积极地应用针刺或其他方法抢救，而不能消极地待其自衰。

（张　宇）

五味第五十六

本篇讨论五味对五脏的影响各有所入，又各有制胜的关系，进而论述五味对五脏疾病的宜忌，所以称为“五味”篇。

〔原文〕

黄帝曰：願聞穀氣有五味，其入五藏，分别奈何？伯高曰：胃者，五藏六府之海也，水穀皆入於胃，五藏六府皆禀氣於胃。五味各走其所喜，穀味酸，先走肝，穀味苦，先走心，穀味甘，先走脾，穀味辛，先走肺，穀味鹹，先走腎。穀氣津液已行，營衛大通，乃化糟粕，以次傳下。

黄帝曰：營衛之行奈何？伯高曰：穀始入於胃，其精微者，先出於胃之兩焦(1)**，以溉五藏，别出兩行，營衛之道。其大氣**(2)**之摶而不行者，積於胸中，命曰氣海**(3)**，出於肺，循咽喉，故呼則出，吸則入。天地之精氣**(4)**，其大數常出三入一**(5)**，故穀不入，半日則氣衰，一日則氣少矣。**

〔注释〕

(1) 两焦：指上焦和下焦。就是说水谷入于胃，经过中焦消化，上出上焦，下出下焦，以溉五脏，奉养周身。亦说上焦为一焦，中焦为二焦，下焦为三焦，故两焦即指中焦。

(2) 大气：指宗气。

(3) 气海：指膻中。

(4) 天地之精气：指自然界的空气。

(5) 出三入一：指吸入的空气中，仅一份被人体吸收利用，其他三份仍被呼出体外。

〔提要〕

饮食五味进入人体后，经过中焦气化，各归五脏所喜，从而化生营、卫、宗气以成人体生理功能，可见饮食是人体生命必需的物质。

〔原文〕

黄帝曰：穀之五味，可得聞乎？伯高曰：請盡言之。五穀：秔米(1)**甘，麻**(2)**酸，大豆鹹，麥苦，黄黍**(3)**辛。五果：棗甘，李酸，栗鹹，杏苦，桃辛。五畜：牛甘，犬酸，猪鹹，羊苦，鷄辛。五菜：葵**(4)**甘，韭酸，藿**(5)**鹹，薤**(6)**苦，葱辛。**

五色：黄色宜甘，青色宜酸，黑色宜鹹，赤色宜苦，白色宜辛。凡此五者，各有所宜。五宜所言五色者，脾病者宜食秔米飯、牛肉、棗、葵，心病者宜食麥、羊肉、杏、薤，腎病者宜食大豆黄卷(7)**、猪肉、栗、藿，肝病者宜食麻、犬肉、李、韭，肺病者宜食黄黍、鷄肉、桃、葱。**

五禁：肝病禁辛，心病禁鹹，脾病禁酸，腎病禁甘，肺病禁苦。

肝色青，宜食甘，秔米飯、牛肉、葵、棗皆甘。心色赤，宜食酸，犬肉、麻、李、韭皆酸。脾色黄，宜食鹹，大豆、豕肉[8]、栗、藿皆鹹。肺色白，宜食苦，麥、羊肉、杏、薤皆苦。腎色黑，宜食辛，黄黍、鷄肉、桃、葱皆辛。

〔**注释**〕

（1）秔米：秔（jīng，音晶）米，即粳米。

（2）麻：芝麻。

（3）黄黍：糯小米，北方称为黄米。

（4）葵：即冬葵。

（5）藿：即豆叶。

（6）薤：即野蒜，中药用的薤白。

（7）大豆黄卷：大黄豆芽。

（8）豕肉：即猪肉。

〔**提要**〕

本节论述常见饮食，如五谷、五畜、五果、五菜的五味属性，以及它们对五脏病的宜忌。

〔**讨论**〕

一、营卫与宗气的来源

营卫与宗气都是来源于饮食。饮食物中的精微物质化生为气之后，先由中焦开发散布，同时分出营气、卫气，别行两道，循行全身，以营养五脏六腑、四肢百骸。另外，布散于胸中的一部分气，与肺吸入的空气相合，积于膻中，成为宗气。《灵枢·邪客》篇也说："五谷入于胃也，其糟粕、津液、宗气分为三隧。故宗气积于胸中，出于喉咙，以贯心脉而行呼吸焉。营气者，泌其津液，注之于脉，化以为血，以荣四节，内注五脏六腑，以应刻数焉。卫气者，出其悍气之慓疾，而先行于四末分肉皮肤之间，而不休者也。"兹图示如下：

水谷——→胃——→化生水谷之气
- ——→营气——循行脉中
- ——→卫气——循行脉中
- ——→宗气——与空气合并，积于胸中

图2　营气、卫气、宗气与饮食的关系

营气自中焦出，依十四经脉次序在脉中循行，一昼夜复合于手太阴肺。营气有化生血液、营养全身的作用。卫气根源于下焦，滋养于中焦，开发于上焦，循行脉外，白天从睛明起，循行六阳经二十五度，夜里起进入足心，循行五脏二十五度。卫气有温煦脏腑腠理皮毛、开合汗孔以及保卫体表、抗御外邪的功能。宗气"留于海，其下者注于气街，其上者走于息道"（《灵枢·刺节真邪》），循行全身，有推动呼吸和运行营血的功能。营、卫、宗三气是构成了人体气化功能的物质基础，它们又来源于饮食。

二、对“出三入一”的认识

本篇经文说：“天地之精气，其大数常出三入一，故谷不入，半日则气衰，一日则气少矣。”对于“出三入一”，历代注家有两种不同的看法。张景岳等认为是指谷气呼出三份，空气吸入一份。张景岳说：“然天地之气，从吸而入，谷食之气，从呼而出，总计出入大数，则出者三分，入止一分。惟其出多入少，故半日不食，则谷化之气衰。一日不食，则谷化之气少矣。”张隐庵引任元谦认为，“出三”指糟粕、津液、宗气，“入一”指饮食水谷。他说：“天食人以五气，地食人以五味，谷入于胃，化其精微，有五气五味，故为天地之精气，五谷入于胃也。其糟粕、津液、宗气分为三隧，故其大数常出三入一。盖所入者谷，而所出者乃化糟粕，以次传下，其津液溉五脏而生营卫。其宗气积于胸中以司呼吸，其所出有三者之隧道，故谷不入半日则气衰，一日则气少矣。”

任应秋认为，这两种说法都不够妥当，应该理解为：吸入的空气中有一份为人体吸收利用，其他三份仍被呼出体外。即人体的生命需要大量的“气”，而吸入的空气不足以营养全身，还必须依赖大量水谷之气，因为“惟其出多入少”，所以“谷不入，半日则气衰，一日则气少矣”。这样的理解，不仅与上下经文相符，而且与人体生理相符。现代医学认为，吸入的氧气容积是 20.90%，呼出的氧气容积是 16.4%，与经文所述大致相同，可见任氏此说不无见地。

三、五味对五脏疾病的宜忌

五味对人体五脏是“各归所喜攻”（《素问·至真要大论》），这是中医学一种独特的认识，有其实践依据。古人在长期的生活和医疗实践中发现，某些食物对某些疾病有好处，而某些食物对某些疾病有坏处。又发现某些饮食太过会造成正常人的病变，某些饮食不及也会造成正常人的病变。于是在此基础上，在阴阳五行学说指导下，创立了五味理论。这一理论长期以来一直有效地指导着中医临床实践。《内经》中有关这方面的论述相当多，如《素问·宣明五气》篇：“五味所入：酸入肝，辛入肺，苦入心，咸入肾，甘入脾，是为五入……五味所禁：辛走气，气病无多食辛；咸走血，血病无多食咸；苦走骨，骨病无多食苦；甘走肉，肉病无多食甘；酸走筋，筋病无多食酸。是谓五禁，无令多食。”《素问·五脏生成论》：“是故多食咸，则脉凝泣而色变；多食苦，则皮槁而毛拔；多食辛，则筋急而爪枯；多食酸，则肉胝䐢而唇揭；多食甘，则骨痛而发落。此五味之所伤也。故心欲苦，肺欲辛，肝欲酸，脾欲甘，肾欲咸，此五味之所合也。”《素问·脏气法时论》：“肝苦急，急食甘以缓之……心苦缓，急食酸以收之……脾苦湿，急食苦以燥之……肺苦气上逆，急食苦以泄之……肾苦燥，急食辛以润之，开腠理，致津液通气也……肝欲散，急食辛以散之，用辛补之，酸泻之……心欲软，急食咸以软之，用咸补之……脾欲缓，急食甘以缓之，用苦泻之，甘补之……肺欲收，急食酸以收之，用酸补之，辛泻之……肾欲坚，急食苦以坚之，用苦补之，咸泻之……肝色青，宜食甘。粳米、牛肉、枣、葵皆甘。心色赤，宜食酸。小豆、犬肉、李、韭皆酸。肺色白，宜食苦。麦、羊肉、杏、薤皆苦。脾色黄，宜食咸。大豆、豕肉、栗、藿皆咸。肾色黑，宜食辛。黄黍、鸡肉、桃、葱皆辛……五谷为养，五果为助，五畜为益，五菜为充。”《素问·至真要大论》:“夫五味入胃，各归所喜攻，酸先入肝，苦先入心，甘先入脾，辛先入肺，咸先入肾，久而增气，物化之常也。气增而久，夭之由也。”《灵枢·五味论》:“五味入于口也，各有所走，各有所病。酸走筋，多食之，令人癃；咸走血，多食之，令人渴；辛走气，多食之，令人洞心；苦走骨，多食之，令人变呕；甘走肉，多食之，令人悗心。”

本篇主要精神是说明饮食五味对五脏各有所喜，我们可以通过饮食治疗五脏疾病，可用谷肉果菜等饮食来达到调整人体阴阳气血的目的。尤其是慢性病的饮食调养，更为重要。同时也提示我们，平时饮食不能太偏，否则也会伤害内脏。兹把本篇经文所论述的内容列表如下：

表 13　　五味宜忌对照表

五味	五谷	五果	五畜	五菜	五走	五　宜	五禁
酸	麻	李	犬	韭	酸先走肝	青色，肝病，心病，宜食酸	脾病禁酸
苦	麦	杏	羊	薤	苦先走心	赤色，心病，肺病，宜食苦	肺病禁苦
甘	秫米	枣	牛	葵	甘先走脾	黄色，脾病，肝病，宜食甘	肾病禁甘
辛	黄黍	桃	鸡	葱	辛先走肺	白色，肺病，肾病，宜食辛	肝病禁辛
咸	大豆	栗	猪	藿	咸先走肾	黑色，肾病，脾病，宜食咸	心病禁咸

从上表可以看出，五禁是指本脏病禁用相克之味，如“肝病禁辛（金能乘木），心病禁咸（水能乘火），脾病禁酸（木能乘土），肾病禁甘（土能乘水），肺病禁苦（火能乘金）。”五宜包括两方面：一方面是用本味养本脏，如黄色宜甘，脾病宜甘，白色宜辛，肺病宜辛，黑色宜咸，肾病宜咸，青色宜酸，肝病宜酸，赤色宜苦，心病宜苦。另一方面是根据《素问·脏气法时论》所述的五脏特性来使用五味调理，如肝宜甘（肝苦急，急食甘以缓之），心宜酸（心苦缓，急食酸以收之），肺宜苦（肺苦气上逆，急食苦以泄之），肾宜辛（肾苦燥，急食辛以润之）。其中脾宜咸与《素问·脏气法时论》所说“脾苦湿，急食苦以燥之”有异，张景岳解释说：“肾为胃关，脾与胃合，故假咸柔软以利其关，关利而胃气乃行，胃行脾气方化，故脾之宜味与他脏不同。”可资参考。

从《内经》有关五味理论来看，五味宜忌的主要内容都已在本篇中提到了，但是我们切不可按图索骥，而是要理解《内经》的精神，根据疾病的具体情况灵活应用。例如肝脏不足，当然可以食酸（酸补肝），食甘（肝苦急，急食甘以缓之），还可食咸（水生木），但要禁食辛（金克木）。如果肝脏有余，那就不能再食酸，而要食辛了。而且，临床上一个疾病往往牵涉到几个脏腑，我们应根据五脏的特点和五行生克等关系全面考虑，正确地理解《内经》作者的原意。

四、药物归经

在五味的理论基础上，古人又逐渐发展出药物四气五味归经理论，这不仅对临床有指导意义，而且体现了中医学独特的辨证论治特色。归经就是药物对于人体某些脏腑和经络有着特殊的作用。疾病的性质有寒热虚实等不同，用药也必须有温清补泻等区分。但是脏腑经络发病又是不一致的，如热性病又有肺热、胃热、心火、肝火等不同，虽然都根据

“热者寒之”的原则，选用寒凉药物，但还应考虑脏腑经络的差异。如鱼腥草可清肺热，竹叶可清胃热，莲子心可清心火，夏枯草可清肝火，就是由于它们的归经不同。如果不掌握药物归经，仅知“热者寒之”，如肝火不用清肝火药，而用清心火、清胃火等药，则难免隔靴搔痒，徒劳无功。后世很多医家在归经上颇有发挥。尤其是宋金元时代的张洁古所著的《脏腑虚实标本用药式》，对药物归经有着比较完整的论述。李东垣又提出了“引经报使”理论，总结了引经药物。这些在临床上有着重要的实用价值。

近年来，某些人对药物归经不予重视，这是不对的。兹举一病例说明。一年夏天，天气酷热，一个电影院工作人员感天热而夜卧于影院冷气间里，至天明两下肢已瘫软而不能行走，随即求诊。一医生予独活寄生汤加减，因畏天热而去其中细辛，服药一剂后病依然如故。于是求医于严苍山老中医。严老仅于原方中加了细辛一钱。服头煎后，当夜两下肢微微出汗，就可以活动，第二天即恢复正常。病者询问严老为什么一味药的出入有这样不同的效果。严老说，细辛为少阴经药，善驱筋骨之寒邪，如不知药物归经，无异于隔靴搔痒，开口动手便错。从这一病例可见，药物归经确有其实际意义。中医理法方药是一环扣一环、一步连一步的，如果有一步不恰，就会影响整体辨证论治，而达不到预期疗效，所以药物归经的理论是值得研究的。

（陈克正）

水胀第五十七

水，水肿。胀，胸腹胀满。篇中除石水外，对水肿、肤胀、鼓胀、肠覃、石瘕，都从症状上作了鉴别。本篇所论确都属于胀病，但以水胀为主，故以“水胀”名篇。

〔原文〕

黄帝問於岐伯曰：水與膚脹[1]、鼓脹[2]、腸覃[3]、石瘕[4]、石水[5]，何以别之[6]？岐伯答曰：水始起也[7]，目窠上微腫[8]，如新卧起之狀[9]，其頸脉動[10]，時咳[11]，陰股間寒[12]，足脛腫[13]，腹乃大，其水已成矣[14]。以手按其腹，隨手而起，如裹水之狀[15]，此其候也[16]。

〔注释〕

(1) 水与肤胀：水，指水肿病。肤胀，病名，是寒气滞留在皮肤之内出现肿胀的病症。其临床特点是腹部膨大，叩之中空不实，身肿，用指按压腹部，被压处凹陷不起，皮厚而色泽无异常变化等。

(2) 鼓胀：病名。是以腹部胀大如鼓，皮色青苍萎黄，脉络腹筋暴露为特征的病症。

(3) 肠覃：病名。覃（tán，音潭），同潭，形容病根深在。张景岳：“覃，音潭。覃，延布而深也。”肠覃是生于肠外腹内的一种息肉，由寒邪之气留于肠外，与卫气相争，气阻血瘀积渐而成，因深在脏器之内，故名肠覃。其主要症状是腹内有块状物，初起如鸡蛋大，以后逐渐增大，腹胀如怀孕状，按之坚硬，推之可移。若在女子，月经仍然照常通行。

(4) 石瘕：病名。多因月经期间寒气入侵，恶血停积所致。主要症状为子宫内有块状物形成，日渐增大，如怀孕状，并有闭经等。以包块坚硬如石，故名。

(5) 石水：病名。水肿证候之一。主要表现为腹满而不喘，或引胁下胀痛，水肿偏于腹部，脉沉。多由于肾阳虚弱不能化水所致，与肺脾也有一定关系。本篇对石水有问无答，可能是有缺失。张景岳：“按篇首帝有石水之问，而此下无答，必阙失也。考之《阴阳别论》，曰：阴阳结邪，多阴少阳曰石水，少腹肿，其义即此。”又《内经》论述石水文字尚多，如《素问·大奇论》：“肾肝并沉为石水。”《灵枢·邪气脏腑病形》：“肾脉……微大为石水，起脐已下至小腹腄腄然，上至胃脘，死不治。”均可参阅。

(6) 何以别之：如何来鉴别诊断。张景岳：“此六证者，病异而形相似，故宜有以别之。”

(7) 水始起也：水肿病初起的时候。《甲乙经》、《千金方》“水”下有“之”字。

(8) 目窠上微肿：窠，《说文》：“空也，穴中曰窠，树上曰巢。”这里指眼睑，俗称眼皮。这句话意为，病人下眼胞微肿。张景岳："目之下为目窠。"

（9）如新卧起之状：像刚刚睡醒的样子。《太素》"新卧"作"卧新"。马莳："大抵人之卧起者，其目窠上必肿也。"张景岳："目之下为目窠，微肿如新卧起之状者，形如卧蚕也。"

（10）其颈脉动：可以看到颈部人迎脉的搏动。张景岳："颈脉，足阳明人迎也。阳明之脉自人迎下循腹里，而水邪乘之，故为颈脉动。"丹波元简："不谓之人迎，而谓颈脉者，非诊之始知其动之疾，以其望而知颈脉之疾也。"又《素问·平人气象论》："颈脉动喘疾咳，曰水。"王冰注曰："颈脉，谓耳下及结喉旁人迎脉也。"

（11）时咳：余伯荣："咳者，水邪上乘于肺也。"这是指时咳的病机有因于水邪上乘者，即俗称水寒射肺。又张景岳："水之标在肺，故为时咳。"

（12）阴股间寒：股，大腿。阴股间寒，指大腿内侧感觉寒冷。

（13）足胫肿：这里指足和小腿浮肿。余伯荣："足胫肿，太阳之气虚，而水流于下也。"

（14）腹乃大，其水已成矣：待到腹部逐渐胀大，水肿病就形成了。余伯荣："腹大者，水泛而土虚也。"

（15）以手按其腹，随手而起，如裹水之状：用手去按他的腹部，手一放，腹胀随手而起，像按在裹藏着水液的布袋上一样。张景岳："凡按水囊者必随手而起，故病水者，亦若是。"

（16）此其候也：这就是水肿病的证候特点。杨上善："水病之状，候有六别：一者，目果微肿；二者，足阳明人迎之脉视见其动，不待按之；三者，胀气循足少阴脉上冲于肺，故时有咳；四者，阴下阴股间冷；五者，脚胻肿起；六者，腹如囊盛水状，按之不坚，去手即起。此之六种，水病候也。"

〔提要〕

本段总论水肿、肤胀、鼓胀、肠覃、石瘕、石水六病，形相似而症不同，必须加以鉴别，接着具体论述了水肿病的证候特点，指出目胞微肿、颈部人迎脉搏动显著、时咳、大腿内侧发冷、足和小腿浮肿、腹部如布袋盛水状、一按则下、去手即起，是水肿病的证候特点。

〔原文〕

黄帝曰：膚脹何以候之？岐伯曰：膚脹者，寒氣客於皮膚之間(1)，鼟鼟然不堅(2)，腹大，身盡腫(3)，皮厚(4)，按其腹窅而不起(5)，腹色不變(6)，此其候也(7)。

〔注释〕

（1）寒气客于皮肤之间：客，留滞不去。这是指肤胀的成因，在于寒气滞留于皮肤之内。余伯荣："寒者，水之气也。此无形之气客于皮肤，而为虚胀也。"

（2）鼟鼟然不坚：鼟（kōng，音空），鼓声。这是形容像鼓一样中空而不实坚。《太素》、《甲乙经》"鼟鼟"作"壳壳"。张景岳："寒气客于皮肤之间者，阳气不行，病在气分，故有声若鼓，气本无形，故不坚。”丹波元简：“壳，《玉篇》：物皮空也，鼟字亦从鼓从空，盖中空之义。”

(3) 腹大，身尽肿：阳气不行，气聚虚胀，而气本无形，无所不到，故腹大，全身尽肿。张景岳：“气无所不至，故腹大身尽肿。若因于水，则有水处肿，无水处不肿，此为可辨。”余伯荣：“气胀，故腹大身尽肿也。”

(4) 皮厚：《甲乙经》“皮”下有“肤”字，也是气肿的缘故。皮下无水，肤色不变，故皮厚。张景岳：“然有水则皮泽而薄，无水则皮厚。”

(5) 按其腹窅而不起：窅（yǎo，音杳），深，凹陷之意。杨上善：“窅，深也。”张景岳：“窅而不起，按之有窝也。”这句话意为，按压他的腹部，被按处凹陷而不能随手胀起。张景岳：“寒气在肤腠之间，按散之则不能猝聚，故窅而不起。”

(6) 腹色不变：腹部皮肤的颜色没有异样变化。张景岳：“即皮厚故也。”意思是有水则腹色光泽而皮薄，无水故腹色不变。

(7) 此其候也：杨上善：“肤胀，凡有五别：一者，寒气循于卫气，客于皮肤之间；二者，为肿不坚；三者，腹大身肿；四者，皮厚，按之不起；五者，腹色不变。肤胀所由与候，有斯五别也。”

〔提要〕

本段论述了肤胀的成因和证候特点。指出寒气客于皮肤之间，气滞气肿是肤胀的病因，气聚虚肿、中空不坚、腹大身肿、皮厚、按其腹部凹陷不起、腹色不变是肤胀病的证候特点。

〔原文〕

鼓胀何如？岐伯曰：腹脹身皆大[1]，大與膚脹等也[2]，色蒼黄，腹筋起[3]，此其候也[4]。

〔注释〕

(1) 腹胀身皆大：腹部鼓胀，全身都现肿大。证之临床，鼓胀而肚腹大者居多，四肢反见瘦削。

(2) 大与肤胀等也：腹胀和周身水肿情况与肤胀差不多。张景岳：“腹胀身皆大，与上文肤胀者证同。”

(3) 色苍黄，腹筋起：色苍黄，指皮肤呈现青黄色，苍即是青。苍为肝气旺，黄为脾土衰，其病在肝脾二脏。腹筋起，指腹壁络脉怒张，青筋暴怒，肝主筋，乃肝郁气滞的表现。余伯荣：“色苍黄、腹筋起者，土败而木气乘之也。”

(4) 此其候也：李念莪：“鼓胀与肤胀，大同小异，只以色苍黄、腹筋起为别耳。”

〔提要〕

本段论述了鼓胀的证候特点。指出鼓胀与肤胀虽然腹部和全身肿大的程度一样，但鼓胀肤色青黄、腹筋暴起，与肤胀有着明显区别。

［原文］

腸覃何如？岐伯曰：寒氣客於腸外(1)，與衛氣相搏(2)，氣不得榮(3)，因有所繫(4)，癖而内著(5)，惡氣乃起(6)，息肉乃生(7)。其始生也，大如鷄卵(8)，稍以益大(9)，至其成，如懷子之狀(10)，久者離歲(11)，按之則堅，推之則移(12)，月事以時下(13)，此其候也(14)。

［注释］

（1）寒气客于肠外：寒气留居在肠外。

（2）与卫气相搏：寒邪和卫气相搏结。张景岳："寒气与卫气相搏，则蓄积不行，留于肠外。"

（3）气不得荣：卫气受到阻滞，不能和谐地营行。马莳："卫气不得营运。"张隐庵："寒气客于肠外，与卫气相搏，则卫气不得营行矣。"

（4）因有所系：系，牵制、束缚之意。因气血的循环运行受阻，所以寒邪与卫气被束缚，积留于局部。

（5）癖而内著：癖，指深在；著，指邪气聚积附着。邪气深在内脏，癖积留滞附着于肠外。马莳注谓：寒气与卫气"彼此相系，癖而内着于肠"。张隐庵："因有所系，癖而内著者，此无形之气相搏于肠外空郭之中，而著于有形之膏募也。"

（6）恶气乃起：恶气，病毒之气，病气。张隐庵："是以血肉之恶气乃起，息肉乃生，而成此覃。"

（7）息肉乃生：《说文》："息，寄肉也。"息，即是寄生之肉，以其非好肉，故又称恶肉。生于鼻腔叫鼻息肉，生于肠叫肠覃。

（8）其始生也，大如鸡卵：它开始发生的时候，像鸡蛋那样大。《太素》无"生"字，《千金》无"其、生"二字，无"大"字，作"始也如鸡卵"。

（9）稍以益大：不久就越来越大。

（10）至其成，如怀子之状：等到病成的时候，腹部胀大，好像怀孕的样子。《太素》"成"下有"也"字。

（11）久者离岁：离岁，超过一年以上。杨上善："离，历也。"马莳："久者岁以度岁，非止一岁。"这句话意为，病程长、发病缓慢的可经历数年之久，才能达到"如怀子之状"的程度。

（12）按之则坚，推之则移：坚，坚硬；移，移动。按之则坚，表明这是实质性肿块，而非气胀。推之则移，说明肿块与腹壁没有粘连。

（13）月事以时下：月经仍旧按时来潮。马莳："附于肠外，而不在胞中，故月事以时而下。"张景岳："寒邪客于肠外，不在胞中，故无妨于月事。"

（14）此其候也：杨上善："肠覃凡有六别：一者，得之所由，谓寒客于肠外，与卫气合，瘕而为内；二者，所生形之大小；三者，成病久近，久者或可历于年岁；四者，按之坚硬；五者，推之可移；六者，月经时下。肠覃所由与状，有斯六种也。"

［提要］

本段论述了肠覃的证候特点。指出寒气客于肠外，与卫气相搏，蓄积不行，气不得营，癖而内著，内生息肉是肠覃的成因。初起大如鸡卵，逐渐胀大，腹部如怀子之状，病程长久者竟至经年越岁始成，按之坚，推之动，而月事以时下等是肠覃的证候特点。

〔原文〕

石瘕何如？岐伯曰：石瘕生於胞中[(1)]，寒氣客於子門，子門閉塞[(2)]，氣不得通，惡血當瀉不瀉[(3)]，衃以留止[(4)]，日以益大，狀如懷子[(5)]，月事不以時下[(6)]，皆生於女子[(7)]，可導而下[(8)]。

〔注释〕

（1）石瘕生于胞中：胞，指女子的子宫，胞中即子宫内。石瘕生在子宫中。张景岳：“胞，即子宫也。”

（2）寒气客于子门，子门闭塞：寒气侵入，留居于子宫口，使子宫口闭塞。张景岳：“子门，即子宫之门也。”

（3）气不得通，恶血当泻不泻：石瘕，有包有块，病位在胞中子门，气血不得流通，所以恶血当排泄不得排泄。马莳：“寒气客于子门，子门闭塞，气不得通于外，恶血之在内，当泻不泻。”按：恶血，此指应依时而下之月经。张隐庵：“留积一月而下，不主妊娠，故曰恶血。”

（4）衃以留止：衃《说文》：“衃，凝血也。”指败恶凝聚之血。衃以留止，就是瘀血停留在内的意思。张景岳：“衃，凝败之血也。子门闭塞，则衃血留止，其坚如石，故曰石瘕。”

（5）日以益大，状如怀子：是指瘀血停留在内，以致凝结成块，滞留胞中，逐日长大，其形状像怀孕一样。马莳：“衃血留止于胞中，日以益大，其状亦如怀子，此与肠覃相似。”

（6）月事不以时下：月经不再按时来潮。马莳：“盖石瘕生于胞中，而不在肠外，故月事不以时下。”

（7）皆生于女子：石瘕这种病都生于妇女。

（8）可导而下：可用逐瘀通利的导下法，以去凝聚的瘀血。张景岳：“月事不以时下，惟女子有之也，故可以导血之剂下之。”马莳：“治之者，可导而下之。按：肠覃由寒气客于肠外而始，石瘕由寒气客于子门而始，元时罗谦甫著《卫生宝鉴》有晞露丸、见晛丸等法，以治二病。”另外，杨上善：“可以针刺导而下之。”丹波元简：“导，谓坐导药，其病在胞中，故用坐药以导下之。”皆可参考。

〔提要〕

本段论述了石瘕的证候特点。指出石瘕生于胞中，病因是由于寒气客于子门，子门闭塞，恶血凝聚不泻所致。腹部日以益大，状如怀子，其中尤以月经不以时下是石瘕的证候特点。

〔原文〕

黄帝曰：膚脹鼓脹可刺邪[1]？岐伯曰：先瀉其脹之血絡，後調其經[2]，刺去其血絡也[3]。

〔注释〕

（1）可刺邪：邪，通耶，语气助词。可刺邪，即可以用针刺治疗吗？

（2）先泻其胀之血络，后调其经：先用针来泻去血络之邪，然后再根据病的虚实来调治经脉。络在外为阳为表，先泻血络，意为先去其在表之邪，然后再看病之虚实而调治之，这是中医学治病的基本原则。马莳："二胀皆有血络，须先泻之，后当分经以调之。"张景岳："先泻其胀之血络，谓无论虚实，凡有血络之外见者，必先泻之，而后因虚实以调其经也。"

（3）刺去其血络也：这句话强调对肿胀充血之血络，当刺出其血络上的恶血。其有两层含义：二是调其经脉之虚实，亦当先去其经之有血络外见者。张景岳："刺去其血络，即重明先泻之义。"一是泻络调经之后再刺外部之血络。余伯荣："先泻其胀之血络，后调其经，刺去其血络，盖先泻其外，后调其内，而复治其外，外内之相通也。"

〔提要〕

本段论述肤胀、鼓胀的针刺治疗原则，指出当先泻胀之血络，后调其经脉之虚实，特别强调要刺去血络，这是《内经》刺法的基本原则。

〔讨论〕

一、水肿与气肿的鉴别

本篇论肿胀之病，认为水肿"以手按其腹，随手而起，如裹水之状"，肤胀"按其腹窅而不起"。水肿其肿在水，肤胀其肿属气。按之起为水，按之不起为气，这是本篇辨水肿与肤胀的原意。

后世对此多有争论。倡此说者，根据这一经文所指的水肿、肤胀，作为水肿、气肿的辨证要点，认为以手按之随手而起为水肿，按之窅而不起者为气肿。持相反意见者认为，随手而起为气肿，窅而不起为水肿。例如张景岳在《景岳全书·肿胀论证》中说："观《水胀》篇言寒气之胀，按其腹窅而不起，水肿之病，以手按其腹，随手而起如囊裹水之状，此其候也。然以愚见及察之证验，则若与此论相反。盖凡是水证，必按之窅而不起，此其水在肉中如糟如泥，按之猝不能聚，未必如水囊之比。凡随按随起者，亦惟虚无之气，其速乃然。"由此观之，以手按之起不起，尚不能作为是水是气的诊断依据。

那么应当如何鉴别水肿与气肿呢？依据本篇经文，我们认为凡是皮厚色苍、其肿自上而下，是气滞而肿。反之，凡是皮薄色泽，界畔清楚，其肿自下而上，足胫肿腹乃大，多为水肿。张景岳注云："此上两条云：以手按其腹，随手而起者属水，窅而不起者属气，此固然也。然按气囊者，亦随手而起，又水在肌肉之中，按而散之，猝不能聚，如按糟囊者，亦窅而不起，故未可以起与不起为水气之的辨。但当察其皮厚色苍，或一身尽肿，或自上而下者多属气。若皮薄色泽，或肿有分界，或自下而上者，多属水也。”是最为精当之言。

二、肤胀与鼓胀的鉴别

肤胀与鼓胀的鉴别，主要在于鼓胀有色苍黄、腹筋起的证候。李念莪：“鼓胀与肤胀，大同小异，只以色苍黄、腹筋起为别耳。”最为中肯。除此以外，鼓胀与肤胀虽然腹大身肿，肿大程度差不多，但证之临床，鼓胀病偏于肚腹大，四肢反见瘦削，非如肤胀，腹大身尽肿。又鼓胀与肤胀除本篇所列区别点外，《素问·腹中论》：“有病心腹满，旦食则不能暮食……名为鼓胀……此饮食不节，故时有病也。虽然其病且已，时故当病，气聚于腹也。”可知鼓胀与肤胀虽然一般都属于气胀，但不同的是，肤胀皮肤间或有水气，鼓胀则气聚于腹而时有复发。

三、肠覃与石瘕的鉴别

肠覃与石瘕的鉴别，一是病位，肠覃是寒气客于肠外，石瘕是寒气客于子门，因此肠覃不仅女子可有，男子亦可患之，而石瘕仅是女子的病，男子不患之。二是肠覃按之坚硬，推之可移，而石瘕未言及此，可能其包块坚硬如石，推之或可移或不可移，或者由于深在，竟不可按之推之，非如肠覃按之坚硬，推之肯定可移。二者最重要的鉴别点是肠覃病月事以时下，而石瘕病月事不以时下。

四、关于本篇资料缺失

本篇石水一症有问无答，可能是缺失之故，已见前叙。篇末言刺法时，亦只言肤胀与鼓胀的刺法，是刺法也不完备，当亦有所缺失。故读本篇当知此，而有关之材料尤当参阅，始能更好了解篇中精义。

表 14　水肿、肤胀、鼓胀、肠覃、石瘕证候对照表

病名	病因	症状	诊法	刺治
水肿		初起目窠上微肿，颈脉动，时咳，阴股寒，足胫肿，腹大	以手按其腹，随手而起，如裹水之状	
肤胀	寒气客于皮肤之间	鼟鼟然不坚，腹大，身尽肿，皮厚	按其腹窅而不起，腹色不变	先泻其胀之血络，后调其经，刺去其血络
鼓胀		腹胀身皆大，大与肤胀相等	色苍黄，腹筋起	
肠覃	寒气客于肠外，与卫气相搏，气不得营，内生息肉	始生大如鸡卵，稍以益大，甚则如怀子之状	按之坚硬，推之移动，月事按时来潮	
石瘕	寒气客于子门，子门闭塞，气不得通，衃血留止	生于胞中，日以益大，状如怀子	月事不以时下	可导而下

（江幼李）

贼风第五十八

本篇主要讨论贼风邪气伤人为病的问题，故篇名“贼风”。

〔原文〕

黄帝曰：夫子(1)言賊風邪氣(2)之傷人也，令人病焉。今有其不離屏蔽(3)，不出空穴(4)之中，卒然(5)病者，非不離賊風邪氣，其故何也？岐伯曰：此皆嘗有所傷於濕氣(6)，藏於血脉之中，分肉之間(7)，久留而不去，若有所墮墜(8)，惡血在内而不去(9)。卒然喜怒不節，飲食不適，寒温不時(10)，腠理閉而不通(11)，其開而遇風寒，則血氣凝結，與故邪相襲(12)，則爲寒痹(13)。其有熱則汗出，汗出則受風，雖不遇賊風邪氣，必有因加而發焉(14)。

〔注释〕

（1）夫子：黄帝对岐伯的尊称。

（2）贼风邪气：张景岳：“贼者伤害之名也。凡四时不正之气，皆谓之贼风邪气。”

（3）屏弊：遮蔽严密的地方。

（4）空穴：洞穴。张景岳：“古人多穴居也。”

（5）卒然：猝然，突然。

（6）此皆尝有所伤于湿气：张景岳：“尝有所伤，谓故有所伤也。”全句解释为：这都是曾经感受了湿邪。

（7）分肉之间：肌肉之间。

（8）若有所堕坠：若，同或。堕坠，跌仆或自高下坠。全句解释为：若曾有跌仆下坠的外伤病史。

（9）恶血在内而不去：恶血，瘀血。即瘀血留于体内而不能排出。

（10）寒温不时：对冷热气候不能很好地调摄。

（11）腠理闭而不通：汗腺壅闭不通。

（12）其开而遇风寒，则血气凝结，与故邪相袭：《甲乙经》无“其开”二字，“遇”上有“适”字。马莳：“及其腠理开，而或遇风寒，则血气凝结，与湿气恶血等之故邪相袭，则为寒痹。”故邪，指上述湿气、瘀血、喜怒不节、饮食不适、寒温不时所致的病邪。

（13）寒痹：马莳：“即痹论之所谓寒气胜者，为痛痹也。”

（14）其有热则汗出，汗出则受风，虽不遇贼风邪气，必有因加而发焉：张景岳：“其或有因热汗出而受风者，虽非贼风邪气，亦为外感。必有因加而发者，谓因于故而加以新也。新故合邪，故病发矣。”

〔提要〕

本段提出“贼风邪气之伤人也，令人病焉”的命题，并着重阐述了“因加而发”、卒然而病的机理，为尝有所伤于湿气，若有所堕坠，喜怒不节，饮食不适，寒温不时，加上外感风邪，新故合邪，内外相因所致。

〔原文〕

黄帝曰：今夫子之所言者，皆病人之所自知也。其毋所遇邪氣[(1)]，又毋怵惕之所志[(2)]，卒然而病者，其故何也？唯有因鬼神之事乎[(3)]？岐伯曰：此亦有故邪留而未發[(4)]，因而志有所惡[(5)]，及有所慕[(6)]，血氣内亂，兩氣相搏[(7)]。其所從來者微，視之不見，聽而不聞，故似鬼神[(8)]。

黄帝曰：其祝而已者[(9)]，其故何也？岐伯曰：先巫者[(10)]，因知百病之勝[(11)]，先知其病之所從生者[(12)]，可祝而已也。

〔注释〕

（1）其毋所遇邪气：他没有遇到过四时不正之气。

（2）又毋怵惕之所志：怵（chù，音处），恐惧。又没有恐惧惊惕的情志变化。

（3）唯有因鬼神之事乎：是因为鬼神引起的吗？

（4）此亦有故邪留而未发：张景岳：“故邪者，言其先有故邪，如上文之湿、堕坠、喜怒、寒温之类，留而未发之谓也。”

（5）志有所恶：恶（wù，音悟），憎恨。情志上有不愉快。

（6）及有所慕：或有爱慕的事（而不能遂心）。

（7）两气相搏：《甲乙经》搏作薄。张景岳：“故邪未发而新邪复触之，则五志为邪所凭，血气因而内乱，邪正先后，两气相搏，而邪妄之病生矣。”

（8）其所从来者微，视之不见，听而不闻，故似鬼神：张隐庵：“此病气而不病形，故视而不见，听之勿闻，若有似乎鬼神。”说明这样的病外表变化很轻微，不易觉察，好像有什么鬼神在作怪。

（9）其祝而已者：祝，就是祝由，古代的一种精神疗法。已，就是治愈。这些病用祝由的方法可以治愈。

（10）先巫者：上古时能用祝由而医病的人。

（11）因知百病之胜：张景岳：“胜者，凡百病五行之道，必有所以胜之者。”因为知道百病可以用什么方法来制伏。

（12）先知其病之所从生者：先了解疾病发生的原因。

〔提要〕

本段论述了精神因素致病和祝由的治疗方法，指出精神因素致病的病因、病理、病症特点和“因知百病之胜，先知其病之所从生者”的重要意义，从而说明祝由所以能治愈疾病的道理。

〔讨论〕

一、贼风邪气伤人

本文篇名贼风，指出“夫子言贼风邪气之伤人也，令人病焉”。贼风，泛指四时不正之气，因其伤人害病有如盗贼，故曰贼风。《灵枢·岁露》："贼风邪气之中人也，不得以时，然必因其开也，其入深，其内极病，其病人也卒暴，因其闭也，其入浅以留，其病人也徐以迟。"从总的方面说明了贼风邪气伤人致病的特点，在于它并没有什么时间性，还必须在人体腠理开阖失常，正气不能抵抗外邪的情况下，才能侵犯人体。

《素问·风论》："风者百病之长。"所以外感六淫之气都可以夹风，而在文献中又往往以风为外感六淫的代表。如《金匮要略》曰："夫人禀五常，因风气而生长，风气虽能生万物，亦能害万物。"这里的风不仅是六淫之一狭义的风，而且是自然界四时六气的代名词，正常时可将息万物，不正常时伤害万物，引起疾病。因此本文的"贼风邪气"也是四时不正之气、外感六淫的总称，而不能狭义地理解为风邪。

正因为贼风邪气由外界而来，所以人们可以用各种方法来避免或减少它的侵犯。如文中"不离屏弊，不出空穴之中"，《素问·上古天真论》的"虚邪贼风，避之有时"，都说明防止贼风侵袭的可能性，但这仅是消极的一方面，而更重要的是提高人体抵抗外邪的能力，真正做到"正气存内，邪不可干"。《灵枢·百病始生》："风雨寒热不得虚，邪不能独伤人。卒然逢疾风暴雨而不病者，盖无虚，故邪不得独伤人。"说明了正气和邪气在发病上的辩证关系。

二、"故邪"和"因加而发"

人们在观察疾病发生的过程中，看到某些疾病在发生之前，既没有外感风寒，又没有内伤七情，而且有时其症来微，有人把它归于鬼神所作。《内经》为了驳斥这种迷信思想，坚持唯物主义的疾病观，提出了"故邪"和"因加而发"的概念。文中指出："此皆尝有所伤于湿气，藏于血脉之中，分肉之间，久留而不去。若有所堕坠，恶血在内而不去，卒然喜怒不节，饮食不适，寒温不时，腠理闭而不通。其开而遇风寒，则血气凝结，与故邪相袭，则为寒痹。其有热而汗出，汗出则受风，虽不遇贼风邪气，必有因加而发焉……此亦有故邪留而未发，因而志有所恶，及有所慕，血气内乱，两气相搏。"

人体因伤湿气，或跌仆外伤，情志失节，饮食失常，寒温不调，若当时人体抵抗力尚盛，未立即发病，则邪留体内。后由于外感风邪，腠理开阖失常，或因有恶慕情志变动，造成人体气血运行失常，血气内乱，久留之邪就乘机与正气相搏，遂造成发病。《内经》把这种留而未发之邪称为"故邪"，把诱因和故邪相合发病称为"因加而发"。这就进一步说明了正气在发病中的主导地位。正气充足，故邪可留而未发；正气逆常，血气内乱，则故邪也会乘乱而起，"因加而发"。

三、"因知百病之胜，先知其病之所从生"

本文指出："先巫者，因知百病之胜，先知其病之所从生者，可祝而已也。"说明祝由所以能治好一些病，主要是掌握了"因知百病之胜，先之其病之所从生"的原则。因此，医生要了解各种疾病的治疗方法，首先要了解疾病的原发病因。祝由是这样，其他科也必须如此。这在《内经》中屡有提及，如《素问·至真要大论》："必伏其所主，而先其所因。"也是要求掌握原发病因和相应的制伏方法。

至于如何做到"先知其病之所从生者"，本文没有详细讲，但从《内经》诸篇可以看到，主要通过问诊来了解原发病的情况，再结合其他诊断综合辨证。如《素问·三部九候论》曰："必审问其所始病，与今之所方病，而后各切循其脉。"问诊对了解精神因素致病更为重要，不然的话，就无法了解疾病之所从生，无从着手治疗。《素问·徵四失论》："诊病不问其始，忧患饮食之失节，起居之失度，或伤于毒。不先言此，卒持寸口，何病能中。"就说明了这一点。

另外，关于"百病之胜"的方法，《内经》也多记述。如《素问·阴阳应象大论》："怒伤肝，悲胜怒；风伤筋，燥胜风；酸伤筋，辛胜酸。""喜伤心，恐胜喜；热伤气，寒胜热；苦伤气，咸胜苦。""思伤脾，怒胜思；湿伤肉，风胜湿；甘伤肉，酸胜甘。""忧伤肺，喜胜忧；热伤皮毛，寒胜热；辛伤皮毛，苦胜辛。""恐伤肾，思胜恐；寒伤血，燥胜寒；咸伤血，甘胜咸。"上文阐明了情志病、外感病、饮食所伤的致病因素和相关的五志相胜、五味相制的精神和药物治疗原则，补充了本篇"因知百病之胜"具体内容上的不足，为后世临床医学的发展奠定了理论基础。

四、关于祝由

关于祝由的记述，《黄帝内经》凡二见。本篇云："此亦有故邪留而未发，因而志有所恶，及有所慕，血气内乱，两气相搏。其所从来者微，视之不见，听而不闻，故似生者，可祝而已也。"（《甲乙经》祝下并有由字）《素问·移精变气论》："往古人居禽兽之间，动作以避寒，阴居以避暑，内无眷慕之累，外无伸官之形，此恬淡之世，邪不能深入也。故毒药不能治其内，针石不能治其外，故可移精祝由而已。当今之世不然……故祝由不能已也。"

从这两段文字来看，祝由是古代的一种治疗方法，而且偏重于精神治疗，无需借助针石毒药，其治疗范围也往往是一些情志病变，或病邪尚浅、未深入脏腑的情况。

马莳："祝由者，祝其病所由也……上古毒药未兴，针石未起，惟其移精变气，可祝由已其病。"吴崑："凡人之用情失中，五志偏亢为害而生病也，如怒则气上，喜则气缓，悲则气消，恐则气下，惊则气乱，思则气结，是为气病而生诸疾。古之治者，明见其情，为之祝说病由，言病有所偏，则气有所病，治之所胜，和以所生。"吴鞠通说："祝由二字，出自《素问》。祝，告也。由，病之所从出也。近时以巫家为祝由科，并列于十三科之中。《内经》谓信巫不信医不治，巫岂可列医科中哉。吾谓凡治内伤者，必先祝由详告，以病之所由来，使病人知之，而不敢再犯。又必细察风雅，曲察劳人思妇之隐情，婉言以开导之，庄言以振惊之，危言以悚惧之，必使之心悦诚服，而后可以奏效如神。"其可谓深得祝由之法者。

（陆寿康）

卫气失常第五十九

本篇讨论卫气运行失常所引起的病变，所以篇名为“卫气失常”。

〔原文〕

黄帝曰：衛氣之留於腹中，蓄積不行[(1)]，苑蘊不得常所[(2)]，使人支脅胃中滿[(3)]，喘呼逆息者[(4)]，何以去之？伯高曰：其氣積於胸中者，上取之[(5)]，積於腹中者，下取之[(6)]，上下皆滿者，傍取之[(7)]。

黄帝曰：取之奈何？伯高對曰：積於上，瀉人迎、天突、喉中[(8)]；積於下者，瀉三里與氣街[(9)]；上下皆滿者，上下取之，與季脅之下一寸[(10)]；重者，鷄足取之[(11)]。診視其脉大而弦急，及絶不至者，及腹皮急甚者，不可刺也[(12)]。黄帝曰：善。

〔注释〕

（1）蓄积不行：（卫气）留滞不能畅通。

（2）苑蕴不得常所：苑，郁结。蕴，蕴聚。常所，指固定的部位。全句是说：卫气郁结和蕴聚的部位没有固定的地方。

（3）支胁胃中满：胸胁和胃脘胀满。

（4）喘呼逆息者：喘息，气上逆。

（5）上取之：取上部穴位治疗，即下文的“积于上，泻人迎、天突、喉中”之意。

（6）下取之：取下部穴位治疗，即下文的“积于下者，泻三里与气街”之意。

（7）傍取之：取附近穴位治疗，即下文的“上下皆满者，上下取之，与季胁之下一寸；重者，鸡足取之。”

（8）泻人迎、天突、喉中：人迎穴，在颈动脉、夹结喉旁一寸五分，属足阳明胃经。天突穴，在颈部胸骨柄上五分窝内，属任脉。喉中，即廉泉穴，在颈部正中线上，结喉上靠舌骨体下缘陷中，属任脉。

（9）泻三里与气街：三里，即足三里，在外膝眼下三寸，属足阳明胃经。气街，即气冲穴，在腹正中线脐下五寸旁开二寸处，属足阳明胃经。

（10）季胁之下一寸：即章门穴，在十一浮肋端之下，属足厥阴肝经。

（11）鸡足取之：鸡足是针刺的手法，就是《灵枢·官针》讲的合谷刺。《灵枢·官针》：“合谷刺者，左右鸡足，针于分肉之间，以取肌痹。”当针入得气后，将针提到分肉之间，向左右两侧各斜刺一针，像鸡足形，故称鸡足刺。

（12）诊视其脉大而弦急，及绝不至者，及腹皮急甚者，不可刺也：张景岳：“脉大而弦急，阴虚而真脏见也。绝不至者，营气脱也。腹皮急甚者，中和气绝而脾元败也，不宜刺矣。”

〔提要〕

本段论述卫气运行失常、积聚胸腹所引起的胀满喘息气逆病变，以及针刺治疗方法和禁忌事项。

〔原文〕

黄帝問於伯高曰：何以知皮肉氣血筋骨之病也？伯高曰：色起兩眉薄澤者[1]，病在皮，脣色青黄赤白黑者，病在肌肉[2]；營氣濡然者[3]，病在血氣；目色青黄赤白黑者，病在筋[4]；耳焦枯受塵垢，病在骨[5]。

黄帝曰：病形何如，取之奈何？伯高曰：夫百病變化，不可勝數，然皮有部，肉有柱，血氣有輸，骨有屬。黄帝曰：願聞其故。伯高曰：皮之部，輸於四末[6]；肉之柱，有臂脛諸陽分肉之間，與足少陰分間[7]；血氣之輸，輸於諸絡，氣血留居，則盛而起[8]，筋部無陰無陽，無左無右，候病所在[9]；骨之屬者，骨空之所以受益而益腦髓者也[10]。

黄帝曰：取之奈何？伯高曰：夫病變化，浮沉深淺，不可勝窮[11]，各在其處，病間者淺之，甚者深之，間者小之，甚者衆之，隨變而調氣[12]，故曰上工[13]。

〔注释〕

（1）色起两眉薄泽者：薄泽，没有光泽。两眉之间出现病色，没有光泽。张景岳：“两眉者，阙中也，其应在肺，故病在皮。”

（2）唇色青黄赤白黑者，病在肌肉：张景岳：“脾气通于唇，故病在肌肉。”

（3）营气濡然者：濡，即皮肤多汗。营气耗散于外，体表湿润多汗。张景岳：“营本无形，若肤腠之汗，肌肉之胀，二便之泄利，皆濡然之谓，其病在营，则气血也。”

（4）目色青黄赤白黑者，病在筋：肝主筋，开窍于目。眼的各种病色属于筋有病。

（5）耳焦枯受尘垢，病在骨：肾主骨，开窍于耳。耳枯焦不泽，像尘垢一样，属于骨有病。

（6）皮之部，输于四末：四末，四肢的末梢。张景岳：“病在皮者，在阳分也。阳受气于四末，以其皮浅气浮也，故皮之部输于四末。”

（7）肉之柱，有臂胫诸阳分肉之间，与足少阴分间：柱，即䐃肉，肌肉的支柱，指手臂、足胫部诸阳经以及足少阴肾经所循行的肉较厚部位。张景岳：“病在肌肉，当治其柱。柱者，䐃之属也，坚厚之肉多在手足三阳分肉间。以肉主于脾，而脾主四肢也。足少阴之经，自足心循内踝后入足跟，以上腨内，出腘内廉，上股内后廉，会于尻臀，贯脊，其肉俱厚，故亦为肉之柱。”

（8）血气之输，输于诸络，气血留居，则盛而起：诸络，指多经的络穴。盛而起，指经络壅盛，有郁结隆起的病理变化。张景岳：“病在血气，当治其输，输于诸络，谓诸经之络穴也。气血留居，则经络壅盛，故当取之。”

（9）筋部无阴无阳，无左无右，候病所在：张景岳：“病在筋者，不必分其阴阳左右，但当随病所在而治之。”

（10）骨之属者，骨空之所以受益而益脑髓者也：治疗骨病，当取关节空隙，因为骨空是骨髓充实脑髓的所在，补益骨空就是补益骨髓、脑髓。张景岳说：“病在骨之属者，当治骨空以益其髓。髓者骨之充也，故益髓即所以治骨。”

（11）不可胜穷：指疾病变化多端，不可一概而论。

（12）各在其处，病间者浅之，甚者深之，间者小之，甚者众之，随变而调气：间，指病轻。甚，指病重。根据皮肉气血筋骨发病所在，病轻的浅刺，取穴少，病重的深刺，取穴多。这样根据病情灵活治疗，以达到调和经气的目的。

（13）上工：高明的医生。

〔提要〕

本节论述了皮肉、气血、筋骨多部的病症，以及根据病变取穴和针刺的原则，这才是正确的治疗方法。

〔原文〕

黄帝問於伯高曰：“人之肥瘦大小寒温，有老壮少小，别之奈何？伯高對曰：人年五十已上爲老，二十已上爲壮，十八已上爲少，六歲已上爲小。

黄帝曰：何以度知其肥瘦？伯高曰：人有肥、有膏、有肉[(1)]。黄帝曰：别此奈何？伯高曰：膕肉[(2)]堅，皮滿者，肥。膕肉[(2)]不堅，皮緩者，膏。皮肉不相離者[(3)]，肉。

黄帝曰。身之寒温何如？伯高曰：膏者，其肉淖而粗理者[(4)]身寒，細理[(5)]者身熱。脂者，其肉堅，細理者熱，粗理者寒。

黄帝曰：其肥瘦大小奈何？伯高曰：膏者，多氣而皮縱緩，故能縱腹垂腴[(6)]。肉者，身體容大[(7)]。脂者，其身收小[(8)]。

黄帝曰：三者之氣血多少何如[(9)]？伯高曰：膏者，多氣，多氣者熱，熱者耐寒。肉者，多血則充形，充形則平[(10)]。脂者，其血清[(11)]，氣滑少，故不能大。此别於衆人者也。

黄帝曰：衆人奈何？伯高曰：衆人皮肉脂膏，不能相加也[(12)]，血與氣不能相多，故其形不小不大，各自稱其身，命曰衆人。

黄帝曰：善。治之奈何？伯高曰：必先别其三形，血之多少，氣之清濁，而後調之，治無失常經[(13)]。是故膏人縱腹垂腴，肉人者上下容大，脂人者雖脂不能大者。

〔注释〕

（1）有肥、有膏、有肉：肥，即下文的“脂”。《正字通》：“凝者为脂，泽者为膏。”谢利恒说：“脂，人体皮下及筋肉组织中油脂黏着而成固体者。膏，肥沃之义。肉，多肉者之代名词。”可见膏指肥肉，脂指脂油，肉指肉多。

（2）䐃肉：据《甲乙经》、《类经》，应作䐃肉，指高起的肌肉。

（3）皮肉不相离者：谢利垣说：“皮肉不相离者，谓肉胜而连于皮，内无膏而外无肥，为卫气盛于肉理之征。”

（4）其肉淖而粗理者：淖（nào，音闹），润泽。粗理，纹理粗糙。

（5）细理：纹理细密。

（6）纵腹垂腴：腴（yú，音鱼），纵腹垂腴，即因膏脂多而腹部下垂。

（7）身体容大：身体容积大。

（8）脂者，其身收小：身体较小。脂者，身体比膏者肉者都小，但比常人仍大。

（9）三者之气血多少何如：张景岳："膏者多气，气为阳，故质热而耐寒也。肉者多血，血养形，故形充而气质平也。脂者，血清而气滑少，故不能大。若此三者，虽肥盛皆别于众人，而脂者之气血似不及乎膏肉也。"

（10）充形则平：形体充盛而寒热和平。

（11）血清：血清淡。

（12）众人皮肉脂膏，不能相加也：众人，指一般常人。一般常人皮肉脂膏都比较均匀，不见某一种偏多。

（13）治无失常经：张景岳："三形既定，血气既明，则宜补宜泻，自可勿失常经矣。"谓治疗不要违背补虚泻实的原则。

〔**提要**〕

本节论述人的形体有肥瘦大小，年龄有老壮少小，并指出肥壮人有脂、膏、肉三种类型，他们的形态和气血生理的关系与常人有别。我们临床上必须根据体质年龄的不同，灵活辨证治疗。

〔**讨论**〕

一、卫气的失常

卫气是人体必需的一种物质，由水谷精微化生的一种刚悍之气。《素问·痹论》："卫者，水谷之悍气也，其气慓疾滑利，不能入于脉也，故循皮肤之中，分肉之间，熏于肓膜，散于胸腹。"《灵枢·本脏》篇："卫气者，所以温分肉，充皮肤，肥腠理，司开合者也。"卫气根源于下焦，滋养于中焦，开发于上焦，有温煦脏腑腠理皮毛和开合汗孔的作用，有保卫体表、抗御外邪的机能。卫气循行于脉外，昼行二十五度，夜行二十五度，一日一夜共行五十度，于每日清晨寅时与营气大会于手太阴。《灵枢·营卫生会》："人受气于谷，谷入于胃，以传与肺，五脏六腑皆以受气。其清者为营，浊者为卫，营在脉中，卫在脉外，营周不休，五十度而复大会，阴阳相贯，如环无端。卫气行于阴二十五度，行于阳二十五度，分为昼夜，故气至阳而起，至阴而止。"卫气的具体运行，《灵枢·卫气行》有更详细的叙述，其白天行于手足之阳经，夜里行于五脏，循环不休，运行不息，以维持人体正常的生命活动。

卫气的循行有其常规，如果邪气阻滞了卫气的正常运行，就会产生病变。本篇所论述的"卫气之留于腹中……使人支胁胃中满，喘呼逆息者"，就是其中的一例。卫气失常致病是多种多样的，如寒热病、伤寒、痹病、胀病、水肿、肠覃、疟疾、失眠、多卧、不得视、疮疡、肌肉不仁等，都与卫气失常有着密切的关系。如《素问·调经论》："阳受气于上焦，以温皮肤分肉之间。今寒气在外，则上焦不通，上焦不通则寒气独留于外，故寒慄……上焦不通利，则皮肤致密，腠理闭塞，玄府不通，卫气不得泄越，故外热。”这是讲外感寒邪引起寒热，与卫气失其卫外之功能有关。又如《素问·风论》：“风气与太阳俱入，行诸脉俞，散于分肉之间，与卫气相干，其道不利，故使肌肉愤䐜而有疡，卫气有所凝而不行，故其肉有不仁也。”这是讲疮疡是由于风邪与卫气相搏，阻滞经脉而形成的，肌肉不仁也是卫气被风邪凝滞，不能敷布透达而产生的。《素问·逆调论》：“人之肉苛者，虽近衣絮，犹尚苛也，是谓何疾……荣气虚则不仁，卫气虚则不用，荣卫俱虚，则不仁且不用，肉如故也。”这是荣卫虚造成的肉苛。又《素问·痹论》：“荣卫之气亦令人痹乎……逆其气则病，从其气则愈，不与风寒湿气合，故不为痹。”这是讲痹的形成与卫气有关系。《素问·疟论》：“因得秋气，汗出遇风及得之以浴，水气舍于皮肤之内，与卫气并居。卫气者，昼日行于阳，夜行于阴，此气得阳而外出，得阴而内薄，内外相薄，是以日作……邪气客于风府，循膂而下，卫气一日一夜大会于风府，其明日日下一节，故其作也晏……其间日发者，由邪气内薄于五脏，横连募原也，其道远，其气深，其行迟，不能与卫气俱行，不得皆出，故间日乃作也……邪气与卫气客于六腑，而有时相失，不能相得，故休数日乃作也。”这是讲疟的发作与卫气有着密切关系。《灵枢·胀论》：“厥气在下，营卫留止，寒气逆上，真邪相攻，两气相搏，乃合为胀也。”胀的成因也与卫气有关。《灵枢·水胀》：“寒气客于肠外，与卫气相搏，气不得荣，因有所系，癖而内著，恶气乃起，息肉乃生。”这是讲肠覃是寒气与卫气相争积渐而成的。《灵枢·口问》：“卫气昼日行于阳，夜半则行于阴。阴者主夜，夜者卧。阳者主上，阴者主下。故阴气积于下，阳气未尽，阳引而上，阴引而下，阴阳相引，故数欠。”“阳气尽，阴气盛，则目瞑，阴气尽而阳气盛，则寤矣。”这是讲数欠、瞑、寤与卫气有关。《灵枢·大惑论》：“卫气不得入于阴，常留于阳。留于阳则阳气满，阳气满则阳跻盛，不得入于阴则阴气虚，故目不瞑矣……卫气留于阴，不得行于阳，留于阴则阴气盛，阴气盛则阴跻满，不得入于阳则阳气虚，故目闭也。”又说：“卫气留久于阴而不行，故卒然多卧焉。”这是讲失眠和嗜睡都与卫气运行失常有关。

从上述经文可见，古人说“卫气为百病母”（《灵枢·禁服》），是有根据的。凡此病症必须泻其邪气，使卫气保持正常运行。卫气得其正常运行，就可长寿健康，如《灵枢·天年》说：“血气已和，荣卫已通，五脏已成，神气舍心，魂魄毕具，乃成为人……五脏坚固，血脉和调，肌肉解利，皮肤致密，营卫之行不失其常，呼吸微徐，气以度行，六腑化谷，津液布扬，各如其常，故能长久。”

此外，本篇还提到，卫气在皮肉筋骨某部的偏盛偏衰都会产生病变，并造成人体脂、膏、肉三种偏盛情况，这也是卫气失常的一种表现。

由此可见，卫气在人体起着非常重要的作用，太过、不及、偏盛、偏虚、逆行、壅滞都会造成各种病变，作为医者必须使其正常，才能使人体健康长寿，而尽终其天年。

二、诊治疾病要注意年龄和体质

疾病的发生与人体的年龄体质有关，所以年龄、体质不同，在同一环境、同一邪气下产生的病变也会不同，这是临床客观事实。人体年龄、体质的不同，是由于阴阳气血盛衰所决定的。如《灵枢·天年》："人生十岁，五脏始定，血气已通……三十岁，五脏大定，肌肉坚固，血脉盛满……五十岁，肝气始衰，肝叶始薄，胆汁始灭。"所以我们在治疗疾病时，除了考虑到邪正的一面，还要考虑到体质的一面，切不可犯虚虚实实之误。如体质属气虚，再戕气，体质属血虚，复攻血，这不但会造成旧病不愈，而且会造成新病又起。作为一个医务工作者，这一点是必须要掌握的。

三、肥胖病三型

本篇将肥胖人分为膏、脂、肉三型，这三种都是不正常的类型，见下表。

表 15　　肥胖病三型对照表

类型	皮肉之不同	外形	气血多少
膏型	䐃肉不坚、皮缓（其肉淖）	纵腹垂腴	多气
脂型	䐃肉坚、皮满（其肉坚）	身体收小	血清气少
肉型	皮肉不相离	身体容大	多血

这三种类型，同样是体内阴阳气血盛衰的反应。本篇经文说："膏者多气……肉者多血……脂者其血清，气滑少……众人皮肉脂膏，不能相加也，血与气不能相多，故其形不小不大，多自称其身，命曰众人。"张隐庵引任谷庵曰："卫气盛则腠理肥，是以膏者多气而皮纵缓，故能纵腹垂腴。肉者身体容大，此卫气盛于分肉也。脂者，其身收小。此卫气深沉不能充于分肉，以致脂膜相连而肌肉紧充，故其身收小也。"又说："众人者，平常之大众也。不能相加者，谓血气和平，则皮肉脂膏不能相加于肥大也，血气之浮沉浅深各有常所，不能相多于肌肉间也，皮肉筋骨各自称其身，故其形不大不小也。"可见膏形不但多气，而且是卫气独盛于腠理；脂形不但血清气滑少，而且卫气深沉，少充肌表；肉形不但多血，而且卫气独盛于分肉。这就是膏、脂、肉三型的病理所在。以上对于我们今天研究肥胖病提供了一个明确的启示，即应该从气血阴阳的偏盛偏衰来调整气血阴阳的关系，使其达到"血气之浮沉浅深各有常所，不能相多于肌肉间也"。我们在临床上也往往可以看到，肥胖病人有的是气虚，有的是气滞，有的是阴虚阳亢，有的是血瘀，有的是气血两虚，总之要通过治疗达到"阴平阳秘"。

四、《内经》体质学说

《内经》对人体分型的论述较多，如《灵枢·阴阳二十五人》和《灵枢·五音五味》把人分为阴阳二十五种类型，《灵枢·通天》把人分为太阴、少阴、太阳、少阳和阴阳和平五种类型，《灵枢·逆顺肥瘦》把人分为肥人、瘦人、常人、壮士和婴儿五种类型，《灵枢·行针》根据体质把人分为重阳、阳中有阴、阴多阳少、阴阳和调四种类型。这几种分型法，是把所有的人，包括健康人都进行分类。由于分类的根据不同，所以分型多少也不同。阴阳二十五人是以五行学说为主来分型的，《灵枢·通天》和《灵枢·行针》是根据阴阳多少来分型的，《灵枢·逆顺肥瘦》是根据体质、年龄来分型的，而本篇仅对肥胖人进行分型，是根据皮肉和气血多少来分的。标准不同，分型亦异，但都说明《内经》

对体质学说的重视。体质学说对今天来讲，很有研究的必要。《内经》在邪正的关系上，相当重视正的一面。体质学说就是对正的一面的具体剖析，对临床治疗有重要意义，我们必须深入研究，定出一套完整的体质分型来，以有效地指导临床实践。

（陈克正）

玉版第六十

玉，《说文》称为："石之美者。"篇名"玉版"是言本篇内容重要，值得珍视，足以刻之玉版，传于后代。

〔原文〕

黄帝曰：余以小針爲細物[(1)]也，夫子乃言上合之於天，下合之於地，中合之於人，余以爲過針之意[(2)]矣！願聞其故。岐伯曰：何物大於天乎！夫大於針者，惟五兵[(3)]者焉！五兵者，死之備也，非生之具[(4)]。且夫人者，天地之鎮[(5)]也，其不可不參[(6)]乎！夫治民者，亦唯針焉。夫針之與五兵，其孰小乎？

〔注释〕

(1) 细物：细小，不易为人重视的物品。

(2) 过针之意：过分地夸大了针的作用。

(3) 五兵：古代的五种兵器。具体说法不一，如：①一弓，二殳，三矛，四戈，五戟；②东方矛，南方弩，中央剑，西方戈，北方锻；③刀、剑、矛、戟、矢；④戈、殳、戟、酋矛、夹矛等。

(4) 死之备也，非生之具：是用以准备杀戮伤生的，而不是用以治病活人的。

(5) 天地之镇：镇，《集韵》："宝器也"。《周礼·天官天府》："国之玉镇。"此处作贵重讲，即人为天地之间至贵之物。

(6) 参：参合。

〔提要〕

本段以针和五兵相比较，强调针的作用。说明针虽小，但用之得当可起人沉疴，用之不当，则可置人于死地。天地之间，最可宝贵的是人，从这个意义上来讲，针的作用是相当大的。

〔原文〕

黄帝曰：病之生時，有喜怒不測，飲食不節，陰氣不足，陽氣有餘，營氣不行[(1)]，乃發爲癰疽[(2)]。陰陽不通，兩熱相搏[(3)]，乃化爲膿，小針能取之乎？岐伯曰：聖人不能使化者爲之，邪不可留也[(4)]。故兩軍相當，旗幟相望，白刃陳於中野[(5)]者，此非一日之謀也，能使其民令行禁止[(6)]，士卒無白刃之難者，非一日之教也，須臾之得也。夫至使身被癰疽之病，膿血之聚者，不亦離道遠乎？夫癰疽之生，膿血之成也，不從天下，不從地出，積微之所生也。故聖人自治於未有形也，愚者遭其已成也。

黄帝曰：其已形，不予遭，膿已成，不予見[(7)]，爲之奈何？岐伯曰：膿已成，十死一生，故聖人弗使已成，而明爲良方，著之竹帛，使能者踵而傳之後世，無有終時者，爲其

不予遭也。

黄帝曰：其已有膿血而後遭乎？不導之以小針治乎[8]？岐伯曰：以小治小者，其功小。以大治大者，多害。故其已成膿血者，其唯砭石鈹鋒之所取也。

〔注释〕

（1）阴气不足，阳气有余，营气不行：阴气指五脏之阴，阳气指六腑之阳。即言五脏之阴不足，六腑之阳偏盛，营气滞而不畅，故形成痈疽的病理基础。

（2）痈疽：为外科病症。痈，其临床表现为红肿高起，焮热疼痛，周围界限清楚，在未成脓前无疮头而易消散，已成脓后容易溃破，溃后脓液稠黏，疮口易敛。其属阳证，病轻而易愈。疽表现为漫肿平塌，皮色不变，不热少痛，未成脓难消，已成脓难溃，脓水清稀，破后难敛。其属阴证，病深且重。

（3）阴阳不通，两热相搏：阴阳，指前述五脏之阴，六腑之阳而言。五脏六腑间原赖经脉以沟通联络，"行气血，营阴阳"。经络闭塞，营气不行，脏阴腑阳不能相互沟通，则阴虚而生热，阳盛亦生热，两热相搏，则化为脓。搏，指搏击。以上说明了痈疽产生的病理变化。

（4）圣人不能使化者为之，邪不可留也：圣人指学识渊博、精通养生之道的人。意思是有学识的人不会使这种病发展到恶化的地步。因为他很清楚，对于病邪要尽早消除，早期即采取措施进行治疗。

（5）中野：野，《说文》："郊外也"。中野即荒郊野外之中。

（6）令行禁止：令则行，禁则止，指纪律严明。

（7）其已形，不予遭，脓已成，不予见：《甲乙经》作"其已有形脓已成"七字。张隐庵注曰："遭，遇也，言其已形而不予遭，脓已成而不予见，此痈生于脏腑之间，而不予我见，乃多死少生之候也。"

（8）其有脓血而后遭乎？不导之以小针治乎？：《甲乙经》作："其有脓血，可从小针治乎"，则文义更明。

〔提要〕

本节论述痈疽的病因、病理机制。认为痈疽乃"积微之所生也"，有一定的病程，一旦脓成则治疗上比较困难，所以应该早期诊断，早期治疗。

〔原文〕

黄帝曰：多害者，其不可全乎？岐伯曰：其在逆順[1]焉。

黄帝曰：願聞逆順。岐伯曰：以爲傷者，其白眼青，黑眼小[2]，是一逆也；内藥[3]而嘔者，是二逆也；腹痛渴甚，是三逆也；肩項中不便，是四逆也；音嘶色脱[4]，是五逆也。除此五者，爲順矣。

黄帝曰：諸病皆有逆順，可得聞乎？岐伯曰：腹脹、身熱、脉大，是一逆也，腹鳴而滿，四肢清，泄[5]，其脉大，是二逆也；衄而不止，脉大，是三逆也；咳且溲血，脱形[6]，其脉小勁，是四逆也；咳，脱形，身熱，脉小以疾，是謂五逆也。如是者，不過十五日而死矣。其腹大脹，四末清，脱形，泄甚，是一逆也；腹脹便血，其脉大，時絶[7]，

是二逆也；咳，溲血，形肉脱，脉搏[8]，是三逆也；嘔血，胸滿引背，脉小而疾，是四逆也；咳嘔，腹脹且飧泄，其脉絶，是五逆也。如是者，不及一時[9]而死矣！工不察此者而刺之，是謂逆治。

〔注释〕

（1）其在逆顺：指上文痈疽已生脓血，以大针治之多有伤害，而伤害后的预后好坏要据症状的逆或顺来决定。

（2）白眼青，黑眼小：白眼，《甲乙经》作“白睛“。白睛者，肺之所主，今白睛反作青色，青为肝之色，则知肺气之衰为木侮金所致。黑眼者，指目睛，为肝肾二脏所主，今反小，则肝肾二脏亦惫矣。故张景岳说：“肺肝肾三脏之气伤也。”

（3）内药：内，音义俱同“纳”，指服药。

（4）色脱：色败而非平日之色。

（5）四肢清，泄：清指四肢清冷，泄指腹泻。

（6）脱形：指身体羸弱，和原先形体情况大不相同。

（7）脉大，时绝：脉搏浮大，而时见歇止。为阴虚于内，阳脱于外。

（8）脉抟：《甲乙经》“抟”作“喘”字，周学海谓抟应为“搏”。搏，搏击，脉搏击指有力。张景岳：“脉搏者，真脏也，败在胃气。”

（9）一时：一日。马莳曰：“一时者，一周时也，乃一日之意。”

〔提要〕

本节具体讨论疾病的逆证。文中首先论述了痈疽病用大针误治，以至于出现逆证的各种情况，认为凡痈疽见到五脏阴阳受到损害的，其证属逆，预后不良。同时论述了一般病症的五逆之象，认为凡见脉证相反的，不过十五天就会死亡。凡五脏已败，真脏脉现者，不过一天就会死亡。

〔原文〕

黄帝曰：夫子之言針甚駿[1]，以配天地，上數天文，下度地紀，内别五藏，外次六府，經脉二十八會[2]，盡有周紀，能殺生人，不能起死者，子能反之乎？岐伯曰：能殺生人，不能起死者也。黄帝曰：余聞之，則爲不仁，然願聞其道，弗行於人。岐伯曰：是明道也，其必然也，其如刀劍之可以殺人，如飲酒使人醉也，雖勿診，猶可知矣。黄帝曰：願卒聞之。岐伯曰：人之所受氣者，穀也。穀之所注者，胃也。胃者，水穀氣血之海也。海之所行雲氣者，天下也[3]。胃之所出氣血者，經隧也。經隧者，五藏六府之大絡也，迎而奪之而已矣[4]。

黄帝曰：上下有數[5]乎？岐伯曰：迎之五里，中道而止[6]，五至而已，五往而藏之氣盡矣[7]，故五五二十五而竭其輸矣[8]，此所謂奪其天氣[9]者也，非能絶其命而傾其壽者也。黄帝曰：願卒聞之。岐伯曰：闚門而刺之者，死於家中，入門而刺之者，死於堂上[10]。黄帝曰：善乎方！明哉道！請著之玉版，以爲重寶，傳之後世，以爲刺禁，令民勿敢犯也。

［注释］

（1）骏：高大之意。黄元御云："骏与峻通。"《淮南子》："骏，大也。"

（2）经脉二十八会：手足十二经，左右共二十四脉，加上阴阳跻、任、督脉共二十八脉，故称二十八会。

（3）海之所行云气者，天下也：言海水蒸腾为云而布散于天下。马莳："海之行云气者，本乎地气，上为云，而后云气行于天下也。"

（4）经隧者，五藏六府之大络也，迎而夺之而已矣：言经隧为五脏六腑之大络。大络者，张隐庵曰："十二脏腑之别络也。"迎而夺之而已矣，迎气血之来而泻之，则气血衰竭，人也随之死亡。马莳曰："胃之有气血，本乎谷气所化，而后气行于十二经之隧也，是经隧者减为五脏六腑之大脉络耳，迎其气之来有以夺之，则能杀生人矣。"

（5）上下有数：上指手经，下指足经，数指禁刺之数。

（6）迎之五里，中道而止：张景岳注曰："五里手阳明经穴，此节指手之五里，即经隧之要害，若迎而夺之则脏气败绝，必至中道而至。"

（7）五至而已，五往而藏之气尽矣：张隐庵："至者迎其气之至也。往者，追其气之行也，故五至而迎其五脏之气至即已，若五往而追之，则五脏之气尽泄于外矣。"

（8）故五五二十五而竭其输矣：马莳曰："及夺至二十五次，而五脏腧穴之气皆已竭矣。"

（9）天气：指真气，即所谓天真之气。

（10）阙门而刺之者，死于家中，入门而刺之者，死于堂上：阙（huī，音恢），窥探意，《说文》："倾头门中视也。"阙门而刺谓浅刺，入门而刺谓深刺。张隐庵："阙者，窥候其所出也，门者，《卫气》篇之所谓契绍之门户，乃气血孙络而出于皮肤之门也，故候其气出门而刺之者，稍缓而死于家中，入门而逆刺入络内者，即死于医者之堂上也。"

［提要］

本节说明针的功用，外合于自然规律的变化，内可调节脏腑经脉的阴阳虚实，但使用不当，亦可以伤人。如在大络要害之处行泻法，夺人正气，则可致血气衰竭而死，并举手五里为例，说明误刺可造成严重后果。

［讨论］

一、预防为主

预防为主的思想是贯穿于《内经》全书的一个基本思想。

预防为主包括未病的摄生和已病的防微杜渐两方面。本篇中所提到的"圣人不能使化者为之"，"故圣人自治于未有形也，愚者遭其已成也"，"故圣人弗使已成，而明为良方，著之竹帛"等，就明确地贯穿了预防为主的思想，告诉人们应抓紧时机，早期诊断，早期治疗，以避免病变向深重发展。这种思想，直到今天仍在指导着我们的临床实践。

二、以人为贵

本篇中指出："且夫人者，无地之镇也，其不可不参乎！"这是本篇突出的思想。它明确提出，人是天地万物之中最宝贵的，在医疗工作中，一切要为人着想。所以在诊疗疾病时，必须认真仔细，不仅着眼于疾病，而且要参合自然界的变化，注意人与自然的关系，这样才可以提高疗效。

三、掌握正确的处理原则

本篇多处强调，对疾病应掌握正确的处理原则，否则将造成不良后果。文中举痈疽为例，说明正确的处理是在痈疽未发生前，就应觉察到其“阴气不足，阳气有余，营气不行”的病理变化，并及时进行治疗，“弗使已成”。而粗心的医生却注意不到“积微而生”的种种迹象，导致“遭其已成”的不良后果。

痈疽未能及时治疗而形成脓血以后，则应以砭石、铍针、锋针而刺其出脓。但粗工以小针刺之，以致因针小而不起作用；或以大针刺之，因针大而致变证蜂起，造成种种逆证。

古代文献已记载了一些不宜针刺的情况及部位。例如《素问》之《五禁》、《刺要》、《刺齐》、《刺禁》等诸篇。上工在施治时时刻注意针刺之宜忌，而粗工则在要害之处妄加针刺，迎而夺之，以致经络真气泄尽，气血衰败，而夺其天真之气，使患者缓则死于家中，急则死于堂上。

从上述可见，本文多次阐述应掌握正确的治则，在外法天则地，顺应自然变化，在内调阴和阳，掌握脏腑虚实变化。在具体方法上，针刺时应谨慎小心，“如临深渊，手如握虎”，以适当针具针相应之病，泻其有余，补其不足，勿虚虚，勿实实，这样，在医疗实践中才可以收到较好的疗效。

四、五逆的讨论

本文讨论了疾病的逆证，文中提到痈疽的逆证及一般疾病的逆证。对于痈疽，凡见到肝、肺、肾、脾等诸脏呈现败证，阴衰阳亢，阴阳两虚者，均非吉兆，预后不良。一般分缓急两种情况，缓者如表里俱热，脉症不符，正虚邪实等，在十五天内则会死亡；急者如见到真脏脉，脏器衰惫，真元大亏，孤阳欲脱，邪实正微等，均属凶兆，其变化迅速，在二十四小时内即可死亡。文中所谈的五逆及其预后是在当时条件下观察和总结出来的，限于当时的医疗水平，认为凡上述逆证均预后不良。今天学习这些古人遗留的著作时，要用历史唯物主义的观点看待，而不能脱离当时的环境、条件和社会背景。

（赵川荣）

五禁第六十一

本篇以讨论针刺的宜忌为中心，包括五禁、五夺、五过、五逆、九宜等法，但以五禁为首，故而名篇。

〔原文〕

黄帝問於岐伯曰：余聞刺有五禁，何謂五禁[1]？岐伯曰：禁其不可刺也[2]。黄帝曰：余聞刺有五奪。岐伯曰：無瀉其不可奪者也[3]。黄帝曰：余聞刺有五過[4]。岐伯曰：補瀉無過其度[5]。黄帝曰：余聞刺有五逆[6]。岐伯曰：病與脉相逆，命曰五逆。黄帝曰：余聞刺有九宜[7]。岐伯曰：明知九針之論，是謂九宜。

〔注释〕

（1）五禁：运用针刺，须注意人体五部的禁刺之日。

（2）禁其不可刺也：逢到禁日，对其相应的某些部位不可以用针刺治疗。

（3）无泻其不可夺者也：不可以针泻元气大虚的病症，即夺者不可泻。

（4）五过：针刺五脏外合之皮脉肉筋骨的时候，如果补泻过度，就叫五过。余伯荣："五过者，五脏外合之皮脉肉筋骨，有邪正虚实，宜平调之，如补泻过度，是为五过。"

（5）补泻无过其度：用针无论补泻，都不要过其常度。张景岳："补之过度，资其邪气，泻之过度，竭其正气。"

（6）五逆：病症与脉象相反的五种严重病况，叫做五逆。

（7）九宜：九针性能不一，作用自异，各有其所适用的范围，叫做九宜。《灵枢·官针》篇："九针之宜，各有所为，长短大小，各有所施也。"

〔提要〕

本段从总的方面阐述五禁、五夺、五过、五逆、九宜的意义。

〔原文〕

黄帝曰：何謂五禁，願聞其不可刺之時。岐伯曰：甲乙日自乘[1]，無刺頭，無發蒙於耳内[2]。丙丁日自乘，無振埃於肩喉廉泉[3]。戊己日自乘四季[4]，無刺腹去爪[5]瀉水。庚辛日自乘，無刺關節於股膝。壬癸日自乘，無刺足脛。是謂五禁。

〔注释〕

（1）自乘：即自损。乘，也作"加"解。自乘指天干配合地支属性相同的日子。头在人体最高部位，配应一年的春季，月甲子的甲寅乙卯，春为阳气上升的时候，五行属木，故甲寅和乙卯月禁刺头部。其余依从头到足为次，丙午丁巳日禁刺肩喉部，戊辰戊戌己丑巳未日禁刺腹部，庚申辛酉日禁刺股膝部，壬子癸亥日禁刺足胫部。

（2）无发蒙于耳内：发蒙，开发蒙聩的意思。《礼记》："昭然若发蒙矣。"注云：若目不明，为人所发，而有所见也。这里指一种刺法的名称。《灵枢·刺节真邪》篇载，对于耳不闻、日不见的病症，可在中午的时候刺听宫，这就叫做发矇。这句话意为，在甲乙日，不要用发矇法刺耳内。

(3) 无振埃于肩喉廉泉：振埃，针法的名称。形容其疗效迅捷完善，如拂去尘埃一样。《灵枢·刺节真邪》篇载，对于阳气逆于胸中，喘咳胸痛、咽噎不得息的证候，以天容、廉泉二穴为主，进行针刺，就叫做振埃。这句话意为，在丙丁日，不要用振埃法刺肩喉和廉泉等穴。

(4) 戊己日自乘四季：戊己为属土的天干，四季指属土的辰戌丑未四个地支。以一年来说，辰为三月，称为季春；未为六月，称为季夏；戌为九月，称为季秋；丑为十二月，称为季冬。所以不论是辰戌丑未的月建和日子，都可称为四季。这里的四季，就是指逢辰戌丑未之日而言。马莳："天干应于人身，头为甲乙，肩喉为丙丁，戊己为手足四肢，合辰戌丑未之四季，庚辛应股膝，壬癸应足胫，故凡天干自乘之日皆无刺之。"

(5) 去爪：针法的一种。《灵枢·刺节真邪》篇载，凡四肢腰膝关节不利，阴囊水肿，针刺关节肢络，并以铍针出水，叫做去爪。

〔提要〕

本段论述五禁，说明不同干支应人身不同的部位，逢其禁日，用针也有不同的禁忌。甲乙日不可刺头部，不可用发矇法刺耳内。丙丁日不可用振埃法刺肩喉及廉泉穴。戊己日和辰戌丑未日不可刺腹部，也不可用去爪法泻水。庚辛日不可刺关节和股膝。壬癸日不可刺足胫。

〔原文〕

黄帝曰：何謂五奪[(1)]？岐伯曰：形肉已奪，是一奪也；大奪血之後，是二奪也；大汗出之後，是三奪也；大泄之後，是四奪也；新産及大血之後，是五奪也。此皆不可瀉[(2)]。

〔注释〕

(1) 五夺：夺，夺去。这里指人体的元气因病邪的侵害而发生严重的损失，出现各种大虚的症状。《素问·通评虚实论》："精气夺则虚"，所以凡五夺的病症，正气都大虚。

(2) 此皆不可泻：张景岳："此五夺者，皆元气之大虚者也，若再泻之，必置于殆，不惟用针，用药亦然。"

〔提要〕

本段论述五夺，阐述了形肉、血、气、津、液严重损失，而出现元气大虚，是谓五夺，并指出此时针刺不可用泻法。

〔原文〕

黄帝曰：何謂五逆？岐伯曰：熱病脉静，汗已出，脉盛躁，是一逆也[(1)]；病泄，脉洪大，是二逆也[(2)]；著痹不移[(3)]，䐃肉破[(4)]，身熱，脉偏絶[(5)]，是三逆也[(6)]；淫而奪形[(7)]，身熱，色夭然白[(8)]，及後下血衃[(9)]，血衃篤重[(10)]，是謂四逆也；寒熱奪形，脉堅搏，是謂五逆也[(11)]。

〔注释〕

（1）热病脉静，汗已出，脉盛躁，是一逆也：发热的病，脉搏应洪大，反而现平静，出汗以后脉搏应平静，反而见盛大躁动，这是脉症相反，是逆证之一。余氏曰：“热病脉静者，阳病见阴脉也。汗已出，脉盛躁者，阳热之邪不从汗解，阴液去而邪反盛也。”

（2）病泄，脉洪大，是二逆也：患泄泻的病，脉搏应当沉弱平静，反见洪大，这是脉症相反，为正虚邪胜，是逆证之二。马莳：“凡病泄者，脉宜静，今反洪大，是邪气犹盛也，是二逆也。”

（3）著痹不移：著痹，即着痹，指肢体麻木不仁，或痛势不重，有重滞感，发于肌肉的一种痹症。不移，是历久不愈的意思。

（4）䐃肉破：䐃，肌肉之突起部分，如上臂的肱二头肌、小腿的腓肠肌等。䐃肉破，指久病着痹不愈，肘膝高起处的肌肉破溃。

（5）脉偏绝：马莳：“盖偏则一手全无，绝则二手全无也。”余氏曰：“脉偏绝者，脾胃之气败也。”

（6）是三逆也：着痹不移的病，䐃肉破，其身发热，脉宜洪盛，反见脉偏绝，这是脉症相反，是逆证之三。

（7）淫而夺形：淫，即淫邪，偏盛的病邪。淫而夺形，即淫邪侵害而使形体消夺。余氏曰：“淫者，酷虐之邪，夺形者，邪伤形也。”

（8）色夭然白：面色枯晦惨白。

（9）后下血衃：《甲乙经》无“下血衃”三字。后，指大便。血衃，就是血块，即黑色的凝血。后下血衃，意为大便中夹有黑色血块。《素问·五脏生成论》：“赤如衃血者死。”王冰注：“衃血，谓败恶凝聚之血，色赤黑也。”

（10）笃重：沉重，这里形容病势危重。

（11）寒热夺形，脉坚搏，是谓五逆也：马莳：“人有久发寒热而形体已夺，脉软则邪散，今坚而且搏，是谓五逆也。”

〔提要〕

本段论述五逆，阐述了五种脉症相反的逆证，说明应慎重处理，不可针刺。

〔讨论〕

一、关于五禁

本篇提出的五禁，依天干值日分属人体五部，逢到禁日，对相应的部位应禁针，是古人医疗实践的总结，值得我们重视。这反映了中医学人与自然相应，天地人一体的整体观。同样的内容，在《内经》中还多次出现，例如《灵枢·九针》篇提到的天忌日，对身体相应部位不可灸刺破痈等，确有一定的道理。脏腑经络与五运六气，无不息息相关。一定脏腑配属一定经络，配属一定时日，一定时日人体脏腑主气也不同，所以针刺必有当忌禁日。目前针灸工作中已不讲禁日，是否影响针刺疗效，我认为值得考虑。

我们知道肝主春，肝旺于春，而春病在肝，所以春天治病忌伤肝。同样道理，甲乙日属木应春，人的头部也应春，因此在甲乙日就不应在头部用针。当然这不是绝对的，但我认为至少应该考虑这一因素，并运用到临床工作中去。这方面内容，后世针灸书中所论尚多。如子午流注的依时取穴，干支日人神所在不宜针灸等等。总之，我认为本篇提出的五禁，值得我们进一步研究。

二、关于五夺、五逆

文中所列举的五夺、五逆等情况，都是医生在针刺时需要慎重和引起注意的，对今日临床仍然有其指导意义。

（江幼李）

动输第六十二

本篇讨论了手太阴、足阳明、足少阴三经动脉独动不休的道理，以及它和全身气血输注的关系，所以篇名“动输”。

〔原文〕

黄帝曰：經脉十二，而手太陰、足少陰、陽明獨動不休，何也？岐伯曰：是明胃脉[1]也。胃爲五藏六府之海，其清氣[2]上注於肺，肺氣從太陰而行之。其行也，以息往來[3]，故人一呼脉再動，一吸脉亦再動，呼吸不已，故動而不止。

黄帝曰：氣之過於寸口也，上十焉息，下八焉伏[4]，何道從還，不知其極。岐伯曰：氣之離藏也，卒然如弓弩之發，如水之下岸，上於魚以反衰[5]，其余氣衰散以逆上，故其行微。

〔注释〕

（1）明胃脉：明，明了的意思。胃脉，指胃气与脉搏跳动的关系。

（2）清气：即水谷的精气。

（3）以息往来：息，指呼吸而言，一呼一吸，称为一息。以息往来，就是指呼吸与脉气的往来运行有着密切的关系。

（4）上十焉息，下八焉伏：张景岳认为：“上下，言进退之势也；十、八，喻盛衰之形也；焉，何也；息，生长也。上十焉息，言脉之进也，其气盛，何所来而息也；下八焉伏，言脉之退也，其气衰，何所去而伏也。”上下，应指脉气的来去而言，来者为上，去者为下。十、八是比喻脉气的盛衰。息是有生气，表示脉气的动力强。伏是伏藏，表示脉气的动力弱。

（5）上于鱼以反衰：鱼，手大指本节后，掌侧隆起的肌肉叫鱼，鱼部的边缘叫鱼际。上于鱼以反衰，就是指脉气从寸口上于鱼际之后，出现由盛而衰的现象。

〔提要〕

本节提出十二经脉中为什么手太阴、足少阴、足阳明三经的动脉独动不休这个问题，并从总体上说，是以胃气作为动力。

本节具体阐述了手太阴寸口脉搏动是由于肺气的运行随呼吸而往来，所以“呼吸不已，动而不止”。同时，还说明了寸口脉来盛去衰的原因。

〔原文〕

黄帝曰：足之陽明何因而動？岐伯曰：胃氣上注於肺，其悍氣[1]上冲頭者，循咽上走空竅，循眼系，入絡腦，出顑，下客主人，循牙車，合陽明，并下人迎，此胃氣别走於陽明[2]者也。故陰陽上下，其動也若一。故陽病而陽脉小者爲逆[3]，陰病而陰脉大者爲

逆[4]，故陰陽俱静俱動，若引繩相傾[5]者，病。

〔注释〕

（1）悍气：慓悍之气。

（2）胃气别走于阳明：这是说明人迎脉的搏动原因，是胃气上注于肺，悍气上冲于头，循经下出人迎的缘故。这种由胃气直接上注肺部，仍复合于胃经的循行情况，与十二经脉的循行系统略有不同，所以说，此胃气别走于阳明者也（《灵枢经白话解》）。

（3）阳病而阳脉小者为逆：阳病时阳气盛于外，人迎脉当大，若反小就为逆。

（4）阴病而阴脉大者为逆：阴病时则气衰于内，寸口脉当小，若反大就为逆。

（5）若引绳相倾：指阴阳应当协调一致，保持着像牵绳子一样的平衡。相倾，即偏盛或偏衰，意思是不平衡就要发生病变。

〔提要〕

本段论述了足阳明胃经人迎脉搏动的原因，是由于胃气上注于肺，其慓悍之气上冲于头部，再由头部循经下行至人迎，所以促使人迎脉动而不休。

一般的说，人迎脉候阳，阳病则阳脉宜大，见小为逆，寸口脉候阴，阴病则阴脉宜小，见大为逆。阳脉和阴脉失去协调平衡，意味着病变的发生。

〔原文〕

黄帝曰：足少陰何因而動？岐伯曰：衝脉者，十二經之海[1]也，與少陰之大絡起於腎下，出於氣街，循陰股内廉，邪入膕中，循脛骨内廉，并少陰之經，下入内踝之後。入足下，其别者，邪入踝，出屬跗上，入大指之間，注諸絡，以温足脛，此脉之常動者也。

〔注释〕

（1）冲脉者，十二经之海：意思是冲脉有调节十二经脉气血的作用。

〔提要〕

本段论述足少阴肾经脉搏动的原因，是由于冲脉下行的支脉和足少阴肾经的大络同起于肾下，出于气冲，循阴股内侧下行，它的循行与肾经相并，注于诸络，以温养足胫部，所以足少阴经脉直接受到冲脉的影响，表现为足踝部（太溪穴处）搏动不休。

〔原文〕

黄帝曰：營衛之行也，上下相貫，如環之無端，今有其卒然遇邪氣，及逢大寒，手足懈惰，其脉陰陽之道，相輸之會，行相失也，氣何由還？岐伯曰：夫四末陰陽之會者，此氣之大絡也；四街者[1]，氣之徑路也。故絡絶則徑通[2]，四末解則氣從合[3]，相輸如環。黄帝曰：善。此所謂如環無端，莫知其紀[4]，終而復始，此之謂也。

〔注释〕

（1）四街：指头、胸、腹、胫四部的气街，是营卫之气循行的径路。《灵枢·卫气》篇：“胸气有街，腹气有街，头气有街，胫气有街。”

（2）络绝则径通：络脉被阻绝则气街的径路通行，径指四街。

(3) 四末解则气从合：四末，即四肢。合，即井荥俞合之合。解，外邪解。这句话的意思是：当四肢的外邪祛除后，营卫之气可由井出合入，络脉通利，而气又恢复正常转输。

(4) 莫知其纪：形容营卫之气的运行如环无端，无穷无尽，往来不息。

〔提要〕

本段论述了营气和卫气的运行，在全身上下相互贯通。络脉被阻则头、胸、腹、胫的气街开放通行；络脉通则气内外相从，表里会合，相互转输，如环无端，终而复始，往来不息。

〔讨论〕

一、寸口、人迎、足踝部动脉在诊断学上的意义

本篇阐述了寸口、人迎、足踝部动脉之所以搏动不休，都赖胃气的推动。《难经》说："十二经皆有动脉。"本文则唯独提出手太阴、足少阴、足阳明三经动脉的问题，可见其三经动脉在中医诊断学上具有特殊的意义。

手太阴经寸口脉在切脉中具有特殊部位，这是众所周知的。其基本原理，诚如《难经》所说："十二经皆有动脉，独取寸口，以决五脏六腑死生吉凶之法，何为也？然，寸口者，脉之大会，手太阴之脉动……五脏六腑之所终始，故法取于寸口也。"《内经》中有关论述尤多，《素问·五脏别论》说："气口何以独为五脏主？胃者水谷之海，六腑之大源也。五味入口，基于胃以养五脏气。气口亦太阴也，是以五脏六腑之气味，皆出于胃，变见于气口。"所以，全身脏腑气血情况都可以在寸口脉上体现出来。换句话说，通过切按寸口脉，可以察知人体内在器官的功能活动、病理变化，推测疾病的转归和预后，在临床诊断上有很高的价值。

人迎为足阳明胃经的动脉，胃为水谷之海，脾胃之气循经脉过人迎，又人迎位于喉咙两旁，故肺气也通达其间，全身脏腑经脉气血的盛衰情况都可以从人迎脉上反映出来。如《灵枢·营气》说："营气之道，内谷为宝。谷入于胃，乃传之肺，流溢于中，布散于外，精专者行于经隧，常营无已。"所以人迎也是脉诊常取之部位。

寸口、人迎，一为阴经之脉，一为阳经之脉，阴主里，阳主表，故《灵枢·四时气》说："气口候阴，人迎候阳。"两者各有侧重，所以诊察二脉之变化以及是否与四时相应，可以了解体内阴阳的变化及病之在表在里。如《灵枢·禁服》说："寸口主中，人迎主外，两者相应，俱往俱来，若引绳大小齐等。春夏人迎微大，秋冬寸口微大，如是者，名曰平人。"这二脉虽然部位不同，但全身脉道之间关系密切，本身就是一个整体，二者亦保持着一定比例。本篇说："故阴阳上下，其动也若一。"若比例失常而有所偏颇，即为病态。"故阴阳俱静俱动，若引绳相倾者，病。"（《灵枢·动输》）这就是说，如寸口、人迎两者相比，脉搏有大小盛衰之不调，即要发生病变。如人迎脉独盛，则病多在三阳之腑；寸口脉独盛，则病多在三阴之脏。此乃太阴行气于三阴，阳明行气于三阳之故。因此，杨上善说："诊病之要，必须上察人迎，下诊寸口，适为脉候。"

至于足踝动脉，也是切脉中不可忽视的部位，尤以应急为最。其具体部位除了足少阴太溪脉以外，一般多用足背动脉，即趺阳脉。现代医学闭塞性脉管炎切按趺阳脉具有特殊意义。又如当病情危重，寸口脉微欲绝，甚至完全不能触及时，可切按太溪、趺阳等足踝动脉，借以测知正气之存亡，病情之逆顺。所以，杨上善曰："凡治病者，必察其上下，适其脉候。"这里"上下"，应包括在下的足踝动脉。

总之，切按寸口、人迎、足踝动脉在诊断学中是十分重要的，我们只有掌握多种手段和途径，全面了解、诊察全身情况，获得较为完整和可靠的资料，才能有利于疾病的诊治。

二、关于营卫的运行

营气和卫气皆是水谷精气所化生，两者各具生理功能，为人体生命活动的重要物质基础。它们的基本循行规律是：营行脉中，卫行脉外。营气"从太阴出，注手阳明上行……下注肺中，复出太阴。"(《灵枢·营气》)卫气"其始入于阴，常从足少阴注于肾，肾注于心，心注于肺，肺注于肝，肝注于脾，脾注于肾为周。"(《灵枢·卫气行》)昼日行于阳，夜晚行于阴，一日一夜行周身五十周。关于这方面的内容，在《内经》有关篇章中已有详述。

本篇则在这些论述的基础上，更具体地揭示了"营卫之行"的奥秘。篇中说："营卫之行也，上下相贯，如环之无端。"说明营气和卫气互相贯通，互相输注，如环之无端。既然营行脉中，卫行脉外，那么，它们怎样进行交会，以及在什么地方进行交会呢？文中说："夫四末阴阳之会者，此气之大络也，四街者，气之径路也。故络绝则径通，四末解则气从合，相输如环。"这就指明，营卫交会的地方主要在四肢，更确切地说在四街。所谓四街，就是头、胸、腹、胫四部的气街，是"气之径路"。交会的方式是气从脏腑经脉行至络脉，进入更微细的径路——气街，进行交会，然后再从气街回复至络脉，循至表里、内外，上下相合，这样就完成了营卫的交会，如此周而复始，相输如环，莫知其纪。

可见，营卫的循行不是仅仅沿着脏腑经络的路线和顺序，而且还在头、胸、腹、四肢的气街交会。现代医学微循环学说认为，从小动脉→毛细血管→组织细胞→毛细血管→小静脉，再汇合于大循环系统，是通过微血管的收缩和扩张进行的。营卫的交会是通过气的动力作用进行的，"络绝则径通，四末解则气从合"。其运行交会的方式与微循环的方式有相似处。

了解营卫运行交会的理论，有助于我们进一步认识人体某些生理功能。水谷之精微，通过脾气散精，上归于肺，水精四布，五经并行，然后进一步通过营卫的运行交会，把水谷之精华输送到脏腑经络、四肢百骸，以致最微细的组织中去，供生理活动的需要，同时又将生理活动中产生的废物输送到有关器官排泄。所以营卫运行交会的过程，也是人体吐故纳新的过程。

（王庆其）

五味论第六十三

本篇专论五味各有所走，以及偏食多食五味引起的病症，并据以论证“五味各有所走”的理论，所以篇名“五味论”。

〔原文〕

黄帝問於少俞曰：五味入於口也，各有所走，各有所病。酸走筋，多食之令人癃[1]；鹹走血，多食之令人渴；辛走氣，多食之令人洞心[2]；苦走骨，多食之令人變嘔；甘走肉，多食之令人悗心[3]。余知其然也，不知其何由？願聞其故。

〔注释〕

（1）癃：即小便不通。《素问·宣明五气》篇：“膀胱不利为癃，不约为遗溺。”

（2）洞心：洞，中空也。洞心，心气不足而内虚。马莳：“洞心者，心内空也。”《素问·四气调神论》：“逆夏气，则太阳不长，心气内洞。”

（3）悗心：即心中烦闷。如《灵枢·本神》篇：“意伤则悗乱。”

〔提要〕

本段通过黄帝问少俞，阐明本篇主题。五味入口，各归其经。如酸走筋、咸走血、辛走气、苦走骨、甘走肉。但是，过食五味、偏食五味，反而伤害人体，伤害所归之处。如多食酸使人癃闭，多食咸令人口渴，多食辛令人心气虚，多食苦使人呕吐，多食甘使人心中烦闷。本段是全篇总纲。饮食、药物的五味可以养人，但偏食过食则伤人。

〔原文〕

少俞答曰：酸入於胃，其氣澀以收，上之兩焦，弗能出入也，不出即留於胃中，胃中和温，則下注膀胱，膀胱之胞[1]薄以懦[2]，得酸則縮綣[3]，約而不通，水道不行故癃。陰者，積筋之所終也[4]。故酸入而走筋矣。

〔注释〕

（1）胞：与脬同。《说文》：“脬，膀胱也”。

（2）懦：懦，《甲乙经》作“耎”，《太素》作“濡”。“耎”与“濡”，古字通，即“软”也，柔弱之意。

（3）缩绻：缩，收缩也；绻，束缚牢固之意。《说文》：“缱，缱绻不相离也。”“绻，缱绻也。”“缱绻，束缚也。”

（4）阴者，积筋之所终也：《甲乙经》“终”下有“聚”字。张景岳曰：“阴者，阴器也。积筋者，宗筋之所聚也。肝主筋，其味酸，故内为膀胱之癃而外走肝经之筋也。”杨上善：“人阴器，一身诸筋终聚之处。”又《素问·厥论》：“前阴者，宗筋之所聚，太阴阳明之所合也。”

〔提要〕

本段论述酸味之性收涩，入胃后不能出入于中上二焦，滞留于胃中，胃中和温则下注膀胱。因膀胱薄而软，故得酸而绻缩，使其气化不利，水道不行，故病癃闭。

〔原文〕

黄帝曰：鹹走血，多食之令人渴，何也？少俞曰：鹹入於胃，其氣上走中焦，注於脉，則血氣走之。血與鹹相得則凝，凝則胃中汁注之。注之則胃中竭，竭則咽路(1)焦，故舌本乾而善渴。血脉者，中焦之道也(2)，故鹹入而走血(3)矣。

〔注释〕

(1) 咽路：即咽头。杨上善："咽为下食，又通于涎，故为路也。"

(2) 血脉者，中焦之道也：《灵枢·决气》篇："壅遏营气，令无所避，是谓脉。"中焦受水谷之气，奉心化赤为血，血脉是输送中焦精微于周身的道路。

(3) 咸入而走血：张景岳："血为水化，咸亦属水。咸与相得，故走注血脉……然血脉必化于中焦，故咸入中焦而走血。"杨上善："肾主于骨，咸味走骨，言走血者，以血为水也。"

〔提要〕

本段论述多食咸而口渴之原因在于，咸入胃后，注入脉中，与血相合，血凝涩而燥，须胃中水液去渗注滋润。胃中水分消耗过度，致咽头津液干枯而舌根干燥口渴。血脉运行气血，都是从中焦起始的通路上出发，咸入胃从水化，趋向血液中。

〔原文〕

黄帝曰：辛走氣，多食之令人洞心，何也？少俞曰：辛入於胃，其氣走於上焦。上焦者，受氣而營諸陽(1)者也。姜韭之氣熏之，榮衛之氣不時受之(2)，久留心下，故洞心(3)。辛與氣俱行，故辛入而與汗俱出(4)。

〔注释〕

(1) 上焦者，受气而营诸阳：上焦有受纳饮食精气以布散运行于全身阳分的作用。

(2) 荣卫之气不时受之：指姜韭辛味之气熏蒸于上，使营卫之气不时受到辛味的刺激。

(3) 久留心下，故洞心：进姜韭之类的辛味过多，留积在胃中。张景岳："过于辛则开窍而散，故为洞心。"马莳："姜韭之气久留心下，则物在心下而气熏于上焦，上焦气凑，心内似空，故多食辛，必洞心也。"

(4) 辛入而与汗俱出：辛味与卫气同行，有开发腠理、宣通阳气的作用，故辛入胃后，能发散肌表，并与汗一起出来。

〔提要〕

本段论述多食辛使人洞心，其原因在于辛味入胃，其气味发散而走入上焦。上焦禀受中焦水谷之精微而运行诸阳。过食辛则熏蒸上焦，影响营卫。营卫受辛味的发散、熏蒸，使人有洞心之感。汗为心之液，辛与卫气并行，发散则汗出，而致心气内虚。

〔原文〕

黄帝曰：苦走骨，多食之令人變嘔[1]，何也？少俞曰：苦入於胃，五穀之氣，皆不能勝苦[2]，苦入下脘，三焦之道，皆閉而不通[3]，故變嘔。齒者，骨之所終也[4]，故苦入而走骨。故入而復出，知其走骨也[5]。

〔注释〕

（1）变呕：发生异常的变化而成呕吐。

（2）五谷之气，皆不能胜苦：张景岳："味过于苦，则抑遏胃中阳气，不能运化，故五谷之气不能胜之。"

（3）皆闭而不通：苦入胃之下脘，上、中、下三焦通路中的气行均阻闭不畅，使胃的运化失常。

（4）齿者，骨之所终也：肾主骨而生髓，齿为骨之余，故云齿者骨之所终也。

（5）入而复出，知其走骨也：任谷庵："夫肾主骨，肾属于寒水之脏，苦性寒，故走骨，同气相感也。然苦乃火味，故入于下而复出于上，以其性下泄而上涌也。"

〔提要〕

本段论述由于过食苦味，胃中饮食之气不能任苦味之坚燥，胃失和降而发生呕吐。胃失和降，三焦道路闭塞不通，是变呕的病机。齿为骨之余，若入骨，先走于骨，走骨必走齿。因此，已入胃的苦味，如重复从口齿中吐出，则知苦已走于骨。

〔原文〕

黄帝曰：甘走肉，多食之令人悗心，何也？少俞曰：甘入於胃，其氣弱小[1]，不能上至於上焦[2]，而與穀留於胃中[3]者，令人柔潤[4]者也。胃柔則緩[5]，緩則蟲動[6]，蟲動則令人悗心。其氣外通於肉[7]，故甘走肉。

〔注释〕

（1）其气弱小：《甲乙经》"小"作"少"，《太素》同。"小"、"少"义同。张景岳："甘性柔缓，故其气弱小，不能至于上焦。"

（2）不能上至于上焦：《素问·经脉别论》："饮入于胃，游溢精气，上输于脾，脾气散精，上归于肺，通调水道，下输膀胱。"又"食气入胃，散精于肝，淫气于筋，食气入胃，浊气归心，淫精于脉，脉气流经，经气归肺，肺朝百脉。"饮食入胃，皆经胃之腐熟，脾之转输。今因甘味柔缓，则中焦之气不能达于上焦。

（3）与谷留于胃中：指甘味与饮食共同留存于胃中。

（4）令人柔润：使胃气甘缓，柔和滋润。

（5）胃柔则缓：胃气柔和则弛缓。

（6）缓则虫动：胃气弛缓则寄生虫因此而蠕动不安。

（7）其气外通于肉：甘味属脾，脾主肌肉，所以甘味之气通于外，善走肌肉。

〔提要〕

本段论述甘味入胃之后，因其性气柔缓而弱小，故不能达上焦，与饮食同留胃中，使胃气弛缓，引起胃内寄生虫蠕动不安，使人烦闷不宁。甘味属脾，脾主肌肉，所以甘味之气通于外，而甘走肉。

〔讨论〕

一、五味归属

本篇讨论了酸、苦、甘、辛、咸五味入口，各有所归，以养人体五脏之气。本文虽未提及入五脏，而提出“五味入于口也，各有所走”，但提出了酸走筋、咸走血、辛走气、苦走骨、甘走肉，这与五味入五脏是同一个道理，与《素问·至真要大论》所提到的“酸先入肝，苦先入心，甘先入脾，辛先入肺，咸先入肾”，是一个道理，与《素问·生气通天论》提出的“阴之所生，本在五味”，也是吻合的。这不仅使我们注意到饮食与五脏的关系，而且提醒我们用药治病之时，要注意到性味归经。《素问·至真要大论》提出：“辛甘发散为阳，酸苦涌泄为阴，咸味涌泄为阴，淡味渗泄为阳”，即后文所说的“以其所利而行之，调其气，使其平也”。

治疗疾病，不仅靠药物的五味归经来治疗，而且要靠饮食五味来调养，如《素问·五常政大论》云：“大毒治病，十去其六，常毒治病，十去其七，小毒治病，十去其八，无毒治病，十去其九，谷肉果菜，食养尽之，无使过之，伤其正也。”说明古人非常重视五味的治疗与调养。

二、五味所禁

古人认识到五味的归经，因此注意到某些病应当忌食某味，这对于临证用药、病后调理是很重要的。如《素问·宣明五气》篇曰：“辛走气，气病勿多食辛；咸走血，血病无多食咸；苦走骨，骨病无多食苦；甘走肉，肉病无多食甘；酸走筋，筋病无多食酸。”本文所提出的偏食过食五味所引起的病变，亦需我们临证中加以注意。《素问·脏气法时论》对于五味的作用以及药物、饮食的归经应用做了概括和总结：“辛散、酸收、甘缓、苦坚、咸软。毒药攻邪，五谷为养，五谷为助，五畜为益，五菜为充，气味合而服之，以补精益气。此五者，有辛酸甘苦咸，各有所利，或散或收，或缓或急，或坚或软，四时五脏，病随五味所宜也。”

三、五味“各有所病”

本篇开始就提出：“五味入于口也，各有所走，各有所病。”既然五味可以养人五脏之气，为什么还提出“各有所病”呢？因为药物、饮食的五味虽然可以治疗调理五脏之气，营养补充五脏之气，但是多食或偏食五味，反而可以成害。《素问·至真要大论》提出：“夫五味入胃，各归所喜攻”，“久而增气，物化之常也。气增而久，夭之由也。”这就告诉我们，五味对人体既有有利的一面，又有有害的一面。

本文举出了五味偏食、多食引起筋、血、气、骨、肉的病变，表现为癃、渴、洞心、变呕、悗心等症状，并对其机理进行了论述。其中对于多食咸令人口渴的机理，本文提出“血与咸相得则凝，凝则胃中汁注之。注之则胃中竭，竭则咽路焦，故舌本干而善渴”的见解。我们认为，两千多年前古人对于多食咸而渴，能有如此深入的认识，是可贵的。即使从现代生理学的角度来看多食咸而引起口渴的现象，古人的看法也是近乎情理的。

另外，本文对于姜、韭之类的辛辣食物，提出“辛与气俱行，故辛入而与汗俱出”的论述。现代科学也证实了这种理论的正确性。许多药物、食物（其中确有一些具有辛辣气味）进入人体之后，某些成分是经汗腺而排泄的。根据药理学研究，桂枝和生姜中的挥发油，大蒜之中的某些化学成分，可从汗腺排泄到体外。说明古人对于饮食、药物的五味，不仅注意到性质、归经，而且还注意到对人体正反两方面的作用。

（李博鉴）

阴阳二十五人第六十四

本篇根据阴阳五行学说的基本理论，结合长期的生活观察、医疗实践，按照人体的肤色、体形、禀性、态度及对自然界变化的适应能力等方面的特征，归纳总结出木、火、土、金、水五种不同的体质类型。然后，根据五音太少、阴阳属性以及手足三阳经的左右上下、气血多少之差异，又将每一类型推理演绎为五类，成为五五二十五种体质类型，并在分型的基础上，进一步论述了不同类型的个体在生理、病理及临床治疗上的特异性，所以命名为“阴阳二十五人”。

〔原文〕

黄帝曰：余聞陰陽之人何如？伯高曰：天地之間，六合之内，不離於五，人亦應之[1]。故五五二十五人之政[2]，而陰陽之人不與焉，其態又不合於衆者五[3]，余已知之矣，願聞二十五人之形，血氣之所生，别而以候，從外知内[4]，何如？岐伯曰：悉乎哉問也！此先師之秘也，雖伯高猶不能明之也。黄帝避席[5]遵循而却[6]曰：余聞之，得其人弗教，是謂重失，得而泄之，天將厭之，余願得而明之，金匱藏之，不敢揚之。岐伯曰：先立五形，金木水火土，别其五色[7]，异其五形之人，而二十五人具矣。

〔注释〕

(1) 天地之间，六合之内，不离于五，人亦应之：六合，即东西南北四方及上下。五，即五行。全句说明，宇宙间万物的发生、发展、变化都离不开五行的运动，人类也包括在内。正如《素问·阴阳应象大论》所说：“天有四时五行，以生长收藏，以生寒暑湿燥风。人有五脏化五气，以生喜怒悲忧恐。”《伤寒论·序》中也提到：“天有五行，以运万类，人禀五常，以有五脏。”这些都说明自然界的运动变化，人体的生理、病理活动，都与五行的运动规律息息相关。所以，五行理论也可用来说明和归纳人体禀赋、体质的不同类型。

(2) 政：此作原则、标准讲。

(3) 阴阳之人不与焉，其态又不合于众者五：此言阴阳二十五人中，不包括《灵枢·通天》篇所提出的阴阳之人及其所表现出的与众不同的五种类型。

(4) 二十五人之形，血气之所生，别而以候，从外知内：有诸内必形诸外。阴阳二十五人的不同体质，是由于机体内部气血活动的不同状态而产生的。正如《灵枢·通天》篇所说：“儿五人者，其态不同，其筋骨气血各不等。”因此，临证通过观察分析人外在的体质表现，即可了解其内在之脏腑、气血功能状态。

(5) 避席：古人多席地而坐，避席即是离座站立。

(6) 遵循而却：遵循是后退的动作。却也是后退。遵循而却，形容慎重、谦恭的样子。

(7) 别其五色：即区别五形之人的不同肤色。

〔提要〕

本段说明阴阳二十五人是以阴阳五行学说为说理工具，在人与自然相应的整体观指导下，“先立五形，金木水火土，别其五色，异其五形之人”。古人通过长期的生活及治疗实践，观察、总结、推理、演绎“而二十五人具矣”。

〔原文〕

黄帝曰：願卒聞之。岐伯曰：慎之慎之，臣請言之。木形之人，比於上角(1)，似於蒼帝(2)，其爲人蒼色，小頭，長面，大肩背，直身，小手足，好有才，勞心少力，多憂勞於事。能春夏不能秋冬(3)，感而病生，足厥陰佗佗然(4)。大角之人，比於左足少陽，少陽之上遺遺然(5)。左角之人，比於右之少陽，少陽之下隨隨然(6)。釱角之人，比於右足少陽，少陽之上推推然(7)。判角之人，比於左足少陽，少陽之下栝栝然(8)。

火形之人，比於上徵(9)，似於赤帝，其爲人，赤色，廣剧(10)，鋭面(11)，小頭，好肩背髀腹，小手足，行安地(12)，疾心(13)，行摇肩，背肉滿，有氣，輕財，少信，多慮，見事明，好顔，急心，不壽暴死。能春夏不能秋冬，秋冬感而病生，手少陰核核然(14)。質徵之人，比於左手太陽，太陽之上肌肌然(15)。少徵之人，比於右手太陽，太陽之下慆慆然(16)。右徵之人，比於右手太陽，太陽之上鮫鮫然(17)。質判之人，比於左手太陽，太陽之下，支支頤頤然(18)。

土形之人，比於上宫(19)，似於上古黄帝，其爲人黄色，圓面，大頭，美(20)肩背，大腹，美股脛，小手足，多肉，上下相稱，行安地，舉足浮(21)，安心，好利人，不喜權勢，善附人(22)也。能秋冬不能春夏，春夏感而病生，足太陰敦敦然(23)。大宫之人，比於左足陽明，陽明之上婉婉然(24)。加宫之人，比於左足陽明，陽明之下坎坎然(25)。少宫之人，比於右足陽明，陽明之上樞樞然(26)。左宫之人，比於右足陽明，陽明之下兀兀然(27)。

金形之人，比於上商(28)，似於白帝，其爲人，方面白色，小頭，小肩背，小腹，小手足，如骨發踵外(29)，骨輕(30)，身清廉，急心静悍(31)，善爲吏。能秋冬不能春夏，春夏感而病生，手太陰敦敦然。釱商之人，比於左手陽明，陽明之上廉廉然(32)。右商之人，比於左手陽明，陽明之下脱脱然(33)。左商之人，比於右手陽明，陽明之上監監然(34)。少商之人，比於右手陽明，陽明之下嚴嚴然(35)。

水形之人，比於上羽(36)，似於黑帝，其爲人色黑，面不平，大頭，廉頤(37)，小肩，大腹，動手足，發行摇身，下尻長，背延延然(38)，不敬畏，善欺紿(39)人，戮死(40)。能秋冬不能春夏，春夏感而病生，足少陰汚汚然(41)。大羽之人，比於右足太陽，太陽之上頰頰然(42)。少羽之人，比於左足太陽，太陽之下紆紆然(43)。衆之爲人，比於右足太陽，太陽之下潔潔然(44)。桎之爲人，比於左足太陽，太陽之上安安然(45)。

是故五形之人二十五變者，衆之所以相欺者是也(46)。

黄帝曰：得其形，不得其色(47)，何如？岐伯曰：形勝色，色勝形(48)者，至其勝時年加(49)，感則病行，失則憂矣(50)。形色相得者，富貴大樂。黄帝曰：其形色相勝之時，年加可知乎？岐伯曰：凡年忌上下之人(51)，大忌常加七歲(52)，十六歲，二十五歲，三十四歲，四十三歲，五十二歲，六十一歲，皆人之大忌，不可不自安(53)也，感則病行，失則

憂矣。當此之時，無爲奸事[54]**，是謂年忌。**

〔注释〕

（1）比于上角：比，即类比。角，为五音之一。《灵枢经白话解》说：“上角，是五音之一。古时以角、徵、宫、商、羽为五种音阶。音调在清浊高下之间者为角，次高次清者为徵，最下最浊者为宫，次下次浊者为商，最高最清为羽。而音调的清浊高低，是根据黄钟的宫音增损长短以成十二律，它的变化是很多的。例如在角音之中，有正偏和太少的区别，可分为上角、大角、左角、钛角、判角，以说明五行之中，每一行也和音调的变化多端一样，可以根据禀赋的不同而分为五五二十五种类型。”

角音属木。上、大、钛、左、判是角音的分类，用以说明二十五种人的体质特点。凡得五行中一行之气全的人，就名“上”，属于本行所属的阴经，如上角属于足厥阴。得一行之气偏者，名曰“大”，名曰“少”，属于与本行所属阴经相表里的阳经，并根据太、少而分上下，太属上，少属下。现以木形人为例，示意如下：

木形角音{得木行之气全者为上角，属足厥阴肝经。
　　　　{得木行之气偏者，分为太、少{太：大角，钛角，属足少阳之上。
　　　　　　　　　　　　　　　　　{少：左角，判角，属足少阳之下。

其他各行可依此类推，惟土形少宫例外。

（2）似于苍帝：东方属木，在色为苍。古人把东方称为苍帝所居。此处借喻木形之人，都像生活在东方地区的人们一样。以下赤帝、黄帝、白帝、黑帝可以类推。

（3）能春夏不能秋冬：能（nài，音耐），与耐通。即耐受能力。此言人体对自然界季节、气候变化的耐受能力。木属少阳春生之气，春夏繁茂，秋冬凋零。木形之人喜欢春夏的温热，不能适应秋冬的寒冷。若受到寒冷之气的侵袭，则要生病。

（4）足厥阴佗佗然：此言得木气之全者，属于足厥阴肝经。佗（tuó，音驼）佗然，描写其雍容自得之神态。

（5）少阳之上遗遗然：言大角比于左足少阳之上。遗遗然，形容消极退让，迟滞不前的样子。

（6）少阳之下随随然：左角之人比于右足少阳之下。随随然，即柔顺，随和的意思。

（7）少阳之上推推然：钛（dà，音大）角之人比于右足少阳之上。推推然，形容勇于进取的精神状态。

（8）少阳之下栝栝然：栝（guā，音瓜），炊灶木叫栝。此言判角之人比于左足少阳之下。栝栝然，说明其人行为方正、端直。

（9）徵：徵（zhǐ，音只），五音之一，属火。上徵、质徵、少徵、右徵、质判是徵音的五个类型。

（10）广䐃：䐃（yǐn，音引），脊肉。广䐃，指脊部肌肉丰满宽广。

（11）脱面：张景岳改作“锐面”，今从之。锐面，指面形尖锐。

（12）行安地：步履稳重，着地无声。

（13）疾心：对周围事物理解、领会得很快。

（14）核核然：为人真诚朴实。

（15）肌肌然：行为浮躁，见识肤浅。

（16）慆慆然：慆（tāo，音滔）慆然，乐观而喜悦的神态。

（17）鲛鲛然：鲛（jiāo，音交）鲛然，言性情活跃，爽快。

（18）支支颐颐然：支支，排解分散的意思。颐（yí，音逸）颐然，指悠然自得的神色。总的说明这种人善于排解忧虑，而表现得轻松愉快，怡然自得。

（19）宫：五音之一，属土。上宫、大宫、少宫、加宫、左宫是土音的分类。

（20）美：在此作丰满、健美解释。

（21）举足浮：行走时举足不高，步伐轻快。

（22）善附人：善于交结人。

（23）敦敦然：敦（dūn，音顿）敦然，形容待人诚实、忠厚。

（24）婉婉然：处事圆滑机变，性情温柔和顺。

（25）坎坎然：形容性情端庄持重。

（26）枢枢然：说明思想作风灵活、敏捷。

（27）兀兀然：兀（wù，音务）兀然，说明不畏困难，勤劳勤勉，独立自主的精神面貌。

（28）商：五音之一，属金。上商、钛商、左商、右商、少商为商音的五种分类。

（29）如骨发踵外：足跟坚厚而大，好像另有骨骼生于跟骨的外面一样。

（30）骨轻：指骨骼坚固，行动轻快。

（31）急心静悍：指性情爽快，精明，沉着，坚强。

（32）廉廉然：即洁身自好的意思。

（33）脱脱然：指潇洒舒畅，无牵无挂的神态。

（34）监监然：比喻善于考察和明辨是非。

（35）严严然：指严肃、庄重的神态。

（36）羽：五音之一，属水。分上羽、大羽、少羽、众羽、桎（zhì，音至）五类。

（37）廉颐：面颊清瘦。

（38）延延然：修长的意思。

（39）欺绐：绐（dài，音殆），即欺骗。

（40）戳死：杀死。指此种人缺乏理智，易犯法受戮而死。

（41）污污然：指行为不廉洁。

（42）颊颊然：指面部常有得意的神色。

（43）纡纡然：纡（yū，音于）纡然，指禀性纡曲而不直爽。

（44）洁洁然：性情坦白，洁身自好。

（45）安安然：指心地坦然，胸怀宽广。

（46）五形之人二十五变者，众之所以相欺者是也：此句说明，五形之人又有二十五种变化，而每种类型的人在性情、态度、道德、品质诸方面各不相同，因此就产生了人群之中互相倾轧、欺诈的现象。这是历史唯心主义的观点，应当予以批判。

（47）得其形，不得其色：指形体与肤色不相应，如木形之人不见苍色。

（48）形胜色，色胜形：以五行相克的规律说明形与色的相互关系。如木形人色见黄，火形人色见白等，叫做形胜色。相反，木形人色见白，火形人色见黑，则叫做色胜形。

(49) 胜时年加：指在形色相胜的反常情况下，又遇所胜的一行主时、主岁，这种反常情况所引起的病变就更加严重。

(50) 失则忧矣：失，指不能及时恰当地治疗。总的说明，在胜时年加的异常情况下，疾病若得不到及时恰当地治疗，就有性命的忧虑。

(51) 年忌上下之人：年忌，即应该特别注意调养的年龄。上下之人，指二十五人中左右上下各类型的人。全句大意是说，二十五人中的各种类型人，都有应该忌讳而慎重调养的年份。

(52) 大忌常加七岁：说明年忌常由七岁算起，递加九年，至六十一岁止。关于年忌问题，尚无任何实践体会，不能加以评论。

(53) 自安：即谨慎调养。

(54) 奸事：坏事。此指有碍健康的不正当的事情。

〔提要〕

本节系统论述了二十五种人的分类方法，以及各型在体态、肤色、禀性、道德、态度、对自然界的适应能力等诸方面的特异性，并在此基础上提出了形色相胜及年忌等问题。

〔原文〕

黄帝曰：夫子之言，脉之上下，血氣之候，以知形氣[1]，奈何？岐伯曰：足陽明之上，血氣盛則髯[2]美長，血少氣多則髯短，故氣少血多則髯少，血氣皆少則無髯，兩吻多畫[3]。足陽明之下，血氣盛則下毛[4]美長至胸，血多氣少則下毛美短至臍，行則善高舉足，足指少肉，足善寒。血少氣多則肉而善瘃[5]，血氣皆少則無毛，有則稀，枯悴，善痿厥[6]，足痹[7]。

足少陽之上，氣血盛則通髯[8]美長，血多氣少則通髯美短，血少氣則少髯，血氣皆少則無須[2]，感於寒濕，則善痹，骨痛爪枯也。足少陽之下，血氣盛則脛毛[9]美長，外踝肥，血多氣少則脛毛美短，外踝皮堅而厚，血少氣多則胻毛[10]少，外踝皮薄而軟，血氣皆少則無毛，外踝瘦無肉。

足太陽之上，血氣盛則美眉，眉有毫毛[11]，血多氣少則惡眉，面多少理[12]，血少氣多則面多肉，血氣和則美色。足太陽之下，血氣盛則跟肉滿，踵堅[13]，氣少血多則瘦，跟空[14]，血氣皆少則喜轉筋，踵下痛。

手陽明之上，血氣盛則髭[2]美，血少氣多則髭惡，血氣皆少則無髭。手陽明之下，氣血盛則腋下毛美，手魚肉[14]以溫，氣血皆少則手瘦以寒。

手少陽之上，血氣盛則眉美以長，耳色美。血氣皆少則耳焦惡色。手少陽之下，血氣盛則手卷[15]多肉以溫，血氣皆少則寒以瘦，氣少血多則瘦以多脉[16]。

手太陽之上，血氣盛則有多髯，面多肉以平[17]，血氣皆少則面瘦惡色。手太陽之下，血氣盛則掌肉[18]充滿，血氣皆少則掌瘦以寒。

〔注释〕

(1) 脉之上下，血气之候，以知形气：根据手足三阳经之上下、气血之多少的外在表现，来研究二十五种人外在形体、内在脏腑的生理活动和病理变化的特异性。

（2）髯、须、髭：髯（rǎn，音冉），指生于颊部的胡须。须，指生于颐部的胡须。髭（zī资），指生于口上的胡须。

（3）两吻多画：吻即口角，画，即皱纹、纹理。说明足阳明之上血气不充，则口角皱纹很多。

（4）下毛：指阴毛。

（5）瘃：瘃（zhú，音竹）即足部冻疮。

（6）痿厥：两足厥冷，痿软不用。

（7）足痹：两足麻痹不仁。

（8）通髯：连鬓而生的胡须。

（9）胫毛：指小腿部的毛。

（10）胻毛：与胫毛同。

（11）眉有毫毛：眉中有突出的长毛。

（12）面多少理：《甲乙经》作“面多小理”，当从。指面部有很多细小的纹理。

（13）踵坚、跟空：踵（zhǒng，音肿），即足跟。足太阳之下，血气盛则皮肉坚实，叫做踵坚。气少血多则足跟部皮肉不丰满，谓之跟空。

（14）手鱼肉：即手鱼际部位的肌肉。

（15）手卷：卷与拳通，指手部。

（16）多脉：脉络显露于外。

（17）面多肉以平：面部肌肉丰满，上下匀称。

（18）掌肉：即手掌部的肌肉。

〔提要〕

本节以手足三阳经脉的上下、气血多少为依据，论述了各种类型的人在生理活动和病理变化诸方面的特点。正如文中所说：“脉之上下，血气之候，以知形气。”

〔原文〕

黄帝曰：二十五人者，刺之有約[(1)]乎？岐伯曰：美眉者，足太陽之脉氣血多，惡眉者，血氣少；其肥而澤者，血氣有餘；肥而不澤者，氣有餘血不足；瘦而無澤者，氣血俱不足。審察其形氣有餘不足而調之，可以知逆順[(2)]矣。

黄帝曰：刺其諸陰陽奈何？岐伯曰：按其寸口人迎，以調陰陽[(3)]，切循其經絡之凝澀，結而不通者，此於身皆爲痛痹，甚則不行，故凝澀。凝澀者，致氣以温之[(4)]，血和乃止。其結絡者，脉結血不行，决之乃行[(5)]。故曰，氣有餘於上者，導而下之，氣不足於上者，推而休之[(6)]，其稽留不至者，因而迎之[(7)]，必明於經隧，乃能持之。寒與熱争者，導而行之，其宛陳血不結者，則而予之[(8)]。必先明知二十五人，則血氣之所在，左右上下，刺約畢也。

〔注释〕

(1) 约：张景岳："约，度也。"此处指针刺的法则、规矩。

(2) 逆顺：逆即反常，顺即正常。此处泛指一切反常与正常的情况。

(3) 按其寸口人迎，以调阴阳：寸口属太阴，人迎属阳明，故寸口主内而候阴，人迎主外而候阳。在正常的情况下，两者是保持相对平衡的。如果机体发生病变，则会出现偏盛偏衰的不平衡状态。《素问·六节藏象论》说："故人迎一盛，病在少阳，二盛病在太阳，三盛病在阳明，四盛以上为格阳。寸口一盛，病在厥阴，二盛病在少阴，三盛病在太阴，四盛以上为关阴。人迎与寸口俱盛四倍以上为关格。"因此，临证时可以人迎、寸口脉象之盛衰变化，作为调理阴阳的准则。

(4) 凝涩者，致气以温之：凝涩，血脉凝结滞涩，流行不畅。致即导引的意思。致气以温之，即导引阳气，温通血脉，因为"血气者，喜温而恶寒，寒则泣而不流，温则消而去之。"（《素问·调经论》）

(5) 脉结血不行，决之乃行：在脉络郁结不通、血行失常的情况下，应使用泻血的方法疏通络脉结滞，此乃"血实宜决之"的治疗方法。

(6) 推而休之：推，即用手指推按皮肤，使血气通利。休即留止，指留针而言。推而休之，就是按摩皮肤，留针候气。

(7) 因而迎之：针刺不得气，则要在不同的方向提插捻转，导引经气。

(8) 其宛陈血不结者，则而予之：宛陈，即瘀浊之物滞留。则是准则，予是给予。全句意思是说，瘀浊之物滞留，气道不利而血未凝结的病变，应在总的原则指导下，根据不同的病情，灵活施治。

〔提要〕

本节以足太阳经为例，具体地论述了阴阳二十五人的针刺原则，指出在临证施治的时候，除了掌握疾病的一般情况以外，还必须注意体质特点。"必先明二十五人，则气血之所在，左右上下，刺约毕矣。"

〔讨论〕

关于阴阳二十五人

阴阳二十五人，是古人通过漫长的生活观察和反复的医疗实践，以阴阳五行学说为说理工具，分别按照人体不同的生理、病理特征，采用取类比象的方法，归纳、演绎出来的二十五种不同的体质类型。这二十五种人，无论在先天的禀赋因素及后天的肤色、体形、意识形态及对自然界的适应能力诸方面，都有明显的特异性。而这种特异性是用五行特点来加以描述的。如"木形之人……其为人色苍，小头长面，大肩背，直身，小手足，好有才，劳心多力，多忧劳于事，能春夏不能秋冬，感而病生，足厥阴佗佗然。"就是以自然界树木的色泽、形态和荣枯变化来比拟"木形之人"的特征，并在此基础上，依据所禀木气之偏全、气血的多少、所属经脉的阴阳属性、上下左右，进一步将木形之人演化为上、大、钛、左、少五个类型。其他"四形"也是如此，故成五五二十五人。为了便于阅读比较，特援引《灵枢经白话解》一书中的有关图表如表16。

表 16　阴阳二十五人分类表

特征 / 类型	典型分类							
	地区特点	肤色	体形特征	禀性特点	时令适应	五音	阴阳上下属性	态度
木形之人	像东方地区的人们	苍色	小颈，长面，大肩，背直身小，手足好	有才，劳心，少力，多忧劳于事	能春夏不能秋冬，感而病生	上角	足厥阴	佗佗然
						大角	左足少阳之上	遗遗然
						钛角	右足少阳之上	推推然
						左角	右足少阳之下	随随然
						判角	左足少阳之下	枯枯然
火形之人	像南方地区的人们	赤色	广朋，锐面，小头，好肩背髀腹，小手足，行安地，疾心，行摇	有气，轻财，少信，多虑，见事明，好颜，急心	能春夏不能秋冬，感而病生	上徵	手少阴	核核然
						质徵	左手太阳之上	肌肌然
						右徵	右手太阳之上	鲛鲛然
						少徵	右手太阳之下	慆慆然
						质判	左手太阳之下	支支颐颐然
土形之人	像中方地区的人们	黄色	圆面，大头，美肩背，大腹，美股胫，小手足，多肉，上下相称，行安地，举足浮	安心，好利人，不喜权势，善附人也	能秋冬不能春夏，春夏感而病生	上宫	足太阴	敦敦然
						大宫	左足阳明之上	婉婉然
						少宫	右足阳明之上	枢枢然
						左宫	右足阳明之下	兀兀然
						加宫	左足阳明之下	坎坎然
金形之人	像西方地区的人们	白色	方面，小头，小肩背，不腹，小手足，如骨发踵外，骨轻	身清廉，急心，静悍，善为吏	能秋冬不能春夏，春夏感而病生	上商	手太阴	敦敦然
						钛商	左手阳明之上	廉廉然
						左商	右手阳明之上	监监然
						少商	右手阳明之下	严严然
						右商	左手阳明之下	脱脱然
水形之人	像北方地区的人们	黑色	面不平，大头，廉颐，小肩，大腹，动手足，发行摇身，下尻长，背延延然	不敬畏，善欺绐人	能秋冬不能春夏，春夏感而病生	上羽	足少阴	污污然
						桎羽	左足太阳之上	安安然
						大羽	右足太阳之上	颊颊然
						众羽	右足太阳之下	洁洁然
						少羽	左足太阳之下	纡纡然

阴阳二十五人的划分，目的在于探索某些特异体质发病的特异性，用以指导临证治疗。即所谓“言脉之上下，血气之候，以知形气”，从而提高防治措施的针对性。本篇不仅详细地论述了五形人对自然界变化的适应能力之差异，而且进一步以手足三阳经的左右上下、气血多少为依据，论述了有关二十五人的发病特点。如“木形之人……能春夏不能秋冬，感而病生。”“足少阳之上……血气皆少则无须，感于寒湿，则善痹骨痛爪枯也。”并在论述不同体质有着不同发病规律的基础上，提出区别体质进行辨证施治的原则，指出：“必先明二十五人，则血气之所在，左右上下，刺约毕矣。”从以上论述不难看出，本篇关于阴阳二十五人的分类，不完全是凭空臆造出来的，也不仅仅局限于对不同体质的外在形体差异的描述，而是在一定程度上反应了内在脏腑气血活动的规律和特点。正如本篇所说：“二十五人之形，血气之所生，别而以候，从外知内。”

由于历史条件的限制，古代科学技术水平低下，《内经》中关于阴阳二十五人的论述带有明显的“古代人的天才的自然哲学的直觉”（恩格斯《自然辩证法》），因此，对各种体质类型的描述，也是抽象、晦涩、烦琐而不易被人理解和掌握的。更值得指出的是，本篇以不同的体质类型去概括、推理二十五种人的思想、道德等意识形态方面的特征，从而区别人群中的富贵贫贱，圣跖贤愚，是违背历史唯物主义观点的，应当予以批判。但是，我们也不应该采取简单粗暴的态度，抹杀本篇的全部内容。阴阳二十五人的划分，起码在医学发展过程中，提出了一个重要问题，即指出在认识疾病、防治疾病的过程中，必须重视患病机体的个体特异性，这对探索疾病在某些方面的规律性，提高防治疾病的针对性等方面，是有一定指导意义的。

（李炳文）

五音五味第六十五

本篇主要讨论了以五音代表二十五人调治部位和分区，以及五味调养五脏的方法，所以篇名叫做“五音五味”。正如马莳所说：“内论人身合五音、五谷、五畜等义，故名。”

〔原文〕

右徵與少徵，調右手太陽上。左商[1]與左徵[2]，調左手陽明上[3]。少徵與大宫[4]，調左手陽明上。右角與大角[5]，調右足少陽下[6]。大徵[7]與少徵，調左手太陽上[8]。衆羽[9]與少羽[10]，調右足太陽下[11]。少商[12]與右商[13]，調右手太陽下[14]。桎羽[15]與衆羽，調右足太陽下。少宫與大宫，調右足陽明下。判角[16]與少角，調右足少陽下。釱商[17]與上商，調右足陽明下。釱商與上角，調左足太陽下。

〔注释〕

（1）左商：商是金音，左是左侧，得金音而居于左侧为左商。

（2）左徵：得火音而居于左侧的为左徵。

（3）左商与左徵，调左手阳明上：左商是金音，手阳明大肠也属金，同气相求，所以调手阳明经的上部。左徵属火，以火人而调理金位，义理难明，不作强解。

（4）大宫：宫是土音。张景岳：“大，太同。”

（5）右角与大角：角属木音，右侧为右角，木音太过为大角。

（6）调右足少阳下：《灵枢·阴阳二十五人》：“大角之人，比之左足少阳上”，与本篇“大角……调右足少阳下”不符。

（7）大徵：火音太过为大徵。

（8）大徵与少徵，调左手太阳上：《灵枢·阴阳二十五人》：“少徵之人，比于右手太阳”，与本篇“少徵……调左手太阳上”不同。

（9）众羽：羽是水音。张景岳：“众，常也。一日加之人。是说与常人一样的水形之人，而无偏胜。”

（10）少羽：得水音而不及的为少羽。

（11）众羽与少羽，调右足太阳下：《灵枢·阴阳二十五人》：“少羽之人，比于左足太阳。”本篇以右代左，与之不符。

（12）少商：得金音不足为少商。

（13）右商：得金音居右侧为右商。

（14）少商与右商，调右手太阳下：商音属金，手太阳小肠经属火，以金人而调火部，不知何意。

（15）桎羽：即受拘束而不大活动的水形之人。

（16）判角：角属木，判作半解。判角和少角相差不多，均为不足。

（17）釱商：与大商同。

〔提要〕

本段经文主要论述了五音之人分经调治的方法。

〔原文〕

上徵與右徵同，穀麥，畜羊，果杏。手少陰，藏心，色赤，味苦，時夏。上羽與大羽同，穀大豆，畜彘[(1)]，果栗。足少陰，藏腎，色黑，味鹹，時冬。上宮與大宮同，穀稷[(2)]，畜牛，果棗。足太陰，藏脾，色黄，味甘，時季夏。上商與右商同，谷黍[(3)]，畜鷄，果桃。手太陰，藏肺，色白，味辛，時秋。上角與大角同，穀麻，畜犬，果李。足厥陰，藏肝，色青，味酸，時春。

〔注释〕

（1）彘：彘，同豕，就是猪。

（2）稷：稷（jì 剂），张景岳："稷，小米也。粳者为稷，糯者为黍，为五谷之长，色黄属土。"又古代以稷为百谷之长，因此帝王奉祀为谷神，并把国家比作社稷，故有"执干戈以卫社稷"之说。

（3）黍：黍（shǔ，音蜀），一年生草本植物，子实叫黍子，碾成米叫黄米，性黏，可酿酒。张隐庵："黍，糯小米也。"

〔提要〕

本段主要论述五畜、五谷和五果等对五音之人的调养。

〔原文〕

大宫與上角同，右足陽明上[(1)]。左角與大角同，左足陽明上。少羽與大羽同，右足太陽下。左商與右商同，左手陽明上。加宫與大宫同，左足少陽上。質判[(2)]與大宫同，左手太陽下。判角與大角同，左足少陽下。大羽與大角同，右足太陽上。大角與大宫同，右足少陽上。右徵、少徵、質徵、上徵、判徵。右角、釱角、上角、大角、判角。右商、少商、釱商、上商、左商。少宫、上宫、大宫、加宫、左角宫[(3)]。衆羽、桎羽、上羽、大羽、少羽。

〔注释〕

（1）同，右足阳明上：是说同样可以调治右侧属土的足阳明胃经上部。余义同此。

（2）质判：属五音中徵音之一，属火。质判之人其表现是"支支颐颐然"，即丢开一切烦恼忧愁。一般都有轻松愉快，怡然自得的感觉。

〔提要〕

本段主要是承第一段，进一步说明五音所属的各种类型之人，其宜于调治的经脉及部位。

本段经文对于五音和经脉所属的五行论述并不一致，且较为复杂，例如“左角与大角同，左足阳明上”。角为木音，宜调于木金，这里却调治属土的足阳明胃经。又如“加宫与大宫同，左足少阳上”。宫为土音，宜调于土金，这里却调治属木的足少阳胆经。这些都是难理解的。正如张景岳所指出：“此篇乃承前篇阴阳二十五人，而详明其五行相属之义，但前节言调者十二条，后节言同者九条，总计言角者十二，徵者六，宫者八，商者八，羽者七。有重者，如左手阳明上，右足太阳下，右足阳明下，右足少阳下。有缺者，如左手阳明下，右手阳明上，右手阳明下，左足太阳上，左足阳明下。且有以别音互入，而复不合于表里左右五行之序者，此或于古文深晦，向无明注，读者不明，录者不慎，而左右上下太少五音之间，极易差错，愈传愈谬，是以义多难晓。”录此以供参考。

〔原文〕

黄帝曰：婦人無須者，無血氣乎？岐伯曰：衝脉任脉，皆起於胞中[(1)]，上循背里[(2)]，爲經絡之海，其浮而外者，循腹右[(3)]上行，會於咽喉，别而絡唇口。血氣盛則充膚熱肉，血獨盛者澹滲皮膚，生毫毛。今婦人之生，有餘於氣，不足於血，以其數脱血[(4)]也。衝任之脉不榮口唇[(5)]，故須不生焉。

黄帝曰：士人有傷於陰，陰氣絶而不起，陰不用，然其須不去，其故何也？宦者[(6)]，獨去何也？願聞其故。岐伯曰：宦者去其宗筋[(7)]，傷其冲脉，血瀉不復，皮膚内結，唇口不榮，故須不生。黄帝曰：其有天宦[(8)]，未嘗被傷，不脱於血，然其須不生，其故何也？岐伯曰：此天之所不足也，其任衝不盛，宗筋不成，有氣無血，唇口不榮，故須不生。

〔注释〕

（1）胞中：指子宫。张景岳：“胞者，子宫是也，此男女藏精之所，皆得称为子宫，惟女子于此受孕，因名曰胞。然冲、任、督脉皆起于此，所谓一原而三歧也。”

（2）上循背里：《甲乙经》“背”作“脊”。

（3）循腹右：《甲乙经》腹下无“右”字。

（4）数脱血：即妇女须月月排出经血的意思。

（5）冲任之脉不荣口唇：荣，营养的意思。张景岳：“冲任为血之海，须为血之余。血不足，则冲任之脉不荣于口，而须不生矣。”

（6）宦者：即太监。

（7）宦者去其宗筋：宗筋，在这里指男子的生殖器，实际是指睾丸。丹波元简：“士人壮而伤其宗筋者，其须犹不去，宦者少小时去其势，故须不生。势，阴丸也，此言宗筋，亦指睾丸而言。”

（8）天宦：指天生的宦者，即先天性生殖器官发育不全。

〔提要〕

本节主要是论述妇人、宦者和天宦因冲任之血不足而无须的道理。

〔原文〕

黄帝曰：善乎哉！聖人之通萬物也，若日月之光影，音聲鼓響，聞其聲而知其形，其非夫子，孰能明萬物之精。是故聖人視其顔色，黄赤者，多熱氣[(1)]；青白者，少熱氣[(2)]；黑色者，多血少氣；美眉者，太陽多血；通髯極須者，少陽多血；美須者，陽明多血，此其時然也[(3)]。

〔注释〕

（1）视其颜色，黄赤者，多热气：这是从五色所联系的温凉寒热时令，来说明外表的面色可作为观察内在热气多少的依据。张隐庵："赤主夏而黄主长夏，故黄赤者多热气。热气者，阳气也。"

（2）青白者，少热气：道理同"黄赤者，多热气"。张隐庵："青主春而白主秋，故青白者，少热气也。"

（3）此其时然也：时，作常解。时然，就是指常见的一般现象。

〔提要〕

本段通过观察人体面色的赤黄青白，测知人体热气的多少，观察须眉的华美，鉴别禀赋不同的人的气血盛衰情况。

〔原文〕

夫人之常數，太陽常多血少氣，少陽常多氣少血，陽明常多血多氣，厥陰常多氣少血，少陰常多血少氣，太陰常多血少氣，此天之常數也。

〔提要〕

本段主要是论述三阴三阳经气血多少的情况。

〔讨论〕

一、关于十二经气血的多少

关于对十二经气血多少的论述，在《内经》主要见于《素问·血气形志》、《灵枢·九针》和本篇。本篇所述十二经气血多少的不同，目的是使用针刺治疗时，作为补少泻多的依据。但是这三篇所载的气血多少比数，有所不同。据历代医家考证，都认为以《素问·血气形志》篇的记载最为正确。例如马莳说："本节所云，又见于《素问·血气形志论》、本经《九针》论，但厥阴常多血少气，太阴常多气少血，有不同耳，大义当以《素问》为的。"张景岳曾解释说："十二经之血气多少各有不同，两经（指《灵》、《素》二经）所言之数凡三（指本篇、《灵枢·九针》篇、《素问·血气形志》篇），皆有互异，意者气血多少四字，极易混乱，此必传录之误也，当以《素问·血气形志》篇者为是。"

十二经气血为什么有多少的不同，大多数注家都认为是先天禀赋决定的。张景岳说："十二经血气各有多少不同，乃天禀之常数。"也有以脏腑的气血阴阳来解释的，如张志聪说："夫气为阳，血为阴，腑为阳，脏为阴，脏腑阴阳，雌雌相合，而气血之多少，自有常数。如太阳多血少气，则少阴少血多气；少阳少血多气，则厥阴多血少气。阳有余则阴不足，阴有余则阳不足，此天地盈虚之常数也。惟阳明则气血皆多，盖气血皆生于阳明也。”此外，丹波元简说：“气血多少，徐氏要旨，以运气释之，志高亦有解，率似傅会，此宜存而不论焉。”以上各说，当以张景岳之说为是。兹将三篇内容，列表如下，以供参考：

表 17　　十二经气血多少对照表

经　别	《灵枢·五音五味》篇	《素问·血气形志》篇	《灵枢·九针》篇
太　阳	多血少气	多血少气	多血少气
少　阳	少血多气	少血多气	少血多气
阳　明	多血多气	多血多气	多血多气
太　阴	多血少气	多血多气	多血少气
少　阴	多血少气	少血多气	少血多气
厥　阴	多气少血	多血少气	多血少气

二、关于妇人、宦人和天宦无须的问题

须的有无与冲任之脉气血的盛衰有密切关系。因为冲任之脉循行于髭须生长的口唇周围和颐部，须又是由气血主要是血所化生的。因此，冲任之脉气血的盛衰决定了须的有无。关于冲任之脉的循行部位，本篇指出：“冲脉任脉，皆起于胞中，上循背里，为经络之海，其浮而外者，循腹右上行，会于咽喉，别而络唇口。”冲、任、督三脉是一源而三歧，它们同起于胞中，冲脉、任脉起于胞中，向上循行于腹里，为十二经之海，其中浮行于体表的，沿腹部上行，会于咽喉部，别行而网络唇口。唇口周围是髭须生长的部位，说明冲任之脉与须的有无有关。然后，本篇又进一步指出：“血气盛则充肤热肉，血独盛者澹渗皮肤，生毫毛。”这说明冲任之血盛则能生长髭须。通过以上论述可以看出，冲任之脉气血的盛衰决定须的有无。妇人由于月月排出经血，冲为血海，致使冲任之血不足，不能上荣于唇口，故不能生须。宦者不能生须，主要是因为任冲受损，血泻不复，不能上荣于唇口，故不生须。正如本篇指出：“宦者去其宗筋，伤其冲任，血泻不复，皮肤内结，唇口不荣，故须不生。”天宦不能生须，主要是因为生理上的缺陷，冲任二脉不盛，血不能荣于上唇口，故须不生。本篇指出：“此天之所不足也，其冲任不盛，宗筋不成，有气无血，唇口不荣，故须不生。”

（邢洪君）

百病始生第六十六

本篇讨论疾病发生的原因及传变的情况，因篇首有“百病始生”句，故为题。

〔原文〕

黄帝問於岐伯曰：夫百病之始生也，皆生於風雨寒暑、清濕喜怒。喜怒不節則傷藏，風雨則傷上，清濕則傷下。三部之氣，所傷异類，願聞其會。岐伯曰：三部之氣各不同，或起於陰，或起於陽，請言其方。喜怒不節則傷藏，藏傷則病起於陰也，清濕襲虚則病起於下，風雨襲虚則病起於上，是謂三部。至於其淫泆[1]，不可勝數。

黄帝曰：余固不能數，故問先師，願卒聞其道。岐伯曰：風雨寒熱，不得虚邪，不能獨傷人。卒然逢疾風暴雨而不病者，蓋無虚，故邪不能獨傷人。此必因虚邪之風，與其身形，兩虚相得[2]，乃客其形。兩實相逢，衆人肉堅。其中於虚邪也，因於天時，與其身形，參以虚實，大病乃成，氣有定舍，因處爲名，上下中外，分爲三員[3]。

〔注释〕

(1) 淫泆：浸淫流溢之谓。

(2) 两虚相得：两虚，一指虚邪，即致病因素，一指体质虚弱。两虚相得是指正气不足，又逢虚邪侵害。马莳：“然此诸外感者，不得天之虚邪，则不能伤人也，又不得之人之本虚，亦不能伤人也。此以天之虚，人身之虚，两虚相得，所以诸邪得以客身形耳。”

(3) 三员：员，是记数的量词，三员在此指三部分而言。张景岳：“三员，如下文虚邪之中人，病因表也，积聚之已成，病因内也，情欲之伤脏，病在阴也，即内外三部之谓。”

〔提要〕

本节概括论述了人体疾病都是生于风雨寒暑，清湿喜怒。由于所伤异类，气有定舍，故发病的部位有阴阳、上下、中外三部的区别。邪的伤人“必因虚邪之风，与其身形两虚相得，乃客其形。”如“两实相逢，众人肉坚”，正气不虚，则邪气不能伤人。

〔原文〕

是故虚邪之中人也，始於皮膚，皮膚緩則腠理開，開則邪從毛髮入，入則抵深，深則毛髮立，毛髮立則淅然，故皮膚痛。留而不去，則傳舍於絡脉，在絡之時，痛於肌肉，其痛之時息，大經乃代[1]。留而不去，傳舍於經，在經之時，灑淅喜驚[2]。留而不去，傳舍於俞，在俞之時，六經不通四肢則肢節痛，腰脊乃强。留而不去，傳舍於伏衝之脉[3]，在伏衝之時，體重身痛。留而不去，傳舍於腸胃，在腸胃之時，賁響腹脹，多寒則腸鳴飧泄，食不化，多熱則溏出麋[4]。留而不去，傳舍於腸胃之外，募原之間[5]，留著於脉，稽

留而不去，息而成積。或著孫脉，或著絡脉，或著經脉，或著俞脉，或著於伏衝之脉，或著於膂筋[(6)]，或著於腸胃之募原，上連於緩筋[(7)]，邪氣淫泆，不可勝論。

〔注释〕

(1) 大经乃代：大经指经脉，代是替代。大经乃代，就是指原来留存邪气的络脉，现在已由经脉来代替了，也即深入的意思。

(2) 洒淅喜惊：洒淅是寒慄怕冷的样子。喜惊是惊恐不宁。张景岳："邪气自络入经，犹为在表，故洒淅恶寒，然经气连脏，故又喜惊也。"

(3) 伏冲之脉：张景岳说："伏冲之脉，即冲脉之在脊者，以其最深，故曰伏冲。"即本书《岁露》篇曰："入脊内注于伏冲之脉是也。"

(4) 溏出麋：溏，是溏薄。麋与糜通，糜烂的意思。丹波元简："溏出麋，盖谓肠垢赤白滞下之属。"

(5) 募原之间：马莳："募原之间者，即皮里膜外也。"

(6) 膂筋：张隐庵："膂筋者，附于脊膂之筋。"

(7) 缓筋：张隐庵："缓筋者，循于腹内之筋也。"

〔提要〕

本段论述邪由浅渐深的传入经过及其病变。

〔原文〕

黄帝曰：願盡聞其所由然。岐伯曰：其著孫絡之脉而成積者，其積往來上下，臂手孫絡之居也[(1)]，浮而緩，不能句[(2)]積而止之，故往來移行腸胃之間，水凑滲注灌，濯濯有音，有寒則䐜滿雷引[(3)]，故時切痛。其著於陽明之經，則挾臍而居[(4)]，飽食則益大，饑則益小。其著於緩筋也，似陽明之積，飽食則痛，饑則安[(5)]。其著於腸胃之募原也，痛而外連於緩筋，飽食則安，饑則痛[(6)]，其著於伏衝之脉者，揣之應手而動，發手則熱氣下於兩股，如湯沃之狀。其著於膂筋在腸後者，饑則積見，飽則積不見，按之不得。其著於輸之脉者，閉塞不通，津液不下，孔竅干壅，此邪氣之從外入内，從上下也。

〔注释〕

(1) 臂手孙络之居也：形容邪之所积，停留在手臂部的孙络。张景岳："邪著孙络成积者，其积能往来上下，盖积在大肠小肠之络，皆属手经。"

(2) 句：《甲乙经》作"拘"，拘束之义。

(3) 䐜满雷引：胸腹胀满，肠中雷鸣并牵引疼痛。

(4) 挟脐而居：足阳明胃经挟脐下行，其积则居于脐的两旁。

(5) 饱食则痛，饥则安：张景岳："缓筋在肌肉之间，故似阳明之积。饱则肉壅，故痛。饥则气退，故安。"

(6) 饱食则安，饥则痛：张隐庵："募原者，肠胃之膏膜，饱则津液渗润于外，故安；饥则干燥，故痛也。"

〔提要〕

本段论述了积因所着部位不同而有不同的证候表现。

〔原文〕

黄帝曰：積之始生，至其已成奈何？岐伯曰：積之始生，得寒乃生，厥乃成積也。黄帝曰：其成積奈何？岐伯曰：厥氣生足悗[(1)]，悗生脛寒，脛寒則血脉凝澀，血脉凝澀則寒氣上入於腸胃，入於腸胃則䐜脹。䐜脹則腸外之汁沫迫聚不得散，日以成積。卒然多食飲則腸滿，起居不節，用力過度則絡脉傷。陽絡[(2)]傷則血外溢。血外溢則衄血。陰絡[(2)]傷則血内溢，血内溢則後血。腸胃之絡傷則血溢於腸外。腸外有寒，汁沫與血相摶，則并合凝聚不得散[(3)]，而積成矣。卒然外中於寒，若内傷於憂怒則氣上逆，氣上逆則六俞不通，温氣不行，凝血藴里而不散，津液澀滲，著而不去，而積皆成矣。

〔注释〕

(1) 厥气生足悗：张景岳："寒逆于下，故生足悗，谓肢节痛滞，不便利也。"

(2) 阳络、阴络：在上或属表的络脉为阳络，在下或属里的络脉为阴络。张隐庵："阳络者上行之络脉，阴络者下行之络脉。"马莳："如阳经之络脉受伤，则血当外溢而为衄；如阴经之络脉受伤，则血当内溢而去后有血。"按：马莳所谓后有血，后指后阴，即便血。

(3) 并合凝聚不得散：指溢出肠外之血既不能上行为衄，又不能下行为便血，而成为瘀滞。瘀血再和肠外的寒气汁沫相搏聚，便成为血积的主因。不散，就是凝聚不散。

〔提要〕

本段论述积证的病因是寒气厥逆于上，并着重描述了清湿伤下，内因饮食起居不节、用力过度及伤于忧怒等，淫泆发展而成积证。

〔原文〕

黄帝曰：其生於陰者奈何？岐伯曰：憂思傷心；重寒傷肺；忿怒傷肝；醉以入房，汗出當風傷脾；用力過度，若入房汗出浴，則傷腎。此内外三部之所生病者也。黄帝曰：善。治之奈何？岐伯答曰：察其所痛，以知其應。有餘不足，當補則補，當瀉則瀉，毋逆天時[(1)]，是謂至治。

〔注释〕

(1) 天时：马莳："此言治积之法也，毋逆天时，如春气在肝及月郭空满之类皆是也。"

〔提要〕

本段论述人体内外三部所生病的病因及治疗原则。

〔讨论〕

本篇在论述疾病的发生原因时，虽然没有明确指出外因于六淫，内因于七情和饮食劳伤诸因，但是病因学的基本内容已经提了出来。如"夫百病之始生也，皆生于风雨寒暑，清湿喜怒。""卒然多食饮则肠满，起居不节，用力过度则络脉伤。""忧思伤心；重寒伤肺；忿怒伤肝；醉以入房，汗出当风伤脾；用力过度，若入房汗出浴，则伤肾。"这为后世进行病因学的分类，奠定了一定的理论基础。

文中提出了中医学在病因学上的基本观点："风雨寒热，不得虚邪，不能独伤人"；"两虚相得，乃客其形"；"两实相逢，众人肉坚"；"其中于虚邪也，因于天时，与其身形，参以虚实，大病乃成。"其反复论证了外因与内因的辩证关系，与《素问·评热病论》中"邪之所凑，其气必虚"正相吻合，强调了"外因是条件，内因是根据"这一原理。此外，文中还提到了中医学所重视的论点：一是因于天时，一是因于房室。前者强调人体与天地四时阴阳相应，与自然界相统一；后者强调了肾精的重要性。

本篇除论述病因外，对疾病的病位也进行了描述，认为"气有定舍，因处为名"。正是由于这一观点的确立，才有可能在临床工作中做到审证求因。如果气无定舍，客观上致病邪气与机体的反映性没有规律可循，就无法审证求因。在疾病由浅入深的传变和某些疾病的证候表现、病理过程方面，本篇也有细致的描述。最后还提出了"察其所痛，以知其应。有余不足，当补则补，当泻则泻，毋逆天时"的基本治疗原则。

（郭正权）

行针第六十七

行针有两种含义：一是指针刺治疗的全过程，一是指针刺后运针。因本篇主要说明，由于人的体质不同，针刺后的反应也就不同，以及针刺操作的正确与否与疗效的关系等问题，所以题名为“行针”。

〔原文〕

黄帝問於岐伯曰：余聞九針於夫子，而行之於百姓，百姓之血氣，各不同形。或神動(1)而氣(2)先針行；或氣與針相逢(3)；或針已出，氣獨行(4)；或數刺乃知；或發針而氣逆(5)；或數刺病益劇。凡此六者，各不同形，願聞其方。

〔注释〕

（1）神动：即心神激动。

（2）气：指得气，即针感。

（3）与针相逢：指针刺后，针感随针适时而至。

（4）气独行：一是指出针以后仍有针感，二是指出针后始有针感。

（5）气逆：指针刺后发生不良反应。

〔提要〕

本段经文主要是总论行针后六种不同的反应，即：①针刺之后立即就有反应——“神动而气先针行”；②反应与针刺适时而至——“气与针相逢”；③出针后始有反应或仍有反应——“针已出，气独行”；④经过数次针刺后，反应才逐渐产生——“数刺乃知”；⑤针刺后发生不良反应——“针发而气逆”；⑥屡经针刺而病反加重——“数刺病益剧”。

〔原文〕

岐伯曰：重陽之人(1)，其神易動，其氣易往也。黄帝曰：何謂重陽之人？岐伯曰：重陽之人熇熇高高(2)，言語善疾，舉足善高，心肺之藏氣有餘(3)，陽氣滑盛而揚，故神動而氣先行。

黄帝曰：重陽之人而神不先行者，何也？岐伯曰：此人頗有陰者也。黄帝曰：何以知其頗有陰者也？岐伯曰：多陽者，多喜，多陰者，多怒，數怒者，易解，故曰頗有陰。其陰陽之離合難(4)，故其神不能先行也。

黄帝曰：其氣與針相逢，奈何？岐伯曰：陰陽和調，而血氣淖澤(5)滑利，故針入而氣出，疾而相逢也。

黄帝曰：針已出而氣獨行者，何氣使然？岐伯曰：其陰氣多而陽氣少，陰氣沉而陽氣

浮者内藏，故針已出，氣乃隨其後，故獨行也。

黄帝曰：數刺乃知，何氣使然？岐伯曰：此人之多陰而少陽，其氣沉而氣往難，故數刺乃知也。

黄帝曰：針入而氣逆者，何氣使然？岐伯曰：其氣逆與其數刺病益甚者，非陰陽之氣，浮沉之勢也(6)。此皆粗之所敗，工之所失，其形氣無過焉。

〔注释〕

（1）重阳之人：指偏重于阳分的人。张隐庵："重阳之人者，手足左右太少之三阳及心肺之脏气有余者也。"

（2）熇熇高高：熇熇，火热炽盛的意思。这里是形容有像火一样的热情。高高，形容不卑不屈的样子。马莳："熇熇而有上炎之势，高高而无卑屈之心。"

（3）心肺之藏气有余：心肺都属于阳脏，心藏神，肺主气，心肺之脏气有余，就是形容心神壮旺，肺气充足，所以神气易于冲动，针刺的敏感性很强。

（4）阴阳之离合难：是指阳中有阴，阴阳不平衡，气血在全身运行，离合出入也不完全正常，所以敏感性比较弱。张景岳："阳中有阴，未免阳为阴累，故其离合难而神不能先行也。"马玄台："盖以阳中有阴，则阳为阴滞，初虽针入而与阳合，又因阴滞而复相离，其神气不能易动，而先针以行也。"

（5）淖泽：淖（nào，音闹），蒲而外溢曰淖。泽，濡润的意思。

（6）非阴阳之气，浮沉之势也：即不是阴阳之气的盛衰和浮沉之势而导致的。

〔提要〕

本节主要是论述行针时六种不同反应的原因和机理。

〔讨论〕

本篇所论述的内容，主要可分为两个方面。一是说明由于人的体质不同，阴阳之气有盛衰，所以针刺后有不同的反应。二是指出针刺后产生不良反应，或屡经针刺而病反加重，这些都是医者技术上的过失，与体质是无关的。从所论述的内容可以看出，本篇是从事针灸临床工作所要学习和研究的重要文献。

一、针刺得气与体质的关系

针刺得气，即针刺后产生酸、胀、重、麻等感觉。这些感觉的产生，与人的体质、针刺的穴位、深度与方向等有关。如头面部穴位多局部发胀，肌肉丰厚处容易出现酸感。扶突穴由于针刺方向不同，针感可向肩胛部或前臂、手指放射。由于人的体质不同，针刺后针感（即得气）的出现，有强弱和快慢的差异。本篇对体质与针感的关系问题作了论述。

关于人的体质问题，古希腊的名医希波格拉底从人们形形色色的行为与性格中，抓住了一些主要特征，将人类的气质分为四种类型：胆汁质——是好斗的类型，热情而容易激动；多血质——是均衡的，因而是健康与稳定的，富有精力，工作效率高，工作必须有趣，否则变得厌倦而懒惰；黏液质——也是均衡的，因而也是健康与稳定的，但沉默而安静，坚持稳定的工作；忧郁质——生活中的每一件事都成了抑制因素，他什么都不相信，什么也不希望，对每件事只看到黑暗的一面，常常忧心忡忡。现代生理学家巴甫洛夫从皮层神经兴奋的强度、均衡性和灵活性等特征出发，也就是从神经兴奋的生理本质出发，将人的神经型首先划分为强弱两大类型。在强型中，兴奋与抑制过程都是强的。但是根据它们的相互关系，又可分为强度大致相等的均衡性和强度不相等的不均衡型。在均衡型中又分为灵活型和惰性型。

中医学对体质问题的论述，内容也是很丰富的。《灵枢·通天》篇运用阴阳的归纳方法，将人的形态、体质、性情归纳为五种类型，即太阴之人、少阴之人、太阳之人、少阳之人与阴阳和平之人，称为五态之人。张景岳对这五种人解释说："盖以天禀之纯阴者曰太阴，多阴少阳曰少阴，纯阳者曰太阳，多阳少阴曰少阳，并阴阳和平之人而分为五态也。"阴主静，阳主动，所以，对五态人的划分主要是以阴阳动静为依据的。《灵枢·阴阳二十五人》篇又运用五行归类的法则，根据人的形态、体质和性情归纳为木形之人、火形之人、土形之人、金形之人和水形之人，并把每一形再细分为五种不同类型，共为二十五种类型，称为"阴阳二十五人"。以上两种分类法虽有不同，但它们的意义是一致的。本篇中又提出"重阳之人"，如"重阳之人，熇熇高高，言语善疾，举足善高"，这就指出，重阳之人的感情是丰富的，像炽热的火一样，生性又不卑不屈，说话很快，高举着脚步走路。

针感的产生，现在认为经外周神经传入脊髓，并在脊髓中上传至高级中枢后形成"得气"感觉。中医学认为，针感出现的快慢，与人体阴阳之气的多少有关。偏重于阳分的人，其针感出现快；阴阳之气平衡协调的人，其针感能适时而至；而阴气偏多，阳气衰少的人，针感出现得慢。因为阳主动，阳气滑利而易行，故阳气偏胜之人，其针感出现得快；阴主静，其气沉滞而难往，故阴气偏胜的人，其针感出现得慢。如果与前面的体质分型联系起来，似乎可以认为：太阳与少阳之人，针感出现得快；阴阳和平之人，针感适时而至；太阴与少阳之人，则针感出现得慢。

二、关于针刺后产生不良反应和屡经针刺而病反加重的问题

针刺固然可治疗很多疾病，但如果在针刺治疗时不注意操作手法，不分虚实，不知针刺的浅深和不考虑病人的年龄体质等，不仅不会使病情减轻，反而会使病情加重。正如本篇所说："其气逆与其数刺病益甚者，非阴阳之气，浮沉之势也。此皆粗之所败，工之所失，其形气无过焉。"这就指出，由于治疗上的错误，可使病情加重，并造成严重后果。关于针刺时应注意的方面，《内经》里论述得很多，可简单归纳为以下几个方面：

1. 年龄与体质

《灵枢·逆顺肥瘦》："年质壮大，血气充盈，肤革坚固，因加以邪，刺此者，深而留之，此肥人也……瘦人者，皮薄色少，肉廉廉然，薄唇轻言，其血清气滑，易脱于气，易损于血，刺此者，浅而疾之……婴儿者，其肉脆，血少气弱，刺此者，以豪刺，浅刺而疾发针，日可再也。"这就指出，对不同年龄和体质的人，应采用不同的针刺方法。

2. 时间

《素问·八正神明论》："是以天寒无刺，天温无疑，月生无泻，月满无补，月郭空无治，是谓得时而调之……月生而泻，是谓脏虚，月满而补，血气扬溢，络有留血，命曰重实，月郭空而治，是谓乱经。"《灵枢·本输》："春取络脉诸荥大经分肉之间，甚者深取之，间者浅取之。夏取诸腧孙络肌肉皮肤之上。秋取诸合，余如春法。冬取诸井诸腧之分，欲深而留之。"《素问·四时刺逆从论》："春刺络脉，血气外溢，令人少气；春刺肌肉，血气环逆，令人上气；春刺筋骨，血气内著，令人腹胀。"以上说明，针刺时应注意时间和季节，不然就会使病情加重，造成不良后果。

3. 针形

《灵枢·官针》："病小针大，气泻太甚，疾必为害；病大针小，气不泄泻，亦复为败。"提示明对不同的病情，应选用形状大小不同的针，否则，也会使病情加重。

4. 虚实补泻

《灵枢·九针十二原》："凡用针者，虚则实之，满则泄之，宛陈则除之，邪胜则虚之。"《素问·针解》："刺虚则实者，针下热也，气实乃热也，满而泄之者，针下寒也，气虚乃寒也……刺实须其虚者，留针阴气隆至，乃去其针；刺虚须其实者，阳气隆至，针下热乃去针也。"《素问·八正神明论》："泻必用方，方者，以气方盛也，以月方满也，以日方温也，以身方空也，以息方吸而内针，乃复候其方吸而转针，乃复候其方呼而徐引针，故曰泻必用方，其气而行焉。补必用圆，圆者，行也，行者，移也，刺必中其荥，复以吸排针也。"《素问·离合真邪论》："吸则内针，无令气忤，静以久留，无令邪布；吸则转针，以得气为故，候呼引针，呼尽乃去；大气皆出，故命曰泻……必先扪而循之，切而散之，推而按之，弹而怒之，抓而下之，通而取之，外引其门，以闭其神。呼尽内针，静以久留，以气至为故，如待所贵，不知日暮，其气以至，适而自护，候吸引针，气不得出，各在其外，推阖其门，令神气存，大气留止，故命曰补。"《灵枢·根结》："刺不知逆顺，真邪相持。满而补之，则阴阳四溢，肠胃充郭，肝肺内䐜，阴阳相错。虚而泻之，则经脉空虚，血气竭枯，肠胃慑辟，皮肤薄著，毛腠夭膲，予之死期。"以上对针刺的虚实补泻作了具体说明，并指出不注意虚实补泻所造成的严重后果。

5. 针刺的浅深

《灵枢·官针》："疾浅针深，内伤良肉，皮肤为痈；病深针浅，病气不泻，支为大脓。"《灵枢·卫气失常》："病间者浅之，甚者深之。"以上说明，病情的浅深轻重决定了针刺的浅深，如不注意这一点，也会使病情加重，甚至造成严重后果。另外，对于每个穴位针刺的浅深，也应掌握。应浅而针深，也会造成严重危害。如《素问·刺禁论》指出："刺中心，一日死……刺中肝，五日死……刺中肾，六日死……刺中肺，三日死……刺中脾，十日死……刺膺中陷，中肺，为喘逆仰息……刺少腹，中膀胱，溺出，令人少腹满。"

6. 针刺与四诊

《灵枢·九针十二原》："凡将用针，必先诊脉，视气之剧易，乃可以治也。"《灵枢·

卫气失常》："诊视其脉大而弦急，及绝不至者，及腹皮急甚者，不可刺也。"《灵枢·终始》："凡刺之法，必察其形气。形肉未脱，少气而脉又躁，躁厥者，必为缪刺之，散气可收，聚气可布。"以上指出，针刺必须与四诊合参，否则也会造成不良后果。

7. 针刺禁忌

《灵枢·终始》："凡刺之禁：新内勿刺，新刺勿内；已醉勿刺，已刺勿醉；新怒勿刺，已刺勿怒；新劳勿刺，已刺勿劳；已饱勿刺，已刺勿饱；已饥勿刺，已刺勿饥；已渴勿刺，已刺勿渴。大惊大恐，必定其气乃刺之。乘车来者，卧而休之，如食倾乃刺之。出行来者，坐而休之，如行十里顷乃刺之。"这就明确指出了十种针刺禁忌。

所以，我们在针刺时，必须注意以上几个方面，才不至于造成不良后果。

（邢洪君）

上膈第六十八

上，是逆而上行。膈，是饮食下不。文中讨论了上膈、下膈的病因、证候表现、病理过程和治疗方法，故题名“上隔”。

〔原文〕

黄帝曰：氣爲上膈[1]者，食飲入而還出，余已知之矣，蟲爲下膈[1]。下膈者，食晬時[2]乃出，余未得其意，願卒聞之。岐伯曰：喜怒不適，食飲不節，寒温不時，則寒汁流於腸中。流於腸中則蟲寒，蟲寒則積聚。守於下管[3]，則腸胃充郭，衛氣不營，邪氣居之。人食則蟲上食，蟲上食則下管虚，下管虚則邪氣勝之，積聚以留，留則癰成，癰成則下管約。其癰在管内者，即而痛深；其癰在外者，則癰外而痛浮[4]，癰上皮熱。

〔注释〕

（1）上膈、下膈：上膈是一种食后即吐的噎膈症，《诸病源候论》载忧膈、恚膈、气膈、寒膈、热膈五种。《外台集验》载忧膈、气膈、食膈、寒膈、饮膈五种。下膈是食后良久乃吐的症状，属于反胃之类，但本篇所言下膈是指虫痈为主因的一种膈症。

（2）晬时：一日一夜，一周时。

（3）守于下管：管，与脘同。下管即下脘。《甲乙经》载本节的“管”字，均作“脘”。

（4）痈外而痛浮：针对“痈在管内者，即而痛深”而言，形容痈发部位及疼痛表浅在外。

〔提要〕

本段描述了上膈和下膈的病因、症状和病理过程。

〔原文〕

黄帝曰：刺之奈何？岐伯曰：微按其癰，視氣所行[1]，先淺刺其傍，稍内[2]益深，還而刺之，毋過三行，察其沉浮，以爲深淺。已刺必熨，令熱入中，日使熱内，邪氣益衰，大癰乃潰。伍以參禁，以除其内[3]，恬惔無爲，乃能行氣，後以鹹苦，化穀乃下[4]矣。

〔注释〕

（1）视气所行：杨上善：“取知痈气所行有三，一欲知其痈气之盛衰，二欲知其痈之浅深，三欲知其刺处之要，故按以视也。”

（2）稍内：内（nà，音纳），在此作动词。稍内，即稍刺入。稍，作逐渐解。

（3）伍以参禁，以除其内：张景岳：“相参为参，相伍为伍，凡食息起居，必参伍宜否，守其禁以除内之再伤。”

（4）后以咸苦，化谷乃下：张景岳：“咸从水化，可以润下软坚，苦从火化，可以温胃，故皆能下谷也。”

〔提要〕

本段介绍治疗下膈的刺法、灸法和药物疗法。

〔讨论〕

本篇重点讨论了下脘生痈而致下膈的病因、症状、病理和治疗。开始对上膈与下膈证从病因、症状方面做了比较。上膈因于气，表现为食饮即吐；下膈因于虫，表现为“食晬时乃出”。病因不同，表现各异，虽同表现为吐，但食饮即吐与晬时乃出是有别的，从而推知隔阻部位的上下。

古人把“喜怒不适，食饮不节，寒温不时”与虫寒骚扰作为下脘痈的致病因素。由于痈成后下脘梗阻，所以造成“食晬时乃出”的症状。在鉴别痈成部位的深浅时，文中根据疼痛部位的深浅和触诊皮肤是否发热，是切合临床实际的。在治疗方面，文中提到“微按其痈，视气所行，先浅刺其傍，稍内益深，还而刺之，无过三行”的针刺手法和注意事项，并配合灸法和精神、药物疗法，对我们今天治疗肠痈等病仍有一定参考价值。

（郭正权）

忧恚无言第六十九

本文论述了突然忧愁或怨恨等情志变化能引起失音，故篇名“忧恚无言”。文中在阐述失音的病机及刺治方法时，还对各个发音器官的功能作了详细说明。

〔原文〕

黄帝問於少師曰：人之卒然[1]憂恚[2]而言無音[3]者，何道之塞，何氣出行[4]，使音不彰[5]，願聞其方。

〔注释〕

（1）卒然：即突然，出乎意料之意。

（2）忧恚：忧，忧愁也。恚（huì，音会），怨恨也。忧恚，忧愁、忿怒、怨恨等情志变化的总称。

（3）言无音：能说话但发不出音。

（4）何气出行：《甲乙经》作“何气不行”，文义为顺。

（5）使音不彰：使声音不能响亮。

〔提要〕

本段通过黄帝与少师的问答，提出情志的突然变化使人失音，并提出“何道闭塞”、“何气不行”而发音不彰的问题。

〔原文〕

少師答曰：咽喉[1]者，水穀之道也。喉嚨[2]者，氣之所以上下者也。會厭[3]者，音聲之户也。口唇者，音聲之扇[4]也。舌者，音聲之機也。懸雍垂者，音聲之關也。頏顙者，分氣之所泄[5]也。横骨[6]者，神氣所使，主發舌者也。故人之鼻洞[7]涕出不收者，頏顙不開，分氣失也。是故厭小而疾薄[8]，則發氣疾[9]，其開闔利，其出氣易，其厭大而厚，則開合難，其氣出遲，故重言[10]也。人卒然無音[11]者，寒氣客於厭，則厭不能發[12]，發不能下[13]，至其開合不致[14]，故無音。

〔注释〕

（1）咽喉：咽指口腔后部由肌肉和黏膜构成的管子。咽分三部分：上段与鼻腔相对，叫做鼻咽。中段与口腔相对，叫做口咽。下段在喉的后部，叫做喉咽。咽是呼吸道与消化道的共同道路。喉介于咽和气管之间，由甲状软骨、环状软骨和会厌软骨等构成。喉是呼吸器官的一部分，喉内有声带，不是发音器官，也叫喉头。本篇中所提的咽喉，即咽头和喉头；而“咽喉者，水谷之道路”，实际上指咽与食道而言，为水谷饮食必经之路，不应理解为呼吸道。

（2）喉咙：咽部与喉部统称为喉咙。

（3）会厌：喉头上前部的树叶状结构，由会厌软骨和黏膜组成。呼吸或说话时，会厌向上，使喉腔开放；饮食时，会厌向下，盖住气管，使水或食物不至于进入气管内。

（4）口唇者，音声之扇：《说文》："扇，扉也"，指窗户而言。张景岳云："唇启则声扬，故谓之扇。"这就说明，音声之扇是形容口唇的张合像窗户一样，能使音调声浪由此经扬于外。

（5）颃颡者，分气之所泄也：颃颡，指口腔后上方软腭近后鼻道处。分气之所泄，指颃颡是人体与外界气体交换的必经之路。

（6）横骨：这里指舌骨，即附于舌根的小骨。现代解剖学证实，舌骨位于甲状软骨下方，呈马蹄形，由小的舌骨体及两对大角和小角所组成。

（7）鼻洞：指鼻涕出而不能自止，如洞。

（8）厌小而疾薄：《甲乙经》作"厌小而薄"，无"疾"字，指会厌小而薄的人。

（9）发气疾：即出气快。

（10）重言：一时说不出话来，即俗称口吃之类。张隐庵："重言，口吃而期期也。"

（11）卒然无音：突然不能发音。

（12）厌不能发：声音不能从会厌发出。

（13）发不能下：既使发出声音，也不能形成语言。

（14）至其开合不致：不致，失去作用的意思。由于声带和声门是人发声的主要机关，一般在呼吸时，声带舒张，声门张大，在讲话时，声带缩紧，声门变狭。开合不致，形容声门失去张大和变狭的开阖作用。

〔提要〕

本段论述了对人体发音器的认识。咽头与食管是食物入胃必经的通路。喉咙与气管是呼吸气体上下出入的通道。气管与食管交会之处的会厌，能开能合，相当于发声之门户。口唇张合类似窗户开闭，声音可于此发扬于外。舌能帮助音声形成语言。悬雍垂是口与咽头的界域，位当冲要，是发音必经之隘。颃颡是气体交换之处。舌骨可受意识支配以形成语言。鼻中流涕不止，必有鼻道阻塞，呼吸障碍现象。

喉间会厌，是出声发音的门户。会厌小而薄则出气快，开合便利，呼吸较易，声带振动而发音；会厌大而厚则开合不利，呼吸迟缓，言语不利，一时说不出来话。

失音多因寒邪客于会厌，声门失去张大和变狭的开合作用，不能发声，也不能形成语言。

〔原文〕

黄帝曰：刺之奈何？岐伯曰：足之少陰，上繫於舌，絡於横骨，終於會厭[1]。兩瀉其血脉[2]，濁氣乃辟[3]。會厭之脉，上絡任脉，取之天突[4]，其厭乃發[5]也。

〔注释〕

（1）足之少阴，上系于舌，络于横骨，终于会厌：肾的经脉自足上行，系于舌根，附于舌骨，终止于喉间的会厌。

（2）两泻其血脉：各家解释不一。如《灵枢经白话解》注为“在肾经和任脉的两条经脉上泻其血脉”，《灵枢经语译》注为“必须泻足少阴在会厌的血脉两次”。张隐庵：“两泻其血脉者，谓脉道有两歧，一通气于舌本，一通精液于廉泉、玉英。盖足少阴主藏先天之精气，而上通于空窍者也。”

（3）浊气乃辟：张隐庵：“浊气者，寒水之浊气；辟，除也。”

（4）天突：任脉穴位。在颈结喉下四寸，胸骨切迹中央，左右胸锁乳突肌之间。《甲乙经》记载本穴为任脉、阴维脉交会穴。取穴时仰头，在胸骨上窝正中。主治咳嗽、哮证、气喘、暴瘖、咽喉肿痛、瘿气噎膈。针向胸骨后下方斜刺。

（5）其厌乃发：因会厌的脉气向上联系任脉，若取任脉的天突穴，便可促使会厌恢复发音。

〔提要〕

本段论述足少阴肾经之脉上行挟咽系舌，络于横骨，终止于会厌。足少阴脉与任脉相会于会厌，故针刺天突穴，可以治疗失音。

〔讨论〕

一、本篇对发音器官的论述

本篇论述了失音的病理，并阐述了人类能够发出声音和语言，是由于喉间会厌、口唇、舌、悬雍垂、颃颡、横骨等协同作用的结果。

会厌的大小、厚薄和发音的快慢有着密切关系。这说明远在两千多年前，古人就对于人体发音器官的结构、功用有着精细的了解。这与近代生理学有许多相似之处。

另外，古人也注意到会厌的大小厚薄与发音有关。本篇所述“厌小而薄则发气疾，其开合利，其出气易；其厌大而厚，则开合难，其气出迟，故重言也。”这些可贵的记载，即使从现代生理解剖来看，也是科学的。会厌的大小、口唇的闭合、舌的长短大小厚薄、悬雍垂的位置、舌骨的活动以及软腭后鼻道是否通畅，皆可影响声音的大小，声调的高低强弱。可见，古人对这些器官的观察是十分精细的。

二、关于“忧恚无言”

本文所论情志变化引起的失音，与现代医学的癔病性失语相符合。在临床实践中，确实可以见到因情志突然变化而失音的患者，其中大部分都是暴怒、暴忧所致。这说明本篇所记载的病症，确是古人经过长期细微观察总结出来的宝贵经验。两千多年前能有这样比较完整、精详的记载，确实难能可贵。

本文用针刺天突来治疗失音，也提醒我们在用药之时，可以选用肾经的药物。《灵枢·寒热病》“暴瘖气鞕，取扶突与舌本出血”，以及《灵枢·杂病》“厥气走喉而不能言，手足清，大便不利，取足少阴”等类似的记载，可互相参阅。

（李博鉴）

寒热第七十

本篇主要讨论瘰疬鼠瘘的病因、病机及治疗预后等。因其病因主要是寒热的毒气留于经脉，久而不去，故以“寒热”名篇。

〔原文〕

黄帝問於岐伯曰：寒熱瘰瘧[1]在於頸腋者，皆何氣使生？岐伯曰：此皆鼠瘻[1]寒熱之毒氣也，留於脉而不去者也。

〔注释〕

(1) 瘰疬、鼠瘘：张景岳：“瘰疬者，其状累然而历贯上下也，故于颈腋之间，皆能有之。因其形如鼠穴，塞其一，复穿其一，故又名鼠瘘，盖以寒热之毒留于经脉，所以联络不止。一曰结核连续者为瘰疬，形长如蚬蛤者为马刀，又曰胁肋下者为马刀。”

〔提要〕

本段指出瘰疬、鼠瘘的病因是寒热之毒气留于经脉，久而不去。

〔原文〕

黄帝曰：去之奈何？岐伯曰：鼠瘻之本，皆在於藏，其末上出於頸腋之間，其浮於脉中[1]而未内著肌肉，而外爲膿血者，易去也。黄帝曰：去之奈何？岐伯曰：請從其本引其末[2]，可使衰去，而絶其寒熱，審按其道以予之[3]，徐往徐來[4]以去之，其小如麥者[5]，一刺知，三刺而已。

〔注释〕

(1) 其浮于脉中：张景岳：“若其毒之未甚，则但浮见于脉中。”即瘰疬初起，浅浮在肤表，能活动，未深入粘连肌肉的意思。

(2) 从其本引其末：本指在里之内脏，末指在外之鼠瘘。从其本引其末，意思是须从内外本末来进行治疗。

(3) 审按其道以予之：要仔细地按着经脉循行的道路予以针刺。

(4) 徐往徐来：张景岳：“徐往徐来，即补得之法，徐而疾则实，疾而徐则虚也。”

(5) 其小如麦者：指瘰疬初起如麦粒大小，说明病轻核小。

〔提要〕

本段指出鼠瘘之本皆出于脏，而标则见于颈腋之间，如果其毒气未甚，浮活在表，尚未着于肌肉而化脓血的，治之较容易，只要去其致病之本，外见之瘰疬、鼠瘘可自行消退。

〔原文〕

黄帝曰：决其生死奈何？岐伯曰：反其目視之[1]，其中有赤脉上下貫瞳子[2]，見一脉

一歲死，見一脉半一歲半死，見二脉二歲死，見二脉半二歲半死，見三脉三歲而死，見赤脉不下貫瞳子，可治也。

〔注释〕

（1）反其目视之：翻其眼睑看眼睛。

（2）赤脉上下贯瞳子：指红色的脉络上下贯穿瞳孔。

〔提要〕

本段从赤脉上下贯穿瞳孔的多少及是否贯穿瞳孔，以预测瘰疬的生死预后。

〔讨论〕

一、关于本篇的题目

本篇应作“寒热瘰疬”。篇中言瘰疬之有寒热者，并非单言寒热，故篇首即说“寒热瘰疬在于颈腋者，皆何气使生”。这是痨瘵病中常见症之一，其状累累然而历贯颈腋之间，其病变之状又如鼠穴，塞其一，复穿其一，故又名鼠瘘。以病毒留滞于经脉，寒热长时间不已，故名。

二、关于“瘰疬鼠瘘”病

本篇所指的瘰疬鼠瘘，类似于现代医学所说的淋巴结肿大、淋巴结炎、淋巴结结核之类的疾病。本篇对此病的病因、病机、症状、诊断及治疗等，都有较系统的认识，指出此病的病因是寒热之毒气留于脉而不去，其本在脏，其标在颈腋之间。如毒气较甚的则着于肌肉，化成脓血；如毒气未盛，浮在肤表，形如麦粒，治之较为容易。临床可用针刺补泻的手法来治疗初起之瘰疬。《素问·骨空论》有“鼠瘘寒热还刺寒府，寒府在附膝外解营”的治法，可以和《灵枢·痈疽》“其痈坚而不溃者，为马刀侠瘿，急治之”等论述互参。后世医家对该病的认识更臻完善，《金匮要略·血痹虚劳病脉证并治》篇中说：“人年五、六十，其病脉大者，痹侠背行，若肠鸣，马刀侠瘿者，皆为劳得之。”马刀、侠瘿就是指的瘰疬病，此病是因虚劳所致。明代张景岳还指出，此病是因“邪气之积，食味之厚或水热之毒结聚而成”。由于对此病的认识不断深入，所以治疗方法也不断丰富。现在我们除针刺之外，还可以采用内服、外敷药物的方法来治疗瘰疬病。

三、关于决死生之法

本篇篇末言决死生之法，以赤脉贯瞳子的病重，赤脉不贯瞳子的病轻，这是因为目是宗脉之所聚，瞳子为肾之骨精。赤脉贯瞳子是邪气深入阴份，故不易治；赤脉不贯瞳子是邪气未深入阴份，故易治。赤脉多是病毒散在，故缓；赤脉仅一是病毒集中而严重，故难已，也即“散而缓，耑而急”之意。此段与《灵枢·论疾诊尺》所论相同，可以互参。但据陈言《三因方》说，虽有此说，“验之病者，少有此证，亦难信据”，所以此条仅作参考。

（俞景茂）

邪客第七十一

邪气侵犯人体名曰“邪客”。本篇首先假借邪气客人之后能产生不得眠之症，来说明卫气、宗气的循行，故以“邪客”名篇。此外本篇还叙述了人的肢体以应天地的情况，以及手太阴、手少阴之循行曲折出入行止和手少阳无腧的道理，持针纵舍的意义及五藏主八虚的道理。

〔原文〕

黄帝問於伯高曰：夫邪氣之客人也，或令人目不瞑，不卧出[1]者，何氣使然？伯高曰：五穀入於胃也，其糟粕、津液、宗氣分爲三隧[2]。故宗氣積於胸中，出於喉嚨，以貫心脉而行呼吸焉。營氣者，泌其津液[3]，注之於脉，化以爲血，以營四末[4]，内注五藏六府，以應刻數焉[5]。衛氣者，出其悍氣之慓疾，而先行於四末、分肉、皮膚之間[6]，而不休者也。晝日行於陽，夜行於陰[7]，常從足少陰之分間[8]，行於五藏六府。今厥氣客於五藏六府，則衛氣獨衛其外，行於陽不得入於陰，行於陽則陽氣盛，陽氣盛則陽蹻陷[9]，不得入於陰，陰虚故目不瞑。

〔注释〕

（1）目不瞑，不卧出：瞑与眠通，闭目为瞑。不能卧而出于外，叫做不卧出。张景岳：“邪气感人，令人寐无从生，故云不卧出也。”

（2）三隧：指糟粕从下焦而出，津液从中焦而出，宗气从上焦而出。

（3）泌其津液：分别水谷中的精微物质及水液。

（4）四末：即四肢。

（5）以应刻数焉：古代用铜壶滴漏法计算时间，把一昼夜分做一百刻，营气一昼夜运行人身五十周，每周二刻，故曰以应刻数。

（6）分肉、皮肤之间：《素问·痹论》说：“卫者水谷之悍气也，其气慓疾滑利，不能入于脉也，故循皮肤之中，分肉之间。”与此义相同。

（7）昼日行于阳，夜行于阴：《灵枢·卫气行》：“故卫气之行，一日一夜五十周于身。昼行于阳二十五周，夜行于阴二十五周。”行于阳是指循行于肌表，行于阴是指循行于体内脏腑。

（8）常从足少阴之分间：卫气昼行于阳，从足太阳膀胱经开始；夜行于阴，从足少阴肾经开始。

（9）陷：张景岳：“陷者受伤之谓。”《甲乙经》“陷”作“满”。当作“满”。

〔提要〕

本段通过不眠的病变，阐发了宗气、营气、卫气三方面的生理功能。宗气积于胸中，具有走息道、司呼吸、贯心脉、行血气的功能。营气是血液化生的来源，运行于经脉之中，内注五脏六腑，外养四肢百骸，周流不休。卫气是水谷中之悍气，白昼运行于体表阳分，夜间运行于内脏阴分。不眠的病机是邪气客于五脏六腑，使卫气独卫其外，行于阳而不得入于阴。行于阳则阳气盛，阳气盛而阴虚，故令人不得眠。

〔原文〕

黄帝曰：善。治之奈何？伯高曰：補其不足，瀉其有餘，調其虛實，以通其道[(1)]而去其邪，飲以半夏湯一劑，陰陽已通，其卧立至。黄帝曰：善。此所謂决瀆壅塞[(2)]，經絡大通，陰陽和得[(3)]者也，願聞其方。伯高曰：其湯方以流水千里以外者八升，揚之萬遍[(4)]，取其清五升煮之，炊以葦薪[(5)]，火沸置秫米[(6)]一斤，治半夏[(7)]五合，徐炊令竭[(8)]爲一升半，去其滓，飲汁一小杯，日三稍益，以知爲度。故其病新發者，複杯則卧，汗出則已矣。久者三飲而已也。

〔注释〕

（1）调其虚实，以通其道：调和阴阳的虚实，通利营卫的道路。

（2）决渎壅塞：即决渎、决壅、决塞。排除瘀滞，疏通壅塞叫做决渎壅塞。

（3）阴阳和得：《甲乙经》作“得和”，可从。即使阴阳调和而趋于平衡。

（4）流水千里以外者八升，扬之万遍：千里流水，取其流长源远而清洁；扬之万遍，是令水珠盈溢，仲景名甘澜水，以治奔豚，这里用来调和阴阳。

（5）炊以苇薪：用苇茎作柴火煎药，取其火烈。

（6）秫米：张景岳：“秫米，糯小米也，即黍米之类而粒少于黍，可以作酒，壮人呼为小黄米，其性味甘温黏，微凉，能养营补阴。”

（7）治半夏：即经过炮制的半夏。张景岳：“半夏味辛性温，能和胃邪，除腹胀、目不得瞑。”

（8）徐炊令竭：慢慢熬煎，使药汁浓缩。

〔提要〕

本段指出不眠的治疗方法：经针刺补法后，服半夏秫米汤，决其壅塞，通行经络，调和阴阳，并介绍了半夏秫米汤的组成和煎服法。

〔原文〕

黄帝問於伯高曰：願聞人之肢節，以應天地奈何？伯高答曰：天圓地方[(1)]，人頭圓足方以應之；天有日月，人有兩目；地有九州[(2)]，人有九竅；天有風雨，人有喜怒；天有雷電，人有音聲；天有四時，人有四肢；天有五音，人有五藏；天有六律[(3)]，人有六府；天有冬夏，人有寒熱；天有十日[(4)]，人有手十指；辰有十二[(5)]，人有足十指莖垂[(6)]以應之，女子不足二節，以抱人形[(7)]。天有陰陽，人有夫妻；歲有三百六十五日，人有三百六十五節；地有高山，人有肩膝；地有深谷，人有腋膕；地有十二經水，人有十二經脉；地有泉脉，人有衛氣；地有草蓂[(8)]，人有毫毛；天有晝夜，人有卧起；天有列星，人有牙齒；地有小山，人有小節；地有山石，人有高骨[(9)]；地有林木，人有募筋[(10)]；地有聚邑[(11)]，人

有䐃肉[12]；歲有十二月，人有十二節[13]；地有四時不生草，人有無子。此人與天地相應者也。

〔注释〕

（1）天圆地方：我国古代对天体的认识，认为天是圆的，地是方的（天如圆盖，地如棋盘）。所以叫做天圆地方说，又称盖天说。后来逐渐被别的学说所取代。

（2）九州：指我国古代中原地带的荆、梁、雍、豫、徐、扬、青、兖、冀九州。

（3）六律：律是我国古代审定乐音高低标准的乐音，可分为六阳律和六阴律。黄钟、太簇、姑洗、蕤宾、夷则、无射为六阳律，大吕、夹钟、仲吕、林钟、南吕、应钟为六阴律。六阳律又称六律，六阴律又称六吕，合称十二律。此处六律是指六阳律。

（4）天有十日：指十天干。

（5）辰有十二：指十二地支。

（6）茎垂：茎指男子阴茎，垂指睾丸、阴囊。

（7）以抱人形：指女子受孕怀胎。

（8）草蓂：丛草的意思。《尔雅》："析蓂大荠"。蓂和荠同类，荠是到处生长的植物，所以草蓂就是形容遍地所生的草。

（9）高骨：人身高起之骨，如颧、肩、膝、踝之类。

（10）募筋：即筋膜，指人体筋脉聚蓄之处，募与膜通。

（11）聚邑：指城镇。上古地方区域，大的叫都，小的叫邑。

（12）䐃肉：凡肌肉高起之处称䐃肉。

（13）十二节：四肢三节，是为十二节。

〔提要〕

本段用取类比象的方法，将人之身形肢节、脏腑男女等应天地之日月星辰、山川草木等，说明了天人相应的道理。

〔原文〕

黃帝問於岐伯曰：余願聞持針之數，內針之理，縱舍之意[1]，扞皮開腠理[2]，奈何？脉之屈折[3]出入之處，焉至而出[4]，焉至而止[4]，焉至而徐[4]，焉至而疾[4]，焉至而入[4]？六府之輸於身者[5]，余願盡聞，少序別離之處[6]，離而入陰，別而入陽，此何道而從行[7]？願盡聞其方。

〔注释〕

（1）持针之数，内针之理，纵舍之意：关于持针和进针的道理，缓用针和不用针的原因。纵舍，张景岳："纵言从缓，舍言弗用也。"张隐庵："纵舍者，迎随也。"

（2）扞皮开腠理：扞（hàn，音旱），针时分其皮，开其腠理的方法叫扞皮开腠理。《集韻》曰："扞与擀同，以手伸物也。"

（3）脉之屈折：经脉循行的屈折。

（4）出、止、徐、疾、入：指经脉循行时，不同部位的流注。张景岳："出、止、徐、疾、入即五输之义，别离之处。"

(5) 六府之输于身者：六腑输注于全身的情况。

(6) 少序别离之处：少序，次序。少序别离之处，指经脉循行时的次序和相互别离的地方。

(7) 离而入阴，别而入阳，此何道而从行：经脉之气是怎样由阳经入阴经，由阴经入阳经，这种运行，又是在哪条道路上进行呢?

〔提要〕

本段提出了针刺操作迎随补泻以及经脉的曲折出入，脉气的出、止、徐、疾、入和相互别离的规律等问题，是下面四段的总纲。

〔原文〕

岐伯曰：帝之所問，針道畢矣。黄帝曰：願卒聞之。岐伯曰：手太陰之脉，出於大指之端(1)，内屈，循白肉際(2)，至本節(3)之后太淵，留以澹(4)，外屈，上於本節下，内屈，與陰諸絡會於魚際(5)，數脉并注，其氣滑利(6)，伏行壅骨之下，外屈，出於寸口而行(7)，上至於肘内廉，入於大筋之下(8)，内屈，上行臑陰，入腋下，内屈，走肺，此順行逆數之屈折也(9)。心主之脉(10)，出於中指之端(11)，内屈，循中指内廉以上，留於掌中(12)，伏行兩骨之間，外屈，出兩筋之間(13)，骨肉之際，其氣滑利，上二寸，外屈，出行兩筋之間(14)，上至肘内廉，入於小筋之下，留兩骨之會(15)，上入於胸中，内絡於心脉。

〔注释〕

(1) 大指之端：指拇指前端之少商穴，为手太阴肺经之井穴。

(2) 白肉际：掌与指的阴面为白肉，阳面生毫毛部分为赤肉，阴面与阳面的交会处叫做赤白肉际。白肉际，也就是赤白肉际。

(3) 本节：手指的最上一节，即指与掌相连的关节。

(4) 留以澹：张景岳："澹，水摇貌，脉至太渊而动，故曰留以澹也。"意思是太渊为寸口脉搏动处，脉气停留在这里会表现出搏动的现象。

(5) 鱼际：指鱼际穴，为手太阴肺之荥穴。

(6) 数脉并注，其气滑利：因数条经脉皆会注于此（指荥穴鱼际），所以脉气滑利。

(7) 伏行壅骨之下，外屈，出于寸口而行：伏行于手鱼的起骨之下，外屈出于寸口，上行于经渠穴，为手太阴肺经之经穴。壅骨，杨上善说："壅骨谓手鱼骨也。"

(8) 上至于肘内廉，入于大筋之下：上达肘内侧，进入大筋的下方尺泽穴，为手太阴肺经之合穴。

(9) 此顺行逆数之屈折也：肺经之脉从脏走手为顺，此则从手至脏，故为顺行逆数之屈折。

(10) 心主之脉：即手厥阴心包络之脉。张景岳："手少阴心经也，手厥阴心包络经也，经虽分二，脏实一源，但包络在外，为心之卫，亦心所主，故称为心主。"

(11) 中指之端：指中冲穴，为手厥阴心包络经之井穴。

(12) 循中指内廉以上，留于掌中：指劳宫穴，为手厥阴心包络经之荥穴。

(13) 两筋之间：指大陵穴，为手厥阴心包络经之俞穴。

（14）两筋之间：指间使穴，为手厥阴心包络经之经穴。

（15）留两骨之会：指曲泽穴，为手厥阴心包络经之合穴。

〔提要〕

本段论述了手太阴肺经和手厥阴心包络经之屈折逆行是从井、俞出，气血输注逐渐旺盛而入脏的情况。

张景岳说："按本篇于十二经脉之屈折，独言手太阴、心主二经者，盖欲引正下文少阴无腧之义，故单以膈上二经为言耳，诸经屈折详义已具《经脉》、《本输》等篇，故此不必再详也。"

〔原文〕

黄帝曰：手少陰之脉獨無腧[1]，何也？岐伯曰：少陰，心脉也，心者，五藏六府之大主也，精神之所舍也，其藏堅固，邪弗能容也，容之則心傷，心傷則神去，神去則死矣。故諸邪之在於心者，皆在於心之包絡，包絡者，心主之脉，故獨無腧焉。

〔注释〕

（1）独无腧：腧，是指肘膝关节以下的井、荥、俞、经、合五个特定的腧穴，有时也单指五输穴中的俞穴。十二经本来各有特定的穴位，但《灵枢·本输》篇所记载的，只有十一经，独心经未列出，所以说手少阴经独无腧。

〔提要〕

本段说明了手少阴经治疗时不取腧穴的道理。手少阴是心脉，心是五脏六腑之主，主藏神，其脏坚固，邪不能伤害。如邪气伤了心脏，则心伤而神空，神去则死。因此，凡邪侵入心的，都是侵入心之包络，故凡治病，但取包络之腧，即治心，所以手少阴不取腧。

〔原文〕

黄帝曰：少陰獨無腧者，不病乎[1]？岐伯曰：其外經病而藏不病[2]，故獨取其經於掌後鋭骨之端[3]。其餘脉出入屈折，其行之徐疾，皆如手少陰心主之脉行也[4]。故本輸者，皆因其氣之虛實疾徐以取之，是謂因冲而瀉，因衰而補[5]，如是者，邪氣得去，真氣堅固，是謂因天之序[6]。

〔注释〕

（1）不病乎：不受病吗？

（2）其外经病而藏不病：其循行于体外的经脉受病，而藏于里的心不受病。

（3）掌后锐骨之端：指神门穴。

（4）其余脉出入屈折，其行之疾除，皆如手少阴心主之脉行也：手厥阴心包络经与手少阴心经循行之出入屈折、脉行之疾徐均相同。

（5）因冲而泻，因衰而补：邪气盛用泻法，正气虚用补法。

（6）是谓因天之序：张景岳："邪在心包脏者，当治心主之腧；邪在少阴经者，当治本经之腧。因其虚实以取之，则邪气去而真气固，乃不失诸经天畀之序。"畀（bì，音必），给予的意思。

〔提要〕

本段说明少阴经病当取少阴之俞的道理，指出少阴之俞在掌后锐骨之端，即神门穴。本段与上段参看，说明邪在心包，当治心包络经之腧，邪在少阴经，当治本经之腧。因其虚实而治之，则邪气得去，正气得固。这才是符合规律的治疗方法。

〔原文〕

黄帝曰：持針縱舍奈何？岐伯曰：必先明知十二經脉之本末，皮膚之寒熱[(1)]，脉之盛衰滑澀[(2)]。其脉滑而盛者，病日進；虚而細者，久而持；大以澀者，爲痛痹。陰陽如一[(3)]者，病難治。其本末尚熱者[(4)]，病尚在，其熱以衰者，其病亦去矣。持其尺，察其肉之堅脆，大小滑澀，寒温燥濕。因視目之五色，以知五藏，而决死生。視其血脉，察其色，以知其寒熱痛痹[(5)]。

黄帝曰：持針縱舍，余未得其意也。岐伯曰：持針之道，欲端以正，安以静，先知虚實而行疾徐，左手執骨，右手循之，無與肉果[(6)]。瀉欲端以正，補必閉膚。輔針導氣，邪得淫泆[(7)]，真氣得居。

黄帝曰：扞皮開腠理奈何？岐伯曰：因其分肉，在别其膚，微内而徐端之，適神不散，邪氣得去。

〔注释〕

(1) 皮肤之寒热：指皮肤的温热或寒凉。杨上善：“皮肤热则血气通，寒即脉气壅也。”

(2) 脉之盛衰滑涩：泛指偏盛偏衰或滑或涩等各种脉象。杨上善：“阳气盛而微热，谓之滑也；多血少气微寒，谓之涩。”

(3) 阴阳如一：张景岳：“表里俱伤、血气皆散者，是为阴阳如一，刺之必反甚，当舍而勿针也。”

(4) 其本末尚热者：张景岳：“胸膜脏腑为本，经络四肢为末。尚热者，余邪未尽也。”

(5) 察其色，以知其寒热痛痹：根据肤色可以测候寒热痛痹的一种诊断方法。《素问·皮部论》：“凡十二经络脉者，皮之部也……其色多青则痛，多黑则痹，黄赤则热，多白则寒，五色皆见，则寒热也。”

(6) 无与肉果：果即裹。是指在针刺时，勿使针被肌肉纤维裹住的意思，与现在所称的滞针相似。

(7) 邪得淫泆：淫泆，浸淫深入的意思。《甲乙经》作“邪气不得淫泆”。义较明显。

〔提要〕

本段进一步说明针刺应掌握的一些知识和操作手法。

首先要知道十二经脉循行的终始，从皮肤的寒热、脉之虚实来判断病情的轻重及预后凶吉等。指出针刺时必须端正审慎，心神安静，先察明血气的虚实，再运用疾徐补泻等手法，使邪气溃散，真气恢复。另外还说明，针时必须顺着分肉的纹理，左手分开其肌肉皮肤，右手轻微用力，慢慢地端正进针，使神气不散，邪气得去。

〔原文〕

黄帝問於岐伯曰：人有八虛[1]，各何以候？岐伯答曰：以候五藏。黄帝曰：候之奈何？岐伯曰：肺心有邪，其氣留於兩肘[2]；肝有邪，其氣流於兩腋[3]；脾有邪，其氣留於兩髀[4]；腎有邪，其氣留於兩膕[5]。凡此八虛者，皆機關之室[6]，真氣之所過，血絡之所游[7]。邪氣惡血，固不得住留，住留則傷筋絡骨節。機關不得屈伸，故痀攣[8]也。

〔注释〕

(1) 八虚：两肘、两腋、两髀、两腘叫做八虚。《素问·五脏生成》篇又叫做八豁，都是筋骨之隙、气血最易流注的地方。

(2) 肺心有邪，其气留于两肘：肺与心都位于膈上，同属手经，邪气乘虚而聚，故多表现在手的两肘。

(3) 肝有邪，其气留于两腋：肝与胆合，经脉循行胁腋之间，故邪有所聚，多表现在两腋。

(4) 脾有邪，其气留于两髀：脾的经脉从膝股而上，髀即股之外则，故邪有所聚，多表现在两髀。髀，股之外侧。

(5) 肾有邪，其气留于两腘：肾的经脉从腘内廉以上于股，故邪有所聚，多表现在两腘。腘，膝后曲弯处。

(6) 机关之室：犹言枢纽或要会的地方。

(7) 血络之所游：血液经络所出入流过的必经之地。

(8) 痀挛：《说文》："痀，曲脊也。"即拘挛之义。形容关节部拘急不利。

〔提要〕

本段论述用八虚来观察五脏的病变及其道理。八虚是全身筋骨集合及全身气血往来的聚会之处，是人身之枢纽要会。如邪气乘虚侵入，气血受伤，经络受阻，骨节失利，则可从八虚表现出来，故从八虚可以察五脏，也可以治五脏。五脏之所以各有所主之豁，主要是通过经脉的流注而相关的。

〔讨论〕

一、关于宗气、营气、卫气的生理功能

宗气、营气、卫气的生理功能，在《灵枢》中反复提到，现将本篇所论述的内容与有关篇章的内容结合起来，略加讨论，以进一步明确其含义。

宗气由饮食化生之气和吸入的大气相合而成，《灵枢·五味》说："谷始入于胃，其精微者，先出于胃之两焦，以溉五脏，别出两行，营卫之道，其大气之搏而不行者，积于胸中，命曰气海，出于肺，循喉咽，故呼则出，吸则入。"本篇进一步指出："故宗气积于胸中，出于喉咙，以贯心脉而行呼吸焉。"所以，所谓宗气，即指胸中之气，也即膻中之气，又名"上气海"，是一身之气运动流行的出发点。它上走呼吸之道以司呼吸，内贯心脉以行血气，还能下注气街，经气街下注于足。故宗气的运行也有内外上下之不同，正如《灵枢·刺节真邪》所说："宗气留于海，其下者，注于气街，其上者，走于息道，故厥在于足，宗气不下，脉中之血，凝而留止。”所以宗气为气之尊祖。

营气来源于水谷，出于中焦脾胃，运行于血脉之中，有化生血液以营养周身的功能，故《灵枢·营气》说：“营气之道，内谷为宝，谷入于胃，乃传之肺，流溢于中，布散于外，精专者，行于经隧，常营无已，终而复始。”本篇也指出：“营气者，泌其津液，注之于脉，化以为血，以荣四末，内注五脏六腑。”说明营气既流溢于中，以营养五脏六腑，又布散于外，而润泽筋骨皮毛。营气的运行循十四经之道，昼夜不息，如环无端，始于手太阴肺，终于足厥阴肝，通过任、督二脉，从肝复注于肺，一昼夜行五十周于身。因为其有营养内外和运行不休的功能，所以叫做营气。

卫气是人体阳气的一部分，卫气本源于先天，是肾中阳气所化生，所以《灵枢·营卫生会》说：“卫气出于下焦。”卫气又是中焦脾胃所化生的水谷精微的一部分，所以《素问·痹论》说：“卫者，水谷之悍气也。”卫气的敷布又要依赖肺气的宣发，所以后世有“卫出于上焦”的说法。可见卫气是根源于下焦，滋养于中焦，开发于上焦。按《灵枢·本脏》所论，卫气的功能主要是“温分肉，充皮肤，肥腠理，司开合”，“卫气和，则分肉解利，皮肤调柔，腠理致密矣。”卫气具有慓疾滑利的特性，运行于脉外，“循皮肤之中，分肉之间，熏于肓膜，散于胸腹。”（《素问·痹论》）卫气的运行还与昼夜变化及寤寐有关：白天人醒的时候，卫气运行于阳，黑夜人睡着的时候，则运行于阴；行于阳是行于体表，行于阴是行于内在的脏腑。卫气行于阴，是从足少阴经注于肾开始，而后至心、肺、肝、脾，复还于肾，故《灵枢·卫气行》说：“阳尽于阴，阴受气矣，其始入于阴，常从足少阴注于肾，肾注于心，心注于肝，肝注于脾，脾复注于肾为周。”说明它与营气的循行完全不同。营气循行五十周后（即一周时后），与卫气相合于手太阴肺。每当人体受到外邪侵袭之际，卫气立即奋起，拒邪于表，担当着保护人体的作用，所以称之为卫气。

宗气、营气、卫气虽然各有不同的生理特点，但它们仍是密切联系的整体。宗气主持周身之气；营气运行不休，营养内外；卫气卫外御邪，调节皮表。我们应该同中求异，异中求同地探讨三者的生理功能。

二、对“人之肢节以应天地”的看法

“愿闻人之肢节以应天地”一节，没有什么实际意义，是形而上学的东西，与汉董仲舒《春秋繁露》一书中天人合一的说法一致，应该批判地对待。

三、关于“少阴无腧”

按照《灵枢·本输》所载，五脏五腧，六府六腧，独手少阴经无腧，所以本篇特提出这一问题，说明为什么少阴无腧。这是因为心为五脏六腑之主，无容邪伤之义，脏无病，所以无腧。但既说无腧，又说“取其经于掌后锐骨之端”（即神门穴），可见心脏无病，少阴无腧，但少阳经有病，治经就有腧。也就是说，腧是治经病时才取的穴位。后来《甲乙经》备载少阴之腧，补少冲为井，少府为荥，神门为俞，灵道为经，少海为合，这样十二经才各有其腧穴。

四、五脏主八虚

五脏主八虚，这是古人在整体观的指导下，从长期的实际观察中得出的五脏与肘、胁、髀、腘等部位的内在关系。这也是藏象说学生理病理的一个内容。

人体的肘、胁、髀、腘是关节复会之处，筋骨之隙，气血流注之所，五脏之经脉各从此而过。正气流注则运用自如；若邪气侵袭，则伤经络关节而屈伸不利。因此治疗八虚之处的拘挛等疾患，应考虑到其与体内相应之脏腑的联系，这样才能探本求源，达到治病求本的目的。所以肘、胁、髀、腘处的拘、挛、痿、痹等病变，都可以与相应之内脏相联系，来进行辨证论治。

（俞景茂）

通天第七十二

本篇的主要内容是把人分为太阴之人、少阴之人、太阳之人、少阳之人、阴阳和平之人五种类型，并分别叙述了每一类型的性情、体质和形态等，同时列举了每一类人的治疗原则。所谓天，是指人身的天然生理功能，也就是先天禀赋。本篇认为，根据人的天然禀赋，辨明其阴阳特点，予以恰当的刺治，是临床治疗的重要问题，故以“通天”名篇。

〔原文〕

黄帝問於少師曰：余嘗聞人有陰陽，何謂陰人？何謂陽人？少師曰：天地之間，六合之内，不離於五(1)，人亦應之，非徒一陰一陽而已也，而略言耳，口弗能遍明也(2)。黄帝曰：願略聞其意，有賢人聖人，心能備而行之乎(3)？少師曰：蓋有太陰之人，少陰之人，太陽之人，少陽之人，陰陽和平之人。凡五人者，其態不同，其筋骨氣血各不等。

黄帝曰：其不等者，可得聞乎？少師曰：太陰之人，貪而不仁，下齊湛湛(4)，好内而惡出(5)，心和而不發，不務於時(6)，動而後之(7)，此太陰之人也。

少陰之人，小貪而賊心，見人有亡(8)，常若有得，好傷好害，見人有榮，乃反愠怒(9)，心疾而無恩(10)，此少陰之人也。

太陽之人，居處於於(11)，好言大事，無能而虚説，志發於四野(12)，舉措不顧是非，爲事如常自用，事雖敗，而無常悔，此太陽之人也。

少陽之人，諟諦(13)好自貴，有小小官，則高自宜，好爲外交，而不内附(14)，此少陽之人也。

陰陽和平之人，居處安静，無爲懼懼(15)，無爲欣欣(16)，婉然從物(17)，或與不争，與時變化(18)，尊則謙謙，譚而不治，是謂至治(19)。

〔注释〕

（1）不离于五：指宇宙间的一切事物都可以用五行归纳。五指五行。

（2）口弗能遍明也：弗即不。禀赋的复杂情况不是简单语言所能说明白的。

（3）心能备而行之乎：他们（指贤人、圣人）的内心是阴阳兼备并能在行为上表现出来吗？

（4）下齐湛湛：下，形容外表谦下。齐，无参差错杂，面面俱到。湛湛是水澄而深的意思，在这里形容内心深沉阴险。马莳：“下齐湛湛，内存阴险，外假谦虚，貌似下抑整齐。”张景岳：“下齐，谦下整齐也。湛湛，水澄貌，亦卑下自明之意。”

（5）好内而恶出：内即纳，出即拿出给予别人。好内恶出是愿意占人家的便宜而不愿给予别人。

（6）心和而不发，不务于时：内心世界深藏，不及时从语言上表露出来。

（7）动而后之：即后而动之。一切行动落于人后，看别人的成败，而决定自己的动向。

（8）亡：损失。

（9）愠怒：心中暗怒，妒忌。

（10）心疾而无恩：心疾，生情暴虐。无恩，毫无同情怜悯之心。

（11）居处于于：于于，无知貌，自足貌。居处于于，即随便什么地方都能安居下来。

（12）志发于四野：志，志愿。发于四野即到处宣扬，恐人不知。

（13）諟谛：諟（shì，音是），审也。谛（dì，音帝），审也。諟谛，审而又审，形容做事精细，再三思考研究方行。

（14）而不内附：而不善于做内部的事物。

（15）无为惧惧：心中坦荡而正居，无私而无畏也。惧惧，纠心重重，患得患失之意。

（16）无为欣欣：没有过分的高兴和欢欣。欣欣，沾沾自喜，忘乎所以之意。

（17）婉然从物：婉然，圆转和顺而不忤逆。婉然从物即顺从事物的发展规律。

（18）或与不争，与时变化：不斤斤计较个人得失，顺应时令气候的变化。

（19）谭而不治，是谓至治：谭同谈。用说服的方法而不是暴力压服，是最好的治理方法。

〔提要〕

本段叙述了人可以分为太阴之人、少阴之人、太阳之人、少阳之人、阴阳和平之人五种，并一一说明了他们的习性和思想品德。

〔原文〕

古之善用針艾者，視人五態乃治之。盛者瀉之，虚者補之。黄帝曰：治人之五態奈何？少師曰：太陰之人多陰而無陽，其陰血濁，其衛氣澀，陰陽不和，緩筋而厚皮，不之疾瀉，不能移之[(1)]。少陰之人，多陰少陽，小胃而大腸[(2)]，六府不調，其陽明脉小，而太陽脉大，必審調之，其血易脱，其氣易敗也[(3)]。太陽之人，多陽而少陰，必謹調之，無脱其陰，而瀉其陽。陽重脱者易狂，陰陽皆脱者，暴死，不知人也。少陽之人，多陽少陰，經小而絡大[(4)]，血在中而氣外，實陰而虚陽[(5)]。獨瀉其絡脉，則强氣脱而疾，中氣不足，病不起也[(6)]。陰陽和平之人，其陰陽之氣和，血脉調，謹診其陰陽，視其邪正，安容儀，審有餘不足，盛則瀉之，虚則補之，不盛不虚，以經取之[(7)]。此所以調陰陽，别五態之人者也。

〔注释〕

（1）不之疾泻，不能移之：即不疾泻之，不能移之。疾泻是较重的泻法。移是使病情变化，此为有所减轻的意思。即不用较重的泻法刺治，就不能使病情减轻。

（2）小胃而大肠：以阴阳的多少分析人的脏腑功能状态。张景岳：“小胃，故足阳明之胃脉亦小。大肠，故手太阳之小肠脉亦大。此其多阴少阳者，以阳明为五脏六腑之海，小肠为传送之腑，胃小则藏贮少而气必微。小肠大则传送速而气不蓄。阳气既少而又不蓄，则多阴少阳矣。”

（3）其血易脱，其气易败也：阳少气虚，则不能摄血，故易脱。阳气本少，若再受损，极易衰败。

（4）经小而络大：经为里，络为表，这是从表里方面说明阴少阳多的生理特点。张景岳：“经脉深而属阴，络脉浅而属阳，故少阳之人多阳而络大，少阴而经小也。”

（5）血在中而气外，实阴而虚阳：血脉在中而气在表浅的络脉，治疗时应该补其在内的阴经之血，泻其在外的阳络之气。

（6）独泻其络脉，则强气脱而疾，中气不足，病不起也：如果单独泻其阳络之气，可能会造成阳气耗散外泄，进而引起中气不足，病也就难愈了。

（7）不盛不虚，以经取之：虚实均不甚明显的，可以治病症所在的本经。

〔提要〕

本段叙述了太阴之人、少阴之人、太阳之人、少阳之人、阴阳和平之人的生理特点和刺治时需注意的问题。

〔原文〕

黄帝曰：夫五態之人者，相與毋故[(1)]，卒然新會[(2)]，未知其行也，何以别之？少師答曰：衆人之屬[(3)]，不知五態之人者，故五五二十五人，而五態之人不與焉[(4)]。五態之人，尤不合於衆者也。黄帝曰：别五態之人奈何？少師曰：太陰之人，其狀黮黮然[(5)]，黑色，念然下意[(6)]，臨臨然長大[(7)]，膕然未僂，此太陰之人也。少陰之人，其狀清然竊然[(8)]，固以陰賊[(9)]，立而躁嶮，行而似伏[(10)]，此少陰之人也。太陽之人，其狀軒軒儲儲[(11)]，反身折膕[(12)]，此太陽之人也。少陽之人，其狀立側好仰，行則好摇，其兩臂兩肘則常出於背[(13)]，此少陽之人也。陰陽和平之人，其狀委委然[(14)]，隨隨然[(15)]，顒顒然[(16)]，愉愉然[(17)]，𥊞𥊞然[(18)]，豆豆然[(19)]，衆人皆曰君子，此陰陽和平之人也。

〔注释〕

（1）相与毋故：相与即相处的意思。毋，不，不要。全句的意思是从来没有在一起相处过。

（2）卒然新会：突然新会面。

（3）众人之属：众人所属的类型。

（4）故五五二十五人，而五态之人不与焉：《内经》根据阴阳五行学说，把禀赋不同的人归纳为木、火、土、金、水五种类型，每一类型又根据五音的大、少、阴、阳属性以及左右上下等进一步分为五类，同中求异，共为五五二十五种类型的人（详见本书《阴阳二十五人第六十四》）。本篇所谈的阴阳五态之人，不在二十五种人的范围之内。

（5）黮黮然：黮，原义是黑色的桑椹。这里形容人的外貌肤色之黑。

（6）念然下意：意念不扬。外表像卑下恭顺，没有什么想法的样子。

（7）临临然长大：临临然在这里形容两眼经常下视的样子。即个子虽很高大，但两眼经常下视。

（8）清然窃然：清然，形容很清高的样子。窃然，形容行动鬼祟的样子。张景岳："清然者，言似清火。窃然者，行如鼠雀也。"

（9）固以阴贼：阴险贼害之心内藏而难改变。

（10）立而躁险，行而似伏：躁，躁动不安。站立时躁动不安，行动时像俯伏不能直立一样。形容此种人经常包藏祸心。

（11）轩轩储储：形容洋洋自得，骄傲自满，大模大样的样子。

（12）反身折腘：形容挺胸凸肚的样子。张景岳："反身折腘，言仰腰挺腹，其腘似折也，是皆妄自尊大之状。"

（13）其两臂两肘则常出于背：两臂两肘经常反挽于背后。

（14）委委然：雍容自得，落落大方的样子。

（15）随随然：顺和而不逆，能够适应环境。

（16）颙颙然：温和谦虚，严正不阿的样子。

（17）愉愉然：和颜悦色可亲之状。

（18）暶暶然：暶，原义为两目长得很美。在这里形容目光和善慈祥之态。

（19）豆豆然：形容动作有条不紊，举止井然有序的样子。

〔提要〕

本段叙述了阴阳五种人的外观形态和表现特征。

〔讨论〕

关于本篇对太阴之人、少阴之人、太阳之人、少阳之人及阴阳和平之人的分型问题，我们应以辩证唯物主义的观点加以分析。

通过本文对于五种人的详尽论述可以看出，古人当时已经深刻地认识到人的体质、禀赋是不同的，并根据体质和天赋的不同明确提出，应该根据具体情况予以恰如其分的治疗。"古之善用针艾者，视人五态，乃治之。盛者泻之，虚者补之。"虽然提的是针灸疗法，但其原则对各科疾病的治疗和用药都有指导意义，并体现了中医辨证论治、因人而异的原则，对后世"体质学说"有很大指导和启发作用。

每个人的体质表现不同，其内在的生理特征也必然是不一样的，阴阳状态、气血的多少及其活动情况等都不尽相同，经脉、筋骨、皮肤腠理、脏腑机能也不一样。文中指出："太阴之人，多阴而无阳，其阴血浊，其卫气涩，阴阳不和，缓筋而厚皮……少阴之人，多阴少阳，小胃而大肠，六腑不调，其阳明脉小，而太阳脉大……太阳之人，多阳而少阴……少阳之人，多阳少阴，经小而络大，血在中而气外……阴阳和平之人，其阴阳之气和，血脉调……"并根据这些体质情况提出了不同的治疗原则。如对阴血浊、卫气涩的人，提出"不之疾泻，不能移之"的治疗原则；对多阴少阳，小胃而大肠，六腑不调，阳明脉小，太阳脉大的人，提出"必审调之，其血易脱，其气易败也"的治疗原则和注意事项；对多阴而少阳的人，提出"必谨调之，无脱其阴，而泻其阳。阳重脱者易狂，阴阳皆脱者，暴死，不知人也”的治疗原则、注意事项及预后；对多阳少阴，经小而络大，血在中而气外的人，提出“实阴而虚阳”的治疗原则，并指出“独泻其络脉，则强气脱而疾，中气不足，病不起也”。这种因人体质而异、具体情况具体分析的辨证思想是极可贵的，在理解本篇内容时必须抓住这一本质问题。另外本文也谈到了五种人的性格特点，如“太阴之人……好内恶出”，“太阳之人……举措不顾是非”，“少阳之人，諟谛好自贵”等。人的性格往往与情志有关，而情志因素是许多疾病发生的主要原因之一，所以了解病人的性格对深入细微地审证求因、辨证论治有一定的帮助。

（沙凤桐）

官能第七十三

官，任也。能，技能。根据人的不同技能和特点，给予不同的工作，称之为官能。篇中有“愿闻官能奈何”句，故以此为名。

〔原文〕

黄帝問於岐伯曰：余聞九針於夫子衆多矣。不可勝數，余推而論之，以爲一紀[1]。余司誦之，子聽其理，非則語余，請正其道，可令久傳，后世無患，得其人乃傳，非其人勿言。岐伯稽首再拜曰：請聽聖王之道。黄帝曰：用針之理，必知形氣之所在，左右上下[2]，陰陽表里，血氣多少[3]，行之逆順[4]，出入之合[5]，謀伐有過[6]。知解結[7]，知補虚泄實，上下氣門[8]，明通於四海，審其所在，寒熱淋露[9]，以輸其處；審於調氣，明於經隧，左右支絡，盡知其會[10]。寒與熱争，能合而調之[11]，虚與實鄰，知决而通之[12]，左右不調，把而行之，明於逆順，乃知可治，陰陽不奇，故知起時[13]，審於本末，察其寒熱，得邪所在，萬刺不殆，知官九針[14]，刺道畢矣。

〔注释〕

(1) 一纪：纪者，纲领之义。即总结以取其要的意思。

(2) 左右上下：指五色见于明堂之位有左右上下。《灵枢·五色》：“腑脏之在中也，各以次舍，左右上下，各如其度也。”

(3) 血气多少：指十二经脉中气血之多少。如少阳经多气少血，太阳经多血少气等。

(4) 行之逆顺：行是指十二经脉之走行。如手三阳经从手走头，足三阳经从头走足等，从之者为顺，反其行为逆。

(5) 出入之合：指经气有出入会合。张景岳：“经气自内而出，自外而入，腧有不同。”

(6) 谋伐有过：过，过失。知道何处有过则伐而使平。

(7) 解结：是一种针刺法，即调其经气，令其通达的意思。《灵枢·刺节真邪》：“一经上实下虚而不通者，此必有横络盛加于大经，令人不通，视而泻之，此所谓解结也。”

(8) 上下气门：指周身经脉之气穴。马莳：“上下气门，即气穴也。”张景岳：“一曰手经为上，足经为下，气脉必由之处是为气门。”

(9) 寒热淋露：张景岳：“故因淋雨，或因露风而为寒热。”丹波元简说：“淋露与淋沥同义，谓病经久不止也。”

(10) 左右支络，尽知其会：左右支络，即散在左右的支别络脉。本句意如张景岳说：“经遂支别及各经脉会之义。”

(11) 寒热相争，能合而调之：张隐庵：“阴阳之气不和也，故当和而调之。”

(12) 虚与实邻，知决而通之：张隐庵：“血与气之不和也，故知决而通之。”邻，近也。

（13）阴阳不奇，故知起时：奇，倚也。起，病愈。阴阳和调则病愈有期。

（14）知官九针：官，任也，职能也。官九针，就是指九针的用途。只有熟知九针之所宜，才能做到随证选用之。

〔提要〕

本段叙述了用针的道理。凡用针者，必须通晓经脉的走行和气血多少，知病之阴阳表里、寒热虚实，还要了解九针的不同性能，分别掌握运用。只有做到据病选针，因证施治，才能令虚实得调，阴阳得平，从而做到万刺不殆。

〔原文〕

明於五輸疾徐[(1)]所在，屈伸出入[(2)]，皆有條理，言陰與陽，合於五行，五藏六府，亦有所藏，四時八風[(3)]，盡有陰陽，各得其位，合於明堂，各處色部[(4)]。五藏六府，察其所痛，左右上下[(5)]，知其寒温，何經所在。審皮膚之寒温滑澀，知其所苦[(6)]，膈有上下，知其氣所在[(7)]。先得其道，稀而疏之[(8)]。稍深以留，故能徐入之；大熱在上，推而下之[(9)]，從下上者，引而去之[(10)]；視前痛者，常先取之；大寒在外，留而補之[(11)]；入於中者，從合瀉之[(12)]；針所不爲，灸之所宜；上氣不足，推而揚之；下氣不足，積而從之；陰陽皆虚，火自當之[(13)]；厥而寒甚，骨廉陷下，寒過於膝，下陵三里。陰絡所過，得之留止。寒入於中，推而行之；經陷下者，火則當之；結絡堅緊[(14)]，火所治之。不知所苦，兩蹻之下，男陰女陽，良工所禁[(15)]。針論畢矣。

〔注释〕

（1）五输疾徐：五输指井荥俞经合五种腧穴。疾徐，指补泻手法。《灵枢·小针解》：“徐而疾则实，疾而徐则虚。”

（2）屈伸出入：马莳：“经脉经来也。”

（3）四时八风：四时指春夏秋冬。八风，指四正（东、西、南、北）四隅（东北、西北、东南、西南）之风。

（4）合于明堂，各处色部：指脏腑病于中，其色必反应在面部相应的部位。《灵枢·五色》“明堂者，鼻也……明堂骨高以起，平以直，五脏次于中央，六腑夹其两侧，首面上于阙庭，五官在于下极……五色之见也，各出其部。”

（5）左右上下：指面部左右上下所显现的颜色。《灵枢·五色》：“黄赤为风，青黑为痛，白为寒，五色各见其部，察其浮沉以知浅深，视色上下以知病处也。”

（6）审皮肤之寒温滑涩，知其所苦：外察皮肤之寒温滑涩，可知病之阴阳虚实。张景岳：“寒者多阴，温者多阳，滑者多实，涩者多虚。”

（7）膈有上下，知其气所在：张景岳：“膈之上，膻中也，为上气海，心肺所居；膈之下，脾肝肾所居，丹田为下气海。”

（8）稀而疏之：即取穴要少而精。张景岳：“稀而疏之，贵精少也。”

（9）大热在上，推而下之：热盛于上，泻之于下。马莳：“大热在上则当推针而使之下，所谓高者抑之也。”

（10）从下上者，引而去之：其病邪从下而上的，要引而越之。

（11）大寒在外，留而补之：张景岳："补中气可以拒之。"益气可以驱寒。

（12）入于中者，从合泻之：张景岳："寒入于中，泻合穴可以除之。"

（13）火自当之：当用灸法。

（14）结络坚紧：寒凝络结之义。

（15）男阴女阳，良工所禁：马莳："男子以阳为经……故男子忌取阴跻，女子以阴跻为经……故女子忌取阳跻。"

〔提要〕

本段论述了察明堂五色，可知脏腑虚实；"审皮肤寒温滑涩"，可以"知所苦"；察其所痛，可知病在何经。并在此基础上，提出了"大热在上，推而下之"，"大寒在外，留而补之"，气不足者，推而扬之"等寒热虚实、气病血病的具体治法。

〔原文〕

用針之服[(1)]，必有法則，上視天光[(2)]，下司八正[(3)]，以辟奇邪而觀百姓[(4)]。審於虛實[(5)]，無犯其邪，是得天之露，遇歲之虛[(6)]，救而不勝，反受其殃，故曰必知天忌，乃言針意。法於往古，驗於來今，觀於窈冥[(7)]，通於無窮[(8)]。粗之所不見，良工之所貴，其知莫形，若神髣髴[(9)]。

〔注释〕

（1）服：杨上善说："服，学习也。"

（2）上视天光：天光，日月星辰之光。视天光而定岁时也。

（3）下司八正：张景岳："八正者，八方之正位也……察八正之位，则邪之伤人，虚实可知。"

（4）以辟奇邪而观百姓：辟同避。奇邪，不正之气。观，示也。即告诉百姓要避虚邪贼风。

（5）虚实：指虚邪实邪。《灵枢·九宫八风》："风从其所居之乡来，为实风，主生长养万物；从其冲后来为虚风，伤人者也，主杀主害者。"

（6）得天之露，遇岁之虚：张景岳："天之风雨不时者，皆谓之露。《岁露论》曰：故诸逢其风而迂其两者，命曰遇岁露焉。岁之虚者，乘年之衰，逢月之空，失时之和，因为贼风所伤，是谓三虚。"

（7）观与窈冥：窈冥，幽深的意思。《素问·八正神明论》曰："观其冥冥者，言形气荣卫不形于外，而工独知之，以日之寒温，月之虚盛，四时气之浮沉，参伍相合而调之，工常先见之，热而不形于外，故曰观于冥冥。"

（8）通于无穷：《素问·八正神明论》："通于无穷者，可以传于后世也。"

（9）若神髣髴：髣髴（fǎngfú，音仿佛），即察无形以知有形的意思。张景岳："明察秋毫，在于若有若无之际，故谓冥冥，若神髣髴。"

〔提要〕

本段讲学习针灸，必须通天时、地理，知邪之虚实、天之淋露，同时还必须通古博今，精于脏腑营卫之道，尽天地阴阳之理，“必知天忌，乃言针意”。

〔原文〕

邪氣之中人也，灑淅動形(1)；正邪(2)之中人也微，先見於色，不知於其身。若有若無，若亡若存，有形無形，莫知其情。是故上工之取氣(3)，乃救其萌芽，下工守其已成(4)，因敗其形。

〔注释〕

（1）洒淅动形：恶寒战慄的状态。

（2）正邪：体虚后当令之邪伤人为正邪。《素问·八正神明论》：“正邪者，身形若用力，汗出腠理开，逢虚风，其中人也微，故莫知其情，莫见于形。”

（3）上工之取气：即好的医生，在病邪引起体内气血失调而未见诸于形时即治之。

（4）下工守其已成：下工治病于已成之时，故多使病人身体败坏而后治之。

〔提要〕

本段叙述正邪虚邪的区别在于，正邪伤人微，虚邪伤人重。并指出上工见微知著，治病于始，调气可已；下工治病，守其已成，故多令形身败坏。

〔原文〕

是故工之用針也，知氣之所在而守其門户(1)。明於調氣，補瀉所在，疾徐之意，所取之處，瀉必用圓(2)，切而轉之，其氣乃行，疾而徐出，邪氣乃出，伸而迎之，摇大其穴(3)，氣出乃疾。補必用方(4)，外引其皮，令當其門。左引其樞，右推其膚，微旋而徐推之，必端以正，安以静，堅心無懈(5)，欲微以留，氣下而疾出之，推其皮，蓋其外門，真氣乃存。用針之要，無忘其神。

〔注释〕

（1）知气之所在而守其门户：《素问·八正神明论》：“自其所在者，知诊三部九候之病脉处而治之，故曰守其门户焉。”即查三部九候的变化，而知病气之所在的意思。

（2）泻必用圆：张景岳：“圆，流利也……圆活而迎夺之，则气出乃疾，故可以泻。”

（3）摇大其穴：摇大其穴孔，欲使邪出也。

（4）补必用方：张景岳：“方，即端正安静之谓。”

（5）坚心无懈：即静心坚持，以候气至。张景岳：“候气之诚确也。”

〔提要〕

本段讲述针刺的具体补泻方法。

〔原文〕

雷公問於黄帝曰：《針論》曰：得其人乃傳，非其人勿言，何以知其可傳？黄帝曰：各得其人，任之其能，故能明其事。雷公曰：願聞官能(1)奈何？黄帝曰：明目者，可以視色；聰耳者，可以聽音；捷疾辭語者，可以使傳論(2)；語徐而安静，手巧而心審諦(3)者，可使行針艾，理血氣而調諸逆順，察陰陽而兼諸方；緩節柔筋而心和調者，可使導引行

氣；疾毒言語[4]輕人者，可使唾癰咒病[5]；爪苦手毒，爲事善傷者，可使按積抑痹[6]。各得其能，方乃可行，其名乃彰。不得其人，其功不成，其師無名。故曰得其人乃言，非其人勿傳，此之謂也。手毒者，可使按龜，置龜於器下，而按其上，五十日而死矣。手甘[7]者，復生如故也。

〔注释〕

（1）官能：闵士先曰："官之为言司也，言各因其所能而分任之，以司其事，故曰官能。"

（2）传论：传达言论之义。张景岳："如开导劝诫，解疑辨证之属，皆所谓传论也。"

（3）审谛：谛，仔细。审谛即周到仔细之义。

（4）疾毒言语：言语刻薄。

（5）唾痈咒病：是古代所用的精神疗法。

（6）按积抑痹：张景岳："按积抑痹，亦上文导引行气之属，然积坚痹固，非爪苦手毒者不能破，术若相类而用有轻重也。"

（7）手甘：甘，缓也。即手势和缓之义。

〔提要〕

本段叙述官能的意思，就是根据人的不同能力和特点，来分配其可以胜任的工作，这样就可以达到事半功倍，人尽其用的效果。

〔讨论〕

关于针法问题

本篇"用针之服……无忘其神"一段中，大体说明了针刺的三个法则：

一是凡用针者，"必知天忌"。这是因为针刺治病之理，在于"欲以微针，通其经脉，调其血气"（《灵枢·九针十二原》）。从而达到"调阴与阳，精气乃光"的目的。而人体营卫气血的运行，无时不受四时寒暑的影响。如"天温日明，则人血淖液而卫气浮，故血易泄，气易行；天寒日阴，则人血凝泣而卫气沉"。所以，要"天寒勿刺"，"天温勿疑"（《素问·八正神明论》）。同时，《内经》中还根据春、夏、秋、冬四季人体气血运行情况不同，提出"春取络脉诸荥……夏取诸俞孙络……秋取诸合"等，"各以其时为齐"的针刺方法。更有专以时辰行针者，则更非知天时宜忌不可。故《素问·六节藏象论》中说："不知年之所加，气之盛衰……不可以为工矣。"如果"治不法天之配，不用地之理"，就会"救而不胜，反受其殃"。这就是针刺"必知天忌"的道理。

二是凡用针者，必须见微知著，"救其萌芽"。疾病是有一定发展规律的，外邪侵入人体后，如果不能及时治疗，病邪就可能由表传里，由浅入深，以致达到病成形败的地步。所以用针法，还要善于在发病之初，于病之"有形无形"之中，通过细致的观察，"以我知彼，以表知里，以观过与不及，见微得过"（《素问·阴阳应象大论》），从而达到"上工取气，救其萌芽"的早期治疗目的。这种既病防变，早期治疗的思想是非常可取。《内经》的这种思想，在《素问·阴阳应象大论》中做了很好地概括："邪风之至，疾如风雨，故善治者治皮毛，其次治肌肤，其次治筋脉，其次治六腑，其次治五脏，治五脏者半死半生也。”

三是谈到了针刺补泄问题。针刺补泻，是刺法的一个重要部分。具体刺法大致如下：

1. 疾徐补泻

进针慢而出针快为补，《灵枢·九针十二原》所谓“徐而疾则实”是也。反之，进针快而出针慢为泻，所谓“疾而徐则虚”，“疾而徐出，邪气乃出”，即是此法。

2. 开阖补泻

出针后，摇大针孔，令邪得出，是为泻。《灵枢·九针十二原》“必持内之，放而出之……邪气得泄”及本篇“摇大其穴，气出乃疾”即指此法。反之，出针之后，如本篇所说，“推其皮，盖其外门”，闭其针孔，令“真气乃存”者，谓之补法。

3. 迎随补泻

《灵枢·九针十二原》“迎而夺之，恶得无虚”，即进针时，针尖迎着经气来的方向为泻法。反之，“追而济之”为补法。

4. 呼吸补泄

《素问·八正神明论》“方吸而内针……方呼而徐引针”为泻法。反之，“吸排针也”为补法。

以上是《内经》中论述补泻的一些方法，后世许多针刺手法，基本由此发展而来。

（花金方）

论疾诊尺第七十四

本篇介绍了诊尺肤的方法及其在诊断上的重要意义，论述了各种疾病的成因、症状，故篇名曰“论疾诊尺”。

〔原文〕

黄帝問於岐伯曰：余欲無視色持脉，獨調其尺[1]，以言其病，從外知内，爲之奈何？岐伯曰：審其尺之緩急大小滑澀，肉之堅脆[2]，而病形定矣。

〔注释〕

(1) 独调其尺：调，这里是诊察的意思。尺，就是尺肤。独调其尺，就是单独诊查尺肤的部位。

(2) 肉之坚脆：指肌肉的坚实与脆弱。

〔提要〕

本段指出了诊察尺肤的重要性。

〔原文〕

視人之目窠上微癰[1]，如新卧起狀，其頸脉動，時咳，按其手足上，窅[2]而不起者，風水膚脹也。尺膚滑，其淖澤[3]者，風也。尺肉弱者，解㑊[4]，安卧脱肉者，寒熱不治[5]。尺膚滑而澤脂者，風也。尺膚澀[6]者，風痹也。尺膚粗如枯魚之鱗者，水泆飲[7]也。尺膚熱甚，脉盛躁者，病温也，其脉盛而滑者，病且出也。尺膚寒，其脉小者，泄，少氣。尺膚炬然[8]，先熱后寒者，寒熱也。尺膚先寒，久大之而熱者[9]，亦寒熱也。肘所[10]獨熱者，腰以上熱；手所[10]獨熱者，腰以下熱。肘前[10]獨熱者，膺前熱；肘后[10]獨熱者，肩背熱。臂中[10]獨熱者，腰腹熱；肘后粗以下三四寸熱者[11]，腸中有蟲。掌中熱者，腹中熱；掌中寒者，腹中寒。魚上白肉有青血脉者，胃中有寒。尺炬然熱，人迎大者，當奪血。尺堅大，脉小甚，少氣，悗有加[12]，立死。

〔注释〕

(1) 目窠上微痈：目窠，就是目眶下的凹陷处。上，并非上下之上，是指在目窠的部位上。马莳云：“目之下为窠，俗名卧蚕。”痈与壅同，肿的意思。张景岳云：“痈，壅也，即新起微肿状。”

(2) 窅：形容深远的意思。窅而不起，是说按下的凹陷不能随手而起。

(3) 淖泽：润滑的意思。

(4) 解㑊：张景岳说：“尺肉弱者，肌必消瘦，肉瘦阴虚，当为解㑊。解㑊者，身体困倦。”解㑊，就是身体困倦，四肢无力，肌肉消瘦的样子。

(5) 安卧脱肉者，寒热不治：安卧，即昏昏沉沉的，爱睡眠，不想起来的样子。脱肉，形容肌肉异常消瘦。丹波元简说："安卧脱肉为阴阳亏败，乃寒热虚劳之候也，故不治。"

(6) 尺肤涩：涩，是涩滞不滑的意思。张景岳说："尺肤涩者血少，血不能营，故为风痹。"

(7) 水泆饮：泆饮与溢饮同。

(8) 炬然：《集韵》："炬，束苇烧也。"炬然，形容高热灼手。

(9) 久大之而热者：久大，《甲乙经》、《太素》均作"久持"。

(10) 肘所，手所，肘前，肘后，臂中：肘就是膊臑和臂相连的关节部，肘以下腕以上为臂。手与臂的名称，通常可以互用。肘所、手所、肘前、肘后、臂中等各部，就是把肘臂的上下前后，分别相应人体的上下内外，以作为测候人体发病部位的依据。张景岳说："肘前，内廉也，手三阴之所行，故应于臂前；肘后，外廉也，手太阳之所行，故应于肩背。肘下为臂，臂在下，故应腰腹。"

(11) 肘后粗以下三四寸热者：张景岳说："肘后粗以下三四寸，谓三里以下，内关以上之所，此阴分也。阴分有热，故应肠中有虫。"

(12) 少气，悗有加：少气，就是气虚。悗有加，形容阴虚既极，再加烦闷的现象。

〔提要〕

本段论述了诊尺肤的润泽、粗糙、肉脱、肉弱、寒热等各种现象，可以测候内脏的盛衰和病变情况。例如尺肤滑而淖泽的是风病；尺肤涩的是风痹；尺肤粗，若枯鱼之鳞的是溢饮病；尺肤热，脉盛燥的是温病；尺肤高热灼手，先热后寒的是寒热病等。并且指出，诊尺肤的方法还必须结合望诊与脉诊，以及肘臂手掌的寒热情况，才能切中病情。

〔原文〕

目赤色者病在心，白在肺，青在肝，黄在脾，黑在腎。黄色不可名者，病在胸中[1]。診目痛，赤脉從上下者[2]，太陽病；從下上者[2]，陽明病，從外走內者[2]，少陽病。診寒熱，赤脉上下至瞳子，見一脉一歲死，見一脉半一歲半死，見二脉二歲死，見二脉半二歲半死，見三脉三歲死。診齲齒痛，按其陽之來[3]，有過者獨熱[4]，在左左熱，在右右熱，在上上熱，在下下熱。診血脉者[5]，多赤多熱，多青多痛，多黑爲久痹，多赤、多黑、多青皆見者，寒熱。身痛而色微黄，齒垢黄，爪甲上黄，黄疸[6]也，安卧，小便黄赤，脉小而濇者，不嗜食。人病，其寸口之脉與人迎之脉小大等，及其浮沉等者[7]，病難已也。女子手少陰脉動甚者，妊子[8]。嬰兒病，其頭毛皆逆上[9]者，必死。耳間青脉起者，掣痛[10]。大便赤瓣飧泄[11]，脉小者，手足寒，難已；飧泄，脉小，手足温，泄易已。

〔注释〕

(1) 黄色不可名者，病在胸中：张景岳说："五脏五腑，目为之候，故目之五色，以其气而见本脏之病。脾应中州，胸中者，脾肺之部也。"黄色不可名，是形容目现黄色，但兼有青赤黑白等其他颜色，不易明确辨认。因之脏气都自胸中而来，所以主病在胸中。

(2) 从上下者，从下上者，从外走内者：这是以眼中所出现的形如红线的赤脉行走方向，作为测候哪一经有病的诊断方法。《灵枢·经筋》："太阳为目上网，阳明为目下网。"

因此，从上向下的，病在足太阳膀胱经；从下向上的，病在足阳明胃经；足少阳经外行于锐眦之后，所以从眼外角走向内的，则属足少阳胆经的病。

（3）按其阳之来：阳，指手足阳明经。就是按其手足阳明经的来路。

（4）有过者独热：过，是指手足阳明经的脉气有太过的现象。张景岳说："足阳明入上齿中，手阳明入下齿中，故按其阳脉之来，其脉太过者，其经必独热，而其左右上下，亦因其部而可察也。"

（5）诊血脉者：是指诊各部的络脉而言。《素问·皮部论》有与本节内容相似之句，并有详细阐述，可参阅。

（6）黄疸：病名，根据证候表现不同有阳黄、阴黄之分。本节所谓安卧、神疲、嗜睡的现象，属于阴黄；小便的颜色黄赤，属于阳黄。

（7）与人迎之脉小大等，及其浮沉等者：等，在这里指寸口和人迎脉，不论在任何季节里，其表现的小大和浮沉的现象都相同，而没有阴阳表里的区别。

（8）女子手少阴脉动甚者，妊子：此句可与《素问·平人气象论》"妇人手少阴脉动甚者，妊子也"，《素问·阴阳别论》"阴搏阳别谓之有子"等互参。

（9）头毛皆逆上：是指头发向上逆的现象。

（10）耳间青脉起者，掣痛：张景岳说："耳者少阳胆之经，青者厥阴肝之色，肝胆本为表里，青主痛，肝主筋，故为掣痛。"

（11）大便赤瓣飧泄：《说文》："瓣，瓜中实也，谓瓜子密排之处也。"赤瓣飧泄，形容排出物形如瓣状，属于消化不良的泄泻。

〔提要〕

本段说明观察眼的颜色，可判断病位，观察眼目中赤脉的行走方向和出现在瞳子上的数量，可测候病在何经或预测死期远近，并论及诊龋齿痛、络脉颜色及黄疸的方法。另外，对于孕妇的脉象、婴儿病易愈、难愈或必死的特征，都作了详细的阐述。

〔原文〕

四時之變，寒暑之勝[1]，重陰必陽，重陽必陰。故陰主寒，陽主熱，故寒甚則熱，熱甚則寒。故曰：寒生熱，熱生寒，此陰陽之變也。故曰：冬傷於寒，春生癉熱[2]；春傷於風，夏生后泄腸澼[3]；夏傷於暑，秋生痎瘧[4]；秋傷於濕，冬生咳嗽。是謂四時之序也。

〔注释〕

（1）寒暑之胜：胜，是胜复或更胜的意思。主要是说明四季的气候寒来暑往，暑来寒往的相对变化，都是由于阴阳之气的消长更胜。

（2）春生瘅热：瘅（dān，音丹），即温热之病。《素问·阴阳应象大论》"冬伤于寒，春必温病"，就是指冬季为寒气所伤，寒邪潜藏于内，虽不即刻发病，但到了春季阳气生发的时候，就化热而成为温病。

（3）夏生后泄肠澼：是说到了夏天容易发生消化不良的泄泻和痢疾。

（4）痎疟：疟疾的总称。

〔提要〕

本段论述了四季气候的变化，寒暑的更胜往来，其规律是“重阴必阳，重阳必阴”，并指出四季伏邪最容易发生病变。

〔讨论〕

关于诊尺肤的问题

“尺肤”即皮肤。诊察尺肤，为古代切诊的内容之一，包括诊察肌肤的润泽、粗糙、冷热等情况，结合全身症状、脉象等以测知病情。

关于尺肤，有人认为是指两手肘关节（尺泽穴）下至寸口处的皮肤。在《内经》中没有“关脉”之名，据此推理，寸口候脉，在《素问》、《灵枢》中没有明确的寸、关、尺三部之说，显然有其原因。因此，在《内经》中所说的“尺”，多是指此而言。如《素问·平人气象论》中说：“尺涩脉滑，尺寒脉细。”《灵枢·邪气脏腑病形》篇中说：“善调尺者，不待于寸。”又说：“夫色脉与尺之相应，如桴鼓影响之相应也。”这里所说的“尺”，确指“尺肤”无疑。关于诊尺肤的部位问题，有人推崇《素问·脉要精微论》中的阐述：“尺内两傍则季胁也，尺外以候肾，尺里以候腹；中附上，左外以候肝，内以候膈，右外以候胃，内以候脾；上附上，右外以候肺，内以候胸中，左外以候心，内以候膻中。前以候前，后以候后。上竟上者，胸喉中事也；下竟下者，少腹腰股胫足中事也。”但证之临床，实用价值很小，抄录此以备参考。

（胡荫奇）

刺节真邪第七十五

本篇讨论了刺节、五邪、解结推引和真邪四个问题。作者只取前后两个内容作为篇名，所以叫“刺节真邪”。

〔原文〕

黄帝問於岐伯曰：余聞刺有五節，奈何？岐伯曰：固有五節，一曰振埃[1]，二曰發蒙[2]，三曰去爪[3]，四曰徹衣[4]，五曰解惑[5]。黄帝曰：夫子言五節，余未知其意。岐伯曰：振埃者，刺外經[6]去陽病[7]也；發蒙者，刺腑俞[8]，去腑病也；去爪者，刺關節肢絡也；徹衣者，盡刺諸陽之奇俞[9]也；解惑者，盡知調陰陽，補瀉有餘不足，相傾移[10]也。

黄帝曰：刺節言振埃，夫子乃言刺外經，去陽病，余不知其所謂也。願卒聞之。岐伯曰：振埃者，陽氣大逆，上滿於胸中，憤瞋肩息[11]，大氣逆上[12]，喘喝坐伏[13]，病惡埃烟[14]，䭇不得息[15]，請言振埃，尚疾於振埃。黄帝曰：善。取之何如？岐伯曰：取之天容[16]。黄帝曰：其咳上氣窮詘[17]胸痛者，取之奈何？岐伯曰：取之廉泉[18]。黄帝曰：取之有數乎？岐伯曰：取天容者，無過一里[19]，取廉泉者，血變而止。帝曰：善哉。

黄帝曰：刺節言發蒙，余不得其意。夫發蒙者，耳無所聞，目無所見，夫子乃言刺府俞，去府病，何輸使然，願聞其故。岐伯曰：妙乎哉問也。此刺之大約，針之極也，神明之類也，口説書卷，猶不能及也，請言發蒙耳，尚疾於發蒙也。黄帝曰：善。願卒聞之。岐伯曰：刺此者，必於日中，刺其聽宫，中其眸子[20]，聲聞於耳，此其輸也。黄帝曰：善。何謂聲聞於耳？岐伯曰：刺邪以手堅按其兩鼻竅，而疾偃其聲[21]，必應於針也。黄帝曰：善。此所謂弗見爲之，而無目視，見而取之，神明相得者也。

黄帝曰：刺節言去爪，夫子乃言刺關節肢絡，願卒聞之。岐伯曰：腰脊者，身之大關節也；肢脛者，人之管以趨翔[22]也；莖垂者，身中之機[23]，陰精之候，津液之道也。故飲食不節，喜怒不時，津液内溢，乃下留於睾[24]，血道不通[25]，日大不休，俯仰不便，趨翔不能。此病滎然有水，不上不下[26]，鈹石[27]所取，形不可匿，常不得蔽，故命曰去爪。帝曰：善。

黄帝曰：刺節言徹衣，夫子乃言盡刺諸陽之奇俞，未有常處也。願卒聞之。岐伯曰：是陽氣有餘而陰氣不足[28]，陰氣不足則内熱，陽氣有餘則外熱，内熱相搏，熱於懷炭，外畏綿帛近，不可近身，又不可近席。腠理閉塞，則汗不出，舌焦唇槁，臘乾[29]嗌燥，飲食不讓美惡[30]。黄帝曰：善。取之奈何？岐伯曰：取之於其天府[31]大杼[32]三痏[33]，又刺中膂[34]，以去其熱，補足手太陰[35]，以去其汗，熱去汗稀，疾於徹衣。黄帝曰：善。

黄帝曰：刺節言解惑，夫子乃言盡知調陰陽，補瀉有餘不足，相傾移也，惑何以解

之？岐伯曰：大風在身[36]，血脉偏虚，虚者不足，實者有餘，輕重不得，傾側宛伏[37]，不知東西，不知南北，乍上乍下，乍反乍復，顛倒無常，甚於迷惑。黄帝曰：善。取之奈何？岐伯曰：瀉其有餘，補其不足，陰陽平復，用針若此，疾於解惑。黄帝曰：善。請藏之靈蘭之室[38]，不敢妄出也。

〔注释〕

（1）振埃：刺五节的针法之一。张景岳："振埃者，犹振落尘埃。"形容这种针法的疗效就像振落尘埃那样，所以叫振埃法。

（2）发蒙：刺五节的针法之一。张景岳："发蒙者，犹开发蒙瞆。"形容这种针法的疗效就像开发蒙瞆那样，所以叫发蒙法。

（3）去爪：刺五节的针法之一。张景岳："去爪者，犹脱去余爪。"形容这种针法的疗效就像去掉多余的爪甲一样，所以叫去爪法。

（4）彻衣：刺五节的针法之一。张景岳："彻衣者，犹彻去衣服。"形容这种针法的疗效就像脱掉衣服那样显著迅速，所以叫彻衣法。

（5）解惑：刺五节的针法之一。张景岳："解惑者，犹解其迷惑。"形容这种针法的疗效就像是很快的将迷惑解除了那样，所以叫解惑法。

（6）外经：指浅表的经脉。杨上善："外经者，十二经脉，入腑脏者，以为内经，行于四肢及皮肤者，以为外经也。"任应秋教授认为，外经即阳经。

（7）去阳病：治疗阳病。

（8）刺腑俞：针刺六腑所属诸阳经的腧穴。

（9）奇俞：奇穴。

（10）相倾移：就是相互移易，在这里指泻其邪实有余，补其正虚不足，使虚实相互移易，改变其不正常的病理现象。张景岳："解惑者，犹解其迷惑，故在尽知阴阳，调其虚实，可以移易其病也。"

（11）愤瞋肩息：瞋，指胸膈胀满。愤瞋肩息，这里是指由"阳气大逆，上满于胸中"所引起的胸膈愤满闷胀、耸肩呼息等症状。

（12）大气逆上：大气指宗气。《灵枢·邪客》："宗气积于胸中，出于喉咙，以贯心脉，而行呼吸焉。"

（13）喘喝坐伏：指气喘发作时喝喝有声，只能坐而不能平卧。

（14）病恶埃烟：恶（wù，音务），这里作厌恶讲。

（15）饲不得息：饲（yē，音噎），古噎字。《玉篇》："食不下也。"《说文》："饭窒也。"饲不得息，是形容咽喉像被噎塞着一样，感到呼吸困难。《甲乙经》无"恶埃烟饲"四字。

（16）天容：穴名，属手太阳小肠经，位于耳下曲颊后，是主治喉痹、咽梗、咳逆等的常用穴。

（17）穷诎：诎（qū，音屈），这里作弯曲讲。穷诎，形容身体弯屈蜷缩的样子。

（18）廉泉：穴名，属任脉，位于颔下结喉上舌本下陷中，是主治舌根结缩、舌纵、涎出、咽食困难、上气咳逆等的有效穴。

(19) 无过一里：张景岳："无过一里，如人行一里许也。"

(20) 刺其听宫，中其眸子：听宫，穴名，属手太阳小肠经，位于耳中珠子旁，是主治耳鸣耳聋等耳病的要穴。眸子，就是瞳子。听宫是手太阳小肠经、手少阳三焦经、足少阳胆经三经的交会穴。手太阳小肠经的支脉上至目锐眦，却入耳中。手足少阳经的支脉从耳后入耳中，出走耳前，至目锐眦。所以针刺听宫穴，其针感能够贯通耳目，直达眼区，而中其眸子。

(21) 疾偃其声：偃（yǎn，音演），这里作停止讲。疾偃其声，就是很快地将口闭住，不让它出声音。张隐庵："疾偃其声，闭其口窍也。"

(22) 人之管以趋翔：指人体的下肢为主持行走的器官，也是站立的支柱。

(23) 茎垂者，身中之机：茎垂，指阴茎。身中之机，是说明阴茎是人体有生育繁殖功能的器官。

(24) 下留于睾：睾，就是睾丸，这里实际指的是阴囊。下留于睾，就是津液内溢，留积于阴囊中。

(25) 血道不通：杨上善谓："水道不通。"

(26) 荥然有水，不上不下：荥，小水貌。荥然有水，形容有水聚蓄，像微浅的不能流行的小水一样。杨上善："荥然，水聚也；不上者，上气不通；不下者，小便及气不下泄也。"

(27) 铍石：铍，指铍针，《灵枢·九针十二原》曰："铍针，长四寸，广二分半。"石，即砭石。

(28) 阳气有余而阴气不足：是指腑实脏虚，邪盛正衰的现象。杨上善："脏之阴气在内，腑之阳气在外，阳气在外，阴气不足，阳乘之，故内热。"张景岳："阳气有余，阴气不足，阳邪盛而真气衰也。"

(29) 腊干：形容肌肉皮肤干燥的样子。

(30) 饮食不让美恶：形容饮食不辨滋味，不分好坏。

(31) 天府：穴名，属手太阴肺经，在上臂部腋下三寸。《灵枢·寒热病》篇曰："暴瘅（热）内逆，肝肺相搏，血溢鼻口，取天府。"

(32) 大杼：穴名，在项后第一椎两旁，去脊各一寸五分，属足太阳膀胱经，是手足太阳少阳经的交会穴，督脉的别络，也是八会穴之一的骨会。《甲乙经》："气热汗不出，腰背痛，大杼主之。"《外台秘要》："大杼主痻疟，伤寒汗不出，胸中郁郁，身热。"

(33) 三痏：痏，次也。三痏，即三次。

(34) 中膂：穴名，属足太阳膀胱经，在第二十椎下两旁去脊各一寸五分。《外台秘要》："中膂内俞主寒热痉，反折互引。"《铜人腧穴针灸图经》："中膂俞，治肾虚消渴，汗不出。"

(35) 补足手太阴：指在足太阴脾经、手太阴肺经施补法。杨上善："手太阴主气，足太阴主谷气，此二阴气不足，为阳所乘，阴气不泄，以为热病，故泻盛阳，补此二阴，阳去，二阴得实，阴气得通流液，故汗出热去，得愈。”

(36) 大风在身：张景岳：“风邪在身，血脉必虚，正不胜邪，故为轻重倾侧等病，以其颠倒无常，故曰甚于迷惑，此即中风之类也。”

(37) 倾侧宛伏：形容患半身不遂后，身体既不能倾斜反侧，也不能宛转俯伏。

(38) 灵兰之室：即灵台兰室，是古代贮藏书籍的地方。

〔提要〕

本节叙述了振埃、发蒙、去爪、彻衣、解惑五节的病症，介绍了刺五节针法（振埃法、发蒙法、去爪法、彻衣法、解惑法）的针刺部位、选用腧穴及实施方法。

表 18　五节刺法表

五节	主要病症	刺法	针刺部位	选穴及实施方法
振埃节	阳气大逆，上满于胸，愤瞋肩息，大气逆上，喘喝坐伏，病恶埃烟，饲不得息，其咳上气穷诎胸痛	振埃法	刺外经	取天容，无过一里，取廉泉，血变而止
发蒙节	耳无所闻，目无所见	发蒙法	刺腑俞	必于日中刺其听宫，中其眸子。刺邪以手竖按其两鼻窍，而疾偃其声
去瓜节	饮食不节，喜怒不时，津液内溢，乃下留于睾，血道不通，曰大不休，俯仰不便，趋翔不能，此病荣然有水，不上不下	去瓜法	刺关节肢络	用铍针、砭石刺之
彻衣节	阳气有余而阴气不足，阴气不足则内热，阳气有余则外热，内热相搏，热于怀炭，外畏绵帛近，不可近身，又不可近席，腠理闭塞，则汗不出，舌焦唇槁，腊干嗌燥，饮食不让美恶	彻衣法	尽刺诸阳之奇俞	取之天府、大杼之痏，又刺中膂，以去其热，补足手太阴，以去其汗
解惑节	大风在身，血脉偏虚，虚者不足，实者有余，轻重不得，倾侧宛伏，不知东西，不知南北，乍上乍下，乍反乍复，颠倒无常	解惑法	泻其有余 补其不足	

〔原文〕

黄帝曰：余聞刺有五邪，何謂五邪？岐伯曰：病有持癰[(1)]者，有容大者，有狹小者[(2)]，有熱者，有寒者，是謂五邪。黄帝曰：刺五邪奈何？岐伯曰：凡刺有五邪之方，不過五章[(3)]，癉熱消滅，腫聚散之，寒痹益温，小者益陽，大者必去，請道其方。

凡刺癰邪，無迎隴[(4)]，易俗移性[(5)]。不得膿，脆道更行[(6)]，去其鄉，不安處所乃散之[(7)]，諸陰陽過癰者，取之其輸瀉之[(8)]。

凡刺大邪，曰以小，泄奪其有餘，乃益虚。剽其通，針其邪[(9)]，肌肉親視之，毋有反

其真[10]，刺諸陽分肉間。

凡刺小邪，曰以大，補其不足，乃無害。視其所在，迎之界[11]，遠近盡至，其不得外侵而行之，乃自弗[12]，刺分肉間。

凡刺熱邪，越而蒼[13]，出游不歸[14]，乃無病。爲開通，辟門户，使邪得出，病乃已。

凡刺寒邪，曰以温，徐往徐來，致其神[15]。門户已閉，氣不分，虛實得調，其氣存也。

黄帝曰：官針奈何？岐伯曰：刺癰者，用鈹針；刺大者，用鋒針；刺小者，用員利針，刺熱者，用鑱針；刺寒者，用毫針也。

〔注释〕

（1）持痈：即痈邪。

（2）有容大者，有狭小者：《黄帝内经太素》平按：“有容大者，有狭小者，《甲乙》无容狭二字。”容大即大邪。张景岳：“大邪，实邪也。”狭小即小邪。张景岳：“小邪，虚邪也。”

（3）五章：张景岳：“五章，五条也。”

（4）无迎陇：陇（lǒng，音垄），旺盛的意思。无迎陇，就是不要迎着痈邪的旺盛之时泻其锐势。

（5）易俗移性：张景岳：“易俗移性，谓宜从缓调和，如移易俗性，不宜欲速。”

（6）脆道更行：脆，形容揉按坚实处，使它转为脆弱。道，去声，作导引解。张景岳：“脆，柔脆溃坚之谓，凡痈毒不化则不得脓，故或托其内，或温其外，或刺以针，或灸以艾，务化其毒皆脆，道更行也。”

（7）去其乡，不安处所乃散之：张景岳：“乡，向也。安，留聚也。去其毒气所向，不使安留处所，乃自消散矣。”

（8）诸阴阳过痈者，取之其输泻之：诸阴阳，指各条阴经或阳经。全句意为：在各条阴经或阳经上，如出现壅滞而与痈毒有关的现象，即当循经取穴以泻之。

（9）剽其通，针其邪：剽（piāo，音漂），就是敏捷、迅速的意思。张景岳：“通，病气所由之道也。”剽其通，就是用锋针迅速地刺入病气所在之处。针其邪，张景岳：“针无妄用，务中其邪。”

（10）肌肉亲视之，毋有反其真：在肌肉方面要亲切审视邪正的脉色，不可以把小邪当大邪，或把大邪当小邪，反而乱其真相。

（11）视其所在，迎之界：界是界域的意思，这里指气行之所。全句意为：观察虚实所在的界域，分别进行补泻。

（12）乃自弗：形容邪不胜正，无隙可乘，这样，就会在无形之中自动地耗散了。

（13）越而苍：苍，《甲乙经》作“沧”。《说文》：“沧，寒也。”越而苍，就是指针刺热邪，应使邪气发越，由热而转为寒凉。

（14）出游不归：张景岳：“出游，行散也。归，还也。凡刺热邪者，贵于速散，散而不复，乃无病矣。”出游不归，就是热退散之后，不再发热。

（15）致其神：《素问·八正神明论》："血气者，人之神，不可不谨养。"致其神，就是促使气血恢复正常运行，气机温调，营血和畅，达到祛寒散邪的目的。

〔提要〕

本段分述痈、大、小、热、寒五邪所致病症、治疗原则、针刺方法和选用针具，详见五邪刺法表。

表 19　五邪刺法表

五邪	所至病症	治疗原则	针刺方法	选用针具
痈邪	肿　聚	散　亡（消散）	凡刺痈邪，无迎陇，易俗移性。不得脓，脆道更行，去其乡，不安处所乃散之，诸阴阳过痈者，取之其输泻之	铍　针
大邪		必　去（排除邪气）	凡刺大邪，曰以小，泄夺其有余，乃益虚。剽其通，针其邪，肌肉亲视之，毋有反其真，刺诸阳分肉间	锋　针
小邪		益　阳（益其阳气）	凡刺小邪，曰以大，补其不足，乃无害。视其所在，迎之弗，远近尽至，其不得外侵而行之，乃自弗，刺分肉间	员利针
热邪	瘅　热	消　灭（消灭热邪）	凡刺热邪，越而苍，出游不归，乃无病。为开通，辟门户，使邪得出，病乃已	镵　针
寒邪	寒　痹	益　温（温行血气）	凡刺寒邪，曰以温，徐往徐来，至其神。门户已闭，气不分，虚实得调，其气存也	毫　针

〔原文〕

請言解論，與天地相應，與四時相副，人参天地，故可爲解。下有漸洳，上生葦蒲，此所以知形氣之多少也(1)**。陰陽者，寒暑也，熱則滋雨在上，根荄少汁，人氣在外，皮膚緩，腠理開，血氣减，汗大泄，皮淖澤。寒則地凍水冰，人氣在中，皮膚致，腠理閉，汗不出，血氣强，肉堅濇**(2)**。當是之時，善行水者，不能往冰，善穿地者，不能鑿凍，善用針者，亦不能取四厥**(3)**，血脉凝結，堅搏不往來者，亦未可即柔。故行水者，必待天温，冰釋凍解，而水可行，地可穿也。人脉猶是也。治厥者，必先熨調和其經，掌與腋，肘與脚，項與脊以調之，火氣已通，血脉乃行。然後視其病，脉淖澤者，刺而平之**(4)**，堅緊者，破而散之，氣下乃止，此所謂以解結者也。用針之類，在於調氣，氣積於胃，以通營衛，各行其道。宗氣留於海，其下者，注於氣街，其上者，走於息道**(5)**。故厥在於足，宗氣不下，脉中之血，凝而留止，弗之火調，弗能取之。用針者，必先察其經絡之實虚，切而循之，按而彈之，視其應動者，乃後取之而下之**(6)**。六經調者，謂之不病，雖病，謹之自已也。一經上實下虚而不通者，此必有横絡盛加於大經**(7)**，令之不通，視而瀉之，此所謂解結也。**

上寒下熱，先刺其項太陽，久留之，已刺則熨項與肩胛，令熱下合乃止，此所謂推而上之者也。上熱下寒，視其虚脉而陷之於經絡者，取之，氣下乃止，此所謂引而下之者

也。大熱遍身，狂而妄見妄聞妄言，視足陽明及大絡取之，虛者補之，血而實者瀉之。因其偃卧，居其頭前，以兩手四指挾按頸動脉[8]，久持之，卷而切推，下至缺盆中，而復止如前，熱氣乃止，此所謂推而散之者也。

〔注释〕

（1）下有渐洳，上有苇蒲，此所以知形气之多少也：渐同慚；洳（rù，音入），低湿的地带；苇，即生于水中的芦苇；蒲，指出于池泽中的菖蒲。杨上善："渐茹，润湿之气也。见苇蒲之茂悴，知渐洳之多少；观人形之强弱，识血气之盛衰。"

（2）热则滋雨在上，根荄少汁……肉坚涩：荄（gāi，音该），草根。人气，这里指人的阳气。全句意为：因热气的蒸发，地面上的水气上升，化为云雨，草木的根茎也必然缺少水分，人体受了热气的熏蒸，阳气浮散于外，皮肤弛缓，腠理开发，血气衰减，排出大量汗液，皮肤出现滑润的现象。若气候寒冷，地冻水冰，人体的阳气亦沉伏于内，皮肤致密，腠理闭合，不出汗，血气强，肌肉坚而涩滞。

（3）不能取四厥：四厥，指四肢厥冷。张景岳："寒则地气坚凝，人气结聚，而经脉难行，即善用针者，亦不能取四肢之厥逆，故必待天温冰释，阳气运行，而后人气通流，乃可用针矣。"

（4）脉淖泽者，刺而平之：淖泽，滑润的意思。脉淖泽者，是指脉中的血液流行滑润，卫气浮行于体表，血易泻，气易行。《素问·八正神明论》："天温日明，则人血淖液，而卫气浮，故血易泻，气易行。"刺而平之，是指可用针刺法来平复不正常的病理现象。

（5）宗气留于海，其下者，注于气街，其上者，走于息道：宗气，《灵枢·邪客》篇："宗气积于胸中，出于喉咙，以贯心脉，而行呼吸焉。"气街，指足阳明胃经的气冲穴处。息道，指呼吸道。

（6）视其应动者，乃后取之而下之：应动，指经络之气变动情况。张景岳："视其气之应乎而动者，其微其甚，则虚实可知，然后用法取之，而气自下矣。"

（7）横络盛加于大经：横络，指络脉。大经，指十二正经。

（8）两手四指挟按颈动脉：颈动脉，指人迎。张景岳："三阳在头，故可独取人迎，而推散其热也。"

〔提要〕

本段叙述了解结刺法的两种适应证和施治原则：①主治厥逆证，施治时先温熨调经、疏通血脉，然后再根据病情，"脉淖泽者刺而平之，坚紧者破而散之"。②主治"一经上实下虚而不通者"，施治时要先找出"令之不通"的原因，然后泻之。接着，指出推引法要根据病情，随机应用。上寒下热者，要推而上之。上热下寒者，应引而下之。大热遍身者，要推而散之。

〔原文〕

黄帝曰：有一脉生數十病者，或痛，或癰，或熱，或寒，或癢，或痹，或不仁，變化無窮，其故何也？岐伯曰：此皆邪氣之所生也。黄帝曰：余聞氣者，有真氣，有正氣，有

邪氣。何謂真氣？岐伯曰：真氣者，所受於天，與穀氣并而充身也[1]。正氣者，正風也，從一方來，非實風，又非虛風也[2]。邪氣者，虛風之賊傷人也[3]，其中人也深，不能自去。正風者，其中人也淺，合而自去，其氣來柔弱，不能勝真氣，故自去。

虛邪之中人也，灑淅動形，起毫毛而發腠理[4]。其入深，内搏於骨，則爲骨痹；搏於筋，則爲筋攣；搏於脉，則爲血閉，不通則爲癰。搏於肉，與衛氣相搏，陽勝者，則爲熱，陰勝者，則爲寒。寒則真氣去，去則虛，虛則寒搏於皮膚之間。其氣外發，腠理開，毫毛摇，氣往來行，則爲癢。留而不去，則痹。衛氣不行，則爲不仁。虛邪偏客於身半，其入深，内居榮衛，榮衛稍衰，則真氣去，邪氣獨留，發爲偏枯。其邪氣淺者，脉偏痛。盛邪之入於身也深，寒與熱相搏，久留而内著，寒勝則熱，則骨疼肉枯；熱勝其寒，則爛肉腐肌爲膿，内傷骨，内傷骨爲骨蝕。有所疾前筋[5]，筋屈不得伸，邪氣居其間而不反，發爲筋溜[6]。有所結，氣歸之，衛氣留之，不得反，津液久留，合而爲腸溜[7]。久者，數歲乃成，以手按之柔，已有所結，氣歸之，津液留之，邪氣中之，凝結日以易甚，連以聚居，爲昔瘤[8]。以手按之堅，有所結，深中骨，氣因於骨，骨與氣并，日以益大，則爲骨疽[9]。有所結，中於肉，宗氣歸之[10]，邪留而不去，有熱則化爲膿，無熱則肉疽[11]。凡此數氣者，其發無常處，而有常名也。

〔注释〕

（1）真气者，所受于天，与谷气并而充身也：真气，又称元气、原气。天，指先天之精气。谷气，指后天水谷精微之气。真气主要由先天之精气化生，禀生之后，又需要后天水谷精微之气的滋养。真气的作用，主要是充养脏腑组织，为人体生命活动的原动力。

（2）正气者，正风也，从一方来，非实风，又非虚风也：这里的正气不是指人体内的正气，也不是指实风和虚风，而是指正风。正风和实风，均指四时的气候变化，来势和缓的为正风，来势暴烈的为实风。

（3）邪气者，虚风之贼伤人也：虚风，张景岳说："从冲后来者为虚风。"冲后指对方。如春（属东方）来西风，就是虚风。凡属四时不正之气均称虚风。虚风具有戕贼性质，可伤害人体致病。所以把这种虚风，叫做虚风之贼，又称贼风，《内经》常统称为"虚邪贼风"。《素问·上古天真论》："虚邪贼风，避之有时。"

（4）起毫毛而发腠理：形容虚邪初犯体表所出现的毫毛竖起、腠理开发的现象。《灵枢·百病始生》篇："虚邪之中人也，始于皮肤，皮肤缓而腠理开，开则邪从毛发入，入则转深，深则毛发立，毛发立则淅然。"

（5）有所疾前筋：就是有些疾病开始发生于筋。张景岳："有所疾前筋，谓疾有始于筋也。"

（6）筋溜：《甲乙经》作"筋瘤"。筋溜，就是结聚于筋的赘瘤之类。陈氏《外科正宗》："筋瘤者，坚而色紫，垒垒青筋，盘曲甚者，结若蚯蚓。"

（7）肠溜：《甲乙经》作"肠疽"。肠溜，是指邪气传入肠中所发生的病。

（8）昔瘤：亦称宿瘤，就是慢性的肿瘤。张景岳："昔瘤者，非一朝夕之谓。"

（9）骨疽：丹波元简："骨疽者，言有脓，此似指骨瘤而言。"陈氏《外科正宗》："骨瘤者，形色紫黑，坚硬如石，疙瘩高起，推之不移，昂昂坚贴于骨。"

（10）宗气归之：张景岳："宗，大也。以阳明之气为言。"这里是指胃中水谷所化生之气。归之，内走的意思。

（11）肉疽：是邪气结集于内部，患处并无热象的一种疽病。张景岳："邪留为热，则溃腐肌肉，故为脓。无热则结为粉浆之属，聚而不散，是为肉疽。"陈氏《外科正宗》："肉瘤者，软若绵，硬似馒，皮色不变，不紧不实，终年只似复肝。"

〔提要〕

本段着重叙述了真气和邪气的区别。真气即人体的正气。邪气又分正邪和虚邪。正邪，也就是正风从一方来，其中人也浅，能自去。虚邪，虚风之贼，其中人也深，不能自去。

其次，详述了虚邪伤人由浅入深，传变无穷，可发生各种病变。如果虚邪不断深入，内侵筋骨，可发生各种肿瘤，则病情顽固，不易治疗了。

〔讨论〕

一、本篇提出的刺五节、刺五邪及解结等古代的针刺方法

每种针刺法各有不同的主治病症和具体实施方法。现代临床上已不采用这些方法。我们认为其中有些内容还有参考价值。例如发蒙法专治"耳无所闻，目无所见"，其针刺技术很高，实施方法也比较具体。再如刺痈邪的"无迎陇"、"脆道更行"二原则，对治疗痈证是具有指导意义的。还有解结刺法，特别强调凡治"血脉凝结"病症，一定要先温熨经脉，使"火气已通，血脉乃行"之后，再随证治之。这些都是宝贵的经验，对临床有一定指导意义。因此，在整理和发掘中医学遗产时，对这些方法和经验，应深入研究。

二、关于正邪、虚邪问题

所谓"邪气"，是指各种致病因素，简称为邪。这是总的概念。本篇又进一步把邪分为正邪、虚邪。正邪与虚邪是相对而言，二者各具有不同的含义和特点。所谓正邪，如本篇所云："正气（邪）者，正风也，从一方来，非实风，又非虚风也。"这里明确指出，正风就是正邪。正风是四时正常之风，如春之东风、夏之南风。正常之风为什么要称为正邪呢？《素问·八正神明论》说："正邪者，身形若用力汗出，腠理开，逢虚风，其中人也微，故莫知其情，莫见其形。"可知，正风变成正邪是有一定条件的。这个条件就是体虚。也就是说，正风本来不致病，但因某种原因使腠理开泄，肌表偏虚，正风乘虚而入，这时正风就构成了致病因素，所以说正风就是正邪。正邪指四时正常之风，我们认为正邪也应包括实风。因为实风也属于四时正常之风。如《灵枢·九宫八风》说："风从所居之乡来为实风，主生，长养万物。"实际上正风与实风都是符合时令、适时而至的风，只不过二者有强弱程度上的差别。张景岳认为："正风实风，本同一方……以正风之来徐而和……实风之来暴而烈。"就是说，正风实风所产生的方位和时间是一样的，来势和缓的为正风，来势强烈的为实风。当人体偏虚时，正风实风均可乘虚而入。正风中人浅，症状轻微，能自去。实风中人稍重，症状稍显，要用药物调治，以助祛邪之力。

正邪的致病特点有三：中人表浅，致病轻微，邪可自去，病可自愈。这些特点是由正邪的性质和机体偏虚程度决定的。首先，正邪本身致病力不强，机体方面只是因"汗出腠

理开”，表现为表虚里实，正邪不可能初犯就内侵于里，故本篇特别指出：“正风（邪）者，其中人也浅。”其次，病症是邪正斗争的反映，正邪“其气柔弱”，与体内正气斗争不剧烈，所以其反映也不显著，病症轻微。如《灵枢·官能》说：“正邪之中人也，微先见于色，不知于其身，若有若无，若之若存，有形无形，莫知其情。”再次，正邪斗争的过程中是互为消长的。正胜邪退，邪胜正衰。正邪致病，只是肌表偏虚而真气（正气）未虚，正气可以抗邪外出，使邪祛病愈。所以本篇说：“正风（邪）者……其气来柔弱，不能胜真气，故自愈。”

所谓虚邪，如《素问·八正神明论》说：“虚邪者，八正之虚邪气也。”就是说，凡是四时不正之气均为虚邪。本篇则更具体指出，虚风之贼也就是贼风，叫做虚邪。如篇中说：“邪气（虚邪）者，虚风之贼伤人也。”虚邪致病特点有二：中人深，不能自去；传变无穷，变化多端。虚邪贼风致病力强，故“中人深，不能自去”。虚邪侵犯人体的传变过程，如《灵枢·百病始生》说：“是故虚邪之中人也，始于皮肤……留而不去，则传舍于络脉……留而不去，传舍于经……留而不去，传舍于俞……留而不去，传舍于伏衝之脉……留而不去，传舍于肠胃……留而不去，传舍于肠胃之外，募原之间……邪气淫泆，不可胜论。”其传变过程一般都是由浅入深，由表及里，先伤骨脉筋肉，后损五脏六腑，正如《素问·八正神明论》概括的那样：“其气主骨，入则伤五脏。”虚邪传变无穷，其所致病症更是变化多端。正如本篇所说：“有一脉生数十病者，或痛，或痈，或热，或寒，或痒，或痹，或不仁，变化无穷……此皆邪气之所生也。”

正邪与虚邪虽各有特点，但也有共同之处，二者都是乘人体之虚入侵而致病的。人体虚弱是它们致病的病理基础。因此，在防病治病时，既要做到“虚邪贼风，避之有时”，又要防止四时之风的侵入而生病。但是，关键还在于保护体内正气。

（李　林）

卫气行第七十六

本篇主要介绍卫气在人体的运行规律，以及掌握这种规律对治疗疾病的重要性。否则，失时反候者，百病不治。所以篇名为“卫气行”。

〔原文〕

黄帝問於岐伯曰：願聞衛氣之行，出入之合，何如？岐伯曰：歲有十二月，日有十二辰[(1)]，子午爲經，卯酉爲緯[(2)]。天周二十八宿[(3)]，而一面七星，四七二十八星，房昴爲緯，虚張爲經[(4)]。是故房至畢爲陽，昴至心爲陰[(5)]，陽主晝，陰主夜。故衛氣之行，一日一夜五十周於身，晝日行於陽二十五周，夜行於陰二十五周，周於五歲[(6)]。是故平旦陰盡，陽氣出於目，目張則氣上行於頭，循項下足太陽，循背下至小指之端。其散[(7)]者，别於目鋭眦[(8)]，下手太陽，下至手小指之間[(9)]外側。其散者，别於目鋭眦，下足少陽，注小指次指之間。以上循手少陽之分[(10)]，側下至小指[(11)]之間。别者以上至耳前，合於頷脉[(12)]，注足陽明，以下[(13)]行至跗上，入五指[(14)]之間。其散者，從耳下下手陽明，入大指之間，入掌中。其至於足也，入足心，出内踝下，行陰分，復合於目，故爲一周。是故日行一舍[(15)]，人氣行一周與十分身之八[(16)]；日行二舍，人氣行三周於身[(17)]與十分身之六；日行三舍，人氣行於身五周與十分身之四；日行四舍，人氣行於身七周與十分身之二；日行五舍，人氣行於身九周；日行六舍，人氣行於身十周與十分身之八；日行七舍，人氣行於身十二周在身與十分身之六；日行十四舍，人氣二十五周於身有奇分[(18)]與十分身之四[(19)]，陽盡於陰[(20)]，陰受氣矣。其始入於陰，常從足少陰注於腎，腎注於心，心注於肺，肺注於肝，肝注於脾，脾復注於腎爲周。是故夜行一舍，人氣行於陰藏一周與十分藏之八[(21)]，亦如陽行之二十五周，而復合於目。陰陽一日一夜，合有奇分十分身之四[(22)]，與十分藏之二，是故人之所以卧起之時有早晏者，奇分不盡故也。

〔注释〕

(1) 十二辰：我国古代是用子丑寅卯辰巳午未申酉戌亥来计时的，故将一天分为十二辰，每一辰相当于现在两小时。

(2) 子午为经，卯酉为纬：子为北，午为南，从北到南的连线称为经线。卯为东，酉为西，从东到西的连线称为纬线。

(3) 天周二十八宿：即二十八星宿分布在天空的四周之上。

(4) 房昴为纬，虚张为经：房星在东方天际，昴星在西方天际，从房星到昴星的连线称为纬线。虚星在北方，张星在南方，从虚星到张星的连线称为经线。

(5) 房至毕为阳，昴至心为阴：房星到毕星，其中有毕嘴参井鬼柳星张翼轸角亢氐房十四个星，均分布在东南西的方位上，在纬线以南，故称其为阳。从心星到昴星，其中有心尾箕斗牛女虚危室壁奎娄胃昴十四个星，均分布在东北西的方位上，在纬线以北，故称为阴。

（6）岁：据《甲乙经》及《黄帝内经太素》，均为“藏”字。从全文来看，改为“藏”字较为恰当。

（7）散：指经脉的分支。

（8）目锐眦：即外眼角。

（9）间：据《黄帝内经太素》卷十二《卫五十周》，改为“端”字较恰当。

（10）以上循手少阳之分：以上，指上句所说的足少阳经的上端。全句意为：从足少阳经在头面部分出来的分支，进入手少阳经的分支。

（11）小指：据《黄帝内经太素》卷十二《卫五十周》及杨注，补“次指”二字为妥。

（12）颔脉：循行于颔部的经脉。

（13）以下：向下之意。

（14）五指：第五足趾，即足小趾。

（15）一舍：二十八星宿周布于天空，将天空分成二十八个区段，每一区段就称一舍。

（16）人气行一周与十分身之八：说明太阳在天空运行一舍那么远，气在人体内就运行一周加上身体十分之八那么长的距离。

（17）二周于身：据《甲乙经》卷一第九及《素问·八正神明论》王注引《灵枢》文，应改为“于身三周”。

（18）奇分：奇（jī，音基），有余之意。

（19）十分身之四：据《黄帝内经太素》卷十二《卫五十周》杨注，应改为“十分身之二”。改后与本段所说的计算方法相吻合。

（20）阳尽于阴：于，进入的意思。全句意为：阳气在人身循行二十五周后，即从阳经进入阴经。

（21）十分脏之八：就是说，将从肾到心到肺到肝到脾再到肾的距离分成十分的话，就占其中八分那么长。

（22）四：据《黄帝内经太素》卷十二《卫五十周》及杨注改为“二”。改后与本段所说的计算方法相吻合。

〔提要〕

本段主要论述了三个内容：

1. 指出了卫气白天行于阳，夜晚行于阴的具体循行路线是：平旦人醒之时，卫气从目出阴入阳，然后同时沿着三阳经由上向下运行至手足心，进入阴分，再返回于目，称为一周。入夜，阳气从目转入足少阴肾，然后到心，到肺，到肝，到脾，再转入肾，称为一周。

2. 指出卫气日出于阳二十五周，夜行于阴二十五周。白天在阳经运行，夜晚在阴经与五脏之间运行。

3. 指出了卫气白天的具体循行尺度是：日行一舍，人气行一周身与十分身之八。夜晚的具体循行尺度是：夜行一舍，人气行阴脏一周与十分脏之八。

〔原文〕

黄帝曰：衛氣之在於身也，上下往來不以期，候氣而刺之奈何？伯高曰：分有多少[(1)]，日有長短，春秋夏冬，各有分理[(2)]，然后常以平旦爲紀[(3)]，以夜盡爲始[(4)]。是故一日一夜，水下百刻。二十五刻者，半日之度也[(5)]，常如是毋已，日入而止，隨日之長短，各以爲紀而刺之。謹候其時，病可與期[(6)]，失時反候[(7)]者，百病不治。故曰：刺實者，刺其來[(8)]也；刺虛者，刺其去[(9)]也。此言氣存亡之時，以候虛實而刺之。是故謹候氣之所在而刺之，是謂逢時。在於三陽，必候其氣在於陽而刺之，病在於三陰，必候其氣在陰分而刺之。

〔注释〕

（1）分有多少：因为白天和晚上的长短随着季节改变而改变，所以白天的阳和夜晚的阴不是平半分的，经常是各有多少不同，故称分有多少。

（2）各有分理：指春夏秋冬四季的昼夜阴阳之分各有一定的规律。

（3）平旦为纪：纪，准则，标准之意。本句指候气应以平旦之时为准。

（4）夜尽为始：因为夜尽则气从阴出阳，开始进入阳分，故称夜尽为始。意即夜尽之时为气行于阳的开始。

（5）二十五刻者，半日之度也：半日，即日之半，指白天中的半天。因为一天为一百刻，白天和晚上各为五十刻，所以半个白天即为二十五刻。

（6）病可与期：期，期限。因为按照气运的时刻进行治疗，所以疗效好。因此，病可以在一定的时间之内治好。

（7）失时反候：失时，没有掌握住气机运行的时机。反候，没有候气，与气机运行规律不相合。

（8）刺其来：在气运行到来之时（或日到达某一部位）进行针刺，属泻法。

（9）刺其去：在气运行过去之后（或日经过某一部位之后）进行针刺，以候气到来，属补法。

〔提要〕

本段主要论述了三个内容：

1. 指出由于四季变化，每日的日夜长短各有不同，阴阳多少有不同，因而在针刺时候气的标准应是以平旦为纪，以夜尽为始。从平旦开始计算时间，按每日一百刻为准，五十刻即半天，二十五刻即四分之一天。

2. 指出候气对针刺治疗的重要性：谨候其时，病可与期，失时反候者，百病不治。

3. 指出具体的针刺方法：①以候虚实而刺之。针刺实证用泻法，就是要等待卫气运行到某一部位时，在某一部位行针。刺虚证用补法，就是在卫气运行离开某一部位后，在此部位行针以候气到来。②谨候气之所在而刺之。病在三阳经，就要等卫气运行到阳分进行针刺。病在阴分，就要等卫气运行到阴分进行针刺。这就是针对病邪所在部位进行针刺的方法。

〔原文〕

水下一刻，人氣在太陽；水下二刻，人氣在少陽；水下三刻，人氣在陽明；水下四刻，人氣在陰分。水下五刻，人氣在太陽；水下六刻，人氣在少陽；水下七刻，人氣在陽明；水下八刻，人氣在陰分。水下九刻，人氣在太陽；水下十刻，人氣在少陽；水下十一刻，人氣在陽明；水下十二刻，人氣在陰氣。水下十三刻，人氣在太陽；水下十四刻，人氣在少陽；水下十五刻，人氣在陽明；水下十六刻，人氣在陰分。水下十七刻，人氣在太陽；水下十八刻，人氣在少陽；水下十九刻，人氣在陽明；水下二十刻，人氣在陰分。水下二十一刻，人氣在太陽；水下二十二刻，人氣在少陽；水下二十三刻，人氣在陽明；水下二十四刻，人氣在陰分。水下二十五刻，人氣在太陽，此半日之度也。從房至畢一十四舍，水下五十刻，日行半度(1)，回行一舍，水下三刻與七分刻之四(2)，大要(3)曰常以日之加於宿上也(4)。人氣在太陽，是故日行一舍，人氣行三陽行於陰分(5)，常如是無已，天與地同紀，紛紛盼盼(6)，終而復始，一日一夜，水下百刻而盡矣。

〔注释〕

（1）日行半度：一天为一度，日行半度即半天。

（2）回行一舍，水下三刻与七分刻之四：从星宿角度上说，一天等于二十八舍。从刻度上说，一天等于一百刻。若将星宿所表现的时刻与刻度所表现的时刻互相换算，1 舍 = $\frac{100\text{刻}}{28\text{舍}}=3\frac{4}{7}$刻。

（3）大要：即《素问·八正神明论》王注“略而言之”之意。

（4）常以日之加于宿上也：加，互相类比。本句说明日的刻度和星宿的距离可以互相进行类比。从注释（2）可知，1 舍 = $3\frac{4}{7}$刻。根据本节的计算方法，水下一刻，人气在太阳，水下二刻，人气在少阳，水下三刻，人气在阳明，水下四刻，人气在阴分，均是从刻度上说的。通过类比，将“刻”转换成“舍”。这样，就将人气的运行与天上的星宿运动联系起来了。

（5）是故日行一舍，人气行三阳行与阴分：因为 1 舍 = $3\frac{4}{7}$刻，根据本节的计算法，第四刻人气进入阴分。故说日行一舍，人气经过三阳经而到达阴分。

（6）纷纷盼盼：盼（pā，音趴），纷纷盼盼，即繁多而不杂乱。

〔提要〕

本段主要说明了三个问题：

1. 指出了白天卫气在阳经的具体循行方法是：从太阳到少阳到阳明到阴分，然后转入太阳，如此循环不已。

2. 指出白天卫气在阳经的具体循行时刻和经脉是：水下一刻，人气在太阳；水下二刻，人气在少阳；水下三刻，人气在阳明；水下四刻，人气在阴分。说明水下一刻卫气运行一条经脉。

3. 说明时刻与天上二十八星宿部位的换算关系是：日行一舍等于水下三又七分之四分。说明人体内气的运行与天气的运行有关，其关系是日行一舍，人气行完三阳经而且到阴分。

〔讨论〕

一、本篇前后对卫气运行的看法不同

岐伯说，卫气行于三阳，乃从目同时并注，而伯高则认为是依次递注。岐伯说，日行一舍，人气行于身一周与十分身之八，而伯高则说日行一舍（或水下四刻），人气经三阳经而到达阴分。《灵枢·营卫生会》、《灵枢·五十营》均提到："营周不休，五十而复大会"，"气行五十营于身"，均认为人体内气的运行一昼夜循环五十周。这些与岐伯所说的一致。为什么伯高所说的循行长度一昼夜只有25~28周？历代医家并未有确切解释。我们认为，这种分歧的出现可能有两种情况。一种即张景岳所说的笔误。另一种即可能此说说的是另外一个问题，或是从另一个侧面说明卫气的有关情况。伯高所说的依次递注，与《灵枢·营气》所说的营气依次递注有相同之处。因为营行脉中，卫行脉外，营为阴，卫为阳，营气的运行受脉道约束，只能以经传经，不可能从目开始，全面展开。所以从营气来说，这样以经传经的递注方式是合乎生理情况的……卫气虽可不受脉道约束而全面展开，但在运行中又必须与营气相呼应，所以很可能伯高是从营气的运行情况来反衬卫气的运行，以补充岐伯的卫气运行之说。因营为阴，所以运行比卫气慢，不受五十周之制，所以伯高说气的运行只有25~28周。从这种理解出发，营气与卫气的运行速度大约为1∶2。这种运动速度之比与营卫之间的阴阳、浊清、柔顺慓悍的差别是不矛盾的。

二、本篇说明了卫气运行的两种具体方法和尺度

这两种方法的具体内容虽然不同，但均与太阳的运行相合。太阳从东方升起，即为平旦阴尽之时，人身阳气也就从阴出阳，因此可以平旦为计时之始，以推测卫气所行之处。白天太阳运行在纬线之上，属阳气主令，故人气行于阳。夜晚太阳运行在纬线之下，属阴气主令，故人气行于阴。虽然岐伯是以"舍"为计时单位，伯高是以"刻"为计时单位，但"舍"与"刻"通过换算，可以得到统一。其关系是1舍=$3\frac{4}{7}$刻。这就又一次说明，《内经》中的天人相应思想强调了太阳在天地人相应关系中的重要地位。

三、人气运行还与目张有关

早上人醒来之后，一睁眼，人气即从阴出阳，以后即在阳经中运行。人之醒和日之升往往并不一致，人可能醒得早或晚，那么计算人气运行的时间就可能有开始得早和开始得晚的不同，这就因人而异。日升人气入阳是常，而目张人气入阳是常中之变。这样就允许各人有各人的特异性。所以在计算人气运行、候气针刺之时，就要因人而异，不可刻板。那么这种日升和目张的差异是如何形成的呢？本篇解释为，人气运行每天五十周，并不是五十整周。因为日行一舍，人气行身1.8周，那么一天（即二十八舍）为1.8×28=50.4

(周)，还有个零头。由于有人受这个零头的影响，有人不受这个零头的影响，所以卧起之时有早晏不同。因此，影响到下一阶段人气运行所到达的具体部位发生差异，这在计算人气运行之时，是应该考虑进去的。

（彭荣琛）

九宫八风第七十七

九宫，指四方四偶中央九个方位。八风，指八方之风。本篇就九宫的方位着重讨论了八风对人体的危害情况，并提出回避风邪预防疾病的重要性，故名曰“九宫八风”

〔原文〕

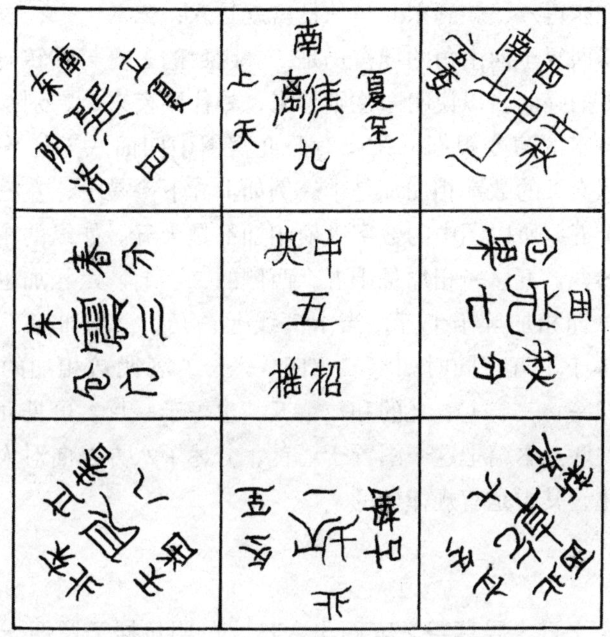

圖3　九宫圖

〔注释〕

(1) 九宫的方位是依据乾、坤、艮、兑、坎、震、巽、离八卦的位置来分配的。八卦的位置，就是按照其五行的属性排列在四面八方。例如坎卦属水，位居北方；离卦属火，位居南方；震卦属木，位居东方；巽卦亦属木，位居东南方；兑卦属金，位居西方；乾卦亦属金，位居西北方；坤艮二卦同属于土，位居西南与东北方。图中每一卦名之下列有不同的节气，这是根据八卦的阴阳五行属性而配合的。例如震卦在东方应春分，离卦在南方应夏至，兑卦在西北应秋分，坎卦在北方应冬至等等。只要明确每一卦所在的方位，就不难理解它所代表的节气的意义了。不过应该注意的是，通常所用四方的位置是左西右东，上北下南，但本图的四方位置却相反，是左东、右西、上南、下北。方向的位置虽不同，但是它的作用并无两样。

（2）图中的九宫，每一宫各有一个数字，称为洛书九宫数。这些数字代表了四季气候的变化和每日光热的强度。其排列顺序是按东南西北的方位环转的，即左三、上九、右七、下一。这些数字的多寡还代表了四季气候寒温的变化和一天中光热的强度。如东方震宫为春分，这东方的三数表示春温，温则生万物，阳气由始温发展到热极，转至南方离宫的九数是夏至，即为夏热，热则长万物；热极变为凉爽，再转到西方兑宫的七数是秋分，即为秋凉，凉则收万物；由凉爽发展到冷极，再转到北方的坎宫一数是冬至，即为冬寒，寒则杀万物；由寒极又变为温和，再回复到东方震宫的三数，仍是春分。如以一天的温度来说，东方的三数可以代表黎明，由此转到九数是中午，光热最强，七是下午，光热逐渐减弱，一是夜间，光热最弱。图中的四角都是双数，即为偶数，亦称阴数，它的环转方向，适与阳数相反。阴数以二为起点，也就是从西南角的坤宫开始；二二得四，转到东南角的巽宫就是四；二四得八，转到东北角的艮宫就是八；二八十六，再转到西北角的乾宫就是六；二六十二，回复至西南角的坤宫仍是二。阴数的多寡与其转向的先后，也可以代表四季和一天中温度的强弱，以说明寒往则暑来，昼往则夜来。特别是图中的五数，位居中央，可以作一切数字的演变根据，只要对照九宫图中四面八方的数字来看，就不难理解。首先图中四方和交叉的数字相加都是十。例如上九下一是十，左三右七是十等等。其次阳数三乘五等于十五，所以图中的数字纵横相加都是十五。如纵的东侧直线四、三、八相加是十五，正中的九、五、一相加是十五，西侧的二、七、六相加也是十五，横的如将上面的横线二、九、四相加等于十五，当中横线七、五、三相加等于十五、下面横线的六、一、八相加也等于十五。同时如将二、四、六、八各阴数相加的和数乘五，等于一百；各阳数相加，即一、三、七、九的和数乘五，也等于一百。可见九宫的数字虽分列在四方，却有着一定关联。本篇把这个图置于篇首，分述了八方风向对人体的影响，也就是说明气候的复杂变化，其中是有规律性的。

〔原文〕

太一[(1)]常以冬至之日，居葉蟄之宫四十六日[(2)]，明日居天留四十六日[(3)]，明日居倉門[(4)]四十六日，明日居陰洛[(5)]四十五日，明日居天宫[(6)]四十六日，明日居玄委[(7)]四十六日，明日居倉果[(8)]四十六日，明日居新洛[(9)]四十五日，明日復居葉蟄之宫[(10)]，曰冬至矣。

〔注释〕

（1）太一：张景岳：“太一者，北辰也……盖太者至尊之称，一者万数之始，为天元之主宰。故曰太一，即北极也。北极居中不动，而斗运于外，斗有七星，附者一星，自一至四为魁，自五至七为杓，斗杓旋指十二辰，以建时节，而北极统之，故器北辰……斗杓所指之辰谓之月建，即气令所旺之方，如冬至节，月建在正北，故云太一居叶蛰之宫。叶蛰，坎宫也。惟周岁日数分属八宫，则每宫得四十六日，惟乾异天门地户两宫止四十五日，共计三百六十六日，以尽一岁之数。”简言之，北极星居中不动，北斗运转于外，斗柄旋指十二辰，建二十四节气，因由北极所主持，故曰太一游宫。

（2）居叶蛰之宫四十六日：周岁三百六十六日，分属八个方位，每宫四十六日弱，包括三个节气，叶蛰宫、北方坎宫，主冬至、大寒、小寒三节气。

(3) 明日居天留四十六日：明日指四十六日之次日。天留，东北方艮宫，主立春、雨水、惊蛰三节气。

(4) 仓门：东方震宫，主春分、清明、谷雨三节气。

(5) 阴洛：东南方巽宫，主立夏、小满、芒种三节气。

(6) 天宫：即上天宫，南方，离宫，主夏至、小暑、大暑。

(7) 玄委：即西南坤宫，主立秋、处暑、白露。

(8) 仓果：西方，兑宫，主秋分、寒露、霜降。

(9) 新洛：西北方乾宫，主立冬、大雪、小雪。

(10) 复居叶蛰之宫：新洛宫居四十五日后，又回到叶蛰宫，也就是冬至这一天了。

〔提要〕

本段主要讲太一移居九宫的顺序和日期，首起北方叶蛰坎宫，从冬至之日依次移宫，到第二年冬至又回到本宫。

〔原文〕

太一日游，以冬至之日居葉蟄之宫，數所在日，從一處至九日，復返於一[(1)]。常如是無已，終而復始。

〔注释〕

(1) 从一处至九日，复返于一：一处，指属于一数而位在北方的坎宫，即冬至日太一新居叶蛰宫的方位。九日，指太一在各个方位上依次游行了九日。至于这九宫是如何游行的，说法不一。如马莳曰："太一所游之日，假如冬至居叶蛰之宫，照图数所在之日，从一处至九，冬至为一，立秋为二，春分为三，立夏为四，中央为五，立冬为六，秋分为七，立春为八，夏至为九，复返于冬至之一，常如是轮之无已，终而复始。"而卢良候则认为："太一日游于九宫也，数所在日者，以所在之宫数至九日而复返于本宫也，如居叶蛰之宫，即从叶蛰之一处，一日而至天留，二日至仓门，三日而至阴洛，四日而至天宫，五日而至中宫，六日而至玄委，七日而至仓果，八日而至新洛，九日复反于叶蛰宫。如居天留之宫，即从天留数至九日，而复返于天留也。常如是无已。"以上所言从一日至九日的游行方法，马氏以节气言，卢氏以方位差，各有其理，未知孰是。

〔提要〕

本段主要讲述太一日游从一处至九日，再复返回到一处的环游方法。这种游行循环不休，终而复始。

〔原文〕

太一移日[(1)]，天必應之以風雨，以其日風雨則吉，歲美民安少病[(2)]矣。先之則多雨，後之則多汗[(3)]。太一在冬至之日有變[(4)]，占在君[(5)]；太一在春分之日有變，占在相[(5)]；

太一在中宫之日有變，占在吏[5]；太一在秋分之日有變，占在將[5]；太一在夏至之日有變，占在百姓[5]。所謂有變者，太一居五宫之日，病風折樹木，揚沙石，各以其所主，占貴賤[6]。因視風所從來而占之，風從其所居之鄉來爲實風[7]，主生，長養萬物；從其衝後來爲虛風[8]，傷人者也，主殺，主害者。謹候虛風而避之，故聖人曰避虛邪之道，如避矢石然，邪弗能害，此之謂也。

〔注释〕

（1）太一移日：指太一从一宫转向另一宫的那天，也即交换节气之日。

（2）岁美民安少病：谓年岁丰收，人少疾病。

（3）先之则多雨，后之则多汗：汗当为旱，交换节气前多风雨，是气有余；交节后有风雨是气不足，故多旱。

（4）有变：气候暴变。

（5）君、相、吏、将、百姓：是指不同阶级不同职业的人。

（6）贵贱：身份之高低。

（7）风从其所居之乡来为实风：所居之乡，是指太一所居之所。在每一季节所出现当令的风雨为实风，如春生东风，夏为南风，主生主长。

（8）从其冲后来为虚风：凡是从节气所居方位对方刮来的风叫虚风，如冬至刮南风，夏至刮北风，主杀。

〔提要〕

本段重点阐明了两个问题：一是说太一在交节之时必引起气候的变化，所谓“太一移日，天必应之以风雨”。从这种风雨出现之迟早可推算气候的顺逆及占君、相、吏、将、百姓的疾病有无。二是指出风有虚实。实风乃当令之风，主生长；虚风是指季节相反的风，主杀戕。所以人必须时时注意回避虚邪贼风，以防侵犯人体。

〔原文〕

是故太一入徙立於中宫[1]，乃朝八風以占凶吉也。風從南方來，名曰大弱風[2]，其傷人也，内舍於心，外在於脉，氣主熱。風從西南方來，名曰謀風[3]，其傷人也，内舍於脾，外在於肌，其氣主爲弱。風從西方來，名曰剛風[4]，其傷人也，内舍於肺，外在於皮膚，其氣主爲燥。風從西北方來，名曰折風[5]，其傷人也，内舍於小腸，外在於手太陽脉，脉絶則溢，脉閉則結不通，善暴死。風從北方來，名曰大剛風[6]，其傷人也，内舍於腎，外在於骨與肩背之膂筋，其氣主爲寒也。風從東北方來，名曰凶風[7]，其傷人也，内舍於大腸，外在兩脅腋骨下及肢節。風從東方來，名曰嬰兒風[8]，其傷人也，内舍於肝，外在於筋紐，其氣主爲身濕。風從東南方來，名曰弱風[9]，其傷人也，内舍於胃，外在肌肉，其氣主體重。此八風皆從其虛之鄉來，乃能病人。三虛相搏[10]，則爲暴病卒死。兩實一虛，病則爲淋露寒熱，犯其雨濕之地，則爲痿。故聖人避風，如避矢石焉。其有三虛而偏中於邪風，則爲擊僕偏枯矣。

〔注释〕

(1) 太一人徒立于中宫：谓太一立于中宫。立于中方能测左右前后之八方。

(2) 大弱风：南风离火宫，热盛则风至必微，故曰大弱风。其在人以火脏应之，内应心，外在脉。

(3) 谋风：西南方坤土宫之风，阴气方生，阳气尤盛，阴阳去就，若有所议，故曰谋风。其在人也，土脏应之。

(4) 刚风：西方兑金宫之风，金气刚劲故曰刚风。其在于人，金脏应之。

(5) 折风：西北方乾金宫之风，金主折伤，故曰折风。

(6) 大刚风：北方坎水宫之风，气寒则风烈，故曰大刚风。其在于人，水脏应之。

(7) 凶风：东北方艮土宫之风，阴气未退，阳气未盛，故曰凶风。

(8) 婴儿风：东方震木宫之风，东应春，万物始生，故曰婴儿风。其在于人，木脏应之。

(9) 弱风：东南巽木宫之风，气暖而风柔，故曰弱风。东南湿盛，湿气侮土，故其于人内伤于胃腑，外主肌肉身重。

(10) 三虚相抟：虚弱之人逢岁气不足之年，再遭虚风。抟同团，相抟聚也。

〔提要〕

本段论述了八方之虚风对人体的伤害情况，根据八方的部位，用五行归类法联系人体脏腑，并简述了虚人中虚风病情严重，教导人们回避虚风要如同避矢石一样准确及时。

〔讨论〕

一、本篇大意

本篇主要讨论“太一”在一年中从中央到八方的九宫方位移行过程。每一方位可分三节气，约四十六天弱，计三八二十四节气，三百六十五天强。当太一从一宫移向另一宫的那一天，即交节之日，都应发生气候的变化，并可从气候变化出现的或前或后，预测岁气是否调和，及是否有天灾及疾病的流行。同时本文指出，八风有虚实，符合季节时令的为实风，主生长，与时令节气相反的为虚风，主杀戕。因而提出“谨候虚风而避之”的预防疾病的方法，最后又指出八方之虚风名称不同，性质各异，因而致病也有脏腑的不同。特别是虚弱之人，逢岁气不足之年，又遭虚风，最易受邪，且病重。所以说回避虚邪贼风如避矢石一样的及时，才能防止外邪侵害人体。

二、对本篇精神的分析

中医学的整体观念，特别是天人相应的观点，贯穿在整个《内经》之中。本文就是从九宫所主二十四节气的变化及八个方位所主八方虚风对人体的影响，说明四时阴阳的变化与人的关系。本文首先指出风有虚实的不同，“风从其所居之乡来为实风，主生，长养万物，从其冲后来为虚风，伤人者也，主杀，主害者”。这就说明，人在自然界中“以天地之气生，四时之法成”，不正常的气候变化超过人的适应能力，就会引起疾病，这正是外感六淫致病的理论根据。

自然界气候变化是十分复杂的，作用到人体就会引起不同的疾病。但也有一定规律可循，这就是所谓的季节多发病和六淫致病各有特点。八方藏风的性质不同，致病的表现也各不一样，这样就给我们的审因论治提供了根据。

本文还再一次提出预防疾病的一个基本原则，那就是“谨候藏风而避之”。古代的这种预防为主的观点，也是非常可贵的。

我们在肯定本文正确精神的同时，也应看到本文有许多不足之处。如四时节气的变化固然可以成为致病因素，但是不能机械地来对待。特别是以太一在冬至之日、春分之日等天气变化来占君相吏将百姓之凶吉，则更是荒谬的。这需要我们在领会本文精神的同时予以批判接受。

（孙学东）

九针论第七十八

本篇以论述九针为重点，对九针的起源、命名、形状、性能、在治疗上的适应证及注意事项等均作了较详细的说明，故篇名为“九针论”。文中还指出，在用针时要注意人与自然界相应的问题，不要犯人身之旺气，即不要犯天忌日。同时在用针时要注意观察患者的形志、气血多少、阴阳表里、五脏各种病变及五味所主来进行辨证施治。这些内容与《素问·宣明五气》、《素问·血气形志》等篇略同。有关九针的内容，亦部分见于《灵枢·九针十二原》、《灵枢·九宫八风》等篇中，应互相参看。

〔原文〕

黄帝曰：余聞九針於夫子，衆多而博大矣，余猶不能寤，敢問九針焉生，何因而有名？岐伯曰：九針者，天地之大數也，始於一而終於九[1]。故曰：一以法天，二以法地，三以法人，四以法時，五以法音，六以法律，七以法星，八以法風，九以法野[2]。黄帝曰：以針應九之數，奈何？岐伯曰：夫聖人之起天地之數也，一而九之，故以立九野。九而九之，九九八十一，以起黄鐘數[3]焉，以針應數也。

〔注释〕

(1) 九针者，天地之大数也，始于一而终于九：天地之大数，是指推演天地间阴阳动静等变化现象时所用的基本数字。单数为阳，双数为阴。单数的开始为一，一、三、五、七、九，终止于九；双数从二开始，二、四、六、八、十，终止于十。但十是九与一相加的和数，也就是一的开端，在任何算式中，只有从一数到九，是最基本的数字，所以说“始于一而终于九”。

(2) 法野：野，分野，也就是划分区域的意思。法野，是取法于九州分野的意思。

(3) 黄钟数：黄钟，为十二律之一，在宫、商、角、徵、羽五音之中，宫属于中央黄钟，五音十二律由此而分。《辞海》：“十二律阴阳各六，阳六为律，其一曰黄钟，始于子，在十一月，辰在星纪，律之最长者。《礼·月令》：仲冬之月，其音羽，律中黄钟。注：黄钟者，律之始，九寸，仲冬气至，则黄钟之律应。”

中国之计量，最早以长的辰度来计算。《淮南子》将黍之纵长度来作分，九分为一寸，九寸（八十一个黍）为黄钟数。九是最大数，也是最基本的数，故张景岳说：“自一至九，九九八十一而黄钟之数起焉。黄钟为万事之本，故针数亦应之，而用变无穷也。”以九针应此数，言其变化很多，能适应于很多种疾病。

〔提要〕

本节从总的方面来解释“九”的道理，进而提出了九针与天地、人体之间的相互关系及其相互配合的问题。

〔原文〕

一者，天也。天者，陽也，五藏之應天者肺[1]，肺者，五藏六府之蓋也，皮者，肺之合也，人之陽也。故爲之治針，必以大其頭而鋭其末，令無得深入而陽氣出[2]。二者，地也。人之所以應土者，肉也[3]。故爲之治針，必筩其身而圓其末[4]，令無得傷肉分，傷則氣得竭。三者人也。人之所以成生者，血脉也。故爲之治針，必大其身而圓其末，令可以按脉勿陷，以致其氣，令邪氣獨出。四者，時也。時者，四時八風之客於經絡之中，爲瘤病[5]者也。故爲之治針，必筩其身而鋒其末，令可以瀉熱出血，而痼病竭。五者，音也。音者，冬夏之分，分於子午[6]，陰與陽别，寒與熱争，兩氣相搏，合爲癰膿者也。故爲之治針，必令其末如劍鋒，可以取大膿。六者，律也。律者，調陰陽四時而合十二經脉[7]，虚邪客於經絡而爲暴痹者也。故爲之治針，必令尖如氂[8]，且員且鋭，中身微大，以取暴氣[9]。七者，星也。星者，人之七竅[10]邪之所客於經，而爲痛痹，舍於經絡者也。故爲之治針，令尖如蚊虻喙，静以徐往，微以久留，正氣因之，真邪俱往，出針而養者也[11]。八者，風也。風者，人之股肱八節也[12]。八正之虚風，八風傷人，内舍於骨解腰脊節腠之間爲深痹也。故爲之治針，必長其身，鋒其末，可以取深邪遠痹。九者，野也。野者，人之節解皮膚之間也[13]。淫邪流溢於身，如風水之狀，而溜不能過於機關大節者也[14]。故爲之治針，令尖如挺，其鋒微圓[15]，以取大氣之不能過於關節者也[16]。

〔注释〕

（1）五藏之应天者肺：张隐庵："肺属金而位居尊高，为脏腑之盖，故应天者肺。"

（2）令无得深入而阳气出：指用镵针治疗邪入皮毛的病，刺不能深，仅取其通调肌表的阳气，使邪气外出。

（3）人之所以应土者，肉也：肌肉属于脾，脾属土。脾能运化饮食物的精微，充实肌肉以营养四肢百骸，其作用像土地一样，能滋养万物。脾与肌肉有内外相配的关系，所以说人之所以应土者肉也。张隐庵："脾属土而外主肌肉，故应土者肉也。"

（4）筩其身而圆共末：筩其身，形容针身为圆柱形。圆其末，指针尖的形状椭圆如卵。马莳："筩，以竹为之，其体直，故谓直为筩。"张景岳："圆针，如卵形，以利导于分肉间，盖恐过伤肌肉，以竭脾气，故用不在锐，而主治分间之邪气也。"

（5）瘤病：张景岳说："瘤者留也。"按：这里的瘤字，实为痼之误。因为在本节的末句，提到"痼病竭"，而且《灵枢·九针十二原》、《灵枢·官针》等篇也都说，锋针能取痼疾。再以《甲乙经》所载，本节的瘤病径作痼病，所以本句之瘤病当为"痼病"。

（6）音者，冬夏之分，分于子午：音，指五音，从一到九的数字中，五在一二三四与六七八九之间，居于中央。根据九宫数的位置，一为坎宫，位于北方，其时令为冬至，地支为子，九为离宫，位于南方，其时令为夏至，地支为午。九宫的五位居中央，分居在一与九坎离二宫的中间，这两宫的时令为冬夏，地支为子午，所以说"音者，冬夏之分，分为子午"。

（7）律者，调阴阳四时而合十二经脉：因六律六吕高低有节，阴阳相生而协调，所以可以与十二经脉相配合。

（8）氂：牦牛的毛。

（9）暴气：突然来的邪气。

（10）星者，人之七窍：这是用天空的七星来比拟人在面部的七窍，以两者都是高高在上，故相应。这里的七星、七窍均是举其大者言，实际是概括地比拟人体周身的空窍如天空中的星辰一样繁多。而在天空的日月星辰之中，星体最小，在九针之中毫针最细，把星、孔窍和毫针联系起来，所以毫针最适宜刺入各经的孔穴之用。

（11）正气因之，真邪俱往，出针而养者也：因，作由字解。正气因之，就是说因毫针微细徐缓，可使正气由此而得以充实。出针而养，是说明毫针既可散邪，又有扶养正气的作用。马莳：“正气因之而复，其真邪虽俱往，以出针而可以养其正气，不使之外泄也。”

（12）八者，风也。风者，人之股肱八节也：张隐庵：“骨有八节，故应八方之风。”股，就是大腿，这里实际包括了小腿。肱，就是前臂，即自肘至腕的部位。马莳：“盖人之手足，各有股肱关节计八。”故曰八节。全句意为：自然界的风来自八方，故与人之四肢八节相应。

（13）野者，人之节解皮肤之间也：九野与人身之周身关节骨缝和皮肤相应。

（14）溜不能过于机关大节者也：溜，流也。不能过于机关大节，是指水气停留，不能通过关节，积水壅滞而发生水肿病。《灵枢·官针》：“病水肿不能通关节者，取以大针。”

（15）令尖如挺，其锋微圆：指针尖锋利微圆而针体粗大的大针。

（16）以取大气之不能过于关节者也：水邪潴留，气化不行，故治其肿当兼调其气化，气化一行，则水病可愈。

〔提要〕

本段主要论述九针与天地、人体之间的相互关系及其互相配合的问题，认为天地自然界和人是密切相关的，故人之疾病与大自然的变化分不开。九针是用来治人百病的，故九针与天地自然界及人体三者之间有着密切的关系。张隐庵说：“此篇论九针之道，应天地之大数，而合之于人，人之身形，应天地阴阳而合之于针，乃交相输应者也。”又说：“此论九针之道，通于天地人，而各有其式，各有其用也。”接着，分别具体叙述了九针中每一针与自然界和人体之间的相互配合关系，对于各种针的形状、性能、特点以及与人体相配合的相应部位和病症，均一一加以说明。本段将人的病变亦分为九大类型，分别用九针治疗。

〔原文〕

黄帝曰：針之長短有數乎？岐伯曰：一曰鑱針者，取法於巾針，去末寸半，卒鋭之[1]，長一寸六分，主熱在頭身也。一曰員針，取法於絮針，筒其身而卵其鋒，長一寸六分，主治分間氣。三曰鍉針，取法於黍粟之鋭，長三寸半，主按脉取氣，令邪出。四曰鋒針，取法於絮針，筒其身，鋒其末，長一寸六分，主癰熱出血。五曰鈹針，取法於劍鋒，廣二分半，長四寸，主大癰膿，兩熱争者也。六曰員利針，取法於氂針，微大其末，反小

其身，令可深内也，長一寸六分。主取癰痹者也。七曰毫針，取法於毫針，長一寸六分，主寒熱痛痹在絡者也。八曰長針，取法於綦[2]針，長七寸，主取深邪遠痹者也。九曰大針，取法於鋒針，其鋒微員，長四寸，主取大氣不出關節者也。針形畢矣，此九針大小長短法也。

〔注释〕

（1）去末寸半，卒锐之：去末，是除去针端的意思。寸半，是指针柄的长度。卒锐之，形容针尖非常锐利。即针尖长一分。

（2）綦：为古代的一种钳。

〔提要〕

本段主要说明九针的不同形状、大小长短、主治病症及其命名。

〔原文〕

黄帝曰：願聞身形，應九野，奈何？岐伯曰：請言身形之應九野[1]也。左足應立春，其日戊寅己丑。左脅應春分，其日乙卯。左手應立夏，其日戊辰己巳。膺喉首頭應夏至，其日丙午。右手應立秋，其日戊申己未。右脅應秋分，其日辛酉。右足應立冬，其日戊戌己亥。腰尻下竅應冬至，其日壬子。六府膈下三藏[2]應中州，其大禁，大禁太一所在之日，及諸戊己[3]。凡此九者，善候八正所在之處[4]。所主左右上下身體有癰腫者，欲治之，無以其所直之日潰治之，是謂天忌日也[5]。

〔注释〕

（1）身形之应九野：张隐庵：九野者，九州之分野也。按星书立春应天文箕尾分野，禹贡冀州之域。春分应天文心房分野，禹贡徐州之域。立夏应天文翼轸分野，禹贡荆州之域。夏至应天文井鬼分野，禹贡雍州之域。立秋应天文参井分野，禹贡梁州之域。秋分应天文奎娄分野，禹贡兖州之域。立冬应天文危室分野，禹贡青州之域。冬至应天文牛斗分野，禹贡扬州之域。中州应天文张柳分野，禹贡豫州之域。盖地有九野九州，人有九窍九脏，皆上通于天气，是以身形应九野，而合于天之四时八节也。手足之主戊己者，土属四肢也。岁半以上，天气主之。岁半以下，地气主之。膺喉头首应夏至者，身半以上为阳也。腰尻以下应冬至者，身半以下为阴也。丙午属火，故主夏，壬子属水，故主冬。胁主外内出入之枢，故主春秋二分。盖春主阳气上而阴气下，秋主阴气上而阳气下也。乙卯属木，主于东方，故其曰乙卯。辛酉属金，主于西方，故其曰辛酉。”

（2）六府膈下三藏：膈下指腹腔。三藏，指肝、脾、肾三脏。因五脏的位置，心肺在胸腔，称为膈上，肝脾肾在腹腔，称为膈下，六腑亦都在腹腔，所以说“六府膈下三藏”。张隐庵：“六腑膈下三脏，居形身之中而在下，故应地之州。”

（3）太一所在之日，及诸戊己：太一所在之日，是指四时八节中，太一移居于各宫的那一天。戊己在天干的五行中属土，土为中央，所以与中宫相应也。诸戊己，就是指每一个戊日或已日。张隐庵：“太一所在之日，谓移宫出游之一日，并立中宫之日也。”马莳：“六腑与膈下之脾肝肾三脏应于中州，乃火禁者也。盖大禁在诸戊己之日，而太乙所在之日，即如冬至居叶蛰，立春居天留，春分居仓门，立夏居阴洛之类是也，亦宜禁之。”

（4）八正所在之处：这里的八正，指八正方位，也就是代表四季时令。八正所在之处，就是八方风向的来处。张隐庵："八方之正位，所以候八风之虚邪以时至者也。"张景岳："八正，即八方旺气之所在，太一之谓也。九宫定，则八正之气可候矣。"

（5）天忌日也：天忌，指天时的宜忌。不符合时令季节，失时反候的，叫做天忌。《素问·宝命全形论》："星辰者，所以制日月之行也；八正者，所以候八风之虚邪以时至者也；四时者，所以分春秋冬夏之气所在，以时训之也。八正之虚邪，而避之勿犯也……故曰：天忌不可不知也。"这里的天忌日，是指太一所在及戊己所值之日。张隐庵："所直之日，谓太一所在之日，及诸戊己，凡此九者是谓天忌日也。"

〔提要〕

本段主要讲天地八正之方是人身气旺之所，故不能犯之，称为天忌日。文中把人体的左右手足、两胁、头面、胸腹、二阴等分为九个部位，和二十四节气的四立、二分、二至以及太一居于中宫之日的九时节分别相应。这里所谓身形应九野的配合方式，主要是根据九宫八卦的位置，结合阴阳五行的属性，来取类比象的，也就是把人体的上下左右按上为阳、下为阴、左为阳、右为阴以及阳主升、阴主降的属性，以及四季的阴阳盛衰所表现的温凉寒热等气候变化联系起来，以说明人与天地相应的道理。在身形与九野的相应中，每一方位又各分配着以干支组成的日期，这也是根据八方位置的五行属性和天干、地支的五行属性相互配合起来的。古人认为，上述九个部位的任何一处，切不可在它相应的时日里进行针刺，特别是对痈肿刺破排脓。这种说法还有待研究。

〔原文〕

形樂志苦，病生於脉，治之於灸刺。形苦志樂，病生於筋，治之以熨引。形樂志樂，病生於肉，治之以鍼石。形苦志苦，病生於咽喝[(1)]，治之以甘藥。形數驚恐，筋脉不通，病生於不仁，治之以按摩醪藥[(2)]。是謂形。五藏氣：心主噫[(3)]，肺主咳，肝主語[(4)]，脾主吞[(5)]，腎主欠[(6)]。六府氣：膽爲怒，胃爲氣逆噦，大腸小腸爲泄，膀胱不約爲遺溺，下焦溢爲水。五味：酸入肝，辛入肺，苦入心，甘入脾，鹹入腎，淡入胃[(7)]，是謂五味。五并：精氣并肝則憂，并心則喜，并肺則悲，并腎則恐，并脾則畏，是謂五精之氣并於藏也。五惡：肝惡風，心惡熱，肺惡寒，腎惡燥，脾惡濕，此五藏氣所惡也。五液：心主汗，肝主泣，肺主涕，腎主唾，脾主涎，此五液所出[(8)]也。五勞：久視傷血，久卧傷氣，久坐傷肉，久立傷骨，久行傷筋，此五久勞所病也。五走：酸走筋，辛走氣，苦走血，鹹走骨，甘走肉，是謂五走也。五裁[(9)]：病在筋，無食酸；病在氣，無食辛；病在骨，無食鹹；病在血，無食苦；病在肉，無食甘。口嗜而欲食之，不可多也，必自裁也，命曰五裁。五發[(10)]：陰病發於骨，陽病發於血，以味發於氣，陽病發於冬，陰病發於夏。五邪：邪入於陽，則爲狂[(11)]；邪入於陰，則爲血痹[(12)]；邪入於陽，轉則爲癲疾[(13)]；邪入於陰，轉則爲瘖[(14)]，陽入於陰，病静；陰出之於陽，病喜怒[(15)]。五藏：心藏神，肺藏魄，肝藏魂，脾藏意，腎藏精志也。五主；心主脉，肺主皮，肝主筋，脾主肌，腎主骨。陽明多血多氣，太陽多血少氣，少陽多氣少血。太陰多血少氣，厥陰多血少氣，少陰多氣少血。故曰刺陽明出血氣，刺太陽出血惡氣，刺少陽出氣惡血，刺太陰出血惡氣，刺厥陰出血惡

氣，刺少陰出氣惡血也。足陽明太陰爲表里，少陽厥陰爲表里，太陽少陰爲表里，是謂足之陰陽也。手陽明太陰爲表里，少陽心主爲表里，太陽少陰爲表里，是謂手之陰陽也。

〔注释〕

（1）咽喝：按《素问·血气形志》篇，有“形苦志苦，病生于咽嗌”之句，所以这里的咽喝当作咽嗌为是。嗌，就是喉咙。

（2）醪药：醪（láo，音劳），就是浊酒。醪药，就是药酒。

（3）噫：嗳气。

（4）语：多言也。

（5）吞：吞酸。

（6）欠：呵欠。

（7）淡入胃：淡味在五味之外，因其先入于属土的胃，当与属土的甘味同类。王逊：“淡附于甘，故淡入胃。”

（8）五液所出：指五脏各有其所化生的液体。五液的由来，分别与各脏的外窍有关。例如泪出于目，目为肝窍，所以肝液化为泪；涕出于鼻，鼻出肺窍，所以肺液化为涕；涎出于口，口为脾窍，所以脾液化为涎。至于心脏，虽开窍于舌，但由于心主血，属火，热蒸发汗液，所以心液化为汗；肾虽开窍于耳，但由于肾脉上连舌根，唾液出于舌下，所以肾液化为唾。高士宗曰：“化液者，五谷入口，津液各走其道，五脏受谷之精，淖注于外窍，而化为五液也。”

（9）裁：节的意思，如节制、裁减之类。

（10）五发：高士宗：“五脏阴阳之病各有所发，肾为阴，其藏在骨，故肾阴之病发于骨，心为阳，其主在血，故心阳之病发于血；脾为阴，其主肌肉，故脾阴之病发于肉；肝为阳，于时为春，冬失其藏，春无以生，故肝阳之病发于冬；肺为阴，于时为秋，夏失其长，秋无以收，故肺阴之病发于夏。”

（11）邪入于阳，则为狂：张景岳：“邪入阳分，则为阳邪。邪热炽盛，故病为狂。”

（12）邪入于阴，则为血痹：张景岳：“邪入阴分，则为阴邪。阴盛则血脉凝涩不通，故病为痹。”

（13）邪入于阳，转则为癫疾：古人常以癫、巅二字互用，这里的癫疾，实际上是指头部疾患，包括头痛、眩晕之类的病症。《素问·方盛衰论》：“气上不下，头痛癫疾。”马莳：“邪入于阳，转则为癫疾，则癫当为巅，正以阳气上升，故顶巅有疾。”

（14）邪入于阴，转则为喑：《素问·宣明五气》篇云：“搏阴则为喑。”张景岳：“邪搏于阴，阴气受伤，故声如喑哑。阴者，五脏之阴也。盖心主舌，而手少阴心脉上走喉咙，系舌本；手太阴肺脉循喉咙；足太阴脾脉上行结于咽，连舌本，散舌下；足厥阴肝脉循喉咙之后，上入颃颡，而筋脉络于舌本；足少阴肾脉循喉咙，系舌本，故皆主病喑也。”

（15）阳入于阴，病静；阴出之于阳，病喜怒：张隐庵：“阳分之邪而入之阴，则病者静，盖阴盛则静也；阴分之邪而出之阳，则病者多怒，盖阳盛则怒也。”

〔提要〕

本段主要说明用针时应注意的事项，强调用针时要观察形志，了解五脏的生理、病理、功能活动和变化规律，以及五脏的各种病变情况和五味所主，知晓五脏六腑气血多少和阴阳表里的相互关系，在临床治疗时很好地进行辨证论治。

〔讨论〕

针刺治疗必须详察人体经脉血气的多少和形志的苦乐

血气为人身之最基本的物质。形志属于功能。形是身形、形体，志即精神状态。形为气血所充，志是气血作用的表现。形志都是以气血为基础的。气血充于身体为形，没有气血就没有功能，没有功能，也就无所谓志。由于每个人的先天禀赋不同，三阳三阴经的气血多少不一致，故病变有虚有实，形志表现亦不同。有的形强，有的形弱，有的志苦，有的志乐，所以人生疾病，首先要观察气血之虚实和形志的苦乐，才能做出恰当的诊断和治疗。

1. 由于经脉气血多少不同，用针刺治疗时，其出血的程度和针刺的深浅度亦不同

文中指出人的生理正常现象：阳明常多血多气，太阳常多血少气，少阳常多气少血，太阴常多血少气，厥阴常多血少气，少阴常多气少血。这是由于人之先天禀赋不同而形成的。正因为各经气血各有多少，故在针刺治疗时，必须掌握每一经气血多少的情况，以便在治疗上正确掌握虚实补泻的方法。所以文中提出了一系列针刺时的注意事项：刺阳明经，由于阳明经多血多气，故可以出血出气；太阳经多血少气，故刺宜出血，不宜出气；少阳经少血多气，故刺宜出气，而不宜出血；少阴经多气少血，故刺宜出气，不宜出血；太阴经多血少气，故刺宜出血，不宜出气；厥阴经多血少气，故刺宜出血，不宜出气。

需要指出的是，本篇所载的血气多少，和《灵枢·五音五味》篇、《素问·血气形志》篇略有差异。历代医家都认为，当以《素问·血气形志》篇的记载较为正确。

2. 形志苦乐反映出病变程度的深浅不同，所以治疗方法亦不同

文中指出，形体安逸无劳，但精神苦闷的人，其病大都生在经脉方面，治疗时宜用针灸。身形劳苦，但精神愉快的人，其病大都生在筋骨之间，治疗宜用温熨及导引的方法。形体不劳动，逸居饱暖，且精神愉快的人，其病大都生在肌肉方面，治疗宜用针刺和砭石。形体过度疲劳，精神抑郁、忧虑苦闷的人，其病大都生在咽嗌，治疗宜用甘药进行调养。若屡次遭遇到惊吓恐怖的人，筋脉之间气血的运行不通畅，其病大都是肌肉麻木不仁，治疗宜用按摩和药酒，使营卫气血得以畅行。总之，在治疗疾病时，应根据病情及生活环境、精神状况，分别采用不同的治疗办法，才能获得较好的疗效。

（白兆芝）

岁露论第七十九

古人认为，“风为天之气，雨为天之露”，一岁中非时之风雨，称为岁露。本篇主要是讨论一岁之中，风雨不时，虚风贼邪戕害人体而发病的情况，故以“岁露论”名篇。

〔原文〕

黄帝問於岐伯曰：經[1]言夏日傷暑，秋病瘧，瘧之發以時[2]，其故何也？岐伯對曰：邪客於風府，病循膂而下[3]，衛氣一日一夜，常大會於風府，其明日日下一節[4]，故其日作晏[5]。此其先客於脊背也[6]，故每至於風府則腠理開，腠理開則邪氣入，邪氣入則病作，此所以日作尚晏也。衛氣之行風府，日下一節，二十一日下至尾底[7]，二十二日入脊內，注於伏衝之脉[8]，其行九日，出於缺盆之中[9]，其氣上行，故其病稍益[10]。

至其内搏於五藏，横連募原[11]，其道遠，其氣深，其行遲，不能日作，故次日乃蓄積而作[12]焉。

黄帝曰：衛氣每至於風府，腠理乃發，發則邪氣入焉。其衛氣日下一節，則不當風府奈何？岐伯曰：風府無常[13]，衛氣之所應[14]，必開其腠理，氣之所舍節[15]，則其府也。

〔注释〕

（1）经：谓当时所流传的古医经。

（2）疟之发以时：谓疟疾的发作有一定的时间。

（3）病循膂而下：膂，脊柱两侧的肌肉。病循膂而下，就是病邪沿背脊向下移行。

（4）其明日日下一节：节，谓脊椎的一节。其明日日下一节，谓卫气经一日一夜大会于风府，到了第二天会合处下移一节，以后每天依次下移一节。

（5）故其日作晏：谓疟疾发作的时间一天晚于一天。晏，晚之意。

（6）此其先客于脊背也：谓邪气已先侵入脊背，才得与每日运行于脊背的卫气相搏而使疟发。

（7）尾底：即尾骶骨。

（8）伏冲之脉：张景岳云：“伏冲之脉，即冲脉之在节者，以其最深，故曰伏冲。”

（9）缺盆之中：《灵枢·本输》篇云：“缺盆之中，任脉也，名曰天突。”即天突穴。

（10）其病稍益：谓疟疾发作时间一天早于一天。

（11）募原：同膜原，指胸腹部脏腑之间的系膜。

（12）次日乃蓄积而作：由于邪气已深入，不能即日外出与卫气相搏，需要有一定的时间，也就是等到第二天才得与卫气相搏而发作。

（13）风府无常：此处的风府，指风邪入侵之处，非指狭义的风府穴。风府无常，谓风邪入侵并无固定部位。

(14）卫气之所应：谓卫气行至邪在之处，与邪气搏结。

(15）气之所舍节：谓邪气入侵的部位。

〔提要〕

本节讨论了疟疾发作时间有早有迟的病理机制，指出疟疾的发作是卫气与邪气相搏结的表现。卫气运行一日一夜而会于风府，使腠理开，客于脊间的邪气因入，与卫气相搏，疟始发作。卫气循脊日下一节，故与邪气相遇搏结的时间一天晚于一天，疟疾发作的时间也就一天比一天晚。卫气下至二十一节到尾骶，二十二日则注入伏冲之脉，转而上行，故疟疾的发作时间又开始一天早于一天。同时，文中阐述了疟疾间日发作的原因是邪气深入，内迫脏腑，横连募原，离体表较远，行动较迟缓，不能当日与卫气相遇而搏结，所以间日发作一次。随后，文中还讨论了“风府无常”的道理。

〔原文〕

黄帝曰：善。夫風之與瘧也，相與同類，而風常在[(1)]，而瘧特以時休[(2)]，何也？岐伯曰：風氣留其處[(3)]，瘧氣隨經絡，沉以内搏[(4)]，故衛氣應乃作也。帝曰：善。

〔注释〕

(1）风常在：指风邪致病出现的症状往往持续存在。

(2）疟特以时休：指疟疾发作有间歇期。

(3）风气留其处：指风邪常停留于肌表。

(4）沉以内搏：形容疟邪随经络循行逐渐深入，与内脏相搏。沉，深之意。

〔提要〕

本段讨论了风病与疟疾的症状各不相同的原因，提示了疟邪是一种独具特点的致病因素。

〔原文〕

黄帝問於少師曰：余聞四時八風[(1)]之中人也，故有寒暑[(2)]，寒則皮膚急而腠理閉，暑則皮膚緩而腠理開，賊風邪氣因得以入乎？將必須八正虚邪[(3)]乃能傷人乎？少師答曰：不然。賊風邪氣之中人也，不得以時[(4)]，然必因其開也[(5)]，其入深，其内極病，其病人也卒暴。因其閉[(6)]也，其入淺以留[(7)]，其病也徐以遲。

〔注释〕

(1）四时八风：谓四时八方的虚风贼邪。详见《灵枢·九宫八风》。

(2）故有寒暑：谓本来就有寒暑的不同变化。

(3）八正虚邪：谓四时八节的虚邪。八正，即冬至、立春、春分、立夏、夏至、立秋、秋分、立冬八个节气。

(4）不得以时：谓贼风邪气的入侵没有时间性。

(5）必因其开也：谓必须因于人体腠理开发的时候，邪气方能中人。

(6）闭：人体腠理闭合。

(7）其入浅以留：谓邪气仅能逗留于浅表部位。

〔提要〕

本段主要讨论外界的贼风邪气伤害人体，并无时间性，但必须在人的皮肤疏松、腠理开发即卫外机能差的情况下，才能乘虚侵入而发病。并且说明，同样的致病因素作用于人体，因人的腠理有闭合与开放的不同，发病就有轻重、浅深、徐暴的差异。总之，本段强调了人体内因在发病中的决定性作用。

〔原文〕

黄帝曰：有寒温和適，腠理不開，然有卒病者，其故何也？少師答曰：帝弗知邪入乎！雖平居[(1)]，其腠理開閉緩急，其故常有時也。黄帝曰：可得聞乎？少師曰：人與天地相參也，與日月相應也，故月滿則海水西盛[(2)]，人血氣積[(3)]，肌肉充，皮膚致，毛髮堅，腠理郤[(4)]，烟垢著[(5)]，當是之時，雖遇賊風，其入淺不深。至其月郭空[(6)]，則海水東盛[(2)]，人氣血虚，其衛氣去，形獨居，肌肉減，皮膚縱，腠理開，毛髮殘，膲理薄[(7)]，烟垢落，當是之時，遇賊風則其入深，其病人也卒暴。

〔注释〕

(1) 平居：指平静安适的生活景况。

(2) 海水西盛，海水东盛：杨上善："日为阳也，月为阴也，东海阳也，西海阴也。月有盈亏，海水之身，随月虚实也。月为阴精至水，故月满西海盛也；月空东海盛者，阴衰阳盛也。"又王子律云："海水初八起汐，大潮，念三落汐，是以卫气应月满而盛，至念三而去形也。"按：本节乃以能观察到的月亮和海水的盈虚盛衰情况来联系人体气血的虚实，海水的潮汐涨落是可以观察到的，十五大潮，三十、初一落汐，正当月亮的满与空，在当时能见者必是东海，其海水涨潮自东而西涌，落潮则由西而东去，所以，海水西盛，必指涨潮，海水东盛，必指落潮，王子律之说可从。杨上善却云"西海盛、东海盛"，西海何能得见？恐为臆度之说。

(3) 人血气积：积，积集充实之意。人血气积，指人的血气充实于体表。

(4) 郤：郤（xì，音隙），闭之意。

(5) 烟垢著：形容皮肤脂垢较多，有体肥表固的意思。

(6) 月郭空：郭，同廓，即轮廓。月郭空，指月缺朔晦的时候而言。

(7) 膲理薄：张隐庵云："理者肌肉之文理，乃三焦通会之处，故曰焦理。"膲理薄，即肉理疏薄。

〔提要〕

本段承接上段，以腠理开闭与发病的关系为线索展开讨论。首先指出，即使在寒温和适的情况下，人的腠理开闭缓急，也都有一定的时间。接着用人与天地日月相应的道理，说明了腠理开闭的时间；月满、海水涨潮时则腠理闭，月缺空、海水落潮时则腠理开。接着进一步指出，不只腠理的开闭是这样，人的气血的内外虚实、皮肤的致密与疏松、肉腠的厚薄等，也都是相应月之满缺、海水之潮落而变化的。联系到发病，也就有轻浅与卒暴的不同了。

〔原文〕

黄帝曰：其有卒然暴死暴病者，何也？少師答曰：三虚者，其死暴疾也，得三實者，邪不能傷人也。黄帝曰：願聞三虚。少師曰：乘年之衰[1]，逢月之空[2]，失時之和[3]，因爲賊風所傷，是謂三虚。故論不知三虚，工反爲粗[4]。帝曰：願聞三實。少師曰：逢年之盛，遇月之滿，得時之和，雖有賊風邪氣，不能危之也，命曰三實。黄帝曰：善乎哉論，明乎哉道，請藏之金匱，然此一夫之論也[5]。

〔注释〕

（1）乘年之衰：指适值岁气不及的虚年。

（2）逢月之空：即上节月郭空，月亮无光的时候。

（3）失时之和：谓四时气候失和，如春不温，冬不寒等。

（4）论不知三虚，工反为粗：医生谈论疾病，连“三虚”这样的问题都不知道，就只能是个粗工。

（5）然此一夫之论也：马莳云：“然此乃一人之所病也，至于众人同病者，下文详之。”

〔提要〕

本段主要讨论三虚、三实的问题。在三虚（乘年之衰、逢月之空、失时之和）的情况下，人感邪风就会发生暴病而死亡；而在三实（逢年之盛、遇月之满、得时之和）的情况下，虽然有贼风邪气的存在，也不会侵害人体。其基本精神是强调自然界气候季节变化及月之盈亏情况对人体发病的影响。

〔原文〕

黄帝曰：願聞歲之所以皆同病者，何因而然？少師曰：此八正之候也[1]。黄帝曰：候之奈何？少師曰：候此者，常以冬至之日，太一立於葉蟄之宫[2]，其至也，天必應之以風雨者矣。風雨從南方來者，爲虚風[3]，賊傷人者也。其以夜半至也，萬民皆卧而弗犯也，故其歲民少病。其以晝至者，萬民懈惰，而皆中於虚風，故萬民多病。虚邪入客於骨，而不發於外，至其立春，陽氣大盛，腠理開，因立春之日，風從西方來，萬民又皆中於虚風，此兩邪相搏，經氣結代[4]者矣。故諸逢其風而遇其雨者，命曰遇歲露[5]焉。因歲之和，而少賊風者，民少病而少死；歲多賊風邪氣，寒温不和，則民多病而死矣。

〔注释〕

（1）此八正之候也：候，候察之意。此八正之候也，是说要知道一岁之中许多人皆得相同疾病的原因，必须观察八方的风雨正常异常的情况。

（2）太一立于叶蛰之宫：太一，即北极，也叫北辰；叶蛰，为坎宫，位正北方，详见《灵枢·九宫八风》。太一立于叶蛰之宫，即冬至这天，北斗星斗柄指向正北方。

（3）风雨从南方来者，为虚风：《灵枢·九宫八风》篇云：“从其冲后来为虚风。”冬至正当十一月，月建在子，五行属水，风雨从南方来，南方当午火之位，水火性殊，故冬至来自南方的风雨，就是从其冲后来的虚风。

（4）经气结代：张景岳云：“邪气留而不去，故曰结，当其令而非其气，故曰代。”

此指上文的两邪相合，留结于经脉之中而不去，发生疾病。

（5）岁露：张隐庵云："风者天之气，雨者天之露，故诸逢其风而遇其雨者，命曰遇岁露焉。"杨上善："露有其二，一曰春露，主生万物者也；二曰秋露，主衰万物者也。今岁有贼风暴雨，以衰于物，比秋风露，故曰岁露焉。"按：岁露即指一岁当中能摧残万物、侵害人体的非时之风雨。另有一说认为，露，古书多作羸和败解，岁露，是岁多虚风、令人疲困的意思，似亦合理。

〔提要〕

本段通过讨论一年当中许多人都发生疾病的问题，着重指出不符合时令季节的反常气候，即所谓"岁多贼风邪气，寒温不和"对人体的危害。例如在冬季反有来自南方的风雨，冬行夏令，人们就易感受疾病。若在此时伏邪未发，至立春后复遭虚风，则新久两邪合并，相继而发病。本段还讲到，感受邪气时，人们的劳逸起居状况也是影响发病的重要因素。

〔原文〕

黄帝曰：虚邪之風，其所傷貴賤[1]何如？候之奈何？少師答曰：正月朔日[2]，太一居天留之宫[3]，其日西北風不雨，人多死矣；正月朔日，平旦北風，春，民多死；正月朔日，平旦北風行，民病多者，十有三也；正月朔日，日中北風，夏，民多死；正月朔日，夕時北風，秋，民多死；終日北風，大病死者十有六；正月朔日，風從南方來，命曰旱鄉[4]，從西方來，命曰白骨[5]，將國有殃，人多死亡；正月朔日，風從東方來，發屋[6]，揚沙石，國有大灾也；正月朔日，風從東南方行，春有死亡；正月朔，天和温[7]不風，糴賤[8]，民不病；天寒而風，糴貴，民多病，此所謂候歲之風，殘傷人者也。二月丑[9]不風，民多心腹病；三月戌不温，民多寒熱；四月巳不暑，民多癉病[10]；十月申不寒，民多暴死。諸所謂風[11]者，皆發屋，折樹木，揚沙石，起毫毛[12]，發腠理者也。

〔注释〕

（1）贵贱：此处系指虚风伤人为害程度的轻重和患病人数的多少而言。

（2）朔日：即农历每月初一日。

（3）天留之宫：即东北方艮位。见《灵枢·九宫八风》篇。

（4）旱乡：南方为火位，故称旱乡，借以命名来自南方之风。

（5）白骨：西方为金位，金色白，且主肃杀，故称白骨，借以命名来自西方之风。

（6）发屋：即掀揭毁坏房屋。

（7）天和温：即天气温和。《甲乙经》作"天时温和"，义同。

（8）籴贱：籴（dí，音敌），买进（粮食）称籴。籴贱，即粮价贱，下文"籴贵"，即粮价贵。

（9）二月丑：指二月丑日。下文"戌"、"巳"、"申"皆指日而言。

（10）瘅病：即黄疸病。

（11）风：指上文中所述正月初一日及其他各日从各方吹来的风。

（12）起毫毛：谓使人毫毛竖起。

〔提要〕

本段主要阐述怎样通过观察正月初一日一天当中出现的异乎寻常的邪风方向和发生的时辰，来预测一年四季中的疾病流行情况，其中包括患病人数的多寡、病情的轻重等，并且还涉及预测当年农作物的收成好坏。此外，还叙述了“二月丑不风”、“三月戌不温”、“四月巳不暑”和“十月申不寒”而使人发病的情况，从而说明在各个季节中，凡出现不符合时令的反常气候，都能成为各种疾病流行的因素。

〔讨论〕

一、用整体观认识外感病的发病

古人对外感病发病的认识，较之对内伤病发病的认识，更突出和贯穿了人与自然相统一整体观，更注意认真观察正邪两方面的情况，并在长期的实践中积累了丰富的知识和经验。

疾病的发生与变化是错综复杂的，但概括起来，总不外乎人体本身的条件和致病因素两个方面，也就是“正”与“邪”。

外感病的发病，根本原因是外邪的侵袭，也就是本篇所述的“四时八风”、“贼风邪气”，这是外感病发病的必要条件。至于外邪袭人是否成疾，以及既病之后病情的轻重缓急，又当取决于人体的防御机能强弱。若人体正气强盛，血气充盈，卫外固密的话，外邪就无隙入侵，疾病也就无从发生。只有在正气虚弱，卫外无力，开合失常的时候，病邪才有可能乘虚而入。正如《灵枢·百病始生》所说：“风雨寒热，不得虚，邪不能独侵人。卒然逢疾风暴雨而不病者，盖无虚，故邪不能独伤人。此必因虚邪之风，与其身形，两虚相得，乃客其形。”本篇则专以腠理的开合立论：“贼风邪气之中人也，不得以时，然必因其开也，其入深，其内极病，其病人也卒暴；因其闭也，其入浅以留，其病也徐以迟。”同时本篇还提到：“虚风邪气，其以夜半至也，万民皆卧而弗犯也，故其岁民少病；其以昼至者，万民懈惰，而皆中于虚风，故万民多病。”这表明古人认识到人体的劳逸起居状况与防御机能有关，并能直接影响外邪的入侵。

在强调人体正气，也就是人的防御机能的同时，古人还十分注意人的防御机能与自然界各种变化的联系。如本篇不但指出气候寒暑对人的影响，即“寒则皮肤急而腠理闭，暑则皮肤缓而腠理开”，同时还发现人体气血的盛衰、皮肤的密疏、腠理的开合等都随着月亮的盈亏、海水的潮汐涨落变化而变化，从而影响到外感病的发病时间和流行情况。本篇对此有较详的论述，说道：“人与天地相参也，与日月相应也，故月满则海水西盛，人血气积，肌肉充，皮肤致，毛发坚，腠理郄，烟垢著，当是之时，虽遇贼风，其入浅不深。至其月郭空，则海水东盛，人气血虚，其卫气去，形独居，肌肉减，皮肤纵，腠理开，毛发残，膲理薄，烟垢落，当是之时，遇贼风则其入深，其病人也卒暴。”

并且，本篇还把自然界气候的影响总结为“三虚”、“三实”。“乘年之衰，逢月之空，失时之和”为三虚，遇“三虚者，其死暴疾也”；“逢年之盛，遇月之满，得时之和”为三实，“得三实者，邪不能伤人也”，“虽有贼风邪气，不能危之也”。可见古人非常注意观察自然界的各种变化，并用以解释疾病的发生情况。

综上所述，古人对外感病发病的认识，离不开天人相应的思想方法。既重视外界的致病因子，又重视人体本身的防御机能；既注意到人体本身气血盛衰、劳逸起居情况，又注意到气候时令、寒暑变化对人体防御机能的影响。

用整体观认识外感病的发病，其目的在于对外感病采取有效的预防措施和治疗方法，因此对指导临床有现实意义。

二、关于正月朔日预测当年疾病流行情况的问题

本篇叙述了根据农历正月初一出现的邪风风向和发作时间，可以预测当年四季中疾病的流行情况以及谷物的收成。现在看来，单从正月初一日的气候变化来预测全年的疾病多寡轻重，是不足为据的。但是，联想一些流传在民间的农谚，不少以某一天的风雨晴晦来推测当年的气候情况和农作物的收成好坏，常能应验。这样看来，又觉得古人的上述认识很有可能是当时的经验之谈，还未可断然认为是毫无科学道理的，这需要我们用现代科学的方法去观察和体验，或许能从中得出有用的规律。

（周铭心）

大惑论第八十

“惑”，迷乱眩晕之谓。“大”，言其甚也。本篇论述了，登高俯视则惑的道理，以及善忘、善饥而不嗜食，不得卧、不得视、多卧、少卧等病症，其中以讨论登高而惑的道理为主，故曰“大惑论”。

〔原文〕

黄帝問於岐伯曰：余嘗上於清冷之臺(1)，中階而顧，匍匐而前，則惑(2)。余私异之，竊内怪之，獨瞑獨視，安心定氣，久而不解。獨搏(3)犯眩，披發長跪，俯(4)而視之，后久之不已也。卒然自上，何氣使然？岐伯對曰：五藏六府之精氣，皆上注於目而爲之精。精之窠爲眼，骨之精爲瞳子，筋之精爲黑眼，血之精爲絡，其窠氣之精爲白眼，肌肉之精爲約束，裹擷(5)筋骨血氣之精而與脉并爲系，上屬於腦，后出於項中。故邪中於項，因逢其身之虚，其入深，則隨眼系以入於腦，入於腦則腦轉，腦轉則引目系急，目系急則目眩以轉矣。邪其精，其精所中不相比也(6)，則精散，精散則視歧，視歧則見兩物。目者，五藏六府之精也，營衛魂魄之所常營也，神氣之所生也。故神勞則魂魄散，志意亂。是故瞳子黑眼法於陰，白眼赤脉法於陽(7)也，故陰陽合摶(8)而精明也。目者，心使也，心者，神之舍也(9)。故神精亂而不轉，卒然見非常處，精神魂魄，散不相得，故曰惑也。

黄帝曰：余疑其然。余每之東苑(10)，未曾不惑，去之則復，余唯獨爲東苑勞神乎？何其异也？岐伯曰：不然也。心有所喜，神有所惡，卒然相惑(11)，則精氣亂，視誤，故惑，神移，乃復。是故間者爲迷，甚者爲惑。

〔注释〕

（1）清冷之台：台，室也。清冷之台，张景岳注云：“台之高者，其气寒，故曰清冷之台。”

（2）匍匐而前，则惑：匍匐，以手伏地而行称为匍匐。惑，谓眩惑，即眩晕神荡之意。

（3）搏：《太素》“搏”作“转”，即头晕。

（4）俛：音义同俯。

（5）擷：包裹之意。

（6）邪其精，其精所中不相比也：《太素》作“邪中其精，所中不相比也”。杨上善：“五精合而为眼，邪中其精，则五精不相比和，别有所见，故歧视于两物。”

（7）瞳子黑眼法于阴，白眼赤脉法于阳：瞳子黑眼为肝肾之精气所注，故为阴；白眼赤脉为肺心之所注，故曰法阳。言目之精明、赤法象于阴阳之理。

（8）抟：古“抟”与“搏”通。搏聚也。

（9）目者，心使也，心者，神之舍也：目能视物是神明的作用，而神明是由心所主的。

(10) 东苑：养禽兽，植林木之处叫苑。《说文》段注云："古谓之囿，汉谓之苑。"杨注云："清冷之台在东苑"。

(11) 卒然相惑：《太素》"惑"作"感"。张景岳、马莳、张隐庵等皆同。作"感"为是。

〔提要〕

本节论述了人在登高俯视时，由于身体虚弱，精神魂魄散乱，而发生复视、眩晕、迷惑等的道理。人的眼睛是由五脏之精气所充养。眼睛的各部分分属于五脏，眼睛由目系连属于脑，出于项中。这种眩惑是一时性的生理现象，是由于神的不适应造成的，精神转移了，就恢复原状。

〔原文〕

黄帝曰：人之善忘者，何氣使然？岐伯曰：上氣不足，下氣有餘，腸胃實而心肺虛，虛則營衛留於下，久之不以時上，故善忘也。

黄帝曰：人之善饑而不嗜食者，何氣使然？岐伯曰：精氣并於脾，熱氣留於胃，胃熱則消穀，穀消故善饑，胃氣逆上，則胃脘寒[1]，故不嗜食也。

黄帝曰：病而不得卧者，何氣使然？岐伯曰：衛氣不得入於陰，常留於陽，留於陽則陽氣滿，陽氣滿則陽蹻盛[2]？不得入於陰則陰氣虛，故目不瞑矣。

黄帝曰：病目而不得視者，何氣使然？岐伯曰：衛氣留於陰，不得行於陽。留於陰則陰氣盛，陰氣盛則陰蹻滿[2]，不得入於陽則陽氣虛，故目閉也。

黄帝曰：人之多卧者，何氣使然？岐伯曰：此人腸胃大而皮膚濕，而分肉不解焉。腸胃大則衛氣留久，皮膚濕則分肉不解，其行遲。夫衛氣者，晝日行於陽，夜行於陰，故陽氣盡則卧，陰氣盡則寤。故腸胃大則衛氣行留久[3]，皮膚濕，分肉不解則行遲，留於陰也久，其氣不清[4]，則欲瞑，故多卧矣。其腸胃小，皮膚滑以緩，分肉解利，衛氣之留於陽也久，故少瞑焉。黄帝曰：其非常經[5]也，卒然多卧者，何氣使然？岐伯曰：邪氣留於上焦，上焦閉而不通，已食若飲湯，衛氣留久於陰而不行，故卒然多卧焉。

〔注释〕

(1) 胃脘寒：《甲乙》"寒"作"塞"。丹波元简云："岂有胃热而胃脘寒之理乎，当以《甲乙》塞字为正。"

(2) 阳跻盛，阴跻满：阳跻，阴跻，均属奇经八脉，"盛"与"满"义同。张景岳："卫气昼行于阳，夜行于阴，行阳则寤，行阴则寐，此其常也。若病而失常，或留于阴，或留于阳。留则阴阳有所偏胜，有偏胜则有偏虚，而寐寤亦失常矣。"

(3) 肠胃大则卫气行留久：张景岳："人之脏腑在内，内者阴也。皮肤分肉在外，外者阳也。肠胃大则阴道迂远，肉理湿滞不利，则阳道舒达，故卫气之留于阴分者久，行于阳分者少，阳气不精，所以多瞑卧也。今人有饱食之后，即欲瞑者，正以水谷之悍气暴实于中，则卫气盛于阴分，而精阳之气有不能胜之耳。世俗但称为脾倦，而不知其所由然也。"

（4）不清：浊滞也。卫气久留于阴，故其气不清。

（5）常经：即经常也。

〔提要〕

本节论述了七个病症的病理机制。一论善忘，其病机属于心肺虚而肠胃实，营卫留于下而不能营于上而引起。二论善饥而不嗜食，病机是胃热而善饥，胃气上逆，胃满而不欲食。三论不得卧，病机是卫气不得入于阴，阳跻脉盛，故不瞑矣。四论不得视，病机是卫气留于阴，不得行于阳，阴气盛阳气虚，故目闭。五论多卧，其病机是肠胃火而卫气久留，皮肤湿，分肉不解，卫气久留于阴不出于阳。六论少瞑，其病机是肠胃小，皮肤滑缓，分肉解利，卫气久留于阳而不入于阴。七论卒然多卧，其病机是上焦闭而不通，邪气留于上焦，或已食而饮汤，卫气久留于阴而不行。

〔原文〕

黄帝曰：善。治此諸邪，奈何？岐伯曰：先其藏府，誅其小過[(1)]，后調其氣，盛者瀉之，虚者補之，必先明其形志之苦樂，定乃取之[(2)]。

〔注释〕

（1）先其藏府，诛其小过：《甲乙》“先”下有“视”字。诛，伐也，犹驱除之意。张隐庵注云：“先其脏腑者，先调其五脏六腑之精气神志；诛其小过者，去其微邪也。后调其气者，调其营卫也。”

（2）必先明其形志之苦乐，定乃取之：张景岳：“然人之致此，各有所出，故于形志苦乐，尤当所察。盖苦者忧劳，多伤心肺之阳；乐者纵肆，多伤脾肾之阴。必有定见，然后可以治之。”

〔提要〕

本段论述在治疗以上七种病症时，先要察明患者的形志苦乐，然后定位病在何脏腑，有邪的祛邪，然后调养气血，盛者用泻法，虚者用补法，必有一定的规律。

〔讨论〕

一、关于目与五脏六腑的关系

藏象学说认为，肝主藏血，目为肝之窍。《素问·五脏生成》说：“肝受血而能视。”《灵枢·脉度》篇说：“肝气通于目，肝和则目能辨五色矣。”目的病变多属于肝，如暴发火眼多为肝热，目眩多为肝阳上亢，视力减退多为肝血不足等。但是，与五脏六腑都有着密切的联系。例如《灵枢·大惑论》云：“目者，心使也。”又说：“五脏六腑之精气皆上注于目而为之精，精之窠为眼，骨之精为瞳子，筋之精为黑眼，血之精为络，其窠气之精为白眼，肌肉之精为约束，裹撷筋骨血气之精，而与脉并为系，上属于脑，后出于项中。”这说明眼睛的几个组成部分分属于五脏所主，如瞳孔属肾，黑眼属肝，血络属心，白眼属肺，上下眼睑属脾。所谓目系，包裹着筋骨血气之精，和脉一并入于脑。这与现代医学眼睛通过动眼神经、滑车神经、视神经及给眼睛供血的动静脉与大脑相通的认识是一致的。

中医学对眼的解剖虽不甚详尽，但就其内容来讲，基本上是正确的。更重要的是，把目与五脏六腑的功能相联系，用人体的整体观点来认识它们之间的关系，是值得重视的。

从经络学说来讲，十二经脉中的心、小肠、肝、胆、膀胱、三焦，奇经八脉中的任脉、阴跻、阳跻脉都联属于目。《灵枢·经脉》篇云："心手少阴之脉……其支者，从心系，上挟咽，系目系。""小肠手太阳之脉……从缺盆，循颈，上颊，至目锐眦，却入耳中。""膀胱足太阳之脉，起于目内眦。""三焦手少阳之脉……交颊至目锐眦。""胆足少阳之脉，起于目锐眦。""肝足厥阴之脉……上入颃颡，连目系。"《素问·骨空论》云："任脉者，起于中极之下，以上毛际，循腹里，上关元，至咽喉，上颐，循面，入目。"《灵枢·脉度》篇云："跻脉者，少阴之别……入頄，属目内眦，合于太阳、阳跻而上行。"

正因为目与五脏六腑、十二经脉、奇经八脉都有着密切的联系，所以许多眼科疾病可以用辨证求因，整体论治的方法进行治疗。例如近年来，角膜软化病、中心性视网膜炎、视网膜剥离、青光眼、视神经萎缩等眼科疾病，用中医中药治疗，取得了显著的疗效。在针灸临床中发现了许多治疗眼病的新穴位，以及循经取穴治疗眼科病，都源于中医学中目与脏腑经络相关的整体学说。因此这一理论对眼科临床，具有重要的指导意义。

二、关于寐寤的生理和病理

人白昼醒寤，夜间睡眠，是正常的生理现象。中医学认为，人体的寐寤与卫气的运行有关。卫气白天行于三阳经二十五周，当卫气行于阳经时，人就处于觉醒状态；卫气夜间行于三阴经二十五周，当卫气行于阴经时，人就处于睡觉状态。《灵枢·营卫生会》说："卫气行于阴二十五度，行于阳二十五度，分为昼夜，故气至阳而起，至阴而止。"卫气运行的顺序是：清晨醒来时，卫气从足少阴肾经行于阴跻脉，再至目内眦，然后行于足太阳膀胱经，一支从目锐眦分别，行于手足少阳，另一支从耳前合于颔脉，注于足阳明，一支从耳下下手阳明。这是卫气白天运行于三阳经的情况，可参《灵枢·卫气行》篇。夜间卫气先注于足少阴肾，然后循着心、肺、肝、脾的顺序运行，复注于肾。《灵枢·卫气行》中说："其始入于阴，当从足少阴注于肾，肾注于心，心注于肺，肺注于肝，肝注于脾，脾复注于肾为周。"以上是夜间卫气运行于三阴经的情况。卫气与营气有着密切的关系，其运行有离有合，其离则卫气行于阳，其合则卫气入于阴。正如《灵枢·营卫生会》篇说："人受气于谷，谷入于胃，以传与肺，五脏六腑皆以受气，其清者为营，浊者为卫，营在脉中，卫在脉外，营周不休，五十而复大会，阴阳相贯，如环无端。"因此，寐寤的正常生理机制是营卫的正常运行。

当任何致病因素破坏人体营卫运行的规律后，就要引起寐寤的病理现象，见失眠、嗜睡等病。引起营卫运行异常的因素是多方面的，可分列以下几种，现举例说明：

1. 体质因素

痰湿偏盛者，气机不畅，卫气久留于阴分，则为多寐，正如本篇所云："故肠胃大则卫气久留，皮肤湿，分肉不解则行迟，留于阴也久，其气不清则欲瞑，故多卧矣。"阳气偏胜者肠胃小，皮肤滑利，气机流畅，就睡的少。如本篇所说："其肠胃小，皮肤滑以缓，分肉解利，卫气之留于阳也久，故少瞑也。"以上说明，不同体质的人睡眠多少不同，尚不能属于病理性的。

2. 热入营血

温病热邪深入营血，热扰心包，营阴为邪所盘踞，卫阳不得入于阴经，营卫运行失常，而出现夜寐不安，甚至神昏谵语。

3. 少阴病化热

《伤寒论》："少阴病，得之二三日，心中烦，不得卧，黄连阿胶汤主之。"此是由于感受寒邪而化热伤阴，营阴不足，心阳浮越，卫气受其影响，不能入于阴经，引起不寐。

4. 胃气不降

胃气充盛，不降而逆，胃为六腑之海，胃气盛而逆，则卫气滞留于三阳不得入阴，故而引起不寐。正如《素问·逆调论》所说："阳明者，胃脉也，胃者六腑之海，其气亦下行，阳明逆，不得从其道，故不得卧也。《下经》曰：胃不和则卧不安，此之谓也。"

5. 阴虚失眠

阳气盛而阴气虚，卫阳不得入于阴而失眠。如《灵枢·大惑论》云："卫气不得入于阴，常留于阳，留于阳则阳气满，阳气满则阳跻盛，不得入于阴则阴气虚，故目不瞑矣。"

6. 阴阳气不通

《灵枢·邪客》云："今厥气客于五脏六腑，则卫气独卫其外，行于阳不得入于阴，行于阳则阳气盛，阳气盛则阳跻陷，不得入于阴，阴虚故不瞑。补其不足，泻其有余，调其虚实，以通其道而去其邪，饮以半夏汤一剂，阴阳已通，其卧立至。"正是说明这一病机。

7. 营卫化源不足

营卫都来源于中焦水谷之气，劳伤心脾，营血虚少，阳不入阴而引起不寐，如归脾汤证便是。此外，老年人五脏俱虚，精亏血少，化源乏绝，阴阳俱损，阳不能入阴，亦不能出阴，而引起昼不精，夜不瞑。如《灵枢·营卫生会》篇云："壮者之气血盛，其肌肉滑，气道通，营卫之行不失其常，故昼精而夜瞑；老者之气血衰，其肌肉枯，气道涩，五脏之气相搏，其营气衰少而卫气内伐，故昼不精，夜不瞑。"

8. 痰湿壅滞

痰湿阻塞，气机不畅，卫气久留于阴而不得出，故引起多寐。此证可用平胃散加菖蒲、藿香之类取效。

9. 肾阳不足

《灵枢·营卫生会》云："营出于中焦，卫出于下焦。"肾阳不足，则卫气化源不足，卫阳式微，不能充于三阳经，故引起多寐或但欲寐的现象。《伤寒论》云："少阴病，脉微细，但欲寐。"即是肾阳不足而卫阳不足，卫气不出于三阳，故出现恶寒身蜷，欲睡不睡的状态。

以上种种原因引起的营卫运行失常，都可以导致寐寤的病理变化，所以治疗寐寤异常的疾病，应抓住这一根本机制，进行辨证论治。

（纪晓平）

痈疽第八十一

本篇专论痈疽，故以“痈疽”名篇。篇内首先讨论了痈疽的病因病机，其次叙述了猛疽、夭疽等的发病部位、形状、预后及治疗方法，最后阐述了痈和疽在发病机制、形状及预后等方面的区别。

〔原文〕

黄帝曰：余聞腸胃受穀，上焦出氣[(1)]，以温分肉，而養骨節，通腠理。中焦出氣如露[(2)]，上注溪谷[(3)]，而滲孫脉，津液和調，變化而赤爲血。血和則孫絡先滿溢，乃注於絡脉，皆盈，乃注子經脉，陰陽已張，因息乃行[(4)]。行有經紀，周有道理[(5)]，與天合同，不得休止[(6)]。切而調之[(7)]，從虛去實，瀉則不足[(8)]，疾則氣減[(9)]，留則先后，從實去虛，補則有餘[(10)]，血氣已調，形氣乃持。余已知血氣之平與不平，未知癰疽之所從生，成敗之時，死生之期，有遠近，何以度之？可得聞乎？

岐伯曰：經脉留[(11)]行不止，與天同度，與地合紀。故天宿失度[(12)]，日月薄蝕[(13)]，地經失紀[(14)]，水道流溢，草萓不成[(15)]，五穀不殖；徑路不通，民不往來，巷聚邑居，則別離异處。血氣猶然，請言其故。夫血脉營衛，周流不休，上應星宿，下應經數。寒邪客於經絡之中則血泣[(16)]，血泣則不通，不通則衛氣歸之，不得復反，故癰腫。寒氣化爲熱，熱勝則腐肉，肉腐則爲膿。膿不瀉則爛筋，筋爛則傷骨，骨傷則髓消，不當骨空，不得泄瀉[(17)]，血枯空虛，則筋骨肌肉不相榮，經脉敗漏，熏於五藏，藏傷故死矣。

〔注释〕

（1）上焦出气：这里的气指卫气。温分肉、养骨节、通腠理等作用，都是卫气的主要功能。《五味论》：“上焦者，受气而荣诸阳者也。”

（2）中焦出气如露：这里的气指中焦所输出的营气。如露，是形容所分泌的津液像雨露灌溉草木一样，可以营养全身。

（3）溪谷：《素问·气穴论》：“肉之大会为谷，肉之小会为溪，肉分之间，溪谷之会，以行营卫，以会大气。”

（4）阴阳已张，因息乃行：张，充盛之义。阴阳已张，谓阴阳诸经之气血充盛。息，就是一呼一吸。因息乃行，指人体的经脉之气随着呼吸有规律的运行着。

（5）行有经纪，周有道理：经纪为法度，道理即常道。行有经纪，周有道理，谓气血之运行有一定的规律和循环的轨道。

（6）与天合同，不得休止：谓气血之运行与天地日月之运行一样，周而复始，不得休止。

（7）切而调之：先诊其脉，别其虚实，而后用针调治之。

（8）从虚去实，泻则不足：虚言刺法，实指邪气。马莳云：“其实者，则从虚之之法以去其实，所以泻则不足而为虚也。”

(9) 疾则气减：马莳：“盖疾去其针，则邪气减矣。”

(10) 留则先后，从实去虚，补则有余：马莳云：“若久留其针，先后如一，斯则从实之之法，以去其虚，所以补则有余而为实也。”

(11) 留：《甲乙经》作“流”，这里作“流”字解。

(12) 天宿失度：宿即星宿，度即天度。天宿失度，谓天地日月诸星之运行失其常度。

(13) 日月薄蚀：日月蚀，即日蚀、月蚀。薄，侵迫之义。

(14) 地经失纪：经，指经水，亦即河流。失纪，指泛滥而言。

(15) 草萓不成：萓，《甲乙经》作“蓂”，《邪客》篇云：“地有草蓂，人有毫毛。”作“蓂”为是。草蓂，即众草。草蓂不成，即众草枯萎的意思。

(16) 血泣：泣，当为“沍”。血沍，即血脉凝滞流行不畅。

(17) 不当骨空，不得泄泻：张隐庵云：“骨空者，节之交也。痈肿不当骨空之处，则骨中之邪热不得泄泻矣。”

〔提要〕

本节论述了营卫气血的运行是有一定规律的，阐明了痈肿的病因、病机，现归纳如下：

痈的形成：寒邪侵入经络，导致血行凝滞不通，影响营卫的正常运行，卫气结聚于局部，痈肿形成。

化脓过程：寒气化为热，热胜则腐肉，肉腐则为脓。

恶化过程：脓不泻，脓毒内侵筋膜，筋烂，伤骨，髓消，经脉败漏，熏于五脏，死亡。

〔原文〕

黄帝曰：願盡聞癰疽之形，與忌日名[(1)]。岐伯曰：癰發於嗌中，名曰猛疽[(2)]。猛疽不治，化爲膿，膿不瀉，塞咽，半日死。其化爲膿者，瀉則合豕膏，冷食[(3)]，三日而已。

發於頸，名曰夭疽[(4)]，其癰大以赤黑，不急治，則熱氣下入淵腋[(5)]，前傷任脉，内熏肝肺，熏肝肺，十餘日而死矣。

陽氣大發，消腦留[(6)]項，名曰腦爍[(7)]。其色不樂，項痛而如刺以針，煩心者，死不可治。

發於肩及臑，名曰疵癰[(8)]。其狀赤黑，急治之，此令人汗出至足[(9)]，不害五藏，癰發四五日，逞焫之[(10)]。

發於腋下赤堅者，名曰米疽[(11)]。治之以砭石，欲細而長，疏砭之[(12)]，涂以豕膏，六日已，勿裹之。其癰堅而不潰者，爲馬刀挾癭[(13)]，急治之。

發於胸，名曰井疽[(14)]。其狀如大豆，三四日起，不早治，下人腹，不治，七日死矣。

發於膺，名曰甘疽[(15)]。色青，其狀如穀實瓜蔞[(16)]，常苦寒熱，急治之，去其寒熱。十歲死，死后出膿。

發於脅，名曰敗疵[(17)]。敗疵者，女子之癰也。灸之，其病大癰膿，治之，其中乃有

生肉，大如赤小豆，銼蔆𧄍草根[18]各一升，以水一斗六升煮之，竭爲取三升，则强飲厚衣[19]，坐於釜上，令汗出至足，已。

發於股脛，名曰股脛疽。其狀不甚變，而癰膿搏骨[20]，不急治，三十日死矣。

發於尻，名曰鋭疽[21]。其狀赤堅大，急治之，不治，三十日死矣。

發於股陰，名曰赤施[22]。不急治，六十日死。在兩股之內，不治，十日而當死[23]。

發於膝，名曰疵癰[24]。其狀大，癰色不變，寒熱，如堅石，勿石[25]，石之者死，須其柔，乃石之者，生。

諸癰疽之發於節而相應者[26]，不可治也。發於陽者，百日死；發於陰者，三十日死[27]。

發於脛，名曰兔嚙[28]。其狀赤至骨，急治之，不治害人也。

發於內踝，名曰走緩[29]。其狀癰也，色不變，數石其輸[30]，而止其寒熱，不死。

發於足上下，名曰四淫[31]。其狀大癰，急治之，百日死。

發手足傍，名曰厲癰[32]。其狀不大，初如小指發[33]，急治之，去其黑者，不消輒益，不治，百日死。

發於足趾，名曰脱癰[34]。其狀赤黑，死不治。不赤黑，不死。不衰，急斬之，不則死矣[35]。

〔注释〕

（1）与忌日名：《甲乙经》有忌日。

（2）痈发于嗌中，名日猛疽：张隐庵：“嗌，呼吸出入之门。发于嗌中，其势甚猛，故名猛疽。”

（3）合豕膏，冷食：豕膏即猪油。张隐庵：“豕乃水畜，冷饮豕膏者，使热毒从下而出也。”张景岳：“豕膏即猪脂之冻净者也。观《万氏方》有治肺热暴瘖者，用猪脂一斤，炼过，入白蜜一斤，再炼少倾，滤净冷定，不时挑服一匙即愈。若无疾服之，最能润肺润肠，即是豕膏之属。”

（4）发于颈，名曰夭疽：张隐庵：“颈乃手足少阳、阳明血气循行之分部是也。盖其毒烈，使人横夭，故名夭疽。”

（5）渊腋：足少阳胆经穴名，在腋下三寸。

（6）留：《千金翼方》作“流”，古字通用，作“流注”解。

（7）脑烁：热毒极盛，消烁脑髓，故名“脑烁”。

（8）疵痈：亦称肩中痈。张隐庵：“此痈生浮浅，如疵之在皮毛，故名疵痈，而不害五脏。”

（9）此令人汗出至足：张隐庵：“肩臑乃肺脏之部分，故令人汗出至足。”“此”字指治法言。全句意为：灸焫之使患者全身出汗，则痈毒不致内陷五脏。故下文曰：“痈发四五日，逞焫之。”此古文倒叙笔法。

（10）逞焫之：张景岳：“逞，疾也。焫，艾柱也。”意思就是当速用灸法，使痈毒得以消散。

（11）米疽：米，形容小的意思。《外科心法》云：“腋疽，一名米疽，又名疚疽，发于肮肢窝正中。初起之时，其形如核，由肝脾二经忧思喜怒之凝血滞而成。”

（12）欲细而长，疏砭之：疏，疏散不密的意思。张景岳：“砭石欲细者，恐伤内也，欲长者，用在深也，故宜疏不宜密。”

（13）马刀挟瘿：就是瘰疬。生在腋下，类似马刀形的，叫马刀；生在颈部的，叫挟瘿。

（14）井疽：井，形容深而险恶。《外科准绳》云：“心窝生疽，初起如黄豆，肉色不变，名曰井疽，又名穿心冷瘘。”

（15）发于膺，名曰甘疽：《内经知要》：“膺，在胸旁高肉处，逼近乳上也，穴名膺窗，足阳明胃之脉也。土味甘，故曰甘疽。”

（16）谷实瓜蒌：丹波元简说：“考本草谷实……大如弹丸，青绿色，至六七月渐深红色，乃成熟。”此言甘疳小者如谷实，大者如瓜蒌。

（17）发于胁，名曰败疵：败疵，今名腋痈。胁下，肝之部，肝喜条达，女子多郁，易得此病。故下文云：“败疵者，女子之病也。”

（18）菱翘草根：《外台秘要》“草根”作“草及根”。

（19）则强饮厚衣：《甲乙》、《太素》“则”作“即”。李念莪云：“乘其热而强饮之，复厚衣坐于热汤之釜，熏蒸取汗，汗出至足乃透。”

（20）痈脓搏骨：张景岳云：“痈脓搏骨，亦脓着于骨，即今之所谓贴骨痈也。”

（21）锐疽：疽发于尾骶骨，其形尖锐，故名锐疽。《疡医大全》以此为鹳口疽，《外科正宗》云：“鹳口疽，发在尾间之穴，高骨头尖，初起形似鱼胞，久则突如鹳嘴。”

（22）发于股阴，名曰赤施：张隐庵：“股阴者，足三阴之部分也。以火毒而施于阴部，故名赤施。”

（23）在两股之内，不治，十日而当死：张景岳注云：“股阴，大股内侧也，当足太阴箕门、血海及足厥阴五里、阴包之间，皆阴气所聚之处，故不治则死。若两股俱病，则伤阴之极，其死尤速。”

（24）疵痈：《甲乙》、《太素》、《巢源》及《千金翼方》“痈”均作“疽”。上文云：“发于肩及臑，名曰疵痈。”此发于膝，色不变而坚如石，当作“疵疽”。《外科心法》云：“膝痈生膝盖，色红焮肿疼痛，属气血实。疵疽亦生在膝盖，肿大如痈，其色不变，寒热往来，属气血虚，和软为顺，坚硬如石者逆，两膝俱生属败证，不可治也。”

（25）勿石：滑不可硬刺。

（26）诸痈疽之发于节而相应者：节，就是关节。相应，是上下左右相对的意思。张景岳：“诸节者，神气之所游行出入也，皆不宜存痈毒之患，若其相应，则发于上而应于下，发于左而应于右，其害尤甚，为不可治。”

（27）发于阳者，百日死，发于阴者，三十日死：张景岳：“然发于三阳之分者，毒浅在腑，其死稍缓；发于三阴之分者，毒深在脏，不能出一月也。”

（28）兔啮：啮，咬也。因其初起红肿疼痛，溃后脓水淋漓，状如兔咬，故名。

（29）走缓：亦称内踝疽。张隐庵：“夫痈疽之变，有病因于内而毒气走于外者，有肿见于外而毒气走于内者，此邪留于脉而不行，故名走缓。”

(30) 数石其输：数石，经常用砭石的意思。输，指患部。张景岳："数石其输，砭其所肿之处也。"《太素》注曰："石其输者，以冷石熨其所由之输也。"

(31) 四淫：四，四肢。淫，邪毒偏盛。四淫即痈毒淫于四肢。张景岳："阳受气于四末，而大痈淫于其间，阳毒之盛极也。"

(32) 厉痈：《千金翼方》作"疠疽"。"历"与"疠"通。疠者，恶疠之义。

(33) 初如小指发：张隐庵注引闵士先云："初如小指发者，谓初发如小指，其状肿而长，乃邪在经络之形也，卫气归之，则圆而坟起矣。"

(34) 脱痈：《太素》、《甲乙》及《鬼遗方》均作"脱疽"，作"脱疽"为是。《外科正宗》云："脱疽者，多生于手足。初生如粟米，头便一点黄泡，其皮犹如煮熟红枣，黑色侵漫相传，五趾传遍，上至脚面，疼如汤泼火燃，其形，骨枯筋纵，其秽，异香难解。"

(35) 不衰，急斩之，不则死矣：张景岳："六经原腧，皆在于足，所以痈发于足者，多为凶候。至于足趾，又皆六井所出，而痈色赤黑，其毒尤甚，若无衰退之状，则急当斩去其趾，庶得保生，否则毒气连脏，必至死矣。"

〔提要〕

本节分别论述了猛疽、夭疽、脑烁等十九种痈疽的病名、症状、部位、治疗与预后。

〔原文〕

黄帝曰：夫子言癰疽，何以别之？岐伯曰：營衛稽留於經脉之中，則血泣而不行，不行則衛氣從之而不通，壅遏而不得行，故熱。大熱不止，熱勝則肉腐，肉腐則爲膿。然不能陷，骨髓不爲燋枯，五藏不爲傷，故命曰癰。

黄帝曰：何謂疽？岐伯曰：熱氣淳盛，下陷肌膚，筋髓枯，内連五藏，血氣竭，當其癰下，筋骨良肉皆無餘，故命曰疽。疽者，上之皮夭[(1)]以堅，上如牛領之皮[(2)]。癰者，其皮上薄以澤，此其候也。

〔注释〕

(1) 夭：张景岳云："夭以色言，黑暗不泽也，此即皮色之状，其可辨其浅深矣。"

(2) 上如牛领之皮：领，颈项也。牛领之皮，喻其厚也。

〔提要〕

本节论述了痈和疽的区别。发于表，皮薄色泽，筋骨五脏无伤，为痈。陷于里，皮坚色晦，筋骨五脏受损，为疽。

〔讨论〕

一、痈疽的病因、病机

本篇指出："寒邪客于经络之中则血泣，血泣则不通，不通则卫气归之，不得复反，故痈肿，寒气化为热，热伤则肉腐，肉腐则为脓。"但不够全面。从病因讲，痈疽生成有外因，也有内因，非独寒邪也。内因之中，七情过度，饮食起居失常，影响内脏机能紊乱而发生病变；外因之中，六淫感人均能化火而生痈疽，故《外科心法》有"痈疽原是火毒生”之说。在临床运用中，应综合考虑。

二、痈疽的分类

本篇列举了十九种痈疽，皆为外症，至于内痈病，篇中并未论及。

三、痈疽的治法

本篇有内治法，也有外治法，给后世很大的启发，所载猪油外涂之方，验之临床，对多种外疡确有良效。后世对痈疽治法有很大发展。内治有消、托、补三大法。外治有药物治疗与手术治疗，药物治疗有膏药、箍围药、掺药、熏洗药等，手术治疗有刀法、烙法、砭镰法、结扎法等，非常丰富。

四、关于痈疽的预后

篇中死生之日数，不可看作着实的天数，可理解为对病情缓急预后的大致推断。所言死证，今天看来并非皆死，应予积极的治疗。

（赵戬谷）